兰州大学110周年校庆纪念文库

现代肿瘤学

主　编　赵　达

编　委　（按姓氏汉语拼音排序）

陈　蕊	陈小华	代环宇	邓成辉	段　玲
付来华	关泉林	侯小明	李　明	李奋强
令晓玲	刘小军	卢星如	马　岩	马大昌
马守成	潘东升	乔　慧	冉俊涛	宋建民
苏　飞	苏洪新	田宝宏	王　惠	王建澍
王丽娜	王文辉	王玉平	尉志民	席亚明
杨景茹	杨丽平	杨天宁	袁芳芸	张　峰
赵　达	赵成鹏			

科学出版社

北　京

内 容 简 介

本书主要介绍了恶性肿瘤的流行病学特点、预防策略、生物学特性及复发转移机制，分析了恶性肿瘤发病信号通路的激活或抑制机制，并且介绍了恶性肿瘤的影像学特点及病理学特征，进一步总结了恶性肿瘤外科治疗及内科治疗的规范化原则，总结了恶性肿瘤的放化疗、分子靶向治疗及免疫治疗的适应证，同时也阐述了多学科综合治疗讨论在恶性肿瘤诊疗中的重要性，总结了各种恶性肿瘤急症的诊疗措施及方式方法，最后分享了各种恶性肿瘤的典型病例。

图书在版编目（CIP）数据

现代肿瘤学 / 赵达主编. — 北京：科学出版社，2021.1

（兰州大学 110 周年校庆纪念文库）

ISBN 978-7-03-064176-2

Ⅰ. ①现… Ⅱ. ①赵… Ⅲ. ①肿瘤学 Ⅳ. ①R73

中国版本图书馆 CIP 数据核字（2020）第 017029 号

责任编辑：朱　华　郭雨熙 / 责任校对：贾娜娜

责任印制：李　彤 / 封面设计：范　唯

科 学 出 版 社 出版

北京东黄城根北街 16 号
邮政编码：100717
http://www.sciencep.com

北京中石油彩色印刷有限责任公司 印刷
科学出版社发行　各地新华书店经销

*

2021 年 1 月第 一 版　　开本：787×1092　1/16
2021 年 12 月第二次印刷　　印张：17　1/2
字数：420 000

定价：158.00 元
（如有印装质量问题，我社负责调换）

序

萃英立根本,昆仑写精神。2019 年 9 月 17 日,兰州大学将迎来 110 周年校庆。百十年来,一代代兰大人与国家、民族同呼吸、共命运,屹立西部大地,蕴育时代精英,为世界、为祖国培养了一大批活跃在各行各业的优秀人才,有力地支持了国家特别是祖国西部地区的建设发展。

长期以来,兰州大学始终坚持正确办学方向,落实立德树人根本任务,立足地域特色,发挥科研优势,深度融入参与国家发展战略,主动对接服务地方经济社会发展,"将论文写在中国大地上",赢得了国内外的广泛认可;熔铸成以"自强不息,独树一帜"为核心的兰大精神,形成了"勤奋,求实,创新"的良好学风,探索走出了一条在西部地区创办高水平大学的成功之路,为中国高校扎根祖国大地创办世界一流大学提供了重要借鉴。

值 110 周年校庆之际,我校策划组织出版"兰州大学 110 周年校庆纪念文库",旨在展现奋战在教学科研一线的兰大人的家国情怀、理论思考和学术积累。丛书作者中有致力于教书育人的教学名师,也有在科研一线硕果累累的科学大家,更有长期坚守在教学科研一线、受学生爱戴的"普通"教师。丛书内容丰富,涵盖理、工、农、医、人文、社科等诸多学科,其中观点颇多见解。恕我才识单调,难以一一点评。在此,谨付梓以供学界参考指正。

新时代新起点,所有兰大人将汇聚成推动兰州大学事业蓬勃发展的强大合力。面向未来,全体兰大人将继续坚守奋斗,以矢志不渝的信念、时不我待的精神、担当奉献的情怀投身中国特色世界一流大学建设,为实现中华民族伟大复兴贡献兰大力量!

是为序。

严纯华

2019 年 3 月 26 日

前　言

　　恶性肿瘤作为全球较大的公共卫生问题之一，极大地危害着人类的健康。肺癌是发病率最高的恶性肿瘤，也是癌症死因之首。胃癌、食管癌和肝癌是紧随其后的我国发病率和死亡率较高的常见恶性肿瘤。乳腺癌依然是女性最常见的恶性肿瘤，在30～59岁女性乳腺癌高发，在60岁以上女性则是肺癌高发。陈万青等发表的2015年中国癌症统计数据显示，农村地区的癌症年龄标化发病率（213.6/10万人年）和死亡率（149.0/10万人年）均显著高于城市的发病率（191.5/10万人年）和死亡率（109.5/10万人年）。肺癌、胃癌、肝癌和食管癌是中国最常见的4种肿瘤，而在我国西北地区消化道肿瘤高发，特别是胃癌，需要规范化诊疗，以降低死亡率。

　　恶性肿瘤已不再只是发达国家的严重疾病，发展中国家也面临着巨大的疾病负担。我国作为一个发展中的大国，由于工业化、城镇化和人口老龄化进程的加快，以及不良的生活方式和环境污染等问题的存在，恶性肿瘤发展的形势也愈发严峻，为了全面了解我国当前恶性肿瘤的流行情况及提高恶性肿瘤患者的生存率，本书整理了恶性肿瘤的流行病学特点及恶性肿瘤的生物学特性，探讨了恶性肿瘤的分子生物学特性，展示了恶性肿瘤的内外科诊疗水平，同时我们整理了近年来兰州大学第一医院诊疗的各种恶性肿瘤的典型病例，回顾诊疗经过并分析诊疗特点，反思治疗流程，总结经验教训，以更好地指导我们之后的临床工作，我们特别组织以兰州大学第一医院为主的甘肃省各大医院的各个不同脏器诊疗科室的骨干医务人员编写了《现代肿瘤学》一书，主要介绍了恶性肿瘤的流行病学特点、预防策略、生物学特性及复发转移机制，分析了恶性肿瘤发病信号通路的激活或抑制机制，并且介绍了恶性肿瘤的影像学特点及病理学特征，进一步总结了恶性肿瘤的外科治疗及内科治疗的规范化原则，总结了恶性肿瘤的放化疗、分子靶向治疗及免疫治疗的适应证，同时也阐述了多学科综合治疗讨论在恶性肿瘤诊疗中的重要性，总结了各种恶性肿瘤急症的诊疗措施及方式方法，最后分享了各种恶性肿瘤的典型病例。由于医疗科技发展迅速，加之编者的知识水平有限，书中难免存在不足和失误之处，望同仁和广大读者予以批评指正。

赵　达

2019 年 10 月

目　　录

第一章　肿瘤的流行病学及预防策略

第一节　全球肿瘤流行病学概况

Lancet 杂志公布的 2016 全球疾病负担研究（Global Burden of Disease Study 2016，GBD）显示，恶性肿瘤已成为仅次于心脑血管疾病的第二大死因，2006～2016 年，肿瘤死亡人数增加了 17.8%，肿瘤的流行统计报告是肿瘤预防和制订政策的一个重要依据；全球每年因恶性肿瘤死亡人数为 8927.4 万，恶性肿瘤成为仅次于心脑血管疾病的第二大死因。全球恶性肿瘤的发病率呈上升趋势。

在 2006～2016 年这 11 年里，全球 195 个国家和地区的癌症患者数量增加了 28%，其中有 130 个国家和地区，癌症年龄标准化发病率的年平均变化率均呈现上升趋势，中国年平均增长率为 0.1%～1%。全球有 143 个国家和地区，癌症年龄标准化死亡率的年平均变化率在逆势下降，包括中国在内，年平均下降率为 -1.9%～-1%。2016 年因癌症损失的伤残调整寿命年（disability-adjusted life-year，DALY）为 2.132 亿年。2016 年全球范围内，因早死导致寿命损失年（year of life lost，YLL）排名前十的肿瘤分别为：气管、支气管、肺癌，肝癌，胃癌，结直肠癌，乳腺癌，白血病，食管癌，胰腺癌，脑神经肿瘤及宫颈癌（图 1-1）。

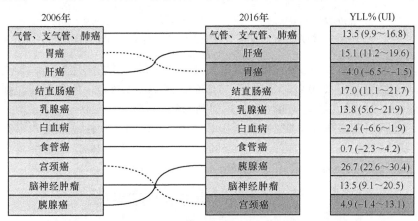

图 1-1　2006～2016 年癌症引起的寿命损失年变化情况

注：UI，时间区间

2018 年全球有 1810 万癌症新发病例和 960 万癌症死亡病例（全球所有年龄段、性别，包括非黑色素瘤皮肤癌在内的所有癌症发病比例的推算数据）。1810 万新发癌症病例中，亚洲患者占将近 50%，而死亡的 960 万癌症患者中，亚洲患者则占了近 60%（图 1-2）。

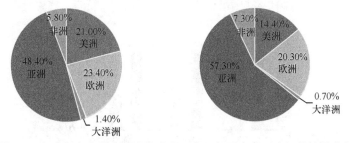

图 1-2　全球所有人群中癌症发病率（左）与死亡率（右）的地区分布

1810 万新发癌症病例中，有 950 万人为男性，亚洲男性占男性发病总数的 50%，死亡率达 60%；另外 860 万新发女性癌症患者中，亚洲女性占 47.5%，死亡率略超过 50%。

全球新发癌症发病率最高的依次为：肺癌（11.6%）、乳腺癌（11.6%）、结直肠癌（10.2%）、前列腺癌（7.1%）、胃癌（5.7%）（图 1-3 左）。

全球死亡率最高的癌症依次为：肺癌（18.4%）、结直肠癌（9.2%）、胃癌（8.2%）、肝癌（8.2%）、乳腺癌（6.6%）（图 1-3 右）。

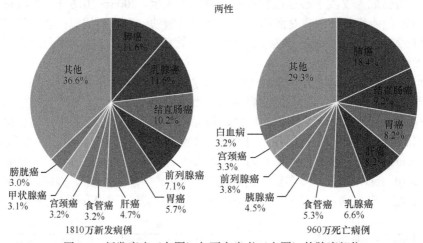

图 1-3 新发癌症（左图）与死亡患者（右图）的肿瘤部位

男性中，肺癌发病率（14.5%）和死亡率（22%）最高。男性癌症发病率其次分别是前列腺癌（13.5%）、结直肠癌（10.9%）、胃癌（7.2%）、肝癌（6.3%），死亡率其次则分别是肝癌（10.2%）、胃癌（9.5%）、结直肠癌（9%）、前列腺癌（6.7%）。

女性中，乳腺癌发病率（24.2%）和死亡率（15%）最高。女性癌症发病率其次分别是结直肠癌（9.4%）、肺癌（8.4%）、宫颈癌（6.6%）、甲状腺癌（5.1%），死亡率其次分别是肺癌（13.8%）、结直肠癌（9.5%）、宫颈癌（7.5%）、胃癌（6.5%）。

第二节 我国肿瘤流行病学特点

恶性肿瘤（癌症）已经成为严重威胁中国人群健康的主要公共卫生问题之一，《2015 年中国恶性肿瘤流行情况分析》显示，癌症占居民全部死因的 23.91%，且近十几年来癌症的发病率和死亡率均呈持续上升态势，每年癌症所致的医疗花费超过 2200 亿，防控形势严峻（图 1-4）。

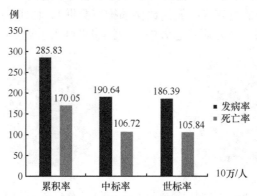

图 1-4 2015 年我国癌症发病率及死亡率（万人）

全国肿瘤登记中心负责全国肿瘤登记数据收集、质量控制、汇总、分析及发布工作。2019年1月，国家癌症中心发布了最新一期的全国癌症统计数据。由于全国肿瘤登记中心的数据一般滞后3年，本次报告发布数据为全国肿瘤登记中心收集汇总全国肿瘤登记处2015年登记资料。

（一）报告主要发现

2015年癌症发病约392.9万人，死亡约233.8万人。平均每天超过1万人被确诊为癌症，每分钟有7.5个人被确诊为癌症。与历史数据相比，癌症负担呈持续上升态势。近10多年来，癌症发病率每年保持约3.9%的增幅，死亡率每年保持2.5%的增幅。

2015年中国癌症发病率、死亡率和癌谱的构成与2014年水平（图1-5）基本相当，标化发病率水平基本持平，而发病人数有所增加，说明目前的癌症负担增加主要由人口结构老龄化所致。

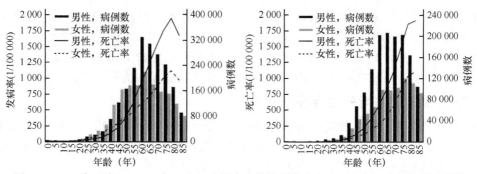

图1-5　2014年（左）、2015年（右）我国癌症分性别发病率、死亡率、病例数及年龄谱

肺癌、肝癌、上消化系统肿瘤及结直肠癌、女性乳腺癌等依然是我国主要的癌症。肺癌位居男性发病第1位，而乳腺癌为女性发病第1位。男性癌症发病相对女性较高，且发病谱构成差异较大。2019年全国最新癌症报告显示2015年甲状腺癌占女性癌症发病率的8.49%，在女性癌症发病谱中目前已位居第4位。前列腺癌近年来的上升趋势明显，已位居男性发病第6位。

城乡癌症发病水平逐渐接近，但癌症负担差异仍然较为明显，表现在城市癌症发病率略高于农村，而农村癌症死亡率高于城市，这可能与城乡癌谱构成差异有关，农村地区以上消化道癌症，如食管癌、胃癌、肝癌等预后较差的癌症为主，城市地区则以结直肠癌和乳腺癌等癌症高发。

从年龄分布看，癌症的发病随年龄的增长而上升，癌症发病率在40岁以下青年人群中处于较低水平，从40岁以后开始快速升高，发病年龄主要集中在60岁以上，到80岁年龄组达到高峰。不同癌症的年龄分布均有差异。

在2008～2018年的11年里，癌症生存率呈现逐渐上升趋势，目前我国癌症的5年相对生存率约为40.5%，与2008年以前相比，我国癌症生存率总体提高约10个百分点，但是与发达国家相比还有很大差距。

（二）报告数据来源和质量控制

截至2018年8月1日，国家癌症中心共收到全国31个省（自治区、直辖市）的501个肿瘤登记处提交的2015年肿瘤登记资料，其中地级及以上城市登记处173个，县和县级市登记处328个。根据质量控制审核标准，最终纳入368个登记处的肿瘤登记资料（其中地级以上城市登记处134个，县和县级市登记处234个，2017年同期肿瘤登记处为339个），覆盖人口共309 553 499人，其中男性156 934 140人，女性152 619 359人，占全国2015年年末人口的 22.52%，其中城市地区覆盖人口为 148 804 626 人，占全国登记地区人口的 48.07%，农村地区覆盖人口为 160 748 873 人，占全国登记地区人口的 51.93%。

（三）癌症发病与死亡总体情况

2015 年全国新发癌症病例数约为 392.9 万，其中男性约为 215.1 万例，女性约为 177.8 万例，平均每分钟有 7.5 个人被确诊为癌症。2015 年全国癌症死亡例数约为 233.8 万，其中男性约为 148.0 万例，女性约为 85.8 万例。2015 年癌症发病率为 285.83/10 万，中标率（人口标准化率按照 2000 年中国标准人口结构）为 190.64/10 万，世标率（人口标准化率按照 Segi's 世界标准人口结构）为 186.39/10 万，累积率（0～74 岁）为 21.44%。2015 年中国癌症死亡率为 170.05/10 万，中标率为 106.72/10 万，世标率为 105.84/10 万，累积率（0～74 岁）为 11.94%（图 1-4）。

（四）癌症的发病与死亡存在地区性差异

按区域分层后，城市人群和农村人群的发病率非常接近（467.8/10 万 vs 446.5/10 万）。并且，癌症发病率随年龄增长而增高。与城市人口相比，农村人口的标化死亡率更高，分别为 241.2/10 万人和 183.5/10 万人。亚组分析中表明，农村男性（317.1/10 万 vs 242.8/10 万）和农村女性（162.7/10 万 vs 122.1/10 万）的癌症死亡率也均高于城市的死亡率。

（五）癌症的发病与死亡存在性别差异

在全国登记地区，男性癌症发病率为 305.47/10 万，中标率为 207.99/10 万，世标率为 206.49/10 万，累积率（0～74 岁）为 24.36%。女性癌症发病率为 265.21/10 万，中标率为 175.47/10 万，世标率为 168.45/10 万，累积率（0～74 岁）为 18.60%。

男性癌症死亡率为 210.1/10 万，中标率为 139.13/10 万，世标率为 138.57/10 万，累积率（0～74 岁）为 15.79%。女性癌症死亡率为 128/10 万，中标率为 75.92/10 万，世标率为 74.81/10 万，累积率（0～74 岁）为 8.13%。

（六）癌症的发病与死亡存在年龄差异

癌症发病率随年龄增长逐渐上升，到 80 岁年龄组达到发病高峰，80 岁以上年龄组发病率略有下降。其中 30 岁以下年龄组无论城市地区还是农村地区的癌症发病率均相对较低，0～19 岁年龄组男性癌症发病率略高于女性，20～49 岁年龄组女性发病率高于男性，50 岁及以上年龄组男性发病率高于女性。城乡地区人群的年龄别发病率变化趋势相似，男性年龄别发病率的城乡差异不明显，城市地区女性人群的癌症发病率略高于农村地区的女性人群。

年龄别死亡率变化趋势和发病率变化趋势相似，随年龄增长逐渐上升。男性的年龄别死亡率高于女性。0～39 岁人群中，男性年龄别死亡率略高于女性。40 岁及以上人群中，同年龄组男性与女性死亡率的差异随年龄的增长而显著增大。城乡人群的年龄别死亡率变化趋势相似。除 0～4 岁和 75 岁及以上年龄组农村男性死亡率低于城市男性，其他年龄组农村男性死亡率高于城市男性。20～74 岁年龄组农村女性死亡率高于城市女性，其他年龄组城市女性死亡率高于农村女性。

（七）主要癌症发病情况

按发病人数顺位排序，肺癌位居我国癌症发病第 1 位，估计结果显示，2015 年我国新发肺癌病例约 78.7 万例，发病率为 57.26/10 万，中标率为 35.96/10 万。其他高发癌症依次为胃癌、结直肠癌、肝癌和乳腺癌等，前十位癌症发病约占全部癌症发病的 76.70%。与 2014 年相比，各类高发癌症的顺位完全相同，占比变化不大，甲状腺癌上升相对明显。

男性发病第 1 位为肺癌，每年新发病例约为 52.0 万例，其他高发癌症依次为胃癌、肝癌、结直肠癌和食管癌等，前 10 位癌症发病约占男性全部癌症发病的 82.20%。女性发病第 1 位为乳腺癌，每年发病约为 30.4 万例，其他主要高发癌症依次为肺癌、结直肠癌、甲状腺癌和胃癌等，女性前 10 位癌症发病约占女性全部癌症发病的 79.10%。

城市地区与农村地区的癌症发病顺位有所不同，城市地区高发癌症依次为肺癌、结直肠癌、乳腺癌、胃癌和肝癌等，农村地区高发癌症依次为肺癌、胃癌、肝癌、食管癌和结直肠癌等。城市地区与农村地区前 10 位癌症发病分别占城乡全部癌症发病的 74.80% 和 79.50%

（八）主要癌症死亡情况

按死亡人数顺位排序，肺癌位居我国癌症死亡第 1 位，2015 年我国因肺癌死亡人数约为 63.1 万，死亡率为 45.87/10 万，中标率为 28.16/10 万。其他主要癌症死亡顺位依次为肝癌、胃癌、食管癌和结直肠癌等，前 10 位癌症死亡约占全部癌症死亡的 83.00%。死亡排名前 10 的癌症与发病率排名前 10 的癌症存在较为明显的差异，这是由于不同癌症的生存率存在明显差异，如甲状腺癌发病率排名前 10，但是死亡率相对较低。

男性和女性的癌症死因顺位略有差异。男性依次为肺癌、肝癌、胃癌、食管癌和结直肠癌等，男性前 10 位癌症死亡约占男性全部癌症死亡的 87.60%。女性主要癌症死因顺位依次为肺癌、胃癌、肝癌、结直肠癌和乳腺癌，女性前 10 位癌症死亡约占女性全部癌症死亡的 80.50%。

城市地区与农村地区的癌症死因顺位不同，城市地区主要癌症死因依次为肺癌、肝癌、胃癌、结直肠癌和食管癌，农村地区主要癌症死因依次为肺癌、肝癌、胃癌、食管癌和结直肠癌，城市地区与农村地区前 10 位癌症死亡分别占城乡全部癌症死亡的 81.30% 和 85.20%。

癌症是严重威胁我国居民健康的一大类疾病。随着我国人口老龄化逐渐加剧，工业化和城镇化进程不断加快，慢性感染、不健康生活方式等危险因素不断累加，癌症防控形势严峻。

全球癌症负担估计结果显示，中国癌症新发病例和死亡病例分别占全球癌症新发病例和死亡病例的 23.7% 和 30.2%，在全球 185 个国家和地区中，中国的癌症发病、死亡位居中等偏上水平，部分消化道肿瘤，如食管癌、胃癌、肝癌等癌症的发病和死亡约占一半，整体防控形势严峻。大多数国家和地区癌症死亡率近 10 年来呈缓慢下降趋势。

我国癌症发病数和死亡数持续上升，目前我国癌症的 5 年相对生存率约为 40.5%，与 2008 年以前相比，我国癌症生存率总体提高约 10 个百分点，但是与发达国家还有很大差距，其主要原因是我国癌谱和发达国家癌谱存在差异，在我国预后较差的消化系统肿瘤，如肝癌、胃癌和食管癌等高发，而欧美发达国家则以甲状腺癌、乳腺癌和前列腺癌等预后较好的肿瘤高发。但必须看到，中国预后较好的肿瘤，如乳腺癌、甲状腺癌和前列腺癌的 5 年生存率（82.0%、84.3%、66.4%）仍与美国等发达国家（90.9%、98% 和 99.5%）存在差距，出现这种差距的主要原因是临床就诊早期病例少、早诊率低及晚期病例临床诊治不规范。

因此，我国应在扩大相关肿瘤的筛查及早诊早治覆盖面、肿瘤临床诊治规范化和同质化推广应用两方面共同发力，降低我国癌症死亡率。

总之，我国癌症负担日益加重，城乡差异较大，地区分布不均衡，癌症防控形势严峻；发达国家和发展中国家癌谱并存，防治难度巨大。

第三节　癌症的三级预防策略

世界各地的国家，无论其经济发展如何，癌症都是其人民发病和死亡的重要原因。累积的发病风险表明，全世界有 1/8 的男性和 1/10 的女性将在一生中罹患癌症。2018 年国际肿瘤研究机构发表的研究表明，通过消除或减少已知的生活方式和环境风险因素暴露，可以避免

1/3～2/5 的新增癌症病例。

癌症是由环境、营养、饮食、遗传、病毒感染和生活方式等多种因素相互作用引起的，目前尚无单一有效预防措施。国际抗癌联盟认为 1/3 癌症是可以预防的，1/3 癌症如能早期诊断是可以治愈的，对 1/3 癌症的患者可以减轻痛苦、延长寿命，并提出了癌症三级预防概念。

一级预防是消除或减少可能致癌的因素，防止癌症的发生，有效地治疗癌前病变以降低癌症的发病率和死亡率；二级预防是癌症一旦发生，如何在其早期阶段发现并及时治疗；三级预防是治疗后的康复，提高生存质量及减轻痛苦，延长生命。

癌症的预防概念与其他疾病的预防概念不同，它不仅着眼于减少癌症的发生，而且着眼于降低癌症的死亡率。

（一）癌症一级预防

癌症的一级预防即病因预防，其目标是防止癌症的发生，其任务包括研究各种癌症病因和危险因素，针对化学、物理、生物等具体致癌、促癌因素和体内外致病条件，采取预防措施，并通过加强环境保护、适宜的饮食和锻炼增进身心健康。尽管多数癌症的病因尚不清楚，但现已知约 80% 以上癌症的发生与不良环境有关。例如，与烟草有关的除肺癌、口腔癌外，食管、胃、膀胱、胰、肝的癌症也与之有关。有 25%～35% 的癌症与饮食有关。此外，职业性暴露于致癌物，如石棉、苯及某些重金属等也与某些癌症相关。

改善环境和生活习惯，有以下几方面：

1. 控制吸烟　流行病学研究表明，吸烟与肺癌等多种癌症有关，我国成年男性吸烟率高达 50%～60%。另外，在工业生产中，橡胶、石棉和煤炭等物质的暴露可使肺癌患病的危险度明显提高，我国肺癌发病已经超过胃癌和肝癌的发病，有逐年递增的态势，因此控制吸烟刻不容缓。

2. 合理膳食与营养饮食　是与人类癌症关系最为密切的因素。据统计，约有 35% 的癌症发生与饮食有关；我国消化系统癌症（包括胃、肝、食管、大/小肠、直肠、胆、胰腺等部位癌症）占全部癌症的 50% 以上，目前人们普遍重视"平衡膳食金字塔"的饮食结构。

3. 保持良好心态　实践表明，焦虑、压抑等情绪是导致人体免疫功能下降的最主要原因，而对于癌症患者的发病，免疫功能低下是一个重要内因，有人将自卑、焦虑、压抑、自闭等心理现象称为"癌症性格"，所以保持乐观、自信、开放的心理状态是预防癌症的一个非常重要的方面。

4. 避免或减少辐射、药物等诱因　避免或减少职业、环境、感染、辐射、药物等诱因。研究表明，因职业和环境的原因而接触一些化学物质可导致不同部位的癌症，暴露于一些离子射线和大量的紫外线，尤其是来自太阳的紫外线，也会导致某些癌症。此外，有些药物与癌症发生有关。

（二）癌症二级预防

癌症的二级预防即临床前癌症预防，是指对特定高风险人群筛查癌前病变或早期癌症病例，从而进行早预防、早发现、早治疗（即三早）。其目标是防止初发疾病的发展。其任务是针对癌症症状出现之前的那些潜在或隐匿的疾病，采取三早措施，阻止或减缓疾病的发展，恢复健康。

1. 自我检查　对于发现皮肤及表浅部位的肿块和其他异常征象意义重大，如乳腺的自查就是早期发现乳腺癌的有效方法。男性自检，对发现睾丸肿块也有较大意义。

2. 临床检查和癌症筛查　每年的体格检查，医生应检查各个易患癌症的器官，如皮肤、口腔、前列腺、淋巴结、甲状腺、睾丸、直肠、乳腺和卵巢。

3. 癌症的遗传学筛查和普遍筛查　研究表明,有些有遗传倾向的癌症,如甲状腺癌、黑色素瘤等的早期信息有助于癌症高危人群在癌变早期就被治疗。普遍筛查是由医生进行的与医学有关的筛查,检查期间,医生关注的是可能隐藏有癌症的部位,对不同部位要有针对性地检查,更要做到仔细、认真。

4. 重视癌症的危险信号　①异常肿块,如乳腺、颈部、皮肤和舌等身体浅表部位出现经久不消或逐渐增大的肿块。②持续性消化不良和食欲减退、上腹闷胀、进行性消瘦、贫血等。③异常感觉,如吞咽食物的哽噎感、胸骨后闷胀不适、疼痛、食管内异物感。④痰中带血、持久性声音嘶哑、干咳。⑤听力减退、耳鸣,鼻血、鼻咽分泌物带血和头痛。⑥月经期外或绝经期后的不规则阴道出血,特别是接触性出血。⑦大便习惯改变,如便秘、腹泻交替出现,大便变形,带血或黏液。⑧皮肤或黏膜经久不愈的溃疡,有鳞屑、脓苔覆盖、出血和结痂等。⑨体表黑痣和疣等在短期内色泽加深或变浅、迅速增大、脱毛、瘙痒、渗液、溃烂等,特别是足底、足趾等经常摩擦的部位。⑩不明原因的发热、乏力、进行性体重下降等。

5. 警惕癌前病变　如食管上皮重度增生,胃黏膜的不典型增生、化生和萎缩性胃炎,慢性肝炎和肝硬化,结肠息肉,支气管上皮的增生和化生等。

6. 加强对易感人群的监测　如有肿瘤遗传易感性和肿瘤家族史的人群是肿瘤易感人群,必须定期对其进行监测,甚至化学干预。

(三)癌症三级预防

癌症的三级预防即肿瘤治疗后康复与预防复发的治疗,其目标是阻止病情恶化,防止残疾。其任务是采取综合诊断和治疗措施,正确选择合理的诊疗方案,以尽早消灭癌症,促进康复,延年益寿,提高生活质量,甚至重返工作岗位。目前尚无单一治疗措施可以治愈癌症,其正确的治疗措施是根据患者病理、分期及身体条件等因素采取包括手术、放疗、化疗、免疫、靶向和中医药等多种治疗手段。

(兰州大学第一医院　关泉林)

第二章 肿瘤的生物学特性

第一节 无限复制的增殖信号

人体是自然界中最为复杂的系统，正常组织形态的维持由以下几方面构成：保持不同细胞组分的适宜比例；替代缺失细胞；清除额外的无用细胞。如果一个细胞想要改变其现有状态，如从静止到生长分化状态的改变，必须接收一系列相关指令，这一过程才能进行。细胞功能的实现有赖于细胞间的协同合作，而细胞间的信息大部分都由生长因子进行传递，这些分子质量相对较小的蛋白质由细胞分泌，于细胞间隙运行，最终作用于其他细胞，传递它们独特的生物学信息。正常的组织能够精确地控制促生长信号的生成和释放，指导细胞增殖-分化周期的开始和进程，从而使数以万计的细胞各司其职，保证了正常组织的结构和功能。

细胞增殖是细胞的一项重要生理功能，也是生物体的重要生命特征。所有生物都以细胞分裂的方式产生新的细胞，以此来补充机体中衰老或死亡的细胞。可见，细胞增殖是生物体生长、发育和遗传的基础。癌细胞最基本的特点就包括它持久的增殖能力，而癌细胞可以获得这一特性，有两种可能的方式：其一是癌细胞本身可以产生生长分化所需的生长因子，如神经胶质母细胞瘤和恶性肉瘤中的癌细胞就分别获得了合成血小板源性生长因子和肿瘤生长因子α的能力，通过同源受体（可以特异性结合细胞因子的受体）的表达而得到应答，从而引起自体增殖刺激；其二是在肿瘤炎症微环境中，癌细胞可能发出信号刺激正常的细胞（如成纤维细胞、内皮细胞等），这些细胞则会将这些刺激信号反馈至各种生长因子，而癌细胞表面的受体蛋白水平的提升会导致受体信号的失调，从而使这种细胞对数量有限的配体生长信号产生高反应性。

（一）体细胞突变激活下游通路

正常细胞的生长和增殖通常依赖于外源性信号，如可扩散的生长因子、细胞外基质成分、细胞间黏附分子等，细胞表面的跨膜受体通过结合不同种类的分子，将信号传递至胞内，导致一些转录因子的激活，从而促进特定基因的转录，包括调节细胞周期的基因，最终产生特定的效应（如细胞分裂）。外源性信号和这些有序的相互作用的分子构成特定的信号通路，如 Ras 调控的信号通路。

Ras 是一种原癌基因，Ras 基因家族中有 3 个成员，分别为 K-Ras、H-Ras 和 N-Ras，可编码 K-Ras、H-Ras 和 N-Ras 3 种 Ras 蛋白，其中 K-Ras 发生突变的频率最高。Ras 蛋白属于"小 GTP 结合蛋白"，具有 Ras-GTP 和 Ras-GDP 两种形式。研究者发现：①Ras 蛋白处于非活化状态时，结合一个鸟苷二磷酸（guanosine diphosphate，GDP）分子；②当上游信号级联通路传来刺激信号后，Ras 蛋白释放结合的 GDP 分子；③结合一个鸟苷三磷酸（guanosine triphosphate，GTP）分子取代释放的 GDP 分子；④在结合 GTP 时 Ras 蛋白活化，并且具有 GTP 酶活性，可以水解结合在自身上的 GTP，从而使自身再一次回到非活化的、不能传递信号的构象。这一 GTP 酶活性受 GTP 酶激活蛋白的控制（图 2-1）。

Ras 蛋白的生物化学研究表明，Ras 蛋白就像异三聚体 G 蛋白一样，是一个二元开关，在非活化状态下结合 GDP（图 2-1），在活化状态下结合 GTP（图 2-1）。结合 GDP 的非活化 Ras 蛋白在受到鸟嘌呤核苷酸交换因子刺激后，释放 GDP 并且结合 GTP，从而成为活化的 Ras 蛋白。一小段时间后，Ras 蛋白内在的 GTP 酶活性使 GTP 水解为 GDP，信号传递就终止了（图 2-1）。Ras 蛋白的 GTP 酶活性通常被它在活化状态时遇到的 GTP 酶激活蛋白激活。致癌点突变引起的氨基酸替换可以使 Ras 蛋白的 GTP 酶活性失活，从而阻断 GTP 降解，使得 Ras 一直处于活化的信号传递状态。

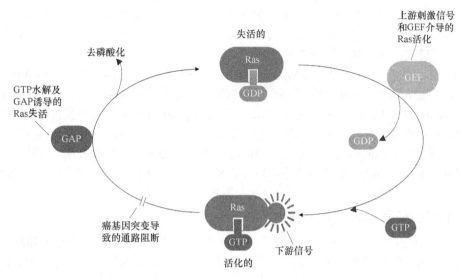

图 2-1　Ras 信号通路

注：GEF. 鸟嘌呤核苷酸交换因子；GAP. GTP 酶激活蛋白

　　Ras 蛋白作为一个信号传递蛋白，接受上游级联反应信号，并把信号传递到通路下游，活化的 Ras 可以导致丝裂原激活的蛋白激酶（mitogen-activated protein kinase，MAPK）通路的活化。MAPK 通路是广泛存在的、调控细胞生长与分化的重要信号通路。

　　活化的 Ras 蛋白首先激活其效应分子（行使 Ras 蛋白实际功能的蛋白质）Raf 激酶，其可磷酸化底物蛋白的丝氨酸/苏氨酸残基。Ras 蛋白激活 Raf 激酶的反应依赖于 Raf 激酶在胞质内的重新定位。Ras 蛋白位于细胞质膜上，Ras 蛋白结合 GTP 活化后，Ras 蛋白对 Raf 激酶的亲和力将增加三个数量级，活化的 Ras 蛋白就可以结合 Raf 激酶，而 Raf 激酶位于胞质中，与 Ras 蛋白结合后，可通过 Ras 蛋白定位于质膜附近，两者之间的结合还可以被一些骨架蛋白增强。Raf 激酶活化后激活 MAP 激酶（MAPK/ERK kinase，MEK）。MEK 具有双重特异性：既可以磷酸化丝氨酸/苏氨酸残基，又可以磷酸化酪氨酸残基，通过以上磷酸化，MEK 可激活胞外信号调节激酶（extracellular signal-related kinase，ERK），激活的 ERK 再磷酸化激活下游的效应分子，包括转录因子，如 c-jun、c-fos、c-Myc 等，这些转录因子促进细胞周期基因的转录（图 2-2）。此通路中，Ras 蛋白活化了 Raf 激酶，后者磷酸化并活化 MEK，MEK 进一步磷酸化并激活 ERK1/2，ERK1/2 磷酸化胞内负责调控翻译及核内转录因子的激酶。

　　Ras 蛋白就像一个电灯开关，能在预定的时间自动关闭。当 *Ras* 基因发生点突变（错义突变），即 12 号密码子 GGC 发生单个碱基置换，成为 GTC，使 Ras 蛋白的 12 号氨基酸（甘氨酸）变为缬氨酸，突变的 Ras 蛋白仍然可以结合 GTP，但是丧失了大部分 GTP 酶的活性，不能将 GTP 水解为 GDP，而使 Ras 蛋白一直处于活化状态无法自动关闭。突变的 Ras 蛋白称为 Ras 肿瘤蛋白，在细胞中

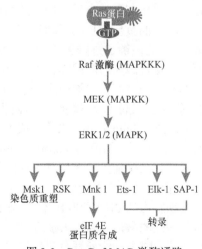

图 2-2　Ras-Raf-MAP 激酶通路

以结构改变的形式存在，能够释放有丝分裂信号，而不需要正常的上游调控因子的持续刺激，产生长时间的信号（很可能是无限长时间），使细胞持续处于信号的作用下，取代了正常状态下的短时间精确定量的生长信号。在某些肿瘤中，Raf 激酶下游的信号通路可在没有任何 Ras 蛋白直接参与的情况下强烈活化。在 60%～70% 的黑色素瘤中含有一个与 Raf 激酶同源，称为 B-Raf 的突变形式，其携带的氨基酸突变可使其激酶活性增加 500 倍。

除 Ras 信号通路之外，多个信号通路都对细胞的增殖产生一定的调控作用，如 Wnt/β-catenin 通路对细胞增殖的调控。Wnt 信号通路调控细胞增殖大都是通过直接或间接作用于通路中的关键分子 β-catenin 而实现的。正常情况下，胞质内形成的 β-catenin/APC/Axin 复合物中的 β-catenin 会因为降解作用而维持在较低水平，而当复合物的形成被抑制时，胞质中 β-catenin 的水平升高，进而入核并激活靶基因的转录，导致靶基因的异常表达，促进肿瘤细胞的异常增殖，最终引起癌变。同时在 Wnt 通路的非经典途径中，Wnt/JNK 通路的激活也可以对细胞的增殖活动产生一定的作用。

（二）增殖信号的反馈机制失灵

事实上，所有有规则的信号通路均存在有抑制作用的成员对发出正向信号的通路成员进行抗衡及调控，如果没有这些负调控成员，那些促进细胞增殖的正向信号将失去控制。通常情况下，在信号通路活化之前，细胞内信号通路中的负调控成员处于失活状态，但是一旦信号通路开始活化，具有负调控作用的蛋白质就会被活化，发挥减弱或阻断更多信号活化的作用，进而确保细胞内通路信号流量的平衡，这种可诱导的抑制作用通常称为负反馈。负反馈是细胞内几乎所有信号加工通路的重要特征。精细的负反馈通路能够确保正常细胞中过度激活的信号迅速降低到正常细胞生理状态下需要的合适水平。

负反馈机制的缺陷会增强增殖信号，在人类癌细胞中很可能广泛存在着受抑制的负反馈链，其作为一种重要的方式，使细胞实现独立增殖。例如，Ras 蛋白通路中，一个生长因子受体被配体结合活化后发生自身磷酸化，Ras-GAP 可以将蛋白质结合到受体的一个磷酸化位点，这样就将 Ras-GAP 带到指定的位置，使其可以激活 GTP 酶活性，导致 Ras 蛋白失活，这样，Ras 蛋白在刚被激活为活化的 GTP 结合状态后即通过以上反应失活，这个调节本质上是一个负反馈调节机制，可以保证正常情况下 Ras 蛋白仅释放轻微的有丝分裂信号。而 Ras 蛋白的致癌效应并不是源自其本身信号的高度活化，相反，是致癌突变影响了 Ras 基因，破坏了 Ras-GAP 的负反馈调节机制，弱化了 Ras GTP 酶的活性，不能将 GTP 水解为 GDP，而使 Ras 蛋白一直处于活化状态无法自动关闭，从而刺激细胞持续增殖。

相似的负反馈机制活动存在于多个增殖信号通路中的节点处。一个突出的例子就是 PTEN 磷酸酶，它能够通过降解 3,4,5-三磷酸磷脂酰肌醇（phosphatidylinositol 3,4,5-triphosphate，PIP3）而达到拮抗磷脂酰肌醇 3-激酶（phosphatidylinositol 3-kinase，PI3K）的效果。PI3K 是 Ras 蛋白的另一个重要的下游效应分子，GTP 激活的 Ras 蛋白可结合并激活 PI3K。PI3K 是一种可使肌醇环第三位羟基磷酸化的磷脂酰肌醇激酶，其可磷酸化嵌在胞膜上的磷脂酰肌醇（phosphatidylinositol，PI）生成 PIP3。活化的 PIP3 募集胞质内的丝氨酸/苏氨酸激酶（Akt），Akt 又称为蛋白激酶 B（protein kinase B，PKB），是一种含有 PH 结构域（大量与细胞膜结构整联的第二信使蛋白质所具有的结构域，此结构域对三磷酸化的肌醇头部有很强的亲和力）的 Akt。因此，当 PI3K 生成 PIP3 时，Akt/PKB 激酶分子便通过其 PH 结构域结合到由细胞膜延伸到细胞内的 PIP3 肌醇头部，Akt/PKB 与细胞膜的结合及紧接着的 Akt/PKB 磷酸化可导致其激酶活性的激活。磷酸化激活后，活化的 Akt 进入细胞核，Akt/PKB 对一系列的底物进行磷酸化，其中哺乳动物西罗莫司靶蛋白（mammalian target of rapamycin，mTOR）是较为重要的一个，mTOR 能够促进细胞周期蛋白（cyclin）D$_1$ 与细胞周期蛋白依赖性激酶（cyclin-dependent kinase，CDK）的结合，启动细胞周期，cyclinD$_1$ 的高表达能够实现细胞周期从 G$_1$ 期到 S 期的转换，使细胞周期缩短，加速肿瘤的增殖。在缺乏生长因子刺激、停止生长并处于静息状态的细胞中，胞内的 PIP3 水平是很低的，而胞内使 PIP3 和其他磷酸化 PI 分子在通常情况下维持低水平的是一系列磷酸酶，最有代表性的是 PTEN，它能将 PIP3 中由 PI3K 等激酶加上的 3′磷酸移除，因此 PTEN 功能缺失的突变会放大 PI3K 的信号，从而促进肿瘤的生长（图 2-3）。

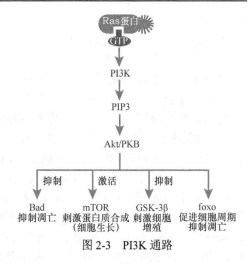

图 2-3　PI3K 通路

Ras 蛋白结合并激活 PI3K，生成 PIP3，这又导致含 PH 结构域的 Akt/PKB 结合到细胞膜上。Akt/PKB 能抑制 Bad（抑制凋亡）、抑制糖原合成酶激酶-3β（glycogen synthase kinase-3β，GSK-3β），以及激活 mTOR（一种可以刺激蛋白质合成和细胞生长的激酶，还可以磷酸化 Akt/PKB）。

与负反馈通路相对应的模式是正反馈通路，正反馈通路可以进一步增强原始信号的强度。例如，神经纤维瘤蛋白（neurofibrin，NF1）通常与 Ras-GAP 功能相似，可以诱导 Ras 蛋白激活其内在的 GTP 酶活性，迫使 Ras 从激活的 GDP 结合形式转变为失活的 GDP 结合形式。在细胞没有接收分裂信号时，NF1 确保 GTP 结合的 Ras 蛋白处于极低水平。但是，一旦配体结合的生长因子受体激活分裂信号，细胞内的 NF1 就迅速降解，为 Ras 蛋白扫清道路，使其迅速活化。这里的正反馈通路可以增强原始活化信号，使其迅速达到最高峰。

第二节　逃避生长抑制基因

癌症的本质表明它是一种机体功能紊乱、生物学秩序崩溃的疾病。更具体地说，肿瘤的这种紊乱状态是由细胞增殖调节失控造成的，在正常情况下这种调节机制决定了机体细胞于何时、何地进行增殖，在此过程中，功能各异的信号被各种细胞表面受体接收并传递给细胞质中下游信号处理通路，这些混杂的信号以某种方式进行处理、整合，并最终形成简单的二元命令来决定细胞未来的命运，或是继续增殖，或是进入有丝分裂后期——细胞分化期，抑或是处于静止期，这些生物学行为提示，在细胞内部存在一些中央行动调节器，这些调节器在细胞核中发挥细胞周期时钟的作用。而在混杂的信号中，使正常细胞对生长抑制信号做出反应的大部分通路也都与细胞周期时钟有关。

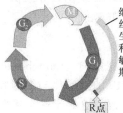

图 2-4　R 点

细胞对于有丝分裂因子和有丝分裂抑制因子的反应只局限于 G$_1$ 期开始和结束前的一段时间内，这段时间的末尾是限制（R）点，即细胞在此时间点决定细胞进入 M 期，维持在 G$_1$期，还是退出活性的细胞周期而进入 G$_0$ 期

研究表明 G$_1$ 期的特定时相决定细胞的命运。细胞在进入 G$_1$ 期晚期前完全依赖于细胞外信号，随后变为相对非依赖的状态，也是在这个时间段内，细胞决定自身停留在 G$_1$期晚期，还是退出细胞周期而进入 G$_0$ 期，抑或是加速进入 G$_1$ 期晚期从而继续细胞周期进程，这一关键的转换点被称为检验点或 R 点（图 2-4）。参与细胞周期调控机制的蛋白激酶统称为 CDK，这种蛋白激酶不能只依赖自身发挥作用，还必须依赖于一种调节亚单位——细胞周期蛋白（cyclin），只有与 cyclin 结合 CDK 才能发挥正常功能，两者共同组成的 cyclin-CDK 复合物为细胞周期时钟调控机制的核心，其

中，cyclinD-CDK4/6 复合物一旦形成，将使细胞从 G_1 期开始通过 R 点。一旦细胞通过了 R 点，细胞周期将会不再受细胞外信号影响而自主进行。

正常情况下，生长抑制信号可以通过两种不同的机制来抑制细胞增殖。第一，细胞或许被迫离开活跃的增殖周期而进入沉默阶段（G_0 期），当细胞外信号允许时，这些细胞可能会在未来的某些场合再次出现。第二，诱导细胞进入有丝分裂后状态（通常与获得某些特定的分化相关性状有关），从而永久地放弃其增殖潜能。癌细胞如果想要扩大自己的地盘，不断地生长分化，必须逃避这些生长抑制分子的监控，它们的主要策略就是通过基因突变使这些抑制分子失去活性，从而实现肿瘤细胞对抑制生长信号不敏感的目的。

在正常组织中，多种抗增殖信号共同作用维持细胞的静止和组织的稳态。其中，CDK 抑制分子对细胞周期晚期存在的 cyclin-CDK 复合物具有广泛的抑制作用，这些 CDK 抑制分子的作用原理可以通过 $p15^{INK4B}$ 和 $p21^{Cip1}$-$p27^{kip1}$ 这一对分子来阐述。当转化生长因子（transforming growth factor-β，TGF-β）作用于上皮细胞时，它能引起细胞的一系列下游反应从而抑制细胞增殖，其中最重要的是引起 $p15^{INK4B}$ 水平升高。$p15^{INK4B}$ 能够阻断 cyclinD-CDK4/6 复合物的形成（图 2-5），并能抑制已经形成的 cyclinD-CDK4/6 复合物的功能。$p21^{Cip1}$ 是一种广泛的 CDK 抑制分子，各种生理性应激反应如 DNA 损伤和 TGF-β 损伤（损伤程度较低），均可能导致 $p21^{Cip1}$ 水平升高，一旦 $p21^{Cip1}$ 达到一定水平，它就能够在细胞周期的多个时段阻断细胞周期进程。另一种分子 $p27^{kip1}$ 的功能与 $p21^{Cip1}$ 相似。

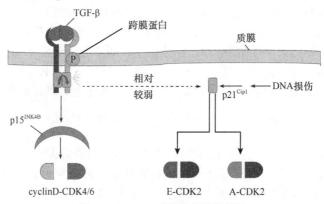

图 2-5 TGF-β 对细胞周期的调控

TGF-β 通过调控 CDK 抑制分子的水平对细胞周期产生影响，它能强烈诱导 $p15^{INK4B}$ 的表达，并且对 $p21^{Cip1}$ 也有一定的诱导作用，其中，前者能够阻断 cyclinD-CDK4/6 的反应，后者能够诱导细胞周期中其他 cyclin-CDK 复合物的活化。通过此作用，细胞 DNA 损伤会导致 $p21^{Cip1}$ 水平快速升高，进而下调 G_1 后期通过 R 点后活化的 cyclin-CDK 复合物的活性。

（一）pRb 是细胞周期时钟的 R 点门控分子

在分子水平上，许多甚至所有的抗增殖信号都通过视网膜母细胞瘤蛋白（retinoblastoma protein，pRb）及其两个亲缘关系分子 p107 和 p130 传导。实际上，pRb 的磷酸化与细胞周期的进程一致，并且，pRb 的高度磷酸化与细胞通过 R 点的时间相一致，这提示这个蛋白质可能是 R 点转化的分子调节器。有证据表明，G_1 早期和中期的 pRb 处于低磷酸化的状态，对细胞的生长起抑制作用，而在 R 点之后，pRb 处于高度磷酸化状态，此时它失去了生长抑制功能，即我们经常所说的蛋白质的磷酸化使其功能丧失，这意味着 R 点转换是伴随 pRb 的生化改变完成的，即 pRb 从一个生长抑制蛋白转化为功能惰性状态。

在正常细胞中 *Rb* 发挥肿瘤抑制基因的功能，*Rb* 基因通过其编码蛋白 pRb 以某种方式抑制细胞的增殖。DNA 肿瘤病毒通过编码肿瘤蛋白募集结合 pRb 并削弱或干扰其活性，从而导致 pRb 的功能丧失，这种结合阻断了 pRb 对细胞周期的调控作用，使得细胞表现出染色体上两个 *Rb* 等位基因突变导致的细胞表型，而且，这一发现也提示了 DNA 肿瘤病毒可以通过干扰细胞中起关键作用的生长抑制蛋白使细胞发生转化，从而使病毒感染细胞逃逸 pRb 对正常细胞的生长抑制作用。在一些肿瘤细胞中，我们看到 pRb 的磷酸化失控导致不合理的磷酸化及 pRb 的功能丧失。其他一些肿瘤细胞失去了无机焦磷酸盐磷酸酯酶完成 M/G_1 期转化所必需的 pRb 去磷酸化过程，导致 pRb 持续磷酸化，从而使 pRb 在整个生长分裂周期内始终处于功能丧失状态。如果没有了 pRb 的监控作用，细胞通过 G_1 期进入 S 期（R 点）将不受控制。

　　pRb 的磷酸化失控普遍存在，这条重要的信号通路在几乎所有人类肿瘤中都是紊乱的。

（二）癌细胞通过对 pRb 高度磷酸化使 E2F 转录因子对生长/休眠的调控紊乱

　　pRb 的低磷酸化抑制 G_1 的进程，而高度磷酸化使其丧失这种抑制功能，研究表明，pRb 主要通过 E2F 转录因子完成这种调控功能。当 pRb（及其同源蛋白 p107 和 p130）呈低（或非）磷酸化状态时，它们能结合 E2F（包括与 DNA 结合的 E2F），从而抑制 E2F 的转录激活作用，相应的，在细胞周期 G_1 期依靠 E2F 转录的基因仍然是处于抑制状态的；然而，当 pRb 被高度磷酸化后，pRb 及其同源蛋白从 E2F 解离（图 2-6），从而允许 E2F 激活下游基因的转录，这些基因的蛋白产物随后诱导细胞从 G_1 晚期进入 S 期。同样，病毒来源的癌基因能通过阻止 pRb 与 E2F 结合从而产生与 pRb 高度磷酸化同样的后果。

　　当 pRb 结合 E2F1、E2F2、E2F3（图 2-6 左）时，pRb 能够阻断它们的转录活性；而在 R 点被高度磷酸化之后释放 E2F（图 2-6 中），使后者激活相应基因的转录，但是，E2F1、E2F2、E2F3 能够诱导其他转录抑制因子的表达，这三个蛋白信号的激活能力在临近 G_1 期末就减弱了。随着细胞进入 S 期（图 2-6 右），E2F1、E2F2、E2F3 失活和（或）降解。因此，E2F 仅在 G_1 晚期从 R 点到刚进入 S 期的短暂时间段内发挥激活基因转录的作用。

　　pRb 与 cyclin-CDK 复合物之间又形成了强大并自我加强的正反馈通路。首先，在 E2F 激活的基因中最重要的是编码 cyclinE 的基因，其中部分 cyclinE 能与 CDK2 共同作用促进 pRb 的高度磷酸化，pRb 的失活将会引起 cyclinE 表达上调，而 cyclinE 一旦形成，将进一步使 pRb 失活（图 2-7）。其次，cyclinE-CDK2 复合物能使 $p27^{kip1}$ 磷酸化，后者一经磷酸化后就迅速泛素化降解而失活。同样重要的是，它们确保指令一旦下达便不可逆转，细胞通过 R 点的行为正是这种精确调控的典范。

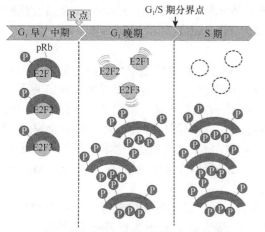

图 2-6　E2F 及其与 pRb 的相互作用

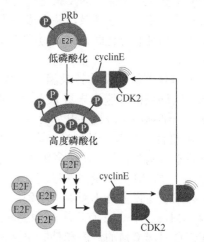

图 2-7　正反馈通路

正反馈通路的激活能确保细胞周期的关键步骤不可逆地快速进行。cyclinE-CDK2 复合物能促进 pRb 的高度磷酸化，释放 E2F 转录因子，从而促进 cyclinE 和 E2F1 的转录，合成更多 cyclinE 蛋白并形成更多的 cyclinE-CDK2 复合物，cyclinE-CDK2 复合物又继续促进其他 pRb 的高度磷酸化。与此同时，新合成的 E2F1 蛋白促进 E2F1 自身表达，进一步放大其作用。

（三）癌细胞通过使 pRb 蛋白失活逃避 TGF-β 的生长抑制

TGF-β 是一种主要的生长抑制分子，正常细胞特别是表皮细胞必须存在一套逃避 TGF-β 作用的机制才能转化成癌细胞。TGF-β 在细胞周期调控中最重要的两个靶点就是 $p15^{INK4B}$ 和 $p21^{Cip1}$，Myc 癌蛋白对这两个基因具有相反作用，通过与 Miz-1 共同作用阻断这两个 CDK 抑制因子的诱导表达，从而清除了细胞周期进程中的两个主要阻碍分子。而 TGF-β 抑制了 myc 原癌基因的表达。myc 突变为癌基因将不再对 TGF-β 诱导的抑制作用发生反应。解除了对 myc 癌基因的抑制将创造一个允许细胞快速增殖的条件。通常来说，癌细胞极力避免 TGF-β 的生长抑制作用，却保留了对细胞生长有利的其他 TGF-β 作用，这种逃避 TGF-β 介导的生长抑制作用通常是通过失活 pRb 信号通路来实现的。

研究发现，TGF-β 受体"派出"的、进入细胞核抑制细胞增殖的主要分子——Smad4，在 1/2 的胰腺癌和超过 1/4 的结肠癌中都具有突变失活。还有一些癌细胞具有更加厉害的逃避策略，它们能够通过失活编码 TGF-β 受体的基因来关闭其产生的所有反应，如绝大部分具有微卫星不稳定的结肠癌存在突变失活的 TGF-β Ⅱ 受体。

（四）Myc 癌蛋白过度表达可使细胞分化向细胞增殖方向逆转

细胞的增殖不仅依赖于避免细胞抑制生长的信号，我们的组织还通过指示细胞不可逆地进入有丝分裂后期的分化状态，利用我们尚未完全理解的各种机制，来限制细胞的增殖；很明显，肿瘤细胞利用各种策略来避免这种终末分化。避免分化的一种策略直接涉及编码生长转录因子的 c-Myc。c-Myc 蛋白在调节异常的情况下会成为一种癌蛋白，超过 70% 的人类肿瘤过度表达 c-Myc。研究表明，在缺乏促分裂剂的情况下，Myc 单独作用就能解除所有约束 G_0 期细胞增殖的因素，从而推动细胞度过 G_1 期，而在通常情况下这项进程需要大量且充分的生长因子刺激才能完成。

Myc 属于转录因子家族，能形成异源二聚体，调控一系列具有 E-box 序列基因的转录。Myc-Max 复合物可以将 RNA 聚合酶 Ⅱ 复合物从位于转录起始点下游的暂停位点释放，促进早期转录延伸，使其继续转录，并合成完整长度的前体 mRNA 转录物；Mxd-Max 复合物则抑制该酶释放。当细胞分化时，Mxd 会逐渐增多，Myc 被 Mxd 取代，抑制细胞分化的 Myc-Max 复合物消失。

Myc-Max 异源二聚体转录因子能够促进一群具有潜在促进细胞增殖效应的基因产物的表达。当活跃增殖的细胞尚未进入有丝分裂后期分化状态时，Myc 可以促进细胞增殖并阻断细胞分化；当细胞增殖减慢并开始分化时，因为 Mxd 蛋白水平升高，替代了复合物中的 Myc，Myc-Max 复合物解离（图 2-8）。这是一种非常精确的生物学调控行为。后来形成的 Mxd-Max 复合物将不再刺激转录，使更多组织细胞进入有丝分裂后期分化状态。然而，正如在许多肿瘤中看到的那样，Myc 癌蛋白的过度表达可逆转这一过程，使平衡恢复到有利于 Myc-Max 复合物的状态，从而损害分化而促进增殖。

除了 Myc 之外，还有许多其他的转录因子也能行使广泛的癌蛋白功能，这些关键蛋白水平的变化会引起增殖的促进和抑制平衡机制的变化，极大促进 pRb 失活及细胞增殖。

以上多种遗传和生化机制其实都集中于一个共同目标，即 pRb 的功能失控破坏正常 R 点转化的精密调控机制,在体内微小活组织中这些关键因子千方百计地通过不同手段破坏这一重要的中心分子——"pRb 刹车系统",并由此导致产生了 R 点转换调节失控的细胞,而这些细胞会按达尔文选择的规律获得生长优势。

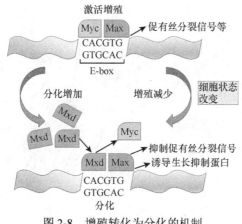

图 2-8 增殖转化为分化的机制

第三节 逃避死亡

(一)抵抗凋亡

1. 细胞凋亡的概念 细胞凋亡是指细胞在各种内外因素的刺激下,接受自身程序的支配,完结其生命的历程,既可以发生在病理状态下,又可以发生在各种生理状态下。

细胞凋亡几乎可以在人体的所有细胞中发生。一旦细胞被诱导经历凋亡,一系列级联反应便接踵而至。早期改变为染色质固缩,胞质浓缩,随后核仁裂解,细胞骨架崩解,变成凋亡小体,全部的这些过程在 30～120min 结束。形成的凋亡小体被巨噬细胞或周围细胞吞噬,最终通常在 24h 内消失。

2. 细胞凋亡的机制 细胞凋亡由一系列信号因子和调控因子组成的信息网络控制,我们将其中的可以导致凋亡的每一条信号转导通路都称为一条凋亡通路。凋亡通路由上游的受体和下游的效应子组成。受体主要分为两大类,细胞外受体和细胞内受体。细胞外受体(又称细胞表面受体)可以结合各种生存信号和死亡信号,生存信号由胰岛素样生长因子(insulin-like growfactor,IGF)-1 及其配体 IGF-1R、IL-3 及其配体 IL-3R 等传递,死亡信号由 Fas 及其配体 FasL、肿瘤坏死因子-α(tumor necrosis factor-α,TNF-α)及其配体 TNF-R1 等传递。细胞内受体主要负责监测细胞内各种异常信号,包括 DNA 损伤及癌基因引起的信号分子失衡、缺乏生存因子和缺氧等。此外,细胞-基质、细胞-细胞间连接的存活信号的丧失也可导致细胞凋亡(图 2-9)。目前认为有两条诱导细胞凋亡的主要途径:外部途径或称为死亡受体介导的凋亡途径及内部途径或称为线粒体凋亡途径。尽管两条凋亡途径的上游事件不同,但是它们最终大都会导致半胱天冬氨酸酶(caspase)的活化。在正常情况下,caspase 以它的前体(procaspase)形式存在,没有活性,当受到相应信号激活时,便可转变为凋亡通路的关键组件 caspase。caspase 是一组具有凋亡活性的蛋白质分子,其中最先被激活的通常是 caspase-8 或 caspase-9,caspase-8能被死亡受体介导的凋亡途径传递的信号激活,而 caspase-9 则由线粒体凋亡途径传递的信号激活。紧接着,通过一系列反应,更多的 caspase 被激活,相应的蛋白质被水解,最终导致细胞凋亡。

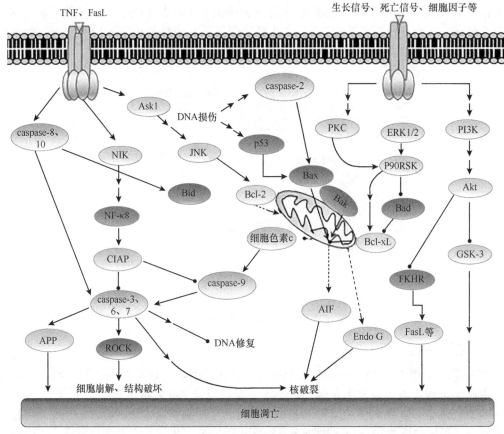

图 2-9　细胞凋亡通路

3. 肿瘤细胞与细胞凋亡

（1）肿瘤细胞与细胞凋亡的关系：1972 年，Kerr、Wylie 和 Currie 发现激素依赖性肿瘤细胞在去除激素后会发生广泛的细胞凋亡，因此首次提出细胞凋亡可能成为肿瘤发生障碍的理论。随后 *Bcl-2* 癌基因在滤泡性淋巴瘤表达上调及其抗凋亡作用的发现，更是在分子水平上推动了对肿瘤细胞凋亡的研究。越来越多的证据表明，肿瘤细胞增殖的能力不仅取决于细胞增殖率，还取决于细胞耗损率，而细胞凋亡是这种耗损的主要来源之一。目前认为细胞凋亡的线粒体凋亡途径在抑制肿瘤细胞的发生和增殖中起着更重要的作用。

（2）肿瘤细胞逃避凋亡的机制

1）*p53* 肿瘤抑制基因的缺失：肿瘤细胞中存在多种机制来逃避细胞凋亡，其中最常见的是 *p53* 肿瘤抑制基因的缺失，其产物 P53 蛋白的功能性失活发生在超过 50% 的人类癌细胞中。*p53* 肿瘤抑制基因属于促凋亡调节因子，主要接收细胞内的应激信号和损伤信号，尤其是 DNA 断裂及其他染色体异常情况。此外缺氧、生存因子不足及癌基因高表达等信号启动凋亡程序也部分依赖于 P53 的作用。P53 被激活可以终止细胞分裂周期，直到生存条件恢复正常，然而，当生存条件受到严重或不可修复的损害时，P53 可通过 BH3-only 结构域启动细胞凋亡程序，在此过程中，可以观察到，凋亡正性相关因子 Bax、puma 和 noxa 被活化，而凋亡负性相关因子 Bcl-2 则受到抑制，此外，P53 家族的成员 P67 和 P73 也参与 P53 介导的细胞凋亡。值得注意的是，活化的 P53 的功能是复杂的，并因细胞类型及细胞应激和基因组损伤的程度与持续时间的不同而不同。

2）调控 Bcl-2 家族成员的表达：Bcl-2 家族在细胞凋亡中起重要作用，但它们发挥的作用却并不完全一致，第一类以 Bax、Bak、Bid、Bim 为代表，对细胞凋亡有正向促进的作用，另一类则包括 Bcl-2、Bcl-xL、Bcl-w、Mcl-1、Mcl-A1 等，对细胞凋亡发挥反向抑制的作用。大多数促凋亡成员分布在细胞质中，其中 Bax 和 Bak 通过寡聚化从细胞质转移到线粒体外膜上，与电压依赖的阴离子通道相互作用，使线粒体通透性转化孔开放增加，使细胞内凋亡相关因子，如 Cytc 释放至细胞质中，从而激活一系列的 caspase，最终导致细胞凋亡。研究发现，Bcl-2 家族中对凋亡起正向促进作用的因子都含有一个相同的结构域（BH3-only），在此发生的磷酸化等氨基酸修饰可以影响其促凋亡作用的发生。而抗凋亡成员大部分分布于线粒体的外膜，*Bcl-2* 基因反向调控细胞凋亡的机制仍处于研究之中，目前认为其发挥抗凋亡作用至少涉及三个方面：①作用于线粒体巯基，使其氧化还原状态发生改变进而控制线粒体膜电位；②使某些凋亡蛋白前体不能通过线粒体膜；③去除 Apaf-1 等的促凋亡效应（通过将其锚定于线粒体膜上），此外 Bcl-2 等的抗凋亡作用也部分依赖于与促凋亡成员的 BH3 结构域的相互作用。

　　Bcl-2 作为癌基因的提出最初是在淋巴瘤中，随着研究的深入，发现乳腺癌、肺癌、膀胱癌、甲状腺癌、大细胞性淋巴瘤、多发性骨髓瘤等肿瘤细胞中也存在 *Bcl-2* 基因的高度表达，说明 *Bcl-2* 的高表达，不是某一肿瘤的特性，而是反映了肿瘤细胞的一种增殖状态。*Bcl-2* 亚家族的过表达一方面易激活正常细胞的原癌基因，导致其发生恶性转变，另一方面通过抑制凋亡，增加恶性细胞数量。它在肿瘤细胞的发育中起重要作用。

　　3）*Rb* 肿瘤抑制基因的缺失：*Rb* 基因即视网膜母细胞瘤基因，是世界上第一个实现克隆和全序列测定的抑癌基因。研究发现，人类视网膜母细胞瘤、食管癌、胃癌、乳腺癌等多种肿瘤细胞中都有不同程度的 *Rb* 基因的突变和缺失。*Rb* 基因编码的蛋白 pRb 具有显著的调节细胞周期的作用，pRb 蛋白接收细胞内外的多种信号，进而决定细胞是否开始生长和分裂，它的基本活性为抑制转录因子 E2F，从而抑制编码 DNA 聚合酶、腺苷激酶、二氢叶酸还原酶等的基因表达，使 DNA 的生物合成受损，进而抑制细胞生长。最近发现经典的 pRb-E2F 通路有一定程度的抑制细胞凋亡的作用。然而，*Rb* 基因也参与促凋亡途径，其促凋亡作用与促凋亡蛋白 Bax 相关，即 *Rb* 基因接收各种信号，作用于 Bax，通过线粒体途径抑制凋亡而反向作用于肿瘤的发展。所以 *Rb* 基因功能缺陷的癌细胞缺少控制细胞周期的关键元件，这种元件的缺失使细胞持续生长和分裂。

　　4）上调促生长因子 IGF 的表达：研究发现敲除患胰岛细胞癌的转基因小鼠中 *IGF2* 基因，肿瘤生长受到抑制，这表明 IGF 可能是一种肿瘤促进因子。近几年的研究也证实，肺癌、乳腺癌、前列腺癌等多种癌细胞的发生发展都与 IGF 的作用息息相关。IGF 包括 IGF1 和 IGF2，其抗凋亡作用的受体均为 IGF1R，目前认为，IGF 和 IGF1R 结合后，可通过包括 PI3K-Akt 通路和 MAPK 通路在内的多种通路发挥抗细胞凋亡的效应，而 PI3K-Akt 通路承担主要角色。此外，IGF 亦可通过联合 Bcl-2，抑制 caspase，激活 CREB、foxo、NF-κB 等多种转录因子协助其发挥抗凋亡效应。

　　此外肿瘤细胞也可通过高表达 *myc* 基因、阻碍 Fas 介导的死亡受体介导的凋亡途径等多种方式抑制细胞凋亡，进而实现无限增殖。

（二）规避接触抑制机制

1. 肿瘤细胞和接触抑制的关系　接触抑制是指在体外培养的条件下，分散贴壁生长的细胞如果相互接触，便停止继续移动和生长的现象，这种现象的发生依赖于细胞膜上的糖被。糖被由糖类和蛋白质构成，它可以识别细胞接触的信号，发出停止生长和分裂的指令，从而只形成融合的细胞单层。

　　正常人体细胞在体外培养时，都可以观察到接触抑制现象。然而，用相同的条件培养时，肿瘤细胞表现出对这种接触信号不敏感,无法在相互接触时停止生长而是不断地生长和分裂形成多层细胞的堆积体,这种现象也在一定程度上表明癌症无法接收调控细胞正常生长和分裂的信号,即其生长和分裂不再受体内调节机制的控制,同时表明,接触抑制是一种体内抗肿瘤机制在体外的表现,这种机制可以防止体内细胞的过度繁殖以维持人体内环境的稳态。

2. 肿瘤细胞规避接触抑制的机制 我们已经简单描述了肿瘤细胞逃避凋亡的机制,那么,肿瘤细胞在体外又是如何规避接触抑制的呢?

近来研究表明,肿瘤细胞规避接触抑制的机制可能与以下因子相关:

首先是 *NF2* 基因的产物,*NF2* 基因长期以来被认为是肿瘤抑制因子,它的缺失会引发一种人类神经纤维瘤病。*NF2* 基因的胞内产物 merlin 蛋白通过将细胞表面黏附分子(E-钙黏蛋白等)与跨膜酪氨酸激酶受体(EGF 受体等)偶联而触发接触抑制。一方面,merlin 蛋白可以增加钙黏蛋白调控的细胞之间的黏附性,另一方面,也切断了生长信号和其受体间的通路。

其次即 LKB1 上皮极性蛋白,研究发现,LKB1 可以抑制 *myc* 基因过度表达引起的分裂效应;反之,LKB1 的表达受到抑制时,上皮细胞的完整性受到损害,易受 *myc* 等癌基因的诱导无限分裂。

这两种接触抑制相关因子在人类肿瘤中的具体机制仍有待研究,可以肯定的是,还有其他接触抑制屏障尚未被发现。

(三)肿瘤细胞与细胞自噬的关系

细胞自噬是指发生于真核生物体内的,周转细胞内物质的现象。自噬能分解细胞内多种物质结构(如核糖体和线粒体等)并形成自噬小泡,在动物体内运送至溶酶体,在植物或酵母体内运送至液泡,再次降解产生可再次用于生物合成和能量代谢的产物。

自噬是一种重要的细胞生理现象,与细胞凋亡一样,自噬在细胞内通常处于低表达状态,但在营养缺乏等应激状态下可被强烈诱导。最近的研究发现自噬途径和细胞凋亡途径之间存在着一些交叉节点,其一是 PI3K-Akt-mTOR 信号通路,它可以阻止细胞凋亡,同时抑制自噬;其二是 Beclin-1 蛋白,而其中发挥重要作用的是位于其上的 BH3 结构域,一般情况下,BH3 结构域结合的是 Bcl-2、Bcl-XL,当发生异常状况,如营养缺乏时,Bcl-2 或 Bcl-XL 离开结合位点,引起自噬的发生。在持续促凋亡信号刺激下,caspase 被激活,在不同位点切割 Beclin-1 蛋白产生 Beclin-1-C,Beclin-1-C 失去诱导自噬的能力,定位于线粒体,并促进线粒体中 Cytc 的释放,从而诱导凋亡的发生。

细胞自噬对于肿瘤生长的具体影响目前还不明了,研究发现 *Beclin-1* 基因缺失或自噬机制某些元件失活的小鼠对癌症的易感性增加,但通过放射疗法和细胞毒性药物而引起的细胞自噬水平的升高,又可以抑制癌症细胞的生长。此外,严重应激状态的癌症细胞通过自噬可达到可逆休眠状态,从而使得某些晚期肿瘤在用有效抗癌剂治疗后仍然存在并最终再生。可以认为,自噬似乎对肿瘤细胞具有矛盾的影响,而自噬机制在肿瘤生长的不同阶段的特定作用仍需要进一步的研究和发现。

(四)肿瘤细胞和细胞坏死的关系

细胞坏死是指由各种损伤因素引起的以酶溶解性变化为特点的体内局部组织细胞的死亡。与细胞凋亡和自噬大有不同,细胞坏死会引起炎症反应,将促炎信号释放到周围的组织微环境,招募免疫系统炎性细胞,由此可以预见细胞坏死的发生能影响肿瘤细胞的分裂和增殖,从而起到抗癌作用。那么,细胞坏死与肿瘤之间的关系是否仅限于此?研究发现,细胞坏死募集的免疫炎症细胞可以促进血管生成,可以促进癌细胞的增殖、侵袭和转移。此外,坏死细胞可产生包括 IL-1α 在内的多种生物活性物质,再次促进肿瘤进展。

（五）小结

综上所述，逃避死亡是大多数甚至于所有肿瘤细胞的生物学标志。细胞死亡又包括细胞坏死、细胞凋亡、细胞自噬等，细胞死亡和生长之间的动态平衡对维持人体组织结构的稳定起重要作用，同时，对各种癌症的发生和发展有重大影响。每一种死亡形式在肿瘤生长的不同阶段都扮演着不同的角色，但它们彼此之间又存在交叉和联系，共同对肿瘤的产生、增殖及转移有重要的意义。对肿瘤死亡逃避的研究有助于揭示其发病机制，也为肿瘤的预防和治疗提供了新的方法，并开辟新的思路，可以预见，对肿瘤死亡逃避及其机制的研究和应用会在不久的将来对人类健康事业产生重大影响。

第四节　无限复制的能力

在正常人体细胞朝着肿瘤性生长状态进化的漫长时间内，细胞经历了长期连续的生长分裂周期循环。然而，如此激烈的增殖方式与正常人类细胞的基本特征相冲突：正常人类细胞只被赋予了有限增殖的能力。一旦正常人类细胞耗尽了所允许的细胞倍增次数的配额，这些细胞群体里的细胞将会停止增殖，甚至会进入细胞凋亡。

这些事实告诉我们一个简单又不可避免的结论：为了形成肿瘤，初期的癌细胞必须突破在正常情况下会限制它们的增殖潜能的屏障，它们必须通过某种方式获得大量的生长分裂周期循环，只有这样才能成功完成肿瘤的多步骤致瘤过程。

肿瘤细胞获得的三种能力——生长信号的自主性、对抗生长信号的不敏感性和对凋亡的抵抗力——都导致细胞的生长程序与其环境中的信号不偶合。原则上，由此产生的解除管制的增殖程序应该足以产生构成宏观肿瘤的大量细胞群。然而，过去30年的研究表明，获得性的细胞间信号转导中断本身并不能保证肿瘤的广泛生长。许多甚至所有类型的哺乳动物细胞都有一个内在的、细胞自主的程序来限制它们的增殖，该程序似乎独立于上述细胞到细胞的信号通路。它同样也必须被破坏，以使克隆细胞扩大到足以构成肉眼可见的、危及生命的肿瘤的大小。

（一）细胞永生化是肿瘤形成的先决条件

Leonard Hayflick 研究发现，体外培养的细胞在经过特定的分裂次数后，将会停止生长并进入复制衰老期，简称为衰老期。通常衰老的细胞会继续保持代谢活性，但不可逆地失去了重新进入细胞周期进行复制的能力；这些细胞在单层培养时，将会伸展开来，具有更大的胞质，只要给予充足的营养和生长因子，细胞可存活数周甚至数月；依据其形态，这类细胞经常被描述为煎蛋状。生长因子能维持衰老细胞的生存能力，虽然生长因子可以刺激健康的、未衰老的细胞进行增殖，但并不能使衰老细胞获得增殖能力。和处于增殖状态的细胞一样，衰老细胞也有生长因子受体，但是其下游的信号通路通过某种未知的机制失活了。

人工培养的人成纤维细胞的衰老可以通过使其 pRb 和 P53 抑癌蛋白失活来避免，使这些细胞能够继续增殖，直到进入第二种称为危机的状态。危机状态的特征是细胞大量死亡，染色体端端融合导致核型混乱，偶尔出现变异细胞（10^7 个细胞中就有 1 个），这种变异细胞获得了无限制增殖的能力，该特征被称为永生化。

具有挑衅性的是，大多数在培养基中繁殖的肿瘤细胞似乎是永生的，这表明无限复制的潜能是肿瘤在体内进展过程中获得的一种表型，对其恶性生长状态的发展至关重要，这一结果表明，在肿瘤的多步进展过程中的某一时刻，进化的癌前细胞群耗尽了其允许复制的禀赋，只有突破死亡障碍并获得无限的复制潜能，才能完成其致瘤进程。

我们在进行数学推算后可知，假定威胁生命的肿瘤大小为 $1\times10^3\mathrm{cm}^3$，而 $1\mathrm{cm}^3$ 的肿瘤含有

约 1×10^9 个细胞，我们得出 40 次分裂周期指数性生长即可形成这 1×10^{12} 个细胞，即最初的单个肿瘤细胞在经过 40 次细胞分裂后就可形成末期高度侵袭性肿瘤（$10^3 \approx 2^{10}$；因此 $10^{12} \approx 2^{40}$）。然而如上所述，体外培养的几种正常人体细胞在进入衰老、停止生长之前能够进行 50～60 次的生长分裂循环，根据以上计算，50～60 个周期的细胞指数性增殖产生的后代细胞数目远超过威胁生命的肿瘤所含的细胞数，实际上若以此推算，分裂 60 次的细胞倍增能够产生大约 1×10^{18} 个细胞，即体积为 $1 \times 10^9 cm^3$、重约 $1 \times 10^6 kg$ 的肿块，因此，这些数字一定是哪里出了很大的问题！

我们的计算错误来源于一个错误的前提：即假设肿瘤细胞群体呈指数性增殖。而事实上肿瘤的生长行为与此有很大差异，由于机体具有一系列的防御机制，初始的肿瘤细胞增殖十分困难，每一代增殖都有大量细胞死亡。在肿瘤发生早期，机体的防御机制包括切断肿瘤细胞生长因子、供应足够的氧，以及使其不能通过血管排出代谢废物，甚至这些防御机制能够直接清除行为异常的、癌前病变的细胞，每一代增殖的主流细胞都有损耗，肿瘤组织中的细胞谱系实际上看起来相当不同。由于肿瘤细胞在每一次细胞生成时的高死亡率，肿瘤细胞谱系中的很多分支会消失。

这一生长与消亡并存的增殖方式意味着形成肿瘤所需的细胞生成次数要比理论上指数性增殖所需的次数多得多，如按照指数性增殖计算，形成 1×10^3 个肿瘤细胞需要在肿瘤祖细胞形成之后进行 10 次连续的生长分裂循环。而实际上，需要经过至少 20～30 次细胞增殖才能积累这么多细胞。

经过修正的计算为以下理论提供了可靠的支持：人体赋予自身细胞谱系有限次数的生长分裂循环是一种肿瘤防御机制，如果细胞须经过 100 代的增殖才有可能形成临床可检测的肿瘤，那么很多初始阶段的肿瘤细胞在成功形成这样大的肿瘤之前就会耗尽 50 次或 60 次增殖正常配额（事实上，通过计数癌细胞在整个肿瘤生成过程中所积累的突变数目，有人已经计算出临床可见的结肠癌细胞谱系可能经过 2000 次以上分裂才能形成）。

（二）染色体端粒会限制培养细胞的增殖能力

在过去的 10 年中，人们已经发现了细胞世代计数的策略：染色体的末端，即端粒，由一个很短的 6bp 的序列构成的数千个重复组成。在每个细胞周期中，每条染色体末端的端粒 DNA 损失 50～100bp，以此来计算复制代，这种进行性的缩短被认为是由 DNA 聚合酶在每个 S 期不能完全复制染色体 DNA 的 39 个末端造成的。端粒在连续的复制周期中逐渐被侵蚀，最终导致它们失去保护染色体 DNA 末端的能力。未受保护的染色体末端参与染色体端端融合，导致与危象状态相关的核型混乱，几乎不可避免地导致受影响细胞死亡。

端粒的保留在几乎所有类型的恶性细胞中都很明显；85%～90% 的肿瘤细胞通过上调端粒酶的表达继承了在端粒 DNA 增加重复的碱基序列这种特征，而其余的肿瘤细胞发明了一种被称为 ALT 的激活机制，即通过基于染色体间重组的序列信息交流来保持端粒。通过这两种机制，端粒的长度保持在临界值以上，这反过来又使后代细胞可以无限增殖。这两种机制似乎在大多数正常的人类细胞中都受到强烈的抑制，以阻止它们无限的复制。

（三）端粒酶在肿瘤细胞增殖中起重要作用

端粒酶在细胞永生过程中的作用可以通过在细胞中过表达这种酶直接得到证实，即在一些正常的、早期传代的、"衰老前"的细胞中过表达该酶就可以赋予这些细胞以无限的复制潜能。此外，在给予这种酶的情况下，即将进入危象状态的晚期传代细胞继续增殖，而没有任何危象状态的迹象。对缺乏端粒酶功能的小鼠的分析为端粒维持对癌症的重要性提供了更多线索。例如，敲除细胞周期抑制剂 p16[INK4A] 的纯合子小鼠易患肿瘤，尤其是暴露于致癌物质时；所患的肿瘤表现出端粒酶活性相对较高的特点。当将致癌物应用于缺乏端粒酶的同样的 p16[INK4A] 敲除小鼠时，肿瘤发生率降低，并伴随大量端粒缩短和肿瘤核型紊乱。

（四）小结

虽然端粒的维持显然是无限复制能力的关键组成部分，但我们仍不确定另一个因素，即细胞衰老的规避。衰老现象最初是作为原代细胞对体外扩展繁殖的延迟反应而观察到的，因此与细胞分裂计数机制有关。近年来，研究发现，在某些培养细胞中，衰老状态可诱导高表达某些致癌基因，如活化的 ras 致癌基因。

衰老与细胞凋亡非常相似，反映了一种保护机制，这种机制可被端粒缩短或相互冲突的生长信号激活，这些信号迫使异常细胞不可逆地进入类似 G_0 的状态，从而使它们无法进一步增殖。如果是这样，在体内规避衰老可能确实代表了肿瘤进展的一个重要步骤，这是后续的方法和突破危象状态屏障所必需的。但我们认为另一种模型也同样合理：衰老可能是细胞培养的产物，它不能反映活组织内细胞的表型，也不代表体内肿瘤进展的障碍。解决这个难题对于完全理解无限复制潜能的获得是至关重要的。

第五节 诱导血管生成

肿瘤组织与正常组织一样，需要在接近循环系统的环境中才能生长和生存，肿瘤在直径达到 1～2mm 后，若无新生血管生成以提供营养，则不能再继续增长。研究者认识到存在一个阈值代表氧气可通过活组织有效扩散的距离。在距离血管大约 0.2mm 这一半径范围内的细胞可依赖扩散保证它们的供氧，在这个距离之外的细胞则要经受中度或严重的乏氧和低 pH 的影响。新生血管的生成对于肿瘤的生长是至关重要的，除可以从中获取氧气之外，还可以为肿瘤组织输送营养物质，同时带走二氧化碳和代谢产物。大量研究表明，细胞生长所需的氧气和必需的营养物质可以直接从血管中得到。在正常组织中，脉管系统生成以后，在很大程度上保持在静止状态，只有在某些特殊生理进程下（如女性生殖周期和伤口愈合的过程），血管生成作用才会启动，但是这一过程是暂时并且受到严重控制的。与之相反，在肿瘤发展过程中，"血管生成开关"几乎总是处于激活状态，这就导致了正常状态下静止的脉管系统持续萌发出新的血管，以便于维持不断扩大的肿瘤生长。近年研究还显示，肿瘤细胞本身可形成类似血管、具有基底膜的小管状结构，这些结构可与血管交通，作为不依赖于血管生成的肿瘤微循环或微环境成分，称为"血管生成拟态"。近 20 年的研究证明了肿瘤血管生成在肿瘤生长中的重要作用及抗血管生成在抑制肿瘤生长、浸润和转移中的重要意义。

肿瘤的生长分为两个阶段：无血管期和血管期。在无血管期，肿瘤生长主要靠周围组织的弥散作用提供营养，肿瘤生长缓慢；在血管期，毛细血管的生成使肿瘤能够获得足够的营养，肿瘤得以迅速生长并可以发生转移。肿瘤转移是多阶段的级联过程，其主要步骤包括：原发癌的生长；肿瘤血管生成；肿瘤细胞脱落并侵入基质；进入脉管系统；癌栓形成；继发癌的生长；肿瘤血管生成；转移瘤的继续扩散。由上述过程可知，肿瘤的血管生成对原发肿瘤的生长和增殖是必不可少的，同时对肿瘤的侵袭、转移亦起着重要作用。

（一）肿瘤血管生成过程

实验研究表明，肿瘤细胞本身及炎细胞（主要是巨噬细胞）可以产生血管生成因子，如血管内皮细胞生长因子（vascular endothelial growth factor，VEGF）。当细胞处于低氧环境时，低氧诱导因子（hypoxia-inducible factor，HIF）-1 的半衰期和浓度在数分钟内可以增加到 10 倍以上。功能性 HIF-1 转录因子复合体的形成导致了一系列靶基因的表达，而这些靶基因的产物主要包括 VEGF、血小板源性生长因子（platelet derived growth factor，PDGF）及转化生长因子 α（transforming growth factor-α，TGF-α）。VEGF 的作用机制为：①促进内皮细胞的迁移和增殖；②增加血管通透性，血浆蛋白外渗，纤维素支架形成，帮助血管内皮细胞迁移，为血管生长提供支持；③激活蛋白水解酶系统，降解细胞外基质，促进血管新生。PDGF 可以促进内皮细胞和相关的间质细胞（如周细胞和成纤维细胞）的生长。TGF-α 可以促进包括表皮细胞在内的多种细胞的增生。以上这些产物都与血管生成有关。

VEGF 是酪氨酸激酶受体的配体，其酪氨酸激酶受体指 VEGF 受体-1（也称 Flt-1）及 VEGF 受体-2（也称 Flk-1/FDR），它们都在内皮细胞表面表达。另外一个重要的血管生成因子，即碱性成纤维细胞生长因子（basic fibroblast growth factor，bFGF），它与内皮细胞表达的同源受体结合。内皮细胞一旦受到血管生成因子的刺激，就发生增殖并使其胞质变形以构建毛细血管圆柱状的细胞壁。一些实验证明，在肿瘤形成的早期，肿瘤相关间质中形成毛细血管的多数内皮细胞来源于循环内皮前体细胞，这些内皮前体细胞来源于骨髓，定植到肿瘤相关间质后分化为内皮细胞。然而，在肿瘤持续生长的过程中，由肿瘤相关间质中内皮细胞装配成的毛细血管的比例逐渐增加。肿瘤新生血管的标志如下：早熟毛细血管的萌发；盘根错节、扭曲膨大的血管；血流紊乱；微血管漏血；异常的内皮细胞增殖和凋亡。

HIF-1 由两个亚单位组成，HIF-1α 和 HIF-1β，两者共同作用，产生转录激活功能。在正常的氧压下，HIF-1α 高效合成的同时能被迅速降解。脯氨酸羟化酶是一种含铁蛋白的氧化酶，可以将 HIF-1α 蛋白中的两个脯氨酸残基（P）氧化成羟基脯氨酸 Hyp 残基，氧化的脯氨酸在另外两种蛋白质的辅助下，可以促进肿瘤抑制蛋白（pVHL）和 HIF-1 的结合，pVHL 是 E3 泛素连接酶复合物的组成成分之一，可以通过泛素化标记 HIF-1 使其降解。但是在缺氧条件下，脯氨酸羟化酶不能使 HIF-1α 的两个脯氨酸残基被氧化，从而使 HIF-1α 得以逃避被泛素化并迅速累积。细胞质中聚集的 HIF-1α 可以结合 HIF-1β，形成一个结构稳定的异源二聚体，并作为一个转录因子来促进很多重要基因的表达，如 *VEGF* 基因（图 2-10）。

实际上血管生成的过程远比上述描述的复杂得多。一方面，除 VEGF 在肿瘤血管生成中起主要作用外，还涉及许多其他的因子，包括 TGF-β、bFGF（特别是 FGF2）、白介素 8（interleukin-8，IL-8）、血管生成素、血管生成因子、PDGF 等。另一方面，除内皮细胞外，一些不同类型的细胞（如周细胞、血管平滑肌细胞等）也有助于毛细血管和大血管形成。除此之外，内皮细胞的运动和增殖不仅与和血管形成有关的酶类、生长因子及其受体有关，而且与细胞黏附分子有关，内皮细胞的侵袭、运动，内皮细胞与细胞外基质（extracellular matrix，ECM）相互作用，血管环及管腔结构的形成等血管生成过程，均需要细胞黏附分子的参与。

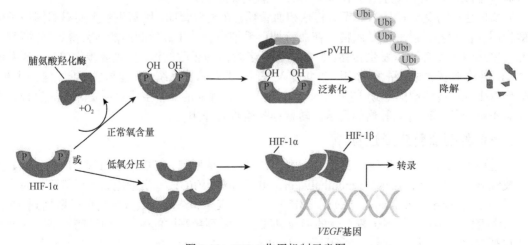

图 2-10　HIF-1 作用机制示意图

注：P，脯氨酸残基；Ubi，单泛素化；pVHL，肿瘤抑制蛋白

（二）"血管生成开关"的开放

研究者发现，血管生成因子的释放实际上是自动的，而吸引血管的能力是许多肿瘤细胞群体最初所缺少的，是在肿瘤进展过程中获得的。在对 Rig-Tag 转基因小鼠实验模型（该小鼠携带一个胚系转基因-胰岛素基因启动子驱动 SV40 大 T 抗原和小 T 抗原的表达，该启动子确保病毒癌蛋白在胰腺中形成胰岛的 B 细胞中表达）的研究过程中发现，在 Rig-Tag 小鼠肿瘤进展的早期，增生的胰岛开始微扩至直径 0.1~0.2mm，并暂时停止继续发展，这些小的癌细胞巢还没有开始形成血管，缺乏脉管系统，会导致乏氧，触发 P53 依赖的凋亡，同时养料供应不足、高水平的二氧化碳和代谢产物、乳酸堆积等因素均会促进这些细胞的死亡。然而在某些时间点上，一小群癌前胰岛细胞突然获得了引起血管新生的能力，一旦这些细胞能够在其周围诱导形成毛细血管，限制它们及其后代增殖的因素将会被解除，这种行为上的瞬间显著改变称为"血管生成开关"。一旦肿瘤经历"开关"转化，即获得血供，肿瘤血管蔓延，肿瘤将快速生长。

与完全正常的胰岛一样，癌变前的 B 细胞在"血管生成开关"出现之前就已经产生了大量的 VEGF，在正常情况下，这些由 B 细胞分泌的 VEGF 可被周围的 ECM 有效地隔离，因此 VEGF 不能刺激血管生成。同时，内皮细胞要运动和迁移，必须降解 ECM。在 Rig-Tag 小鼠肿瘤模型中，随着"血管生成开关"的开放，大量的基质金属蛋白酶-9（matrix metalloprotei nase-9，MMP-9）会出现，MMP-9 是由被招募到癌变前胰岛的炎性细胞（主要是肥大细胞和巨噬细胞）合成并释放的。MMP-9 以靶向作用的方式裂解 ECM 的特定结构成分，从而释放 VEGF，激活附近上皮细胞内的信号通路。上述过程涉及三种不同类型细胞间的异质性相互作用：①癌变前的胰岛细胞释放仍未确定的信号，招募肥大细胞、巨噬细胞；②这些炎性细胞释放的 MMP-9 活化由癌变前胰岛产生并储备的 VEGF；③内皮细胞对活化的 VEGF 产生增殖性反应。事实上，可能还有其他类型的细胞参与血管生成。

需要指出的是，Rig-Tag 模型不能代表所有类型肿瘤形成过程中发生的血管形成机制。"开关"机制的形式是可变的，其他肿瘤可能依赖不同的血管生成因子引发血管形成，虽然最终结果是诱导 VEGF 活化，刺激血管生成。早期血管生成是受限制的，只有当肿瘤细胞变得有侵袭性、穿透基膜，并获得与间质细胞直接而密切的接触时，血管才开始大量生成。良性肿瘤细胞使血管生成信号快速通过多孔的基膜，以促进膜基质侧的血管生成，而通过基膜传输的其他信号招募肌成纤维细胞到附近间质。

当前认为"开关"的发生与正调节因子的诱导和负调节因子的缺失有关（表 2-1）。正调节因子（如 VEGF、bFGF）调控内皮细胞增殖并严密地被控制。而失控的血管生成是因持续的正向效应分子占主导地位，导致内皮细胞生长。

表 2-1　血管生成正负调节因子

正调节因子	负调节因子
VEGF-A	血小板反应素-1、血小板反应素-2
VEGF-B、VEGF-C	干扰素 α/β
FGF1（aFGF）	血管抑素
FGF2（bFGF）	内皮抑素
其他 FGF	Ⅳ型胶原片段
...	...

在血管生成因子中，VEGF 和 bFGF 是主要的促进因子。VEGF 在体内能够调节血管的通透性，在体外能促进基质的降解及内皮细胞的增殖、迁移、运动和血管腔样结构的形成。bFGF 能促进内皮细胞的增殖、黏附、运动和管腔结构的形成。

目前对负调节因子的研究并不是很清楚。其中研究相对比较清楚的是血小板反应素-1（thrombospondin-1，Tsp-1），Tsp-1 是由不同类型细胞分泌到胞外空间的蛋白质，Tsp-1 可以与内皮细胞表面的一个受体（CD36）相互作用并阻止其增殖，并且可以使内皮细胞释放 Fas 配体即死亡配体（FasL），这是一个可以通过结合 Fas 死亡受体促进凋亡的信号蛋白。Fas 死亡受体一旦与其配体结合，就可以激活胞内蛋白酶级联反应而诱发凋亡。而 Fas 死亡受体在活跃增殖或刚停止增殖的内皮细胞上表达，一旦这些内皮细胞形成成熟的毛细血管并恢复至静止状态，Fas 死亡受体的表达将会受到抑制。因此可以认识到，Tsp-1 可以选择性地抑制和诱导新形成的和正在生长的毛细血管的衰退，但是对于已成熟的毛细血管几乎没有作用（图 2-11）。

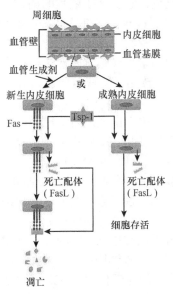

图 2-11 Tsp-1、内皮细胞存活与肿瘤发生

Tsp-1 同时受到多种癌基因的调节，如 *p53* 可以强烈诱导 *Tsp-1* 基因转录，几乎所有的人类肿瘤的 *p53* 功能的缺失都会导致 Tsp-1 水平急剧下降，使得通常应该被胞外基质中高浓度的 Tsp-1 抑制的细胞诱导血管生成。Ras 癌蛋白可以通过复杂的信号级联途径导致 *Tsp-1* 基因表达的关闭，缺少 Tsp-1 可以促使 Ras 转化细胞的血管生成能力比正常细胞有实质性的增强。

用血管生成剂如 VEGF 或 bFGF 刺激静止的内皮细胞，内皮细胞会活化和生长（图 2-11），然后在其表面表达 Fas 死亡受体。用 Tsp-1 处理成熟的和最新形成的内皮细胞，均导致这两组细胞分泌 Fas 的配体 FasL。然而，只有活化的内皮细胞才能表达 Fas 死亡受体，因此这类细胞优先被 Tsp-1 诱导进入凋亡。

第六节　组织浸润和转移

很多情况下，肿瘤膨胀性生长、挤压周围组织会影响正常组织的生理功能。此外，原发灶的肿瘤细胞会浸润邻近正常组织，影响这些组织的生理功能，如大的结肠肿瘤会堵塞消化道，肝脏肿瘤和胰脏肿瘤会堵塞胆道，肺部肿瘤常影响气道功能。

尽管原发肿瘤非常凶险，但其最终只会引起 10%左右的肿瘤患者死亡，而大约 90%的肿瘤患者，最终死于原发灶以外部位的转移性肿瘤的生长，这种转移的形成是肿瘤细胞离开原发灶，沿着身体内的"高速公路"——血管和淋巴管——在全身寻找新的部位，并重新生长形成细胞克隆的结果。乳腺癌细胞通常在身体的多种组织，包括脑、肝、骨和肺等部位定植并形成转移灶，前列腺肿瘤易发生骨转移，而结肠癌易发生肝转移。

肿瘤细胞的播散是肿瘤发展过程中最具危险性的过程。肿瘤细胞在远处器官形成克隆时常会对机体产生严重的破坏。在女性，若肿瘤位于乳腺一般不会影响其生理功能，其实几乎所有局限于乳腺的原发性乳腺癌都不会威胁生命，然而乳腺癌发生骨转移会造成骨组织的局部侵蚀并引发剧烈的疼痛与骨质溶解，若发生脑转移将会迅速损伤中枢神经系统功能，发生肺转移或肝转移也会威胁生命，因为这些器官具有重要的生理功能。

认识肿瘤转移的主要困惑之一是不同肿瘤发生转移的能力不同,某些组织的肿瘤具有高转移潜能,而另外一些组织的肿瘤几乎不发生转移,其详细机制还不清楚。当原发性黑色素瘤细胞生长并部分侵入皮下组织时,几乎可以肯定肿瘤已经在机体远端形成了转移灶。相反,皮肤基底细胞癌和脑星型细胞瘤(一种原发于脑神经胶质细胞的肿瘤)则很少发生转移。另一个尚未被解决的难题是肿瘤转移的亲器官性,即某种器官中生长的肿瘤,总是在特定组织定植并形成转移灶。

浸润和转移的能力使癌细胞能够逃离原发肿瘤,并在体内形成至少在最初不受营养和空间限制的新区域。新形成的转移灶是癌细胞和从"宿主"组织募集的正常支持细胞的混合物。与原发肿瘤的形成一样,成功的浸润和转移也依赖于其获得的其他几种标志性能力。

浸润和转移是极其复杂的过程,其遗传和生化方面的决定因素尚不完全清楚。在机械的层面上,两者是紧密相连的过程,这证明它们之间的联系是癌细胞的一种普遍能力。两者都使用了类似的办法,包括改变细胞与微环境的物理偶合及激活细胞外蛋白酶。

在具有浸润性或转移性能力的细胞中,与细胞和其周围环境的连接有关的几种蛋白质发生了改变。受影响的蛋白质包括细胞-细胞黏附分子(cell adhesion molecule,CAM)及连接细胞与细胞外基质的整合蛋白。前者主要是免疫球蛋白和钙依赖钙黏蛋白家族的成员,它们都介导细胞间的相互作用。值得注意的是,所有这些"黏附"作用都向细胞传递调控信号。在肿瘤中,细胞与环境相互作用中观察到的最广泛的变化涉及 E-钙黏蛋白,这是一种在上皮细胞上普遍表达的介导细胞间相互作用的同型分子。E-钙黏蛋白与相邻细胞之间的桥接导致抗生长信号和其他信号通过 b-连环蛋白的胞质连接传递到包括 Lef/Tcf 转录因子的细胞内信号通路。E-钙黏蛋白功能在大多数上皮源性癌中明显丧失,其机制包括 E-钙黏蛋白或 b-连环蛋白基因突变失活、转录抑制或细胞外钙黏蛋白结构域水解。在培养的癌细胞和转基因小鼠癌变模型中强制表达 E-钙黏蛋白会破坏浸润性和转移性表型,而对 E-钙黏蛋白功能的干扰则会使这两种能力增强,因此,E-钙黏蛋白作为一种广泛作用的上皮性癌浸润、转移抑制因子,其功能的消除是获得这种能力的关键一步。

免疫球蛋白超家族中 CAM 表达的变化似乎也在肿瘤细胞浸润和转移过程中起着关键作用。最明显的例子是 N-CAM,它在 Wilms 瘤、神经母细胞瘤和小细胞肺癌中经历了从高黏附亚型到低黏附型(甚至排斥)表达的转换,在浸润性胰腺癌和结直肠癌中总表达水平降低。在转基因小鼠中进行的实验支持正常的 N-CAM 黏附形式在抑制转移中的作用。

整合素的表达在浸润性和转移性癌细胞中也有明显变化。浸润和转移的癌细胞在其迁移过程中会经历组织微环境的改变,从而产生新的基质成分。因此,成功地定植这些新位点(无论是局部的还是远程的)需要适应,这是通过迁移细胞显示的整合素 a 亚基或 b 亚基谱的变化来实现的,这些新的排列导致不同的整合素亚型(超过 22 种)具有不同的底物偏好。因此,癌细胞通过将整合素的表达从正常上皮细胞中有利于 ECM 的表达转移到优先结合细胞外蛋白酶产生的降解基质成分的其他整合素(如 a3b1 和 avb3)来促进浸润。在培养细胞中强制表达不同的整合素亚基可以诱导或抑制浸润性和转移性行为,其与其受体作为这些过程的中心决定因素的作用一致。

尝试根据一小部分机械的规则解释整合素的细胞生物效应者已经被大量截然不同的整合素基因困惑,也被比这更大数量的各种 a 亚基受体和 b 亚基受体结合成的异二聚体受体组合的表达困惑,还有越来越多的证据表明这些受体的胞质域发出了复杂的信号。然而,毫无疑问,这些受体在癌组织浸润和转移能力中发挥着核心作用。

浸润和转移能力的另一个指标为细胞外蛋白酶。蛋白酶基因会上调，蛋白酶抑制剂基因会下调，蛋白酶失活的酶原形式会转化为活性酶。基质降解蛋白酶通过跨膜域合成，与特定的蛋白酶受体结合，或与整合素结合。有人认为，活性蛋白酶在细胞表面的对接可以促进癌细胞入侵附近的基质、血管壁和正常的上皮细胞层。尽管有这一说法，但鉴于特定蛋白酶在血管生成和生长信号等其他标志性功能中的明显作用，很难明确地将其单独归因于这种能力，而这些功能反过来又直接或间接地促进了浸润、转移能力。

复杂性的一个来源是参与蛋白酶表达和显示的多种细胞类型。在许多类型的癌症中，基质降解蛋白酶不是由上皮癌细胞产生的，而是由"募集"的基质细胞和炎症细胞产生的；一旦这些细胞将其释放出来，基质降解蛋白酶就可能被癌细胞利用。例如，某些癌细胞诱导共同培养的基质细胞表达尿激酶（urokinase，uPA），然后其与癌细胞上表达的尿激酶受体（urokinase receptor，uPAR）结合。

细胞外蛋白酶的激活及钙黏蛋白、CAM 和整合素结合特异性的改变显然是获得浸润和转移能力的关键，但是，控制这些变化的调节通路和分子机制仍然难以捉摸，而且目前看来，不同的组织环境似乎有所不同。获得浸润和转移能力代表了探索性癌症研究的又一个伟大前沿。我们设想，不断发展的分析技术将很快使构建蛋白酶、整合素和 CAM 在各种癌症类型中表达和功能活动的综合研究成为可能，包括在它们获得浸润性和转移性能力之前和之后。接下来的挑战将是思考应用与组织浸润和转移有关的新分子来研发有效的治疗策略。

第七节　重新规划能量代谢体系

代表肿瘤本质的慢性且不受控制的细胞增殖不仅涉及细胞增殖管制的解除，还涉及相应的能量代谢调节，以促进细胞生长和分裂。肿瘤细胞群体的单克隆性在 1965 年才首次得到证明，但人们早在 40 年前就观察到了它们的另一个有趣且独特的性质：大多数肿瘤细胞的能量代谢与正常细胞相比呈现出巨大的差异性。1924 年 Otto Warburg 首先报道了这一现象，后来他由于发现呼吸酶（即细胞色素 c 氧化酶）而获得诺贝尔奖。

（一）有氧糖酵解的概念

正常细胞在胞质中有氧条件下能通过糖酵解途径将葡萄糖分解成丙酮酸，随后丙酮酸被输送到线粒体，进一步分解为二氧化碳，此即三羧酸循环。在厌氧或缺氧条件下，正常细胞的糖酵解途径被限制，丙酮酸只能被还原为乳酸，分泌到胞外。Warburg 发现许多类型的肿瘤细胞即使暴露在有充足氧气的环境中，它们的葡萄糖利用途径也还是最终产生乳酸。

被 Warburg 称为肿瘤细胞有氧糖酵解的这种代谢方式，由于其每分解 1 个葡萄糖分子只能得到 2 个 ATP 分子，在能量学上显得很不经济。因为在三羧酸循环中有氧分子参与的情况下，1 个葡萄糖分子的糖酵解途径能提供 36 个 ATP 分子。机体中的大多数正常细胞正是通过由血液系统带来氧分子，进而进行糖酵解的途径获得高效供能的，而即使在提供充足氧气的情况下，肿瘤细胞也不使用常规有氧糖酵解方式，这实在是一种非常与众不同的生物学行为。

在随后的几十年里，癌细胞这种代谢特点的存在得到了证实。肿瘤细胞使用的是一种很不经济的糖代谢方式，因此它们需要大量的葡萄糖进入胞内进行分解。癌细胞实现葡萄糖进入细胞质的数量显著增加，一部分是通过上调葡萄糖转运体，尤其是葡萄糖转运蛋白 1（glucose transporter1，GLUT1），来跨膜转运大量葡萄糖。在多种肿瘤中，如上皮来源的癌和血液系统肿瘤，葡萄糖的摄取和利用都有显著的增加。放射生物学家利用这种特性，在循环系统中注入有同位素标记的 2-脱氧-2-^{18}氟-D-葡萄糖（2-deoxy-2-^{18}F fluoro-D-glucose，FDG）后，使用正电子发射计算机体层扫描术（positron emission tomography，PET）以非侵入性的方式显示葡萄糖摄取，便能观察到 FDG 在肿瘤细胞中快速聚集。

在 19 世纪 50 年代，Warburg 指出这种特殊的代谢方式是肿瘤细胞形成的动力，但在那个时期的人们不接受这种观点。然而，研究者最终在多种肿瘤中观察到他发现的这种有氧糖酵解方式，并且现在认为这种方式确实是细胞发生转化的众多原因之一。

（二）有氧糖酵解的意义

有氧糖酵解，又称 Warburg 效应，其在肿瘤细胞中存在的合理性仍然存在很多的争议：为何 80%的肿瘤细胞要采取这种糖酵解的方式，而不采用到线粒体中进行三羧酸循环的方式对葡萄糖进行分解呢，并且明显后者能提供更多的 ATP 以供肿瘤细胞生长和增殖？有氧糖酵解是否是肿瘤细胞维持其表型必需的？又或它只是细胞转化后的一个无意义的负效应，对细胞转化和生长并没有因果作用？

有关有氧糖酵解的一个解释是肿瘤块内部的肿瘤细胞通常都呈现缺氧（供氧不足）的状态，这种缺氧状态导致细胞不能进行充分的糖酵解进而提供充足的 ATP，就像正常细胞在缺氧状态时的反应一样。由于存在 Warburg 效应，肿瘤细胞很好地适应了这种缺氧环境，但这依然不能解释为什么在提供充足氧气的条件下，肿瘤细胞依然不加以利用以合成更多的ATP。

①大多数不增殖的正常细胞通过获取氧分子将葡萄糖通过 GLUT1 运输入胞内，再通过糖酵解和三羧酸循环进行分解。在糖酵解的最后一步，丙酮酸激酶的 M1 亚型的存在，可以确保产物丙酮酸被运送到线粒体，再在丙酮酸脱氢酶的作用下进行氧化，生成乙酰辅酶 A，进入三羧酸循环。通过这种方式，线粒体每分解 1 个葡萄糖分子就能产生 36 个 ATP 分子。②在肿瘤细胞中，即使有充足氧供应，GLUT1 将大量葡萄糖运输至细胞质中进行有氧糖酵解。它依赖丙酮酸激酶的 M2 亚型，将丙酮酸盐转化为乳酸脱氢酶（lactate dehydrogenase，LDH）-A 的底物，生成大量乳酸，分泌出胞外。只有极少量的葡萄糖被运输至线粒体进行分解，故每个葡萄糖分子只分解得到 2 个 ATP 分子。此外，有氧糖酵解途径中的大量中间产物被用于其他生化合成途径。这种代谢调节方式十分类似于处于旺盛分裂时期的正常细胞，它们也将大量有氧糖酵解的中间产物用于其他物质的生化合成途径。图 2-12 中酶用方框表示，葡萄糖代谢用椭圆形表示，低分子量化合物用六边形表示，调节蛋白用五边形表示。③FDG-PET 正是利用肿瘤细胞中含有高活性的 GLUT1，使肿瘤细胞内聚集了大量葡萄糖，使其在人体内得到检测。图 2-12C 展示的是将 FDG-PET 用于胃癌患者后的成像结果，亮度最高处为肿瘤。

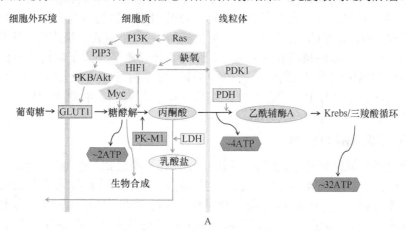

A

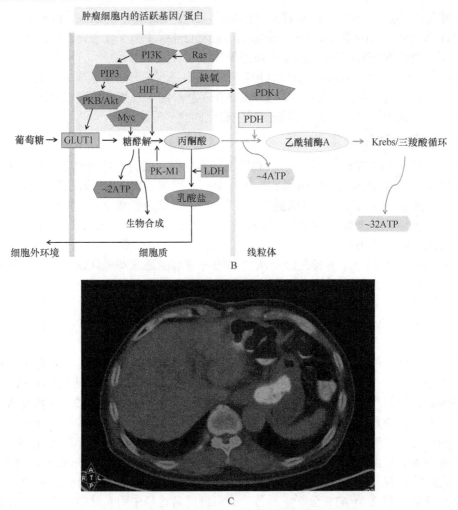

图 2-12 肿瘤细胞中不同的糖代谢途径

A. 正常细胞；B. 肿瘤细胞；C. 将 FDG-PET 用于胃癌患者后的成像结果

有关有氧糖酵解的另一个比较合理的解释来自一个被遗忘已久的、最近被重新提出和完善的假说：有氧糖酵解途径的中间产物可以作为很多涉及细胞生长的分子（如核酸和脂类）的前体。肿瘤细胞通过有氧糖酵解途径的负反馈机制，阻断有氧糖酵解途径的最后一步，使细胞内积累了大量早期中间代谢物，这些有氧糖酵解途径的中间产物能参与许多重要的生化合成反应。较肿瘤细胞而言，正常细胞没有那么强的增殖活性，也不需要大规模的生化合成反应，葡萄糖主要用来生产ATP以维持其正常代谢（据估计，正常细胞使用了超过30%的葡萄糖来提供ATP，而肿瘤细胞仅使用 1%的葡萄糖产生ATP，这是两者在代谢上的巨大差异）。此外，在许多快速分裂的胚胎组织中似乎存在着类似 Warburg 效应的代谢，这再次表明它在支持活跃的细胞增殖所需的大规模生物合成方面发挥着作用。

（三）有氧糖酵解的机制

肿瘤细胞采用有氧糖酵解方式的真正原因，现在还不得而知。然而，不管这个问题的最终答案是什么，还有一个问题摆在我们面前：肿瘤细胞是如何精确调控，使其绕过线粒体糖代谢过程的呢？丙酮酸激酶（pyruvate kinase，PK）催化糖酵解途径的最后一步——将磷酸烯醇丙酮酸催化为丙酮酸。通常情况下，糖酵解产物丙酮酸被运送到线粒体中并参与到三羧酸循环中。

PK 的 M1 亚型在大多数成体组织中特异表达，而 M2 亚型则在早期胚胎细胞、快速生长的正常细胞和肿瘤细胞中表达。PK 的 M1 亚型调控丙酮酸由细胞质运送到线粒体，而肿瘤细胞表达的 M2 亚型则调控丙酮酸在细胞质内分解为乳酸。与 M1 亚型相比，M2 亚型催化酶的催化效率非常低，这就导致了有氧糖酵解中间产物大量聚集，并参与到其他生化合成通路中。另外，肿瘤细胞中三羧酸循环的相对失活并非由线粒体的缺陷所致：它们在肿瘤细胞中正常存在，而且完全有能力接收丙酮酸使其进入三羧酸循环。

许多实验的结果表明，肿瘤细胞的生长的确依赖于 PK 的 M2 亚型的存在，同时也依赖于较高水平表达的 GLUT1 和 LDH-A，后者将丙酮酸分解为乳酸，再分泌出胞外。以上三者中任意一个受到抑制，肿瘤的生长速度就会减慢，且有时候这种效应非常显著。

有氧糖酵解也已被证明与激活的致癌基因（如 Ras，myc）和突变的肿瘤抑制因子（如 TP53）有关。许多肿瘤在缺氧的条件下，对有氧糖酵解的依赖可以进一步增强：缺氧反应系统对有氧糖酵解途径的 GLUT1 和多种酶的上调有着多重的作用。Ras 癌蛋白和缺氧均可独立升高 HIF-1α 和 HIF-2α 转录因子水平，进而增加糖酵解。

有趣的是，一些肿瘤被发现含有两个不同能量生成途径的癌细胞亚群。一个亚群由分泌乳酸的葡萄糖依赖细胞（Warburg 效应）组成，而第二个亚群的细胞优先摄取和利用其邻近细胞产生的乳酸作为其主要能量来源，这两个群体显然是共生的：缺氧的癌细胞以葡萄糖为燃料，将乳酸作为废物分泌，这些废物又被摄取，并优先被含氧量较高的"同伴"用作燃料。虽然乳酸分泌细胞与乳酸摄取细胞相互合作的模式在肿瘤中很普遍，但事实上这种模式并不单是肿瘤的发明，而是反映了一种正常的生理机制，如在肌肉中也有这种情况。此外，很明显，能量代谢方式在肿瘤中不是静态的，而是随时间和区域波动的，因为其氧含量会有所不同，这可能是肿瘤相关新血管组织混乱的结果。

（四）小结

事实证明，癌细胞中能量代谢的改变与其他被公认的癌症相关特征一样普遍。事实上，有别于正常细胞的能量代谢，癌细胞能量代谢在很大程度上是由蛋白质协调的，这些蛋白质以不同的方式参与了癌症核心特征的规划。从这个角度来看，有氧糖酵解只是另一种由诱导增殖的致癌基因编程的表型。

类似的结果给我们提供了重要的启示：肿瘤细胞的异常葡萄糖代谢为其创造了生长和增殖的生理学环境，这种异常代谢有利于促进细胞增殖、摆脱细胞生长抑制因子的控制和减少凋亡。因此，目前将重新规划的能量代谢指定为一种新的标志，以突出其明显的重要性和围绕其功能的独立于其他核心标志的尚未解决的问题，似乎是合适的。

第八节　避开免疫破坏

在机体建立的各种抗肿瘤生长的防御机制中，许多防御机制是细胞中固有的并且在复杂的网络调节通路中具有特异性，其中最明显的是通过凋亡机制对细胞进行调控。同时组织结构对初始癌细胞的增殖也具有约束作用。除此之外，人体中可能还有另一套防御机制——免疫系统。但是研究早期，人们认识到免疫系统的主要功能是从我们的组织中高效地识别和清除外来的感染性病原体，包括病毒、细菌和真菌等，不会对自身组织造成伤害。而肿瘤细胞源自于自身机体，并且在许多方面与机体的正常细胞没有区别。免疫系统能否区分肿瘤细胞与正常细胞，将肿瘤细胞识别为外来者进而清除它们成为肿瘤免疫研究者关注的一个问题。

机体的免疫应答包括体液免疫反应和细胞免疫反应。免疫系统可以识别外来病原体，产生一种特殊的分子——抗体，对其靶标进行识别。识别之后，免疫系统采用中和或破坏的方式清除病原体及表达这些抗原的被感染的自身细胞。从另一个视角描述免疫系统，即机体的免疫过程可以分为适应性免疫反应和固有免疫反应。适应性免疫反应的两种方式分别是诱导产生抗体和引起抗体依赖的细胞介导的细胞毒性作用，免疫系统运用这两种获得性免疫反应方式限制病毒感染：细胞免疫反应可杀伤病毒感染的细胞，而体液免疫反应通过抗体分子包被中和已被释放到细胞外、包括循环系统中的病毒颗粒。由此可知，抗病毒反应是免疫系统阻断病毒诱发肿瘤的一种重要方式。在固有免疫应答过程中，自然杀伤（natural killer，NK）细胞是重要的免疫细胞，其他的细胞成分，包括巨噬细胞和中性粒细胞等，预先不需要任何的"诱导"，在体内"本能地"识别异常细胞，如癌细胞，并且攻击和破坏这些靶细胞，从而杀伤癌细胞（图 2-13）。

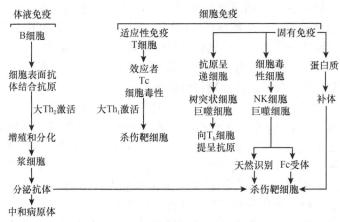

图 2-13 体液免疫和细胞免疫概览

体液免疫由 B 细胞驱动，需要辅助性 T 细胞（help T cell，Th）来激活，而 Th 需要在淋巴结预先由抗原提呈细胞，主要是树突状细胞激活。细胞毒性 T 细胞（cytotoxic T cell，Tc）依赖于 T 细胞受体，识别和杀伤表达同源抗原的靶细胞。Tc 细胞的活化也需要预先由Th 细胞激活。调节性 T 细胞表达抗原特异性 T 细胞受体，它们在抑制 Tc 和 Th 细胞方面起到重要的作用，从而防止免疫应答被不适当地激活，以免打破耐受，产生自身免疫病。适应性免疫应答可由固有免疫应答的增强而进一步增强。NK 细胞可以通过识别癌细胞表面分子的异常结构而直接杀伤多种癌细胞；巨噬细胞不需要预先接触即可识别和杀伤多种位于细胞内的病原体。尽管巨噬细胞和 NK 细胞本身不能特异性识别大部分细胞抗原，但是包被了抗体分子（产生获得性免疫反应）的靶细胞可以吸引巨噬细胞和 NK 细胞，它们通过 Fc 受体识别抗体分子的恒定区（C 区）进而杀伤被抗体包被的靶细胞。同样，血浆中的补体成分也可以识别结合在细胞表面的抗体分子，并通过插入靶细胞膜形成通道而杀伤靶细胞。

（一）免疫监视理论

长期存在的免疫监视理论认为，动态的免疫系统能够时刻监视机体的细胞和组织，可以快速识别初期的癌细胞，在癌细胞获得增殖并形成威胁生命的肿瘤之前消灭它们。由此可以推断，那些可以出现的实体瘤能够以某种方式成功避开各种免疫系统武器的清除，或能够限制免疫杀伤的扩大，因此避免自身被消化。在免疫监视理论长期发展过程中，研究者发现了一种新的研究途径，即根据研究目的对小鼠的基因进行改造，创造缺失一个或多个在免疫系统中起重要功能性作用基因的小鼠。在经过基因设计造成免疫系统组件缺陷的小鼠被用于对致癌物诱导的肿瘤进行评价时，我们可以观察到在免疫缺陷的小鼠体内，肿瘤的发生率更高，发生速度更快。例如，IFN-γ 受体表达缺陷的小鼠。IFN-γ 是由免疫细胞产生的一种细胞因子，可以在细胞间扩散传递信号，并通过结合和激活其同源细胞表面受体诱导细胞反应。IFN-γ 的作用部分与

NK 细胞的作用有关。NK 细胞具有将肿瘤细胞视为异常细胞并且可以清除它们的固有能力，一旦 NK 细胞将癌细胞视为要杀灭的靶细胞，它们将在靶细胞附近释放 IFN-γ，而这些 IFN-γ 可以引起几种不同的反应。首先，IFN-γ 协助 NK 细胞募集其他类型的免疫细胞靶向杀伤癌细胞，扩大免疫系统的反应；其次，IFN-γ 可以刺激癌细胞，使其细胞表面主要组织相容性复合体 I 类分子的表达水平升高，后者携带的寡肽抗原能进一步激发高度特异性的获得性免疫反应。基因改造让肿瘤细胞表达功能区有缺陷的 IFN-γ 受体，对各种免疫细胞释放的 IFN-γ 不能产生反应，把这些细胞注入野生型的小鼠体内后，人们发现携带缺陷受体的肿瘤细胞比携带正常受体的肿瘤细胞具有更强的致癌性。

临床流行病学研究者在一些免疫功能受到抑制的器官移植接受者中，已观察到由完整功能的免疫系统造成的源自捐献者的癌症，然而在长期处于免疫抑制状态的患者中，各种类型的非病毒性癌症的发生率并未显著增高。研究者发现非病毒感染引起的肿瘤在免疫健全和免疫缺陷的个体中发病率相当，但由病毒感染引起的肿瘤在免疫功能受损的个体中发病率大大增加，尤其是卡波西肉瘤（由人疱疹病毒-8 感染引起），对于这些肿瘤，免疫系统发挥着重要的防御功能。正常免疫系统控制病毒诱发癌症的可能机制是：首先，免疫系统发挥着抗各种类型病毒感染的作用，而不管这些病毒是否致癌；其次，免疫系统能识别和清除病毒转化的细胞，在免疫功能有缺陷的个体中，这些细胞也许能长期存活。而非病毒性肿瘤是如何被识别和消灭的并不是很明确，还需要进一步的研究。

癌细胞具有一定的适应能力，可以逃避免疫监视和攻击。例如，免疫细胞表面会表达 PD-1 蛋白，而肿瘤细胞则会表达类似免疫球蛋白的分子 PD-L1，肿瘤细胞表面的 PD-L1 分子表达上调后能与 T 细胞和 B 细胞表面的 PD-1 结合，从而使 PD-1 分子上位于胞质区的免疫受体酪氨酸活化基序被磷酸化，随后招募蛋白酪氨酸酶-1、蛋白酪氨酸酶-2，阻断 PI3K 的激活，随之细胞内的葡萄糖代谢和 Akt 活性均被抑制，T 细胞增殖和细胞因子分泌能力大大降低，造成肿瘤细胞周围的 T 细胞丢失，最终导致肿瘤细胞逃避免疫监视和攻击。

（二）肿瘤移植抗原和肿瘤相关抗原

肿瘤细胞表达的大多数蛋白质在结构和表达水平上都是正常的，只有一小部分蛋白质仅表达于肿瘤细胞，而在正常组织中不表达，这些结构独特的外源性抗原分子可以诱发机体强烈的免疫应答效应，如 Ras 蛋白和 p53 抑癌基因发生突变能被免疫系统识别为外源物质，具有强烈的免疫原性。肿瘤免疫学家将肿瘤细胞表达的特异性抗原蛋白分为两类：肿瘤特异性移植抗原（tumor specific transplantation antigen，TSTA）和肿瘤相关移植抗原（tumor associated transplantation antigen，TATA）。

TSTA 是只在某种肿瘤或某一类肿瘤中表达，而不在人体正常组织中表达的蛋白质或寡肽。相反，TATA 的表达不仅限于恶性组织，也存在于正常组织或细胞。TATA 是一大类正常的蛋白质分子，这些蛋白质分子由于各种原因未能诱导出完全免疫耐受，这些蛋白质分子在肿瘤中表达会产生免疫应答反应。

（三）肿瘤细胞的免疫逃逸

为了生存和生长，肿瘤细胞能够采用不同策略抑制人体的免疫系统，人类免疫系统动用强大的免疫细胞和各种免疫手段，却仍然无法阻止肿瘤的发生。有些肿瘤细胞免疫原性非常强，它们可以被正常的免疫系统有效地清除，而其他一些肿瘤细胞在形成时免疫原性就很低，它们表达的蛋白是被免疫系统耐受的，这些细胞生长旺盛，并且很快形成明显的临床肿瘤。而某些具有免疫原性的肿瘤细胞，最初可能遭受免疫系统的严重攻击，但是最终也会找到逃避清除的途径——免疫逃逸（表 2-2）。

表 2-2 肿瘤细胞采用的免疫逃逸策略

策略	机制	逃逸的对象
隐藏身份	抑制肿瘤抗原（TSTA 或 TATA）的表达，下调 MHC I 类蛋白表达	细胞毒性 T 细胞
隐藏应激	抑制 NKG2D 配体（如 MICA）	NK 细胞
灭活免疫细胞	破坏免疫细胞的受体；通过腺苷、MICA 饱和免疫细胞受体诱导 Treg 产生	NK 细胞、细胞毒性 T 细胞 NK 细胞、各种 T 细胞
避免凋亡	通过增加 LAP 抑制 caspase 级联反应；获得对 FasL 介导的细胞凋亡的抵抗	
诱导免疫细胞凋亡	释放可溶性的 FasL；释放细胞因子（IL-10、TGF-β）	细胞毒性 T 细胞 细胞毒性 T 细胞、树突状细胞、巨噬细胞
中和细胞内毒素	通过酶作用解毒 H_2O_2，前列腺素 E_2	巨噬细胞、NK 细胞
中和补体	过度表达单体 C 反应蛋白	补体系统
上调 CD47 表达	在细胞表面表达特异性信号	吞噬细胞

注：MICA. I 类链 MHC 相关蛋白 A；LAP. 亮氨酸氨基肽酶

最常见的免疫逃逸策略是肿瘤细胞停止表达已经吸引免疫系统及其细胞毒性淋巴细胞注意的 TATA 或 TSTA。肿瘤细胞群体通过甲基化抑制某些编码抗原基因的表达，隐藏它们中间的突变成分。抗原表达缺失的细胞可以逃避免疫攻击，最终成为肿瘤组织中的主要细胞。在某些肿瘤中，TATA 或 TSTA 的表达对其生长不可或缺，故不能被下调，肿瘤细胞需要采取其他策略来逃避免疫系统的杀伤，其中一个重要而且被肿瘤细胞采用的免疫逃逸策略就是下调呈递肿瘤抗原的相关分子——MHC I 类分子的表达。肿瘤细胞通常是通过抑制 MHC I 类基因的转录来下调 MHC I 类分子的表达，也可以采用转录后机制来抑制 MHC I 类分子介导的抗原呈递。MHC I 类分子表达缺失通常与肿瘤细胞的侵袭性和转移性相关。

肿瘤细胞的另一种免疫逃逸策略是募集 Treg 细胞。肿瘤细胞可以合成和分泌趋化因子 CCL22 来募集 Treg 细胞，Treg 细胞可以直接抑制甚至杀伤与 Treg 细胞识别相同抗原的 Tc 细胞和 Th 细胞。

除以上免疫逃逸机制，肿瘤细胞还可能通过驱逐或杀灭潜在的攻击者而发挥更有效的自我保护作用。例如，释放有效的促凋亡分子，如 TGF-β 和 FasL，常能保证杀灭任何靠近肿瘤细胞的免疫细胞。越来越多的研究证明，逃避免疫攻击是大部分甚至所有的肿瘤向高度恶性的生长状态转变过程中的一个重要步骤。

第九节 促因特征之一：基因组的不稳定性和突变

人类肿瘤的形成是一个非常复杂的、多阶段的过程，这说明了人体细胞中已经建立了防御肿瘤的多重防线，而且每道防线均通过复杂的调节网络来维持。实际上，人体中的每个细胞都必须依赖抗肿瘤防线来保护其最稳定的组分——DNA。随着时间的推移，细胞中其他部分一直不断更新、不断被产生及被破坏，但 DNA 是细胞中最稳定不变的成分。所以，正是 DNA 的稳定性加固了其作为最有力抗肿瘤防线的基础。因为体内多道防线依赖于 DNA 分子的稳定性，而且突破每道防线通常需要一次非常罕见的突变事件，所以，细胞群体发展为肿瘤的可能性是非常小的。

但这里有一个矛盾：如果肿瘤机制的防御数目确实跟我们描述的一样巨大，突破每道防线都依赖于极其稀有的突变事件，那么癌症就应该不会在人群中发生，但癌症的确发生了。在一些传染病致死相对罕见的西方人群中，大致会有 1/5 的人死于各种形式的肿瘤。所以，肿瘤细胞确实完成了几乎不可能完成的事：肿瘤细胞经过数十年的时间获得了大量突变（和甲基化）的等位基因。早在 1979 年研究者们就试图解决这个矛盾，提出了解决这种逻辑困境的唯一途径是依赖于突变率的剧增：相对于正常人类细胞，正处于恶化状态的细胞必定具有更易突变的基因组，此种情况被称为增变表型。最近，随着不同形式的遗传不稳定性在肿瘤细胞基因组中得到证实，这种推测得到了越来越多的支持。

（一）基因组完整性（稳定性）的维持

人们体内存在两类不同的家族性肿瘤基因——抑癌基因和基因组稳定维持基因。抑癌基因（如 *Rb* 基因）主要通过影响细胞的增殖、分化、死亡来直接调控细胞生物学行为，它们对决定细胞能否进入生长或分裂周期起到关键作用，这种基因被称为看门基因。研究表明，在大多数视网膜母细胞瘤细胞中，13 号染色体的 *Rb* 基因及其附近的区域存在杂合性缺失，在某些患者中，突变发生于胚系等位基因将会导致多种类型肿瘤易感。基因组稳定维持基因则间接影响细胞的生物学行为，这些基因通过调控细胞内基因突变累积的速率来维持基因组的稳定性，它们又被命名为看护基因。

人类体内各种组织都具有使突变累积最小化的严密结构。其中，干细胞具有组织内唯一稳定的遗传基因库，要维持整个基因组的稳定性干细胞基因组必须免受破坏。例如，小肠和结肠干细胞深深地嵌入到隐窝中，隐窝中细胞通过分泌厚厚的黏液来隔离肠腔中的诱变物质，使干细胞免受破坏，肠细胞的这种特征为被鉴定可能成为癌变靶点的细胞提供了线索。事实上，已从多种组织获得的证据中得到一个结论，各种类型的自我更新细胞是诱变作用的直接靶点，这将迟早导致肿瘤形成。

（二）修复系统的缺陷"允许"基因组突变的发生和累积

以上用以保护干细胞免受破坏的策略只代表了预防基因组受损的第一道防线，下一道防线还有赖于各种蛋白识别并修复受损的 DNA。事实上，DNA 经常会受到各种物质及反应的攻击，我们通常将这些诱变过程分为三类：第一，细胞周期中由 DNA 聚合酶进行 DNA 的复制时会产生低频但是很严重的错误，其中包括已经发生化学改变的核苷酸前体无意插入正确的 DNA 中。第二，即使没有诱变剂的攻击，DNA 中的核苷酸也会自发发生化学改变，从而使 DNA 中包含的遗传信息发生改变。第三，各种诱变剂会对 DNA 进行攻击，这些诱变剂不仅包括外来的某些物理或化学诱变剂，还包括体内正常细胞代谢产生的分子（实际上，内源性生化过程常比外源性诱变剂具有更强的基因组突变作用）。还有研究表明，由诱变剂造成的遗传损伤和它们所启动的代谢激活途径常存在于相同细胞中。

细胞识别并修复或去除 DNA 复制过程中产生的错误核苷酸主要采取两种策略，第一种策略是 DNA 聚合酶本身，它通过 $3' \to 5'$ 外切酶的活性降解错误复制的 DNA 片段，这种方式称为"校对"（图 2-14）。紧随其后的是一组比较复杂的酶——DNA 错配修复（mismatch repair，MMR）酶，这些酶可以监测新合成的 DNA，从而识别被 DNA 聚合酶校对机制忽略的错配 DNA 序列。有缺陷的 MMR 酶在微卫星（一种基因组高度重复序列）复制时不能被识别并终止新合成的错配 DNA 序列，从而造成子代细胞中序列的缩短或延长，产生的这种遗传结果称为微卫星不稳定性（microsatellite instability，MSI）（图 2-15）。

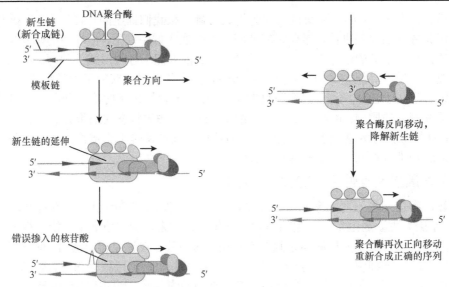

图 2-14　DNA 复制过程的校对

DNA 聚合酶按 5′→3′方向（向右移动）延伸新生链将以 3′-OH 作为引物进行延伸。然而，如果碱基被错误掺入，由于 DNA 聚合酶不断检查正在合成的 DNA 链是否掺入错误碱基，DNA 聚合酶就会以 3′→5′外切酶的活性降解错误复制的延伸链，然后再重新合成新生链

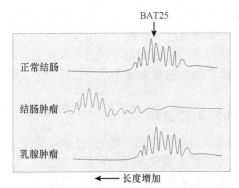

图 2-15　微卫星不稳定的检测

注：这是位于人类染色体 4q12 上的 BAT25 序列，一位患有遗传性非息肉性结肠癌的女性，被诊断同时患有结直肠癌和乳腺癌。同时分析了结直肠癌旁正常组织的 DNA，结果显示结直肠癌中微卫星重复序列的长度明显增加（向左移动），而乳腺癌显示与正常对照 DNA 有严格相同的微卫星重复序列，该结果有力地说明，结直肠癌是由微卫星不稳定性（microsatellite instanility，MSI）造成的，而乳腺癌不可能是由 MSI 造成的。

事实上，有 MMR 酶缺陷的细胞存在大量突变。如果有毒性的化合物在攻击 DNA 之前没有被阻止，那么细胞就会启动一种修复机制使该化合物造成的遗传损伤降到最低。细胞中存在一个极其精密的 DNA 修复系统，这个系统能够随时监测基因组的完整性，然后清除或替换由各种因素引起的错配核苷酸或碱基，也包括连接偶然的或毒性试剂引起的断裂的双螺旋 DNA 链。哺乳动物细胞会利用 100 多种不同的蛋白质来保证 DNA 损伤不会遗传到子代细胞，其中 DNA 修复蛋白起了至关重要的作用，如果这些蛋白有缺陷，将会导致基因组突变速率增加，从而加速肿瘤的进展。这些修复酶不同于上文提到的 MMR 酶，因为 MMR 酶修复的是掺入到错误位置但结构尚正常的核苷酸，而此处的修复机制是针对于结构异常的核苷酸，这些酶识别的是细胞中发生碱基化学改变的 DNA，并对此通过两种方式产生反应——碱基切除修复和核苷酸切除修复。碱基切除修复酶可以切断脱氧核糖和修饰碱基之间的化学键，核苷酸切除修复是切除包括核糖和相连碱基的整个核苷酸。

经研究表明，以上所提到的碱基切除修复、核苷酸切除修复和错配修复若发生遗传缺陷将导致某些特定的肿瘤易感综合征。还存在其他一些 DNA 修复缺陷通过未知的机制增加了肿瘤的易感性。

（三）P53 功能丧失导致细胞基因组的不稳定性

在这里，P53 的作用是核心，因此它被称为"基因组的守护神"。在染色体 DNA 受损伤之后，P53 能够减少细胞基因组中的突变累积，这是通过阻止细胞周期的进程与 DNA 的复制及诱导 DNA 修复酶的表达达到的。此外，当发生 DNA 损伤被容忍的事件时（如细胞不能修复其受损的 DNA），P53 将启动凋亡程序，从而消灭突变细胞及它们的基因组。反之，如果 P53 丧失了这些功能，细胞将发生复制损伤并且产生未被修复的 DNA，这将导致细胞产生不稳定的基因组，也就是在细胞周期进程中累积了异常高比率突变的基因组。P53 的缺失导致的基因组中错误的累积，远不止由高诱变致癌剂引起的点突变，还存在非常高频率的染色体丢失和重复，以及中间缺失。

许多信号都能诱导 P53 的表达，如 X 射线、紫外线、某些损伤 DNA 的化疗药等，同时，体内又存在很多监控细胞系统完整性及功能的传感器，当这些传感器检测到基因组有损伤或异常时，它们会将信号传递给 P53 及其下游调节器，从而使细胞中 P53 水平快速升高。其实，基因组中任何一个位置的 DNA 双链断裂都足够引起 P53 水平的上调。可以看出，在进程中单一的蛋白——P53 被委以重任，但这也给细胞带来了最大的弊端，一旦失去这个调控通路的中心蛋白质，细胞将失去监控自身健康的能力，并且不能对某些系统的失灵采取适当的对抗措施，这将是件灾难性的事情。在一次打击之后（实际上，两次打击足够使 *p53* 基因的两个拷贝失活），细胞将变得对自身的故障视而不见。由此，细胞获得了在特定环境下持续增殖的能力，而在正常情况下这些环境会导致细胞增殖被抑制或凋亡。另外，如果细胞失去了由 P53 促进的 DNA 修复和稳定基因组的功能，P53–/–细胞的子代将会获得更多的突变，从而加速了形成癌症的进程。

我们还发现了造成肿瘤相关基因组不稳定性的另一个主要因素是在许多肿瘤细胞中端粒 DNA 的缺失，由此产生核型不稳定和相关染色体片段的缺失和扩增。从这里可以看出，端粒酶不止是一种具有无限复制潜能的标志性的激活因子，它还必须被列入到维护基因组完整性的"看护者"名单中去。

（四）前景

关于突变频率的分析尤为重要。其中，比较基因组杂交（comparative genomic hybridization，CGH）是一种分析方法，它记录了细胞基因组中基因拷贝数的得失；在许多肿瘤中，CGH 发现的普遍的基因组畸变为基因组完整性的受损提供了明确的证据；重要的是，基因组特定位点特定畸变的复发表明，这些位点很可能包含那些有利于肿瘤进展的基因。最近发展起来的高通量 DNA 测序技术，使对癌细胞基因组中大片段基因间隔区序列的测序成为现实。在不久的将来，对整个癌细胞基因组的测序有望明确癌细胞基因组上各种随机突变发生的普遍性。

（五）小结

肿瘤复杂的发生过程可以归根于癌细胞基因的不断突变。在需要大量基因突变来诱导肿瘤发生时，癌细胞常会提高自身对可诱导基因突变物质的敏感性，从而加快基因突变的速度。在该过程中，某些稳定和保护 DNA 的基因发生突变会显著提高癌症的发生概率。尽管在不同类型的肿瘤中基因突变的种类不同，但均可以发现大量稳定和修复基因组 DNA 的功能缺失，提示我们肿瘤细胞的一大重要特征就是固有的基因组的不稳定性。

第十节　促因特征之二：炎症

（一）肿瘤和炎症的关系

20 世纪 80 年代，德国著名病理学家 Rudolf Virchow 发现有些肿瘤组织中有密集的特异性免疫炎症细胞和非特异性免疫炎症细胞浸润，提出肿瘤起源于慢性炎症这一假说，从而揭开了肿瘤组织相关炎症研究的新篇章。近年来随着标记检测技术的发展，我们可以发现，几乎每个肿瘤病变中都含有免疫细胞，长期以来，大多数人认为，这种免疫应答是免疫系统在试图清除肿瘤，试图对肿瘤细胞起抑制作用。然而，近来研究发现，在肿瘤病变中，抗肿瘤炎症细胞和促肿瘤炎症细胞以不同的比例同时存在，这说明，肿瘤相关炎症反应可能有双重作用：一方面，炎症反应可以在一定程度上抑制肿瘤增殖，另一方面，炎症反应可以促进肿瘤细胞的发生和进展，有效地帮助早期肿瘤获得标志性生物学功能。

（二）抗肿瘤免疫能力

免疫系统对肿瘤细胞存在一定程度的杀灭和反向调控作用。然而，很多研究提示：免疫系统的清除和保护功能似乎只对某些早期肿瘤有效。其中，细胞免疫和体液免疫均可发挥抗肿瘤作用，但一般认为，细胞免疫发挥主要作用，体液免疫只在某些情况下起协同作用。T 细胞、NK 细胞、B 细胞、巨噬细胞均可在抗肿瘤免疫应答中发挥作用。

（三）促肿瘤炎症反应

在正常的对抗感染和伤口愈合的过程中，免疫炎症细胞短暂出现然后消失，而慢性炎症部位的免疫炎症细胞持续存在并且与此部位发生的各种组织病理过程有关，包括纤维化、异常血管生成和促进肿瘤发生。正常情况下的炎症属于"可控性炎症（resolving inflammation）"，即当刺激因素去除后，炎症反应也停止，进入一种可控的平衡状态。而当细胞发生恶性转化时，炎症失去平衡状态，成为"不可控性炎症（non-resolving inflammation）"，持续保持在抗感染和修复伤口的状态，从而促进肿瘤的发生发展。炎症性肠病患者发生结肠癌、病毒性肝炎，最终发展为肝癌等情况，可能都和这种机制相关。本书主要从以下方面介绍肿瘤相关炎症的促肿瘤效应。

肿瘤炎症微环境　目前研究认为，免疫炎症细胞发挥促进肿瘤发生及发展的作用和肿瘤炎症微环境的形成密不可分。肿瘤炎症微环境（tumor microenvironment）位于肿瘤细胞和正常组织细胞之间，T 细胞、巨噬细胞和肥大细胞被招募至此，成为肿瘤基质细胞，细胞周围又包绕着细胞外基质及各种趋化因子和炎性因子等，这些细胞和细胞因子聚积于此，共同促进肿瘤的生长、转移和免疫逃逸。肿瘤炎症微环境本身具有缺氧、酸性、低糖的特点，而其中浸润的炎症细胞也具有很大的可塑性，即其分化会受到肿瘤炎症微环境的调控而发生表型及功能的变化，反过来又影响肿瘤细胞的功能。下面对肿瘤炎症微环境（图 2-16）中存在的一些重要炎症细胞做一简单介绍。

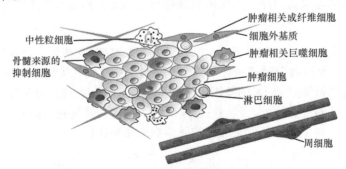

图 2-16　肿瘤炎症微环境

（1）骨髓来源的抑制细胞（myeloid-derived suppressor cell，MDSC）：由一组来源于骨髓的未完全分化的树突状细胞、巨噬细胞等组成。IL-6、VEGF、粒细胞-巨噬细胞集落刺激因子可动员骨髓中的造血前体细胞成为 MDSC。它们通常聚集在肿瘤组织的内部和周边，不但能够抑制 NK 细胞和细胞毒性细胞的杀细胞效应，还能抑制 CD4$^+$/CD8$^+$细胞介导的特异性免疫应答，此外还可产生包括细胞因子、精氨酸酶和一氧化氮合酶等在内的多种生物活性物质，而这些物质既可以削减免疫系统对肿瘤的杀伤作用，又可以促进肿瘤细胞的发生发展。

（2）淋巴细胞：B 细胞可产生针对肿瘤细胞的特异性抗体，但这种抗体并不具有杀灭肿瘤细胞的作用，而是通过结合 IgG 的 Fc 受体形成免疫复合物而实现杀伤肿瘤效应的。除此之外，该抗体也可以发挥免疫调节作用及肿瘤炎症微环境重建作用。CD8$^+$T 细胞是参与抗肿瘤细胞免疫的重要分子，正常情况下激活的 CD8$^+$T 细胞具有杀灭感染细胞的作用，但对于肿瘤细胞而言，由于微环境中 IL-10、TGF-β 的存在，CD8$^+$T 细胞的功能受到抑制，这是因为 IL-10 可终止树突状细胞参与的细胞毒效应 T 细胞（cytotoxic T lymphocyte，CTL）的形成，而 TGF-β 对 CTL 和 NK 细胞的免疫活性有反向调控作用，并且将细胞毒性 NK 细胞转变为有利于肿瘤生长和血管生成的内分泌 NK 细胞（可分泌 VEGF、胎盘生长因子和 IL-8 等）。

（3）肥大细胞：起源于骨髓 CD34$^+$前体细胞，研究发现，肥大细胞对肿瘤有促进和抑制的双重作用。其发挥促肿瘤作用依赖于产生有利于新生血管形成及内皮细胞生长和分裂的 VEGF 及血管生成素-1，有利于 ECM 降解的单核细胞趋化蛋白 4、单核细胞趋化蛋白 6 和 MMP 等生物活性因子，还可与 Treg 相互作用抑制免疫应答。

（4）肿瘤相关巨噬细胞（tumor associated macrophage，TAM）：来自于外周血单核细胞，经激活具有功能的该类细胞可以分为两类：其一是经典活化的巨噬细胞，即 M1 巨噬细胞，对早期肿瘤可发挥抑制作用，通过产生大量 NO 等杀伤因子，以及作为抗原提呈细胞参与 Th1 型免疫应答而杀伤肿瘤细胞。其二为替代性活化的巨噬细胞，即 M2 巨噬细胞，M2 巨噬细胞在大多数肿瘤中是白细胞渗透的重要成分，对免疫炎症反应有负向调控作用，同时还可以构建新生血管，参与组织的重建和恢复过程，TAM 就属于经典的 M2 巨噬细胞。在 IL-6、IL-8、VEGF、环氧化酶-2、肝细胞生长因子（hepatocyte growth factor，HGF）等趋化因子的作用下，TAM 可以聚集于肿瘤组织的缺氧区域，对肿瘤的生长、侵袭和转移都有影响。

（5）肿瘤相关成纤维细胞（cancer-associated fibroblast，CAF）：是在肿瘤环境中受到相应信号的诱导发生遗传学改变的成纤维细胞，其处于一种持续活化状态。CAF 可以产生单核细胞趋化蛋白 1、TGF-β 及 MMP 等多种生物活性因子，这些因子具有构建新的血管通路及募集炎性细胞的作用；CAF 在 IL-1、bFGF、PDGF 的诱导下也可产生 HGF 等物质，共同影响肿瘤生长、转移。

除上述所论及的细胞，肿瘤炎症微环境中还存在中性粒细胞、Treg 细胞、树突状细胞等炎症细胞，这些细胞也在肿瘤的发生发展过程中发挥一定的作用。根据目前所涉及的研究，本书主要从以下两个方面讨论肿瘤炎症微环境的促瘤作用。

1. 炎症促进肿瘤发生 肿瘤的发生是一个多步骤的过程，涉及多种因素。在某些情况下，炎症在肿瘤早期便已经表现明显，并且能够促进早期病变进展至完全性肿瘤。那么，炎症为何会引起肿瘤？我们都知道，单个突变并不会导致肿瘤，突变只有在积累到一定量时，才会引起质变，导致肿瘤的发生。实验证实，肿瘤相关炎症不但能够诱导细胞发生突变，还能使突变后细胞的生存能力增强，使其具备无限增殖的能力，最终引起肿瘤。目前认为，炎症引起肿瘤发生的机制涉及以下三个方面：

（1）活性氧（reactive oxygen species，ROS）导致基因组的不稳定性：炎症细胞可以释放 ROS 等化学物质，诱导 DNA 损伤等改变，导致细胞突变率增高。同时 ROS 对癌细胞附近的正常细胞也产生诱变作用，加速它们向癌细胞的转变。

（2）基因突变率增加：这一作用与炎症过程中涉及的核转录因子 κB（nuclear transcription factor-κB，NF-κB）、TGF-β 有关，它们可以激活胞苷脱氨酶导致双链 DNA 断裂环点突变率增加，引起 *Tp53*、*c-Myc* 和 *Bcl-6* 等癌基因发生突变，使错配修复基因失活或抑制，引起癌症发生。此外，炎症还可以通过 ROS 引起错配修复酶失活和 NF-κB 介导的 P53 依赖性基因组监视功能丧失等途径诱导基因突变，促进肿瘤发生。

（3）炎性因子的促瘤作用：炎症微环境中存在的各种炎性因子已被确定对肿瘤的发生有正向调控作用。其中，IL-1 可以与相应配体结合形成 IL1/IL-1RI/IL-1RAcP 三元复合物，进而作用于髓样分化因子 MyD88，再和白细胞介素-1 受体相关激酶（IL-1 receptor associated kinase，IRAK）1、IRAK2 一起激活 TNF 受体相关因子（TNF receptor associated factor，TRAF）6，最终引起 MAPK 和 NF-κB 信号通路被激活；NF-κB 可通过抑制细胞凋亡、促进细胞过度增殖等途径诱发肿瘤；TNF-α 促进肿瘤发生的机制目前尚不明确，可能与增强细胞氧化应激反应引起基因组损伤、激活蛋白 1（activator protein-1，AP-1）信号通路，促进 NF-κB 表达等方面有关；IL-6 可以经由 JAK-STAT 通路上调信号传导及转录激活因子（signal transducers and activators of transcription，STAT）3 的表达，从而使细胞凋亡减少、细胞生长和分裂增多，进而对癌症发挥促进作用。除上述因子，IL-23、前列腺素 E2 等细胞因子也可以通过相应途径诱发肿瘤。

2. 炎症促进肿瘤侵袭和转移　侵袭是指肿瘤从原发瘤或继发瘤向邻近的正常组织侵犯或蔓延。转移是指肿瘤细胞通过血流或淋巴流等体液途径，或直接通过种植和侵犯邻近组织等方法，在其他部位形成与原发瘤同样类型的肿瘤。侵袭和转移是早期肿瘤进展至晚期的不可或缺的重要阶段。近来研究发现，肿瘤炎症微环境对肿瘤细胞侵袭和转移特性的获得是不可或缺的。本书将从肿瘤炎症微环境中的炎症细胞、炎症因子两个方面论述炎症促进肿瘤侵袭转移的机制。

（1）促进肿瘤侵袭和转移的炎症细胞

1）TAM：其一，上皮细胞间质转型（epithelial-to-mesenchymal transition，EMT）是指肿瘤细胞失去极性，转换为间质细胞，并且能够在基质中随意移动的过程，是肿瘤转移过程的关键步骤。TAM 可以分泌细胞因子 TNF-α，通过和受体结合激活 NF-κB 信号通路，使 GSK-3β 表达下调，反过来促进 Snail 的表达，触发 EMT，有利于癌细胞转移。另外，TAM 分泌的其他细胞因子，如 IL-6、TGF-β、表皮生长因子（epidermal growth factor，EGF）等也可促进 EMT 的发生。其二，肿瘤细胞的侵袭和转移依赖于 ECM 的降解，TAM 可以产生和分泌多种蛋白酶，包括组织蛋白酶、MMP、丝氨酸蛋白酶等，其中，MMP 可以引起 ECM 降解和基膜损坏，对肿瘤的侵袭和转移有重要作用。另外 TAM 分泌的 uPA，也对 ECM 的降解发挥一定的作用。其三，TAM 通过分泌多种炎症因子提供入侵信号，诱导肿瘤细胞渗入血管。

2）CAF：目前猜测，CAF 可以通过直接的细胞-细胞接触、分泌多种炎症调控因子和产生 MMP 等多种途径增强肿瘤细胞的侵袭能力。

3）中性粒细胞（neutrophil）：能产生包括胶原酶、肝素酶和弹性蛋白酶在内的多种对肿瘤转移发挥重要作用的蛋白酶，其中胶原酶Ⅳ和肝素酶分别能够消化肿瘤细胞基膜中的Ⅳ型胶原及硫酸肝素蛋白聚糖，而弹性蛋白酶又能消化包括弹性蛋白、纤连蛋白、蛋白聚糖和Ⅳ胶原蛋白等在内的几乎所有的基质蛋白，它们相互促进，共同促进肿瘤细胞侵袭和转移。

除上述论及的细胞，MDSC、肥大细胞、淋巴细胞等都是肿瘤侵袭和转移过程中的一员。

（2）促进肿瘤侵袭和转移的炎症因子

1）TGF-β：实验表明，在乳腺癌中，TGF-β 水平越高，癌细胞侵袭和转移能力便越强。我们在结肠癌、肝癌、胃癌等癌细胞中也发现类似现象。研究发现，TGF-β 促进肿瘤转移的机制与以下几个方面有关，首先，它促进蛋白酶的产生以降解 ECM；促进基质中的成纤维细胞转化为肌成纤维细胞，创造有利于侵袭转移的细胞条件。其次，它通过诱导 EMT，触发 β-连环蛋白的核转运，增加细胞移行能力。最后，它通过释放 VEGF 和促进内皮细胞迁移等途径促进血管生成，使肿瘤细胞通过循环系统而转移。

2）TNF-α：可以通过促进 IL-8 及 VEGF 的表达促进新生血管的构建；通过 JNK 途径诱导 CD44 表达的同时使 MMP 表达上调促进 ECM 降解；通过上调 ICAM-1、VCAM-1 表达促进肿瘤和内皮细胞的黏附等作用共同促进肿瘤的侵袭和转移。

3）IL-6：发挥促肿瘤转移作用主要是通过激活 JAK-STAT 通路来实现的。

炎症细胞释放出炎症因子，进而激活相应的信号通路或效应分子，促进 ECM 的降解及 EMT 的激活等侵袭和转移的基本过程的发生，使肿瘤向周围组织侵袭及向远处部位转移，提高肿瘤的恶性度。而除了炎症因子和炎症细胞，还有趋化因子，如 CXCL12、CCL27、CCL21 等及 NF-κB、JAK-STAT 等信号通路共同参与上述过程。

综上所述，肿瘤相关炎症对肿瘤的作用证明了免疫系统的双重功能：一方面，免疫系统通过免疫细胞支持的特异性免疫反应检测和靶向感染因子和异常细胞；另一方面，免疫系统也参与伤口愈合和组织清洁。这些不同的功能是由炎症细胞的不同亚类完成的，即一类常规的参与特异性免疫反应的巨噬细胞和中性粒细胞，以及另一类参与伤口愈合和组织清洁的"交替激活"的巨噬细胞、中性粒细胞和髓系祖细胞亚类。而后一类细胞是伤口愈合所需的血管生成因子、上皮生长因子和基质生长因子及基质建模酶的主要来源之一，正是这些细胞在肿瘤组织中被招募和转化来支持肿瘤进展。同样的，B 细胞和 T 细胞的亚类可能也有助于后一类肿瘤促进巨噬细胞及中性粒细胞的招募、激活和持续存在。当然，B 细胞、T 细胞的其他亚类和原始免疫细胞类型也能引起明显的肿瘤杀伤反应。肿瘤中相互冲突的炎症反应之间的平衡对肿瘤的预后意义很大，而且通过对肿瘤相关炎症的进一步研究，在未来可以靶向到肿瘤的相关治疗中，对医学产生重大影响和推动。

（兰州大学第一医院 王玉平 马守成）

第三章　肿瘤的影像学诊断和病理学诊断

第一节　肿瘤的 X 线诊断

自从 1895 年伦琴发现 X 射线，放射诊断发展迅速。Hounsfield 发明计算机体层摄影（computerized tomography，CT）后，放射诊断进入了一个新时代，此后影像学诊断方法进一步发展，出现了磁共振成像、数字减影血管造影、数字放射线照相术、发射计算机体层扫描、正电子发射断层扫描、灰阶及彩色超声等检查手段，这些手段大大提高了疾病诊断的能力，并使影像学从诊断领域扩大到介入治疗领域。影像学诊断在肿瘤学中起以下几个作用：进行影像学诊断、明确临床分期、评价疗效、病情随访、引导细针穿刺活检、制订放疗计划、介入诊断和治疗等。

1. 胸部肿瘤的 X 线诊断　医生发现肺内有占位性病变时，应将其与肺结核、肺脓肿等相鉴别。如疑为肿瘤时应区分良恶性：良性肿瘤边缘光滑整齐，而恶性肿瘤边缘常呈分叶状、毛刺状、有凹陷或切迹。纵隔肿瘤常使纵隔增宽，纵隔恶性淋巴瘤可推移肺门向外移位；中央型肺癌或肿瘤有肺门淋巴结转移时，常伴肺门增大；肺部肿瘤压迫支气管会造成支气管狭窄和阻塞，表现为阻塞性肺气肿、肺炎和肺不张；多发性的肺内阴影大部分由转移性肿瘤所致，胸腔积液和胸膜增厚有时是恶性肿瘤侵及胸膜腔的表现。

2. 骨肿瘤的 X 线诊断　骨肿瘤的 X 线表现，主要为骨小梁模糊、消失，骨皮质变薄甚至消失，呈虫蚀状破坏，良性骨肿瘤骨皮质变薄但保持连续性，恶性骨肿瘤的骨破坏区边缘不清、骨皮质缺损，骨皮质破坏严重时常继发病理性骨折，肿瘤侵及骨膜时常有骨膜反应，恶性骨肿瘤的骨膜反应常呈日光放射样或呈三角形，称为 Codman 三角，有些骨肿瘤表现为骨皮质增厚、致密及髓腔变窄或闭塞。

3. X 线诊断注意事项

（1）病变的位置分布：如颅内肿瘤有脑内外肿瘤之分，骨肉瘤多发生于关节上下等。

（2）病变的数目：如转移性肿瘤常为多发。

（3）病变的形状和大小：如肺癌的分叶、骨肉瘤的肿块形成等。

（4）病变的边缘情况：良性肿瘤边缘多清晰、光滑，与正常组织间的移行带较清楚；恶性肿瘤的边缘相对不规则，如肺癌不但有分叶，还可有毛刺、棘状突起等。

（5）病变的密度：如实质性肿瘤密度多较均匀，溶骨性肉瘤的骨质破坏，软骨类肿瘤的多发钙化等。

（6）邻近器官、组织的变化：如结核球周围多有卫星病灶，恶性胃溃疡周围的黏膜中断，骨肉瘤的三角形骨膜增生等。

（7）功能变化：如胃癌的胃蠕动消失等。

（8）病变的动态变化：如肺癌和其他良性肿瘤的倍增时间不同，炎性病变在短期内可以吸收等。

（9）患者的年龄、性别、职业、个人史、生长史及流行病学情况等。

第二节　肿瘤的 CT 诊断

计算机体层摄影（computerized tomography，CT）在 1969 年被设计成功，1972 年开始被应用于临床，CT 不是 X 线摄影，而是使用高度准直的 X 线对人体某一个部位进行扫描，并围绕该部位进行 360°匀速转动，穿过人体的 X 线再经准直后，由探测器接收，取得信息，将模拟信号转换为数字信号，经计算机处理，而获得重建图像。CT 检查显示断面图像，可直接观察通过 X 线无法见到的身体内部组织结构和病变，图像逼真、清晰、解剖关系明确，扩大了人体的检查范围，大大提高了病变的检出率和诊断的准确性。检查简便、安全而无痛苦，1989年出现的螺旋 CT 检查，无论是软件和硬件都是 CT 检查的巨大进步，克服了以往几代机型的不足和局限，使 CT 检查在临床上的应用又上了一个新的台阶。

（一）CT 的成像基本原理

CT 是用 X 线束对人体某部位一定厚度的层面进行扫描，由探测器接收透过该层面的 X 线，转变为可见光后，由光电转换器转变为电信号，再经模拟/数字转换器转为数字，输入计算机，再经数字/模拟转换器把数字矩阵中的每个数字转为由黑到白不等灰度的小方块，即像，并按矩阵排列，即构成 CT 图像，所以 CT 图像是重建图像。

（二）CT 图像的特点

CT 图像以不同的灰度来表示器官和组织对 X 线的吸收程度，因此，与 X 线图像所示的黑白影像一样，黑影表示低吸收区，即低密度区，如肺部；白影表示高吸收区，即高密度区，如骨骼，但是，CT 图像与 X 线图像相比，CT 图像的密度分辨率高，即有高的密度分辨率，因此，人体软组织的密度差别虽小，吸收系数虽多接近于水，CT 检查也能形成对比而成像，这是 CT 检查的突出优点。所以，CT 检查可以更好地显示由软组织构成的器官，如脑、纵隔、肺、肝、胰及盆腔器官等，并在良好的解剖图像背景上显示出病变的影像。

CT 图像是层面图像，我们常用的是横断面。显示整个器官需要多个连续的层面图像，CT 设备上图像重建程序还可重建冠状面和矢状面等任意方位层面的图像。

CT 检查在发现病变和确定病变位置、大小与数目方面是较敏感而可靠的，但对病理性质的诊断，也有一定的限制。

CT 检查包括平扫和增强扫描。平扫是指静脉内不注射造影剂而做的扫描，适用于骨骼系统、尿路结石和胆囊结石的检出及增强扫描前的使用，以明确病变的部位、形态、数目等，从而进一步确定增强扫描的方案。而增强扫描是在静脉注射造影剂后的一段时间内进行扫描。CT 检查对密度差异较小的部位或肿瘤显示较困难时，可以用造影剂使肿瘤在经 CT 检查时得到强化，从而提高肿瘤的早期发现率，造影剂分为两大类，一类为静脉注射用造影剂，另一类为空腔脏器用造影剂。静脉内注射造影剂后一段时间内进行扫描，增强扫描对解剖结构显示清晰，有利于鉴别血管性和非血管性病变，显示肿瘤的病理特征，有利于定性。口服造影剂主要用于肠道 CT 检查，口服碘番酸造影剂后 CT 检查可显示胆囊病变，结肠造影剂也可用于灌肠后 CT 检查。

增强扫描可分为以下几种方法：①常规增强扫描，是滴注或团注造影剂后即刻开始扫描，多用于普通 CT 机，也是最为常用的增强技术，可用于全身各个部位；②动态增强扫描，是在短时间内完成某个部位或脏器的扫描，造影剂主要停留在大血管和周围及脏器的血管内，有利于小病灶的检出和定性，对血管和非血管性病变易于鉴别，由于螺旋 CT 的广泛应用，动态增强扫描也逐步成为增强 CT 的常用技术；③血管造影 CT，是在通过选择性动脉插管注射一定量的造影剂后进行 CT 扫描，其增强效果佳，优于常规增强扫描和动态增强扫描，主要用于原发性肝癌的检查，特别是用于小病灶的检出和定性。根据插管的部位及增强原理的不同又分为动脉造影 CT 和动脉门脉造影 CT，前者的特异性高，而后者的敏感性高，由于两者为创伤性检查方法，故有严格的适应证。目前，随着螺旋 CT 和磁共振成像的广泛应用，血管造影的使用已逐渐减少。

1. CT 检查诊断的临床应用 CT 检查由于它的特殊诊断价值，已被广泛用于临床，但 CT

设备比较昂贵，检查费用偏高，对某些部位的检查，尤其是定性诊断，还有一定限制，所以CT检查不宜被视为常规诊断手段，应在了解其优势的基础上，合理选择应用。

CT检查对中枢神经系统疾病的诊断价值较高，应用普遍，由于颅内绝大多数病变组织与正常脑组织在密度上存在一定差异，CT检查对颅内肿瘤、脓肿、肉芽肿、寄生虫病、外伤性血肿与脑损伤、脑梗死与脑出血及椎间盘脱出等诊断十分明确。气脑、脑室造影等X线造影临床上已很少应用，特别是恶性肿瘤的肿瘤血管使血-脑屏障破坏，造影剂容易进入肿瘤组织而得到强化。因此，CT检查对肿瘤的定性和定位有很大帮助，当今的螺旋CT检查还可获得比较精细的血管重建图像，即CT血管造影，而且可以做到三维成像，有望取代常规的X线脑血管造影，用于诊断颅内动脉瘤、脑血管病变及了解颅内肿瘤血供状况，及其与周围血管的关系。由于骨伪迹影响，对于颅后窝肿瘤CT检查诊断有较大困难。

CT检查对头颈部疾病的诊断也很有价值，如对眶内占位性病变、鼻窦早期癌、中耳小胆脂瘤、听骨破坏与脱位及鼻咽癌的早期发现等均有帮助，可清楚显示颈部病灶与周围血管和淋巴结情况，但病变明显使用X线平片检查可确诊者则无须CT检查。

对胸部疾病的诊断，随着高分辨率CT的应用，CT检查日益显示出它的优越性，其特点是分辨率高、前后无重叠、显示病灶细节清晰、分期准确性高。临床常规采用增强扫描以明确纵隔和肺门有无肿块或肿大淋巴结、气道有无狭窄或阻塞及病灶与大血管、心脏之间的关系，并且对于血管影和淋巴结影容易区别，CT检查横断扫描对实质性和空腔性器官的显示均较好，并且在同一层面上可显示多个脏器，利于了解肿瘤和邻近脏器之间的关系及脏器有无肿瘤细胞转移、腹腔内有无多发病变等。

肝癌表现为肝内局限的或多发的结节状或较大的肿块，平扫示低密度或等密度影，巨块型者常有中心更低密度区，少数边界清楚并有假性包膜形成，增强后的动脉期可见肿瘤的实质部分强化，中心为不强化的低密度坏死区，其强化效应在静脉期和平衡期消失，静脉期还可以见到门静脉的癌栓征象。肝脏海绵状血管瘤表现为强化来得早，随着时间的延长，则逐步变为等密度，即"早出晚归征"，是与肝癌鉴别的主要征象，螺旋CT由于扫描时间短，故可行三期扫描（即动脉期、门静脉期和平衡期），对肝癌尤其是小肝癌的诊断又前进了一大步，CT检查有助于判断原发性和继发性纵隔肿瘤、淋巴结结核和中央型肺癌等疾病，对肿瘤做出临床分期诊断，对临床治疗有一定的指导作用。CT检查也可清楚地显示一些继发性改变，如阻塞性肺炎、肺气肿和肺不张，对肺部弥漫性病灶的诊断也非常敏感。平片检查较难显示的部位，如肺尖、心脏和大血管重叠部位的病变，CT检查更具有优越性。对胸膜和胸壁病变，CT检查也可清楚显示，动态增强扫描可观察肿块的血供情况，有利于定性诊断。

腹部及盆腔疾病的CT检查应用日益广泛。CT横断扫描对实质性和空腔性器官的显示均较好，并且在同一层面上可显示多个脏器，利于了解肿瘤和邻近脏器之间的关系及脏器有无转移、腔内有无多发病变等，主要用于肝、胆、胰、脾、腹膜腔及腹膜后间隙与泌尿和生殖系统的疾病诊断，尤其是占位性病变、炎症性病变和外伤性病变等。对胃肠病变向腔外侵犯及向邻近和远处转移等，CT检查也有很大价值。

目前钡餐及内镜检查为胃肠道病变的主要检查手段。CT扫描可清晰地显示腔内、腔外肿块的情况及淋巴结与邻近脏器有无被侵犯，从而判断能否手术切除。近年来随着计算机软件技术的不断发展，CT仿真内镜成像（CT virtual endoscopy，CTVE）越来越受到重视，据文献报道，该技术对结肠内息肉的敏感性、特异性和诊断准确性与纤维结肠镜相仿。检查前需行清洁灌肠和充气，在螺旋CT扫描整个腹腔后，经过工作站后处理，重建图像可显示结肠腔内的改变，类似于内镜下的观察结果，同时可观察腔外情况及整个腹腔情况，CTVE优于普通的内镜检查。

骨关节疾病，多数情况可通过简便、经济的常规 X 线检查确诊，因此，使用 CT 检查相对较少，CT 检查的作用在于复杂解剖结构的显示，如骨盆、脊柱病变的显示，对骨质细微改变的诊断优于平片，对软组织病变的观察优于平片，对肿瘤分期的价值优于平片，CT 检查对了解肿瘤侵犯范围，制订手术和放疗的范围有重要意义。

总之，CT 检查在肿瘤的定位及定性分析、肿瘤的临床分期、肿瘤与周围组织的关系、淋巴道和血道的播散等方面的判断，更加准确及客观，在肿瘤的手术切除治疗前判断手术的可切除性方面有重要意义，以及在肿瘤放疗的照射野设计、确定靶区等方面也都有重要价值，CT 检查对组织密度分辨率高，即使有些肿瘤密度与正常组织差异较小，也可通过注射造影剂使肿瘤组织强化，提高肿瘤的确诊率。CT 检查的局限性在于某些密度与正常组织相近的肿瘤，特别是偏良性肿瘤，即使增强扫描有时亦难以确诊。CT 检查还有一些不足之处，如呼吸运动、消化道蠕动和心脏搏动等一些脏器的生理运动常影响 CT 检查形成伪迹；特殊部位的肿瘤，如颅后窝肿瘤易受周围骨骼影响，手术后留下金属内固定物亦能影响观察。CT 检查扫描多个横截面，即使在较小的层宽扫描中，较小的肿瘤也有可能被漏诊。空腔脏器特别是胃肠道内，由于消化液、气体和食物的影响，再加肠壁较薄，CT 检查对较小肿瘤诊断困难，此外，CT 检查对软组织分辨率不及磁共振成像，CT 检查的 X 线对患者有一定损伤。

2. 螺旋 CT　外观上，螺旋 CT 与普通 CT 类似，但其主体部分却完全不同于普通 CT。螺旋 CT 包括可连续旋转的扫描架、高能量的 X 射线球管及 64MB 以上内存的计算机系统。扫描时 X 射线球管持续无间断地发射 X 射线，患者躺在检查床上以均匀的速度通过 CT 机架，X 射线围绕人体做连续环行运动。因而，X 射线球管围绕人体所做的轨迹是一螺旋状轨迹，所以它被命名为螺旋 CT。1999 年出现 4 层采集设备，2000 年出现 8 层采集设备，2001 年出现 16 层采集设备，16 层 CT 设备采集时间一般为 0.5s，以一个身高为 155cm 的患者为例，用 2.5mm 层厚采集，可在 19～22s 完成全身扫描，提高了单位时间覆盖率，可对包括心脏在内的全部动态器官实现一次屏息采集，这是 4 层 CT 设备所不能完成的。2004 年 4 月出现西门子 64 层螺旋 CT，它在 10s 内可完成最小细节的颅内、肺部、肠系膜、末梢血管的图像，并使全身及心脏成像首次实现了 0.4mm 的图像清晰度，螺旋 CT 可无间歇地扫描和容积数据采集，并能进行图像的三维重建，其特点有以下几方面：

（1）扫描时间短，整个扫描可在 40s 内完成，可带来以下好处：

1）可增加检查患者数量。

2）可在一次屏气状态内完成数据采集，减少呼吸及心脏运动的伪影。

3）可在造影剂浓度达到峰值时成像，并分别得到器官的动脉期、静脉期及平衡期的图像，既能减少造影剂用量又强化了增强效果。

4）扫描时间短，使患者更易接受或耐受 CT 检查，在患者不能屏气和配合的情况下，可将图像的运动伪影降低到最小。

（2）可以得到一个无间隔的容积资料：这种资料在纵轴方向上无间隔，有良好的连续性，临床上可有许多重要用途，如 CT 血管造影、三维 CT 成像等的原始数据即来源于此。

（3）消除扫描中的间隔：可以进行任意层面的分割重建，传统 CT 检查每完成一次扫描，便需要停顿，等待 CT 床复位后，再做下一次扫描，于是就有层距的存在。而螺旋 CT 的连续运动可消除此间隔，从而减少了细小病灶的遗漏。螺旋 CT 扫描获得的容积数量，还可在任意位置做任意分割，选择有病灶的位置作为中心进行图像重建。

高分辨率 CT 扫描（high-resolution CT，HRCT）采用 1～3mm 的薄层扫描，并做高/极高分辨率算法重建，比标准重建能显示更多的支气管，如 4～5 级的支气管，最适宜用于显示肺的微细结构和肺局灶性微小病变及骨质的细微结构，不足之处是其在增加高分辨率的同时，牺牲了软组织分辨率、对纵隔和肌肉结构显示不清,超高速 CT(ultrafast CT,UFCT)是由电子枪发射电子束轰击半环形靶产生 X 线,极大地提高了扫描速度,可达每秒 20 幅图像,扫描速度快,解决了呼吸、心跳造成的伪影。UFCT 检查大血管明显优于螺旋 CT 和超声心动图,特别是在显示冠状动脉主干和腹腔各脏器血管方面,也是当今检查心脏肿瘤的最佳方法。UFCT 还适用于对不能配合普通 CT 检查的幼儿进行检查。

因为多层螺旋 CT 提供图像信息过多,以常规方式解读其信息十分困难,下一步 CT 将向计算机重组图像,包括二维和三维图像的显示转变,并由人工重组向自动重组转变,另外,CT 图像与磁共振成像或核医学图像的融合将实现图像与功能性信息的融合。

第三节　肿瘤的磁共振成像诊断

磁共振成像(magnetic resonance imaging,MRI)的原理不同于其他的影像学技术,是利用原子在磁场内发生共振所产生的信号经计算机处理获得重建图像的一种成像技术,它所提供的信息量大,在疾病的诊断上具有独特的优越性,是继 CT 检查之后影像学诊断领域又一重大发展。

1. MRI 检查的优点　MRI 检查与 CT 检查都属计算机成像,且所成图像都是体层图像,因此在图像解释上的许多原则是相同的,但两者相比仍具有许多不同之处。

(1)MRI 检查无电离辐射,不使用含碘的造影剂,不存在碘变态反应的危险,成像参数及成像方法多,比 CT 检查依靠单一的 X 线衰减值成像获得的信息要丰富得多。

(2)MRI 检查的物理学基础是磁共振原理,其图像以人体组织内氢核即质子磁共振信号强弱不同而显示不同灰阶为特点,如脂肪组织信号最强,图像上呈白色;脑组织和脊髓、脏器、肌肉呈不同程度灰色;充盈于腔内的液体信号低,血管腔内流动的血液因流动信号强度更低,均表现为黑色,而血管壁则为灰色,骨与空气因缺乏质子导致信号强度最低,在图像上表现为最黑。

(3)MRI 检查可直接形成横断面、冠状面和矢状面及斜状面图像,且图像质量高,有利于显示肿瘤的范围和来源。

(4)MRI 检查主要依靠三个成像参数,即质子密度 P、纵向弛豫时间 T_1 和横向弛豫时间 T_2,采用不同的脉冲程序或改变成像方法能够获得反映不同侧重点的加权图像,这特别有利于清楚地显示肿瘤组织。

(5)骨组织、充填物、肠气等在 MRI 图像上均不产生伪影,因此 MRI 检查特别适用于后颅凹、枕骨大孔区、脊髓、肝左叶等区域的肿瘤显示。

2. MRI 检查在肿瘤诊断中的应用　MRI 检查目前已广泛应用于临床,特别是在肿瘤的定位及定性诊断方面显示出其独特的优越性。

在颅内肿瘤的诊断中,MRI 检查的应用已较为成熟。但应用中须注意:恶性肿瘤 T_1 和 T_2 的延长比良性肿瘤更多一些,但相互间有重叠;有囊性变的肿瘤 T_2 特别长;也有表现为 T_1 和 T_2 不延长甚至较短的肿瘤,如脂肪瘤、恶性黑色素瘤、肿瘤出血、一部分听神经瘤及脑膜瘤等;MRI 检查不能显示肿瘤钙化;将顺磁性特质稀土元素钆的化学合成制剂作为增强剂注入静脉,可清楚区别肿瘤和周围水肿组织。

对于脊髓肿瘤的诊断,MRI 检查不需向椎管内注射造影剂即可直接获得冠状面、矢状面和轴位图像,从而清楚显示出肿瘤处脊髓的不规则膨大及异常信号。鉴于此绝大多数病例便可以做出髓内、髓外及硬膜外的定位诊断,这一点 MRI 检查优于其他影像学诊断方法。

对于鼻咽及颈部肿瘤,MRI 检查在病变范围确定方面的能力与 CT 检查相当,甚至超过 CT 检查。MRI 检查能清楚地显示肿瘤部位和范围,但其在鉴别炎性淋巴结肿大与转移性淋巴结肿大时困难较大。

胸部肿瘤的 MRI 检查诊断与 CT 检查相似，唯一较为突出的是 MRI 检查特别适用于肺门、纵隔实质性肿瘤与血管的鉴别，而且还有助于肺癌与肺不张的鉴别。

对于腹部脏器如肝、肾等，MRI 检查在恶性肿瘤的早期显示、对血管的侵犯及肿瘤的分期方面均优于 CT 检查，但在显示胰腺肿瘤向外扩展造成胆管阻塞及肝转移等时，MRI 检查逊于 CT 检查，而对显示邻近血管是否通畅及受肿瘤侵犯所造成的阻塞则要比 CT 检查清楚。

MRI 检查对于盆腔解剖结构的显示和对病变的分辨力，因受运动伪影干扰少而优于 CT 检查。轴位和矢状面 MRI 检查结合分析，对明确肿瘤侵犯范围更为有利；前列腺癌信号强度低于周围的前列腺组织，不同的 MRI 检查扫描面可以确定肿瘤的侵犯范围；矢状面 MRI 检查显示子宫最为清楚，能够区分子宫内膜和肌层，子宫体癌及子宫颈癌的信号强度稍高，坏死区 T_1 加权像一般为低信号强度。MRI 检查对于判断盆腔肿瘤的分期十分重要。

综上所述，MRI 检查的出现为临床医生提供了更好的临床诊断依据，对制订治疗方案及估计预后具有重要意义。

第四节　肿瘤的超声诊断

（一）超声物理基础

1. 超声的物理特性　超声波是声波的一种，超出了人耳听觉的上限（2000Hz），人们将这种听不见的声波称为超声波。超声和可听声本质上是一致的，它们的共同点为都是一种机械振动，通常以纵波的方式在弹性介质中传播，其不同点是超声频率高，波长短，在一定距离内沿直线传播，具有良好的束射性和方向性，目前腹部超声成像所用的频率为 2~5MHz，小器官超声成像所用的频率为 9~12MHz。

2. 超声成像原理　超声的发生和接收原理：超声的发生利用逆压电效应的原理，而超声的接收利用正压电效应的原理，超声诊断仪的探头里安装着具有压电效应性质的晶体片，由主机发生高频交流电场，电场方向与晶体压电轴方向一致，压电晶片沿一定方向发生压缩和拉伸，当交变电流在 20000Hz 以上时即产生超声，这种现象称为逆压电效应，当有回声时作用至电晶体片上，晶体片产生电荷，这种机械能转变为电能的效应称为正压电效应，反之电能转变为机械能的效应称为逆压电效应。根据正压电效应的原理，回声的机械能变为电能，主机再将其转变的电信号经过处理放大在荧光屏上显示出来。电信号显示为振幅高低不同的波形，即为 A 型超声诊断法；显示为点状回声扫描，即为 M 型超声诊断法；显示灰度不同的点状回声进而组成图像，即为 B 型超声诊断法；显示超声的多普勒效应所产生的差频，即为 D 型超声诊断法，以上也分别称为超声示波、超声点状回声扫描、超声显像和超声频移诊断法。

3. 多普勒效应和超声多普勒技术　反射器与接收器发生相对运动接到的频率与发射频率不同，即存在频移，人们通过检测频移，依据多普勒方程计算出两者之间运动的相对速度，这一技术称为多普勒技术。

声源朝向接受者运动时可听到一高音调的声音，背离接受者运动时则听到低音调的声音，通常人们把这种与声源方向有关的频率改变或移动原理称为多普勒效应。一般可以通过脉冲波、连续波多普勒与彩色多普勒检查实现血流显像等功能，目前，多普勒超声心动图主要有脉冲式频谱（pulsed wave Doppler，PWD）和连续式频谱（continuous wave Doppler，CWD）两种显示方式，多用于检测心及血管的血流动力学状态，尤其是先天性心脏病和瓣膜病的分流及反流情况。彩色多普勒血流图（color Doppler flow imaging，CDFI）即在多普勒二维显像的基础上，以实时彩色编码显示血流的方法，用视屏上显示的不同彩色表示不同的血流方向和流速，一般设定流向探头的血流为红色，背离探头的血流为蓝色；存在血液湍流时，该处可出现红、绿、黄、紫、蓝色相间的"五彩镶嵌"图像。

（二）超声诊断临床基础

正常人体组织的反射强弱的规律依次分为以下几种：①强回声，常见于骨骼和气体回声；②高水平回声，也可称高回声，常见于肾窦、皮肤及脏器包膜；③中等水平回声，也可称等回声，常见于肝脾等脏器实质；④低水平回声，也可称低回声，常见于肾锥体、淋巴结皮质；⑤无回声，常见于胆汁、尿液及血液。

（三）超声检查在肿瘤诊断方面的应用

利用超声检查探测肿瘤时应观察：①肿瘤所在部位及对周围正常组织的影响；②肿瘤与邻近组织器官的关系；③肿瘤的大小，测定左右径、上下径和前后径，必要时测其最大截面的周长和面积，估算其体积，以供前后比较；④肿瘤的数目；⑤肿瘤的切面形状；⑥肿瘤的表面及边界情况；⑦若肿瘤为囊性，测其内壁情况；⑧肿瘤区的内部回声情况；⑨肿瘤的其他表现，如在深呼吸时，变换体位或推动肿瘤时，观察声像图上肿瘤图像的移动或固定情况，肿块是否呈牛眼征、假肾征、卫星征及肿瘤周围的图像改变情况等；⑩其他需要探测的内容，对怀疑为恶性肿瘤患者，应探测胸腔积液、腹水的有无及量的多少，肝脏内有无转移灶，邻近淋巴结有无肿大及是否发生转移，其他部位有无转移灶，测定转移病变的大小和范围。最后，通过对声像图进行观察、分析、鉴别、推断，提出诊断的意见。

（四）超声检查的局限性

超声检查在肿瘤诊断中具有很多优点和特殊性，但也存在其局限性，如超声不能穿透含有空气的肺组织，因此超声对肺肿瘤的探测意义不大；超声对胃肠道及骨系统检查效果也不理想；超声成像中伪像较多，且显示范围小等。此外还应明确，超声诊断作为一种影像学诊断方法，可为诊断提供依据，运用时必须结合临床及其他资料，特别是结合细胞学方面的证据，综合分析才能得出最后诊断。

第五节 肿瘤的核医学诊断

单光子发射计算机断层成像（single-photon emission computerized tomography，SPECT）是目前最常用的一种核医学显像工具，因为应用普遍，常简称为ECT，利用注入人体内的单光子放射性核素发出的γ射线在计算机辅助下重建影像，构成断层影像。SPECT主要由探头、机架、断层床、计算机和光学照相系统组成，探头系统为旋转型γ照相机，探头围绕轴心旋转360°或180°采集一系列平面投影像，SPECT利用滤波反投影方法，可以从一系列投影像重建横向断层影像，由横向断层影像的三维信息再经影像重组合可以得到矢状、冠状和任意斜位方向的断层影像，可以进行脏器的平面和动态（功能）显像，容积采集信息量大，可以对人体进行生理、生化功能及代谢信息四维显像，从而极大地提高诊断的灵敏度和正确性。

SPECT是利用放射性药物在正常与异常组织器官内的分布不同来诊断疾病的，它的诊断基础和依据是由于疾病使人体的正常生理与代谢发生了改变，而这种改变常比结构、解剖上的变化要来得早，也就能较早地发现与诊断疾病。

（一）SPECT肿瘤显像

1. 非特异性亲肿瘤显像 某些亲肿瘤显像剂在肿瘤中的聚集缺乏组织学特异性，因此称为非特异性亲肿瘤显像，根据图像特征，肿瘤显像又分为以显示肿瘤占位效应造成组织/器官局部放射性分布降低或缺损的阴性（"冷"区）显像和亲肿瘤显像剂通过不同机制与肿瘤结合成被肿瘤选择性摄取而使肿瘤显像的阳性（"热"区）显像，为肿瘤的定位、定性诊断和疗效监测提供有价值的资料，常用显像剂有 ^{67}Ga，^{201}Tl、^{99m}Tc-甲氧基异丁基异腈、^{99m}Tc(V)-亚锡二巯丁二钠等。

2. 肿瘤受体显像　是利用放射性核素标记的受体配体与肿瘤组织中高表达的受体特异性结合的原理，显示肿瘤受体空间分布、密度及亲和力的显像技术，它具有高亲和力与高特异性、血液清除较快、组织穿透能力强等特点，因此能在较短时间内获得高对比度的肿瘤影像，且几乎不存在人体免疫反应，目前临床研究与应用较广泛的为肿瘤神经多肽受体显像，如生长激素释放抑制素与血管活性肠肽受体显像。

3. 肿瘤放射免疫显像（radio immuno imaging，RII）　是指将放射性核素，如标记的肿瘤抗原的特异性抗体经一定途径引入体内，其将与肿瘤细胞表面的抗原结合，从而可以特异性地对肿瘤及其转移灶进行定性、定位诊断。目前使用较多的抗肿瘤单抗有抗癌胚抗原单抗（CEA-McAb）、抗甲胎蛋白单抗（AFPM-McAb）等，临床所适用的肿瘤包括结直肠癌、膀胱癌、卵巢癌、肺癌、肝癌、乳腺癌、胃癌及黑色素瘤等。研究表明，肿瘤 RII 既能定性又能定位诊断肿瘤，既能显示原发灶又能探测全身转移灶，特别是能够发现其他诊断技术难于明确的隐匿病灶。但是肿瘤 RII 目前尚存在假阴性、图像对比度差及抗体的鼠源性等问题，研究人员正在试图通过使用组合抗体、抗体片段、生物素-亲和素预定位技术、基因工程技术等加以克服。

4. 肿瘤乏氧显像　是以乏氧组织显像剂作为示踪剂探测机体内缺血、缺氧组织的一种显像方法。在实体肿瘤中，肿瘤细胞的乏氧程度越高，对放疗及某些抗癌药物的敏感性越差，采用 SPECT 肿瘤乏氧显像技术无创性地评价肿瘤的乏氧程度，简便易行，为临床选择合理的肿瘤治疗方案提供客观依据，因此肿瘤乏氧显像有着良好的临床应用前景。^{99m}Tc-HL91 是一种非常有开发前途的新型乏氧显像剂。

5. 肿瘤前哨淋巴结显像　肿瘤区域内淋巴引流的第一站淋巴结称为该肿瘤的前哨淋巴结（sentinel lymph node，SLN），术前明确前哨淋巴结内有无肿瘤转移，对决定肿瘤的手术方式及淋巴清扫范围有着重要意义，而前哨淋巴结的识别与定位又是决定前哨淋巴结活检成功与否的关键，在肿瘤周围注入淋巴结能摄取的放射性药物，即可应用 SPECT 进行静态平面显像显示局部淋巴结。

6. 肿瘤多药耐药显像　肿瘤细胞同时对许多功能结构各异的细胞毒性化合物表现耐受的现象称为多药耐受（multiple drug resistance，MDR），简称多药耐药，肿瘤 MDR 的产生大多是由 *MDR* 基因编码的一种磷酸糖蛋白（P2gp）的过度表达所致的，目前肿瘤 MDR 显像主要用于肺癌、乳腺癌及软组织肿瘤等实体肿瘤患者化疗前 P2gp 的检测，为肿瘤化疗效果的预测及 P2gp 调节剂的合理应用提供客观依据。

（二）SPECT 肿瘤诊断的临床应用

1. 骨骼转移显像　SPECT 全身骨骼转移显像是发现骨转移最灵敏的方法，主要用于判断有无骨转移，确定肿瘤患者的分期和估计预后；判断骨痛发生的原因；评估各种治疗方案的疗效；了解病理性骨折的易发部位，及时采取预防措施。骨骼转移显像可以一次成像显示全身骨骼，探测成骨病变的灵敏度高，无绝对禁忌证并且价格低，所以一直是诊断恶性肿瘤骨转移的首选方法。全身骨骼转移显像在诊断骨转移时较 X 线检查灵敏，一般可早 3～6 个月，甚至更长的时间。目前，骨骼转移显像已成为恶性肿瘤患者治疗前和治疗后随访的常规定期检查项目。

全身骨骼转移显像检查方法简单，静脉注射骨骼转移显像剂 ^{99m}Tc-MDP 后 3h，病变的部位会因局部血流量、骨盐代谢和成骨活性的变化，对显像剂的吸收增加或减少，局部出现放射性浓聚或稀疏缺损等异常影像，据此判断病变的部位和性质。骨骼转移显像的缺点是特异性较差，炎症、外伤、良性骨骼疾病都可表现为放射性浓聚，临床分析需结合患者病史。

2. $^{99m}Tc(V)$-亚锡二巯丁二钠（$^{99m}Tc(V)$-DMSA）软组织肿瘤显像 $^{99m}Tc(V)$-DMSA 被肿瘤细胞摄取的确切机制尚不清楚。其临床应用如下：

（1）对甲状腺样癌病灶进行定性定位诊断，其灵敏度＞80%，特异性达 100%，以及治疗后随访，诊断残留与复发。

（2）定位恶性肿瘤及某些良性软组织肿瘤，辅助定性，了解复发、转移和浸润情况。对原发性软组织肉瘤诊断的灵敏度可达 90%～100%，特异性达 71%～78%。

（3）辅助定性与定位甲状腺以外的头颈部肿瘤。

3. ^{67}Ga-枸橼酸肿瘤显像 ^{67}Ga 显像的原理至今仍未完全弄清，^{67}Ga 属元素周期表上第ⅢA 族元素，其生物特性在许多方面类似 3 价铁离子，^{67}Ga 在血液中主要与转铁蛋白结合，然后转铁蛋白复合物可与肿瘤细胞表面的特异铁蛋白受体结合，进入肿瘤细胞。

^{67}Ga-枸橼酸肿瘤显像的临床应用有以下几方面：

（1）淋巴瘤辅助分期、预测治疗反应、评价疗效、诊断残留和复发。诊断淋巴瘤的灵敏度为 80%，特异性为 90%，原来阳性病灶经化疗和放疗转阴，不论肿块是否萎缩，表明细胞已不存活，预后良好，平均存活期比不转阴者长 1 倍。复发，治疗后转阴的病灶处再浓集 ^{67}Ga，几乎可以完全肯定是复发，较 CT 准确。

（2）肺癌辅助诊断和分期：^{67}Ga 对肺癌纵隔和肺门淋巴结转移的灵敏度为 90%左右，与 CT 相似，有互补作用，明显优于 X 线胸片和普通断层摄影，对肺癌的阳性率约为 85%，但一些炎症病变也可以显示阳性，需结合临床情况和其他检查结果一并考虑。

（3）其他：恶性黑色素瘤辅助分期、术后随访，恶性胸膜间皮瘤，肝癌辅助诊断，骨骼病变辅助定性，肿瘤与结节病鉴别诊断等。

4. ^{99m}Tc-甲氧基异丁基异腈（^{99m}Tc-MIBI）肿瘤显像 ^{99m}Tc-MIBI 为亲脂分子，所带正电荷与负电荷的线粒体之间的电位差促使 MIBI 进入细胞，其中 90%进入线粒体。临床上，一些肿瘤集聚 MIBI 的时间较短，与肿瘤多药耐药性有关，存在于细胞膜上的 P 糖蛋白能将 MIBI 主动清除出细胞。

临床应用：用于乳腺肿块显像、甲状腺肿瘤检查、甲状旁腺肿瘤检查、多药耐药研究，用于以破骨为主，伴实体瘤形成或颈椎等部位的骨转移性肿瘤，如甲状腺分化性癌、甲状旁腺癌、肾癌等显像，因为这些患者的骨转移灶在 MDP 骨骼转移显像中多呈放射性稀疏或缺损，不易被识别。

5. 肿瘤乏氧显像 乏氧显像剂也属亲肿瘤显像剂之一，能选择地浓集于乏氧组织或细胞中，可通过核素显像来评估肿瘤的乏氧程度。在实体肿瘤中，肿瘤细胞的乏氧程度越高，肿瘤的恶性可能性越大，而对放疗和某些化疗药物的灵敏度越差。用 ^{131}I、^{82}Br 或 ^{18}F 标记 MISO（misonidazole）见到肿瘤内的放射性浓集。目前，非硝基咪唑类乏氧组织显像剂的研究取得可喜的进展，其中酮类化合物的 HL91（BnAo）经 ^{99m}Tc 标记后在肿瘤组织有较高的浓集，且不具有细胞毒性，是一种非常有开发前景的新型乏氧组织显像剂。

临床应用：①鼻咽癌放疗前进行乏氧显像对鼻咽癌的放疗影响及确定生物靶区有一定的临床应用价值；②诊断原发肺癌的乏氧程度。

6. 奥曲肽（octreotide）肿瘤显像 octreotide 是人工合成的生长抑素（somatostatin）衍生物，用 ^{111}In 或 ^{131}I 标记的 octreotide 成功地显示了富含生长抑素受体的多种肿瘤，如垂体瘤和其他神经内分泌瘤、甲状腺髓样癌、副神经节瘤、嗜铬细胞瘤、胃肠道肿瘤和淋巴肉瘤，octreotide 不仅对肿瘤，而且对非肿瘤疾病也可以显示，如对肉芽肿病、结节病、类风湿关节炎也可显影。

临床应用：①定位生长抑素受体阳性的肿瘤，寻找转移灶，以利于正确分期、决定治疗方案；②决定是否采取生长抑素治疗；③生长抑素治疗后随访。

7. 甲状腺检查 甲状腺可特异性摄取放射性核素 ^{131}I、^{123}I、Na^{99m}Tc04，因此临床上运用放射性核素显像检查可以判断甲状腺结节的特征和性质。

临床应用：①诊断甲状腺功能自主性腺瘤；②诊断甲状腺髓样癌（medullary thyroid carcinoma，MTC），了解 MTC 转移、复发或残留情况；③定性、定位分化型甲状腺癌转移灶；④判断舌根部、舌骨下或胸骨后肿块的来源。

8. 前哨淋巴结显像 常用放射性药物有 ^{99m}Tc-硫胶体、^{99m}Tc-二乙基三胺五乙酸-人血清蛋白和 ^{99m}Tc-右旋糖酐，在恶性肿瘤表面或四周的皮下或黏膜下注射 ^{99m}Tc-硫胶体 1mCi/0.5ml 后即刻至 1h，对可能的引流区域进行多时相平面显像并在皮肤表面进行标记可能的前哨淋巴结位置，为术中淋巴结探查做标记。

临床应用：①辅助定位前哨淋巴结；②捕捉变异的淋巴回流路径；③判断恶性肿瘤淋巴结转移情况；④辅助诊断淋巴瘤；⑤观察引起淋巴系统功能、形态异常的各种良恶性疾病的发展和疗效。

9. 肾上腺髓质显像 间位碘苄胍与去甲肾上腺素结构相似，静脉注射后能被肾上腺髓质细胞摄取并储存在囊泡内从而用作肾上腺髓质显像剂，能显示嗜铬细胞瘤、神经母细胞瘤、类癌及 MTC，大剂量 ^{131}I-间位碘苄胍可用于恶性嗜铬细胞瘤治疗。

临床应用：①阵发性高血压患者除外嗜铬细胞瘤；②定性定位诊断异位嗜铬细胞瘤；③寻找恶性嗜铬细胞瘤转移灶；④辅助诊断神经母细胞瘤；⑤判断其他神经内分泌肿瘤的功能状况。

10. ^{201}TI 亲肿瘤显像 肿瘤摄取 ^{201}TI 的机制尚不清楚，可能和局部血流量、肿瘤活力、钠钾 ATP 酶系统、不依赖能量的共转运系统、钙离子通道系统、未成熟血管的渗漏、增加胞膜的通透性等相关。

临床应用：①对乳腺癌的灵敏度为 67%～93%，其特异性为 93%，对腋下淋巴结转移灵敏度低；②对甲状腺癌灵敏度为 35%～95%，其特异性为 94%～97%；③诊断恶性神经胶质瘤和脑膜瘤有高的灵敏度；④对直径＞2cm 的肺癌灵敏度可达 100%，特异性较低。

（三）PET/CT 显像在肿瘤诊断中的临床应用

PET 即正电子发射体层摄影（positron emission tomography），是目前国际上最尖端的医学影像诊断设备，也是目前在分子水平上进行人体功能显像的最先进的医学影像技术。

PET 的基本原理是利用加速器生产的超短半衰期同位素 ^{18}F、^{13}N、^{15}O、^{11}C 等标记的葡萄糖、氨基、胆碱、胸腺嘧啶、受体的配体及血流显像剂等药物作为示踪剂注入人体，参与体内的生理生化代谢过程，这些超短半衰期同位素是组成人体的主要元素，利用它们发射的正电子与体内的负电子结合发生湮没辐射，释放出一对方向相反、能量相等（511key）γ 光子，被探头的晶体所探测，得到高分辨率、高清晰度的活体断层图像，从分子水平显示机体及病灶组织细胞的代谢、功能、血流、细胞增殖和受体分布状况，为临床提供更多的生理和病理方面的诊断信息，因此，称为分子显像或生物化学显像。PET 在临床医学的应用主要集中于神经系统、心血管系统、肿瘤三大领域。

PET/CT 就是将 PET 和 CT 两种不同成像原理的技术有机、互补地结合在一起，各自发挥优点、弥补不足，从而获得一种反映人体解剖图像与反映人体分子代谢情况的功能图像完全融合的全新影像学图像。

（四）其他概念

1. 图像融合　是指将相同或不同成像方式的图像经过一定的变换处理使它们的空间位置和空间坐标达到匹配，图像融合处理系统利用各自成像方式的特点对两种图像进行空间配准与结合，将影像数据注册后合成为一个单一的影像。PET/CT 同机融合（又叫硬件融合、非影像对位）具有相同的定位坐标系统，患者扫描时不必改变位置，即可进行 PET/CT 同机采集，避免了由于患者移位所造成的误差，采集后两种图像不必进行对位、转换及配准，计算机图像融合软件便可方便地进行 2D、3D 的精确融合，融合后的图像同时显示出人体解剖结构和器官的代谢活动，大大简化了整个图像融合过程中的技术难度、避免了复杂的标记方法和采集后的大量运算，并在一定程度上解决了时间、空间的配准问题，图像可靠性大大提高。

2. 分子影像学　是在活体状态下，应用影像学对细胞和分子水平生物过程进行定性和定量研究的一门新兴学科，旨在利用现有的一些医学影像技术（主要是 PET、MRI 和光学 CT）对人体内部特定的分子进行无损伤的实时成像，快速、远距离、无损伤地获得人体分子的三维图像，它可以显示病变的早期分子生物学特征，从而为疾病的早期诊断和治疗提供可能性，也为临床诊断引入了新的概念，目前研究分子影像学并应用于临床的主要工具是 PET/CT。

3. FDG 的标准化摄取值　标准化摄取值（standardized uptake value，SUV）利用肿瘤组织摄取 ^{18}F-FDG 示踪剂作为半定量指标，间接反映其葡萄糖代谢率，临床通常用 SUV 值的大小来鉴别恶性肿瘤与良性病变，并提示肿瘤的恶性程度。例如，肺部结节 ^{18}F-FDG PETSUV＞2.5，提示恶性肿瘤可能性较大。其公式如下：

$$SUV＝病灶的放射性浓度（kBq/ml）/注射剂量（MBq）/体重（kg）$$

虽然研究表明组织 SUV 与其葡萄糖代谢率之间存在良好的相关性，但是 SUV 的测定存在许多影响因素，在具体应用时应考虑到，其主要影响因素有以下几点：

（1）摄取时间的长短，注射 FDG 后，SUV 值随时间延长而升高，90min 达到峰值，随后降低，但是不同肿瘤组织 FDG 的峰值时间不同，因此，影响不同肿瘤之间的可比性，即使在同一位受检者，不同的摄取时间，SUV 数值也可能产生很大的差异。

（2）一般来说，脂肪对 FDG 的摄取值明显地比一般的组织低，如果 SUV 计算区域的组织组成中有较多的脂肪就可能会将平均值拉低。

（3）血糖，FDG 和血液中的葡萄糖在细胞摄取时具有竞争作用，明显地影响 SUV 的数值。

（4）部分容积效应可引起小病灶 SUV 的改变。

（五）^{18}F-FDG PET/CT 显像在肿瘤诊治中的临床应用

1. 早期诊断　当疾病早期处于分子水平变化阶段，病变区的形态结构未呈现异常，MRI、CT 等检查阴性时，采用 PET 即可发现病灶所在，在临床症状出现之前诊断出疾病，为肿瘤的早期治疗提供最佳机会。国外资料证实，PET 可以使早期肿瘤的诊断率提高 30%～40%，如中国人民解放军总医院最近总结千余名无症状、CT、MRI 无结构异常的"健康"查体者发现 PET 显像对亚临床恶性肿瘤的发现率达 2%。

2. 肿瘤的良恶性鉴别诊断　绝大多数恶性肿瘤细胞具有高代谢特点，特别是恶性肿瘤细胞的分裂增殖比正常细胞快，能量消耗相应增加，葡萄糖为组织细胞能量的主要来源之一，恶性肿瘤细胞的异常增殖需要葡萄糖的过度利用，而大部分良性病变的葡萄糖代谢相对较低，^{18}F-FDG PET/CT 探测组织葡萄糖代谢改变具有很高的灵敏度，可以准确地对肿块进行鉴别，已经证明 ^{18}F-FDG PET/CT 显像在几种肿瘤良恶性鉴别诊断中极为有用，尤其是孤立性肺结节（solitary pulmonary nodule，SPN），SPN 是指单个、球形的、直径不超过 3cm 的肺内占位性病变，而且周围的肺组织正常，不伴肺不张和肺门异常。早期明确孤立性肺结节的良恶性诊断，一方面可以使肺癌患者抓住时机，及时进行手术及其他有效的治疗，以延长患者的生存时间和提高生存质量；另一方面可以减少不必要的开胸手术，降低患者的治疗痛苦，减少不必要的医疗费用。^{18}F-FDG PET/CT 显像是鉴别 SPN 或肿块良恶性的有效方法，经过多中心观察，其准确性可达到95%左右。

3. 肿瘤分期　^{18}F-FDG PET/CT 显像可明显提高肿瘤临床分期的准确性，提示肿瘤的恶性程度和预后，指导治疗方案的制订，国内外资料发现，PET 技术的应用使 30%～40%临床患者的治疗方案得到了合理改善，提高了治疗效果，并节约了社会医疗资源。

例如，非小细胞肺癌有无淋巴结转移对诊断、治疗和患者的预后至关重要，CT 检查、MRI 检查通常能够准确定位异常肿大的淋巴结，但肿大的淋巴结是否由肿瘤转移或炎性增生引起则难以判断，而 ^{18}F-FDG PET/CT 显像可以在淋巴结未肿大之前就检出有否肿瘤的转移，PET 一次检查可获得全身的断层图像，在判断图像时对肺癌常见的纵隔及肺门淋巴结转移，是同侧还是对侧，有无锁骨上淋巴结的转移及全身远处器官的转移（包括骨骼、肾上腺、肝、脑等）可以从不同的断面和角度进行观察，从而获得准确的分期。

4. 治疗效果评估　^{18}F-FDG PET/CT 显像对早期评价治疗效果是相当有效的，在化疗 1～2 个疗程后，病灶的 FDG 摄取明显下降或完全被抑制，对多数肿瘤（淋巴瘤、乳腺癌、肉瘤、卵巢肿瘤、肺癌、头颈部肿瘤、生殖细胞肿瘤、结直肠癌、肝转移癌）在化疗或放疗后作 FDG 定量分析对临床是有帮助的。早期发现治疗无效，是有必要的，可避免无效疗法的毒性作用并及时选择新的疗法。

在肿瘤治疗过程中，制订个体化的治疗方案并及时评价该方案的疗效，是非常重要的，尤其在治疗过程中，对疗效的预测可有助于治疗方案的及时修改与调整，治疗不良反应可以得到最大限度地减少或避免。^{18}F-FDG PET/CT 显像可在治疗开始后 1 周即为患者提供疗效评估，如有必要，可及时更换治疗方案，而不必等到治疗结束时再进行，目前常用预测疗效的手段主要为 CT、MRI 等传统影像学检查，其对于治疗后的纤维灶与肿瘤残留或复发的鉴别存在局限性，而且解剖学影像所探测到的肿瘤大小的改变常滞后于功能影像所显示的生化信息的改变，因此难以早期评估治疗效果。

例如，在部分小细胞肺癌中，某些化学药物的治疗可导致癌细胞产生耐药性，这类患者在化疗后虽然 X 线胸片可显示肿瘤范围的缩小，但如果 FDG 在肿瘤局部的摄取异常增高，常提示化疗无明显效果，并可能产生肿瘤的耐药性；相反，另一些患者在化疗后肿瘤范围未见明显变化，但局部 FDG 摄取明显减低，仍提示治疗方案有良好的效果。在肺癌放疗后出现肺的纤维化时，CT 较难将其与肿瘤的残余或复发进行鉴别，^{18}F-FDG PET/CT 显像有助于对两者的鉴别诊断，除常规放疗，在判断治疗疗效时，从代谢上的分析明显比从大小上分析要科学。

5. 肿瘤放疗前治疗计划的制订　现代放射治疗学要求最大限度提高肿瘤靶区的照射剂量，最大限度降低周围正常组织的剂量，这就要求肿瘤治疗靶区一定要精确，三维适形放疗（three dimensional conformal radiotherapy，3DCRT）是立体定向放疗技术新的发展，使照射的高量区在人体内的立体空间上与靶区的实际形状一致，照射高量区可以是不规则形状的，以符合肿瘤实际生长的形状，从而保护了只受到低剂量照射的肿瘤周围正常组织。目前病灶放疗野的确定主要通过 CT 模拟定位，CT 主要反映人体解剖的信息，而 PET 显像可直接反映肿瘤的某种病理学特征或代谢过程，是一种更灵敏、更准确的影像学诊断手段，CT 和 PET 的结合可更直观地提供病变生理及病理等信息。随着图像处理技术在医学领域的进一步应用，医学图像融合可在一幅图像上同时显示解剖结构与代谢信息，可提高对肿瘤的诊断、定级、定位和定量分析，为放射计划治疗的制订提供更充分的依据。目前的 PET/CT 设备已经将定位技术与适形放疗计划结合，根据病灶放射性的高低分布不同而进行剂量分布的制订，准确、清晰地显示器官的体积，达到肿瘤治疗的最大生物学效应，提高肿瘤放疗效果与患者的生活质量。

6. 术后或放疗后残余和（或）复发的早期诊断　肿瘤术后或放疗后可出现肿瘤周围组织水肿、纤维化和坏死，而临床表现和 CT、MRI 等常规检查很难鉴别诊断肿瘤放疗后残余和（或）复发与放射损伤，^{18}F-FDG PET/CT 显像则对头颈部肿瘤、胃肠道肿瘤、肺癌、乳腺癌等肿瘤放疗后残余和（或）复发较 CT、MRI 等常规影像检查有明显的优势，因为复发的肿瘤组织的代谢率明显高于治疗后形成的纤维瘢痕。

7. 寻找肿瘤原发灶　对于原发灶不明的肿瘤患者，明确原发灶部位是指导临床治疗的关键，常规检查，如 CT、MRI 等对原发灶的查找不如 PET/CT 灵敏度高。PET 为对其他显像方法怀疑是转移的病例进行鉴定提供灵敏的全身扫描断层的筛选方法。这在卵巢癌、头颈部癌、胰腺癌中具有确切的作用，25%不明来源的癌症可以发现原发病灶。

8. 药物开发　PET 技术可以实时、连线、无创地显示待测样品在体内的变化，准确监测新药对体内不同组织及在不同状态下的药理作用，具有突出的优越性。国外资料说明，开发 I 类新药，一般需要 10 亿～20 亿美元和 10～15 年研究周期；即使进入期临床试验，也仅有一半能获批准成为新药，PET 可使开发时间缩短到 6～8 年，节约一半以上的经费。

第六节　肿瘤病理学的基本概念

（一）增生

增生指组织细胞的增多，同时常伴有细胞的肥大，但无异型性，它是指在某种刺激（如理化的、生物的）因子作用下，组织细胞的生理性或病理性变化。一旦刺激因子去除，组织细胞一般可恢复到正常状态。在被覆上皮一般表现为上皮组织增厚、细胞增多，在间叶组织一般表现为细胞增多、排列紧密等。

（二）不典型增生

不典型增生属于癌前病变，指上皮细胞的异型增生，主要形态学表现为细胞核相对增大、核膜增厚、染色质增多、核形不规则、核质比例增大。其处于一种不稳定状态，在某种因素继续作用下可转变为恶性肿瘤；如去除某些因素，又可恢复至正常状态。现在很多学者倾向认为不典型增生可分两型，炎性不典型增生和瘤性不典型增生。炎性不典型增生一般不发生恶性转化，为 DNA 二倍体；瘤性不典型增生可发生恶变，是真正的癌前病变，多为 DNA 非整倍体，应密切随访观察。根据病变程度又可分为三级：①Ⅰ级，轻度，病变位于上皮全层的下 1/3；②Ⅱ级，中度，病变位于上皮全层的 2/3；③Ⅲ级，重度，病变几乎累及全层。

（三）原位癌

原位癌又称上皮内癌、浸润前癌、本位癌等。重度不典型增生的上皮细胞进一步发展可累及上皮全层，但未侵犯基膜，是最早期的癌，是不可逆转的。其特点是癌细胞的异型性更加明显，核形不规则，核膜增厚，染色质增粗，核仁突出，核质比例增大，有丝分裂增多；癌细胞 DNA 主要为增殖倍体及较多非整倍体。

（四）化生

化生通常指一种组织或细胞，在某些因素作用下，由一种组织或细胞转变为另一种组织或细胞。一般认为，组织的化生为器官或组织的保护性反应。例如，子宫颈管柱状上皮或腺上皮的鳞状上皮化生；支气管假复层纤毛柱状上皮的鳞状上皮化生；胃黏膜上皮的肠上皮化生。这些化生可以抵御有害因子对局部的侵袭。

（五）分化

分化即细胞由幼稚到成熟的过程。在肿瘤病理学中，分化是指肿瘤细胞与起源组织的成熟细胞的相似程度。肿瘤细胞分化越好，与其相应的起源组织的成熟细胞越接近；分化越差，成熟程度越低，则偏离正常越远，与相应的起源组织的成熟细胞形态上差异越大，肿瘤的恶性程度越高。病理学家根据细胞分化水平的不同，常将一些组织的恶性肿瘤分为高分化、中分化、低分化和未分化。分化与肿瘤的生长增殖潜能和恶性程度成反比。

（六）瘤样病变

瘤样病变是一组与肿瘤相似的增生性病变，其本质不是真性肿瘤，而是一种组织的畸形，如血管、错构瘤等。但有些组织的瘤样病变可转变成真性肿瘤，如色素性毛结节性滑膜炎可变为滑膜肉瘤，应视为癌前病变处理。

（七）间变

间变指在肿瘤病理学中细胞缺乏分化，与其起源的正常细胞差异很大，表现为显著的异型性、幼稚性和生长活跃性。细胞间变为一种分化未成熟且同时伴有异常分化的肿瘤细胞，即间变的肿瘤细胞不仅原始、幼稚、分化低，而且在分化过程中偏离常轨，发生了质的变化。

（八）癌前疾病

癌前疾病是一个临床概念，一种独立的疾病，在某种因素作用下，可以变成癌症，如胃癌前疾病、慢性胃溃疡、慢性萎缩性胃炎、胃息肉等。

（九）癌前病变

癌前病变是一个病理学概念，指各种上皮组织细胞的非典型性增生，是具有癌变潜能的良性病变。通常泛指任何肿瘤的前驱病变，也包括肉瘤的前驱病变，如胃黏膜非典型性增生、子宫内膜非典型性增生、乳腺导管上皮非典型性增生等。肉瘤前病变，如白血病前期、淋巴瘤前期等也是癌前病变。

（十）交界性肿瘤

交界性肿瘤又称交界性病变，为一种非独立性病变，是介于良性与恶性肿瘤之间的一大类病变；更多指的是瘤样增生与恶性肿瘤之间的一种病变。在某种因素作用下，病变可继续发展，有可能转变为恶性肿瘤。

（十一）隐匿癌

隐匿癌指原发癌非常小，临床上未能发现，首先发现的是转移性癌，如甲状腺隐匿性乳头状癌，其直径<1cm，但40%的病例术前已有颈部淋巴结转移。

（十二）微小癌

微小癌指体积很小的癌。各种器官的微小癌的标准不一。肝微小癌，单个癌结节或相邻两个癌结节的直径之和不超过3cm；小肝癌，直径<5cm，两者临床上多无症状，又称亚临床肝癌；胃微小癌，直径<0.5cm；小胃癌，直径<1.0cm。

（十三）浸润

浸润即某些物质或细胞在质或量方面异常地分布于组织间隙的现象。肿瘤浸润是恶性肿瘤的生长特征之一，是肿瘤细胞和细胞外间质在宿主多种因素调节下相互作用的结果，是肿瘤转移的前奏。

（十四）扩散与转移

扩散指肿瘤在生长过程中向邻近或远处的蔓延，包括向周围组织的直接蔓延和向远处播散。而转移为播散的一种方式，即肿瘤细胞脱离"母体"，通过某种渠道（如血道、淋巴道、腔道等）运转到与原发组织或器官不相连续的部位，在那里生长出同样一种类型的肿瘤。扩散与转移是两个不同的概念。

（兰州大学第一医院　卢星如　代环宇　王　惠　马　岩　张　峰）

第四章　肿瘤的外科治疗

第一节　肿瘤外科治疗概述

现代外科的手术时代开始于 1809 年 MacDowell 切除卵巢肿瘤，而在 1846 年 Warren 第一次于临床使用乙醚麻醉，因此开创了麻醉学的现代历史。1867 年 Lister 也首次应用并将消炎药、抗生素等药物用于外科手术的治疗中，外科术后感染和合并其他并发症的发生率因此大大降低，这些对肿瘤外科兴起及发展也起着巨大的推动作用。从最早 Halsted 乳腺癌的根治术确定了乳腺肿瘤外科手术治疗的基本原则，其后肿瘤外科的医生们都在实践着这一原则，在这一原则指导下，肿瘤外科治疗出现了根治术的重要理念。

1905 年 Wertheim 实施了宫颈癌根治术；1906 年 Crile 进行了颈淋巴结根治性切除术；1908 年 Miles 进行了直肠癌腹会阴联合根治术；1933 年 Graham 进行了肺癌一侧全肺切除术；1935 年 Whipple 进行了胰腺癌根治术。肿瘤外科治疗到今天已有百年历史，在这期间，尤其是 20 世纪 60 年代以后，随着科技进步及对肿瘤生物学特性、肿瘤播散转移途径的认识不断加深与肿瘤早期诊断技术的不断提高，肿瘤外科经历了巨大的变化。20 世纪最后 20 年，随着科学技术的迅猛发展，肿瘤外科学在承上启下中，也有了长足的进步和新的内涵，肿瘤外科工作者在继承和发扬前辈们的成功经验中，也在不断地推进和探索各种肿瘤的最佳治疗模式，为进一步提高生存率和提高生活质量而不懈努力。

今天，肿瘤外科治疗已经成为肿瘤治疗中最重要的手段之一。外科手术已从单一治疗手段，发展为综合治疗中的主要组成部分。肿瘤外科的基本观念也随之发生了很大的变化，建立在以解剖学、生物学、免疫学和社会心理学基础上的现代肿瘤外科学，已经代替了以解剖学为基础的传统肿瘤外科学。肿瘤外科从根治到改良根治的发展，从单一学科治疗到多学科参与，从功能破坏到保留功能，从大范围手术到微创手术，手术根治率与生存质量同步上升。

（一）单纯肿瘤切除——萌芽阶段的肿瘤外科

公元前 1600 年古埃及的记载中，早已有外科手术治疗肿瘤的探讨。但长期以来，外科医生对肿瘤的治疗，也仅限于对四肢、乳房及其他体表肿瘤的简单切除或烧灼，直到中世纪一直由文化水平不高的理发师充当施术的匠人。Dr. Ephrain McDowell 于 1809 年的圣诞节在家中施行了剖腹及卵巢肿瘤切除术，切除一个重达 22 磅（1 磅＝0.45kg）的卵巢肿瘤，这是第一次成功地施行脏器肿瘤切除术，患者术后存活 30 年。18 世纪中叶，继 1700 年发明显微镜后，Johannes Muller（1838 年）及 Rudolf Virchow（1858 年）建立了较完整的细胞病理学。Vesalius 发现了淋巴系统并建立了癌症的淋巴学说，认为恶性肿瘤是一种涉及淋巴系统的疾病。Henri Francois Le Dran 描述了乳腺癌自原发部位转移至区域淋巴结，但其后又发生更广泛的播散而成为全身疾病。

肿瘤外科专业的发展和外科历史密切相关。随着麻醉术及抗菌术的发展，手术能在更安全的无痛条件下施行，外科也得到相应的发展。例如，William Halsted 指出的，以美国麻省总医院为例，在发明乙醚的前 10 年，手术量仅为 400 例，但其后的手术量以每 10 年 4～5 倍的速度递增。由于建立了无菌外科技术，围手术期的死亡率也有了明显降低。这些均为日后肿瘤外科的发展打下了基础。

19 世纪中后叶，欧洲的两位外科医师 Theodor Billroth 及其学生 Theodor Kocher 成为开创肿瘤外科的先驱。Billroth 首先报道对远端胃癌成功地施行胃部分切除术及胃十二指肠吻合术，其后又建立了 Billroth Ⅱ 术式，1872 年又成功地施行了食管胃切除术，1873 年又做了喉切除术、小肠广泛切除术及重建术，因而被誉为现代胃肠外科之父。

Theodor Kocher 于 1909 年因在甲状腺生理及外科方面杰出的划时代贡献而成为第一个被授予诺贝尔奖的外科医生。如果说 Billroth 是一名粗线条的、快速的手术者，Kocher 则以其精巧、细腻的解剖技术而为人称道。继这两位先驱者之后，19 世纪后叶，各种肿瘤切除手术蓬勃开展：Pean 于 1879 年完成了第一例胃癌根治性切除，1887 年 Schlatter 与 Kraske 描述了经骶部径路做直肠癌切除，1883 年 Czerng 与 1894 年 Maunsell 分别介绍了经腹、会阴联合径路的直肠癌切除术。肿瘤外科借各种相关基础学科及外科的发展，逐渐成为外科中的一个分支。

（二）癌症"整块"切除根治术——广泛切除的肿瘤外科

1890 年 William Stewart Halsted 首先提出了乳腺癌"整块"切除的根治概念，他认为由于乳腺癌一般有首先转移到腋部的倾向，因此外科医师做乳腺癌根治性切除术时，必须将乳腺腺体连同覆盖在腺体上的乳头、皮肤、胸肌及腋窝等淋巴结组织整块地切除。他认为乳腺癌早期仅只是一种区域性的疾病，顺序地从局部病变向周围淋巴结发展，而在晚期才会向全身播散，据此也认为只有当向锁骨上的淋巴结转移时，外科医师才考虑同时采取锁骨上淋巴清扫术。在这一理念的指导下，他总结了 200 多例乳腺癌术后的随访结果，其中 60 例病变局限在乳腺内的患者，75%的患者被治愈，110 例患者发生腋部转移，结果显示患者 5 年存活率为 31%，有超 40 例腋部及锁骨上的地方均有淋巴结转移的病例，他认为肿瘤只是一种"局部病损"，并不据此就认为骨、肺、肝等的转移就是经血道转移所导致的。据此这一肿瘤外科的治疗原则被广泛地接受，且开始应用于其他实体肿瘤，作为今后的广大肿瘤外科医师所遵循的外科准则。乳腺癌的外科手术也在此原则下发展成为了乳腺癌扩大根治术。

Dr. George Crile 于 1906 年进行了颈部淋巴结的整块切除，颈部淋巴结的整块切除到 20 世纪 50 年代仍是治疗颈部肿瘤的典型的淋巴结清扫技术。但是头颈部肿瘤常因为诊断时病变已经较严重，导致术后容易复发，以致 20 世纪初期，不少著名的肿瘤外科医师如 Ewin 等均主张采用镭进行放疗。在 20 世纪 40 年代及 50 年代头颈外科迅速发展，在 Dr. Hayes Martin 领导下不但建立了如针吸细胞学等的诊断技术，而且也据此成立了头颈外科医学会。麻醉技术及抗菌技术的不断提高使得对以往无法采取手术治疗的如鼻旁窦癌等头颈部肿瘤都可以进行肿瘤扩大切除及辅助以镭的放疗，甚至对累及筛板的鼻腔神经胶质瘤等也可施行颅面联合剜出术。

结肠癌虽在 18 世纪末已施行切除术，但当时并未做淋巴结清除，直到 19 世纪 30 年代才建立典型的结肠癌区域淋巴结清除及一期吻合术。W. Ernest Miles 于 1908 年发表的直肠癌经腹会阴联合切除技术沿用至今，这是根据他认为直肠癌的淋巴转移途径不仅向上，也向侧方及下方转移的研究结果。施行该术后不但将留下永久性的结肠造瘘，同时也将有近半数男性患者遗留性功能障碍。Alexander Brunschwig 于 1948 年创建了盆腔多个脏器一并整块切除治疗晚期盆腔肿瘤的技术，对个别仍局限于盆腔但局部难以切除的直肠癌甚至考虑做半体切除术（hemicorporectomy）。

Wangensteen 由于发现胃肠道癌常因术后局部复发而导致手术失败，因而建议在术后 6～9 个月尚未发现有复发前，常规地做再次剖腹术（second-look laparotomy），以切除可能存在的复发灶。

Handley 于 1907 年详细观察了恶性黑色素瘤的病理特点，观察到瘤细胞可通过皮下淋巴管转移，因此建议皮肤切缘至少距离病灶 1 英寸（1 英寸约为 2.54cm），皮下切缘应更广，达 2

英寸，直到深筋膜一并切除。其后又建议对肢端的恶性黑色素瘤做截肢及区域淋巴结清扫，此观点被沿用多年。由于软组织肉瘤常因局部切除而导致术后复发及死亡，因此在将近半个世纪内外科医师均主张对这类肿瘤做高位截肢，切至受累肢体的近侧关节以上，甚至做半骨盆、半体切除等，虽然降低了局部复发率，但并不能解决远处转移，且对患者造成精神及功能上的很大损害。

上述这些以单纯解剖学为基础、主张广泛切除的肿瘤外科开拓者的成就，从历史的整体观点来说，无疑奠定了现代肿瘤外科学的基础，但肿瘤外科随着人们对肿瘤本身认识的加深仍在继续进步。多学科治疗所取得的进展已逐渐改变了外科医师的作用。历史上，肿瘤治疗曾只涉及外科手术，而现今单纯外科手术只适用于少数肿瘤患者，于是肿瘤外科逐渐进入其发展过程的第三阶段。

（三）适度的癌症根治术——保存组织及功能的肿瘤外科

20世纪上半叶以来，肿瘤外科在广泛切除以提高疗效的观点影响下，外科技术及麻醉学的发展使不少肿瘤的治疗疗效有很大提高，肿瘤外科也有了较快发展，成为外科领域中一个独立的亚科。

但随着人们对肿瘤发生、发展、浸润、转移机制的认识不断加深，以及放疗、化疗、内分泌治疗学等学科的发展，人们的观念有所转变，逐渐认识到肿瘤的治疗不仅不能单纯依靠扩大手术范围来提高疗效，而且由于不少患者术时已有亚临床转移灶的存在，更不是单纯手术所能奏效的。尤其是肿瘤外科治疗的不是局部的肿瘤而是患有癌症的患者，因此扩大根治术可能发生的并发症及术后的生活质量，以及对患者的精神、心理及功能方面带来的影响更需被考虑到。

综合地评价根治术的社会效果，要求肿瘤外科不但应有较高的生存率，术式还应更安全，患者生活质量更高。肿瘤外科正在经历从"解剖型手术"到"功能保护解剖型手术"的转变。

第二次世界大战后，芬兰的Mustkallio于1954年首次报道了127例早期乳腺癌患者做原发病灶局部完整切除及术后于局部和腋窝予以21Gy放疗的疗效，其结果与根治术相仿，且局部复发率很低。随后Crile、Peters及多个前瞻性的随机分组报道均证实了上述结果。在此基础上，负责美国乳腺癌及肠癌外科辅助治疗全国协作的Dr. Bernard Fishes修正了Halsted的观点，指出乳腺癌在其早期就已是一种全身性疾病，此观点现已被广泛接受。随着时间及经验的积累，现研究者也逐渐认清对头颈部肿瘤即使单纯做更为广泛的根治性切除手术，也常由于淋巴结外的播散而导致手术失败，而多学科的综合治疗效果要较单纯手术或放疗的效果更佳，从而出现了各种较有保留的颈淋巴清扫术。现已证实对甲状腺癌或某些病情较轻的头颈部肿瘤做保留副神经、胸锁乳突肌及颈内静脉的预防性颈清扫，其结果与经典的颈清扫同样有效，甚至考虑到对外观及功能的影响，是否对某些头颈部肿瘤不必做颈清扫。

20世纪初肿瘤外科医师相信为了防止直肠癌术后复发，至少要切除远侧5cm以上的直肠，直至1939年Dixon注意到在Hartmann手术后遗留的直肠远端很少有肿瘤局部复发，而报道了直肠癌的低位前切除术，其后发现直肠癌主要向近侧发生淋巴转移，且其沿肠壁浸润很少超过2cm，从而使多数直肠癌患者可安全地保留肛门，并减少膀胱及性功能障碍，其后又发展了自动吻合器，以克服保留肛门手术受限于盆腔过狭等技术因素。

自Norman Nigro于1983年报道了化放疗联合治疗肛管癌的疗效后，在20世纪80年代初期氟尿嘧啶、丝裂霉素及放射治疗的疗效优于经腹会阴联合切除术对肛管癌的疗效已明确。目前除已侵及肛周皮肤及肛缘时仍首选手术治疗外，放化疗联合治疗已代替手术成为肛管癌的第一线治疗方案。

世界卫生组织曾资助对恶性黑色素瘤治疗进行的前瞻性的随机分组研究,研究对病变不超过 2mm 深度的黑色素瘤,分别比较切缘为 1cm 及 3cm 的疗效,证实了早期病变可施行较小切除范围的手术,从而修正了黑色素瘤手术的根治原则。至于在临床上无淋巴结增大体征时,对黑色素瘤是否须做区域淋巴结清扫,至今仍有争论。

软组织肉瘤的治疗,自发现该类病变对放射线有一定敏感性后,治疗方法也有了很大改变。早年 Bowden 及 Booher 提出肢体的肉瘤须将受累肌群自其起点到止端完整切除,现已清楚只要切除至肌肉切缘无肿瘤细胞已足够,较保守的手术辅以放疗已被证实只切除至肌肉切缘无肿瘤细胞对控制肿瘤的局部及区域性复发的疗效并不亚于截肢术。综上所述,不难看出肿瘤外科趋向于缩小手术范围,更注意保存功能及借助于多学科的综合治疗以提高疗效。

第二节　肿瘤的外科治疗原则

肿瘤因其性质不同而外科治疗不同,良性肿瘤外科手术如能将肿瘤及其包膜完整切除,术后一般不会复发,对患者寿命也无影响。恶性肿瘤则不同,早期彻底手术切除,预后良好,中、晚期手术者则治疗预后差。复发转移性癌尚需再次行外科治疗。

(一)良性肿瘤的治疗

人体不同部位的肿瘤,良恶性比率相差较大。良性肿瘤多存在于皮肤和软组织中,如皮脂腺囊肿、脂肪瘤、纤维瘤、神经瘤、神经鞘瘤、甲状腺腺瘤、乳腺纤维腺瘤等。浅表肿瘤可以用冷冻、激光、电灼及手术切除等方法治疗。位置较深的肿瘤,大多仍以手术切除为宜。

1. 手术时机　良性肿瘤手术的早晚,虽一般不影响其预后,但如不治疗,肿瘤会逐渐增大,内脏肿瘤还会对邻近器官产生压迫,影响功能,肿瘤可能并发糜烂、坏死、出血等并发症,还有可能发生恶变。因此,良性肿瘤仍主张早期手术。如良性肿瘤出现危及生命的并发症,应做紧急手术,如巨大甲状腺肿瘤压迫气管引起的呼吸困难。

2. 注意事项　①对外露部位肿瘤进行手术时应注意美容,老年人虽在这方面要求低,亦应注意到。②切除任何部位肿瘤时,应考虑到对机体功能的影响,如神经鞘膜瘤手术时,若将神经切断,神经功能将丧失,若将神经纵轴切开,剜除肿瘤,神经功能则不受影响。③对任何部位肿瘤进行手术时,都应注意肿瘤部位的解剖结构及生理功能,避免术中损伤其他组织和器官而带来并发症,如听神经瘤,是位于蝶骨嵴的良性脑膜瘤。④部分良性肿瘤,由于肿瘤细胞具有内分泌功能,产生一组临床症候群,如肾上腺皮质腺瘤、髓质嗜铬瘤等。术前、术后必须认真准备与治疗,如肾上腺腺瘤,术中、术后补充皮质激素,嗜铬细胞瘤术前服用 α 受体阻滞剂酚苄明扩张血管,增加血容量,以降低手术期死亡率。⑤良性肿瘤切除后,应常规进行病理学检查,如结节性甲状腺肿患者可能为甲状腺癌潜在患者。

(二)恶性肿瘤的治疗

原发性恶性肿瘤的首次外科治疗方法取决于患者的全身和局部情况,某些恶性肿瘤多见于老年人。成都西部肿瘤研究所在外科治疗前必须了解患者的年龄、精神状态、心肺功能等全身情况,还应检查有无糖尿病、心脏病及肺部、肝脏、肾脏、血管等部位疾病同时存在,了解肿瘤局部情况。根据 TNM 分期,考虑实施的手术方式,同时考虑患者能否耐受所选择的术式和麻醉及术中、术后可能出现的并发症。

每一种手术都有一定的死亡率和并发症,医生应做好各方面的工作,尽量使其发生率降低到最低水平,将术中、术后可能出现的并发症等对家属交代清楚,以求得理解和配合。有些病例只有在术中探查后,才能决定肿瘤能否切除,如不能切除,患者则不必要接受麻醉和做一个大切口,有些病例,肿瘤虽然切除了,但有可能出现明显畸形或功能丧失,或正常管道的改道。

经过外科手术治疗，大多数患者是可以得到根治或延长生存时间的。

存在下列情况时，外科治疗应慎重考虑：①若进行比较彻底的手术，有可能导致过高的围手术期死亡率。②手术可能导致残废。③以非手术方法治疗，如放疗、化疗、电化疗等能获得与手术相同的效果。

恶性肿瘤的外科治疗原则：

1. 根治性切除术　恶性肿瘤的根治性切除术是指包括原发肿瘤器官或组织的大部分或全部及引流淋巴组织和区域淋巴结的"整块"切除手术。手术的先决条件是患者全身情况能耐受这一手术。不同部位的肿瘤所切除的范围不完全相同，同一部位肿瘤，由于其细胞分化程度不同，生物学特性不同，切除范围也不同，恶性程度高的切除范围大。

2. 姑息性手术　指肿瘤虽然出现远处转移，但病变器官大部分或全部包括原发病灶能够手术切除者，若患者全身情况允许，虽不能根治性切除，仍可行姑息性手术，术后配合化疗、放疗等治疗。如食管癌病变边缘已有广泛转移或明显向外侵袭（T4），开胸探查不能行根治性切除，但仍能做包括病变上下 5cm 切除者，可以切除病灶后行食管与胃或空肠吻合术。大肠癌若原发灶与转移灶（如肝转移）均能切除者，可将其一并切除，对原发灶能切除而转移灶不能切除者，可行原发灶切除并肝动脉插管行化疗。肾癌有肺转移时，若肾原发肿瘤与周围组织无明显粘连，能够完整切除，可以切除肾脏原发肿瘤和肺内转移灶行全身化疗或动脉插管介入性化疗。乳腺癌患者为年老体弱或合并有重要器官功能不全而不能耐受根治手术者，如晚期癌肿破溃出血，可行包括肿块在内的全乳腺姑息性手术。绒毛膜上皮癌并肺转移时，切除原发灶配合化疗可使肺内转移灶消失治愈。

3. 减状手术或非切除性外科治疗　指晚期肿瘤既不能根治，又不能行姑息性手术，只能做一些减轻症状的手术，可以减轻瘤荷，减轻患者痛苦，或延长患者一定时间的生命。依据不同部位的肿瘤选择不同的手术方式，如原发性肝癌，左右叶均有多发病灶，或病灶位于肝门或大血管无法切除，或复发性肝癌不能切除，或肝癌灶虽只占半肝，但另半肝有中度以上肝硬化，预计切除后余肝功能不能代偿，或癌破裂出血并癌灶不能切除，出血难以控制时，可以行患侧肝动脉结扎或肝动脉栓塞及肝动脉置管化疗等。部分病例经上述治疗后，肝癌肿块缩小，有可能行二期手术切除病灶。食管癌病变已明显浸润周围器官并形成冻结状态及食管完全梗阻不能进流食者，可选择食管胃吻合术、腔内置管术、胃造瘘术或空肠造瘘术，以解决患者营养问题。

4. 其他手术　手术可起到间接作用，如切除卵巢治疗乳腺癌，切除睾丸治疗前列腺癌。

5. 手术与放疗、化疗合并应用　手术前放疗、化疗可以使一部分肿瘤降期，减少肿瘤细胞转移，为手术切除创造条件，达到根治性切除。姑息性手术、减状手术后，配合化疗、放疗等可以延长生存期或提高治愈率。因而，手术虽然是治疗老年肿瘤的重要方法，但亦应配合其他疗法。

第三节　外科手术的无瘤原则

1890 年，Halsted 创立乳腺癌根治术，首次阐述了肿瘤外科手术的基本原则，即不切割原则和整块切除原则。20 世纪 60 年代以后，以防止复发为目的的无瘤原则逐渐得到重视。无瘤原则是指应用各种措施防止手术操作过程中离散的癌细胞直接种植或播散。不恰当的外科操作可以导致癌细胞的医源性播散，因此，肿瘤外科必须遵循无瘤原则。

（一）侵袭性诊疗操作中的无瘤原则

1. 选择合适的操作方法　肿瘤的播散途径及形式各不相同，应根据肿瘤的类型、大小及生物学特性等选择合适的操作方法。穿刺活检（needle biopsy）即将穿刺针刺入瘤体，抽吸组织细胞进行病理学检查。穿刺活检有导致针道转移的可能，因此，经皮内脏肿瘤穿刺应慎用，特别是对血供丰富的软组织肉瘤不宜采用穿刺活检。切取活检（incisional biopsy）是指切除部分肿瘤活检，有可能导致肿瘤播散，应慎用。切除活检（excisional biopsy）即将肿瘤完整切除后活检。因不切入肿瘤，故可减少肿瘤的播散，是一般肿瘤活检的首选方式。体积小，位于皮下、黏膜下、乳腺、淋巴结等处的肿瘤，宜行切除活检。无论何种操作方法，均应操作轻柔，避免机械挤压。

2. 活检术的分离范围和切除范围　在解剖分离组织时，尽量缩小范围，注意手术分离的平面及间隔，以免癌细胞扩散到根治术切除的范围以外或因手术造成新的间隔促进播散。在切除病变时，应尽量完整，皮肤或黏膜肿瘤的活检应包括肿瘤边缘部分的正常组织，乳头状瘤和息肉的活检应包括基底部分。

3. 活检操作时必须严密止血，避免血肿形成　因局部血肿常可造成肿瘤细胞的播散，亦造成以后手术的困难。对肢体的癌瘤应在止血带阻断血流的情况下进行活检。

4. 活检术与根治术的衔接　活检术的切口应设计在以后的根治性手术能将其完整切除的范围内；穿刺活检的针道或瘢痕也必须注意要在以后手术时能一并切除。活检术与根治术时间间隔衔接得越近越好，最好是在有冷冻切片的条件下进行，因为冷冻切片在 1h 左右便可获得诊断，有助于决定是否进一步手术。

（二）手术进行过程中的无瘤原则

1. 不接触的隔离技术（no-touch isolation technique）　活检后应更换所有的消毒巾、敷料、手套和器械，然后再行根治手术；切口充分，便于显露和操作；用纱垫保护切口边缘、创面和正常脏器；对伴有溃疡的癌瘤，表面应覆以塑料薄膜；手术中术者的手套不直接接触肿瘤；手术中遇到肿瘤破裂，需彻底吸除干净，用纱布垫紧密遮盖或包裹，并更换手套和手术器械；若不慎切入肿瘤，应用电凝烧灼切面，隔离手术野，并扩大切除范围；肠襻切开之前，应先用纱布条结扎肿瘤远、近端肠管。

2. 不切割原则和整块切除的根治原则　应严格遵循此原则，禁止将肿瘤分块切除，切线应与肿瘤边界有一定的距离，正常组织切缘距肿瘤边缘一般不少于 3cm。肌纤维肉瘤切除时要求将受累肌群从肌肉起点至肌肉止点处完整切除。

3. 手术操作顺序

（1）探查由远至近：对内脏肿瘤探查应从远隔部位的器官组织开始，最后探查肿瘤及其转移灶，手术操作应从肿瘤的四周向中央解剖。

（2）先结扎肿瘤的出、入血管，再分离肿瘤周围组织：手术中的牵拉、挤压或分离等操作都有可能使肿瘤细胞进入血液循环，导致肿瘤细胞的血行播散，因此，显露肿瘤后应尽早结扎肿瘤的出、入血管，然后再进行手术操作，可减少癌细胞血行播散的机会。

（3）先处理远处淋巴结，再处理邻近淋巴结，减少癌细胞因手术挤压沿淋巴管向更远的淋巴结转移。

4. 尽量锐性分离，少用钝性分离　钝性分离清扫彻底性差，且因挤压易引起肿瘤播散，应避免或少用，尽量使用刀、剪等锐性分离。另外，手术时采用电刀切割，不仅可以减少出血，而且可以使小血管及淋巴管被封闭，且高频电刀有杀灭癌细胞的功能，因而可以减少血行播散及局部种植。

5. 术中化疗药等的应用　术中可定时用氟尿嘧啶、顺铂等抗癌药物,冲洗创面和手术器械；标本切除后，胸腹腔用蒸馏水冲洗；术毕可用 2%氮芥溶液冲洗创面，减少局部复发的机会。

有报道表明，0.5%甲醛可有效地控制宫颈癌的局部复发。肠吻合之前应用二氯化汞或氟尿嘧啶冲洗两端肠腔，可使结肠癌的局部复发率由10%降低到2%。

第四节　恶性肿瘤的微创治疗进展

（一）目前肿瘤的治疗现状

随着诊断治疗技术的提高，肿瘤已成为一种慢性病。恶性肿瘤正在成为21世纪人类的第一杀手。

恶性肿瘤是以细胞异常增殖及转移为特点的一大类疾病，其发病与有害环境因素、不良生活方式及遗传易感性密切相关。

我国的癌症危害日趋严重。随着社会经济的发展，癌症的主要危险因素并未得到相应控制。在我国当前肝癌、胃癌及食管癌等的死亡率居高不下的同时，肺癌、结直肠癌及乳腺癌等的死亡率又呈显著上升趋势。

随着医学科技的进步、对癌症发生发展机制的逐步认识，以及靶向药物和治疗技术不断创新，癌症目前已经成为了可被控制的慢性病。癌症不但可防，而且可治。世界卫生组织的数据表明：1/3的癌症可以预防；1/3的癌症可以早诊而治愈；1/3的癌症患者可改善症状，延长生命。癌症不等于死亡，新的治疗方法不断出现，治愈率不断提高。

在肿瘤的临床治疗中，手术、化疗、放疗、中西医综合治疗等传统治疗方法都各有特点和优势，但也都有其局限性与缺陷。

手术对于早期肿瘤可取得根治性效果，但中晚期肿瘤患者常失去最佳手术时机而且传统手术创伤较大。放疗在许多肿瘤治疗中作用明显，如头颈部肿瘤、直肠癌、乳腺癌、脑瘤等，但因其严重的不良反应，如放射性肺损伤、骨髓抑制等，严重影响生活质量反而降低了临床受益率。化疗是把双刃剑——既杀伤了肿瘤细胞，又对人的正常组织和免疫系统造成一定的损害。同时对晚期患者来说局部肿瘤负荷大及存在肿瘤细胞的多药耐药现象，治疗疗效并不理想。

所以，人们一直盼望能找到一种既能有效杀灭癌细胞，又能尽量保护正常组织的治疗肿瘤的方法。近年，肿瘤的微创疗法异军突起，引人注目。现在，影像导引的肿瘤微创治疗在国际上已被列为肿瘤治疗的第四大手段，成为非常有前景的领域。

（二）肿瘤微创治疗的概况

1. 肿瘤微创治疗的概念　肿瘤微创治疗是肿瘤治疗的新模式，是一种人性化、理性化、个体化的治疗模式。它是一种集先进的医学影像学技术及药物、生物和基因等高新技术为一体的现代肿瘤治疗方法。其基本操作程序是：在CT、B超、数字减影血管造影或内镜等影像设备引导下，用穿刺针对肿瘤进行穿刺，然后再采用放射、物理或化学方法，直接杀灭实体肿瘤。

其特点是不开刀，创伤小，并发症少，定位精确，治疗安全。肿瘤微创治疗的适应人群是不适应手术、放疗和化疗的患者，或手术后复发、残留，或放疗、化疗复发或不敏感的实体肿瘤患者，肿瘤微创治疗尤其对不能或不愿手术而又不能接受放疗或化疗的老年肿瘤患者，更能发挥其治疗优势。

2. 肿瘤微创治疗的分类　微创外科：在直视下进行肿瘤微创治疗，除了微创手术之外，通过胸腔镜、腹腔镜、胆道镜，进行肿瘤微创治疗，目的就是要切除肿瘤，还可以在直视下对肿瘤实施微波治疗、冷冻治疗。

微创介入：是借助影像引导进行的肿瘤微创治疗，使用B超、透视、CT、MRI等，将特制的导管、导丝、穿刺工具等精密的器械，直接引入到人体，对病变进行诊断、取活检或进行局部的治疗。由于使用各种导丝、各种穿刺针，导丝可以弯曲，切口很小，穿刺针很细，介入治疗就有不开刀、创伤小、恢复快、效果好的特点，特别是在肿瘤治疗方面，微创治疗发挥着越来越大的作用。按照治疗的途径，介入治疗分为血管内治疗和非血管治疗。非血管治疗进一步分实质内介入和腔道内介入，因此介入治疗可以分为血管内介入治疗、实质内介入治疗、腔道内介入治疗。

肿瘤微创治疗通常指的是微创介入，但不绝对，如腔镜下行微波治疗或冷冻治疗。目前，肿瘤微创治疗的方法不断增加，如放射性粒子和化学粒子组织间置入、射频消融、多种药物消融、微波刀、氩氦刀、超声刀、"多弹头"射频、骨水泥、激光、腔镜、内镜、化疗栓塞等治疗方法。

3. 肿瘤微创治疗的优势

（1）创伤小，只需在体表开很小切口或不需切口，恢复快。

（2）局部疗效确切。

（3）定位准确，选择性好，能最大限度地保护正常组织器官功能。

（4）是对传统治疗的有效补充，对早期肿瘤可起到根治作用，对晚期肿瘤可达到减瘤等姑息治疗目的。

肿瘤微创治疗是一种局部治疗手段，在控制和消除局部病灶方面，与化疗和生物治疗等手段相比有绝对优势，但它并不是万能的。在实际工作中我们不能片面追求微创化。只有严格掌握其适应证，合理选择适当手段，并结合其他有效方法，才能充分体现微创治疗的优势，提高治疗效果。例如，肺癌冷冻联合化疗治疗。

（三）问题和展望

1. 日益趋向精确定位、精确治疗 现代医学影像学是肿瘤微创治疗精确导向的"眼睛"。先进的诊断与定位技术使肿瘤微创治疗日益趋向精确定位、精确治疗。我们应借助多种手段的影像设备和影像技术，利用影像设备和技术的适时监控和精确导向、定位进行有效的靶向治疗。一步到位的精确定位与一步到位的精确治疗体现了 21 世纪肿瘤微创治疗的全新特色，是肿瘤微创治疗优于传统治疗模式的重要之处。

近年来，适时监控设备和技术的出现及对微小病灶的精确判断与分析的提高进一步改善了肿瘤治疗的针对性和疗效，如 MRI 导向下的超声聚焦治疗可以实时监控肿瘤组织的坏死，从肿瘤功能方面实时指导治疗；PET/CT 导向下的肿瘤微创治疗具有功能显像和高空间分辨率双重优势，对残存肿瘤病灶及转移性肿瘤具有较高的价值，治疗的准确率可达 90%～100%，而且为肿瘤能否得到根治性治疗在循证医学上得到更好的支持和评价。

2. 序贯联合模式 是以肿瘤的生物学行为和患者个体状况为基础，以对肿瘤产生最大程度破坏和最大限度保护人体生理功能、免疫功能为原则，按照科学的次序将数种微创治疗方法有机结合起来，以达到优势互补、提高疗效为目的的微创治疗模式。

以原发性肝癌为例，将肝动脉栓塞化疗（transcatheter arterial chemoembolization，TACE）、消融治疗两者序贯联合应用，即在 TACE 的基础上，经过肿瘤残留活性成分的影像学判断与分析，对肝内病变进行消融治疗，可使病变区肿瘤组织（包括残留病灶、子灶和微小病变）完全坏死，进一步提高了治疗的效果。其机制为：①越来越多的证据显示原发性肝细胞癌是一种多发性病变（多中心起源或早期即沿门静脉播散）。TACE 治疗优点为器官水平的整体治疗，在抗血管治疗中也发挥重要的作用，能有效地减少肿瘤区的血供，而且减少了治疗过程中由于血液流动造成的药物或热量流失，使消融治疗的效果明显增强，在此基础上再行消融治疗，可以克服单纯 TACE 治疗后病变完全坏死率较低的不足，最大限度地杀灭碘油沉积区或其周围残存的肿瘤细胞，使肝癌的完全坏死率明显提高。②TACE 在对肝癌子灶、肝内微小病变进行治疗的同时，可通过碘油标记肝内病变（包括子灶及微小病变），从而克服消融治疗较易遗漏肝内较小病变和微小转移性病变的不足；同时可以为下一步消融治疗提供较为准确的依据。③消融治疗可明显延长 TACE 治疗的时间间隔，减轻了多次反复 TACE 治疗引起的肝功能损害及其所产生的较重的并发症，提高了患者的生存质量和远期生存率。④消融治疗对门静脉癌栓也有较好的治疗作用。

3. 肿瘤微创治疗联合生物免疫治疗——肿瘤治疗的新模式 肿瘤微创治疗联合生物免疫治疗逐渐成为 21 世纪肿瘤治疗的一种新模式，它采用微创治疗的方法充分减轻或去除瘤负荷，甚至达到临床治愈（临床症状消失、影像学显示病灶活性消失、相关实验室检查阴性），然后联合肿瘤生物免疫治疗进一步消灭残留的肿瘤细胞，巩固和提高微创治疗的疗效、预防肿瘤的局部复发和有效控制转移。

如果说微创治疗消灭的是宏观的影像学所能观察到的肿瘤病变，生物免疫治疗则主要是消灭影像学上无法显示的亚影像学的肿瘤病变，在微创治疗通过抗肿瘤血管治疗或局部直接的物理破坏、化学破坏对肿瘤组织进行最大程度上的杀伤或灭活之后，进行生物免疫治疗，调动机体免疫系统，提供机体的免疫能力，消除残余的肿瘤细胞，以达到防止肿瘤局部复发和转移的目的，进一步提高肿瘤治疗的效果。

4. 肿瘤根治性微创治疗 随着肿瘤微创治疗学科的不断发展，在循证医学的指导下，越来越多先进的肿瘤微创治疗手段通过相互之间的序贯联合应用及肿瘤微创治疗联合生物免疫治疗的新模式，对某些肿瘤达到根治的目的，取得与一些肿瘤根治性治疗相媲美的疗效。高科技的进步不断改变传统的治疗模式。继肿瘤"根治性外科切除""根治性化疗""根治性放疗"之后，肿瘤根治性微创治疗应运而生，其实，"根治性外科切除""根治性化疗""根治性放疗"是人们对肿瘤生物学行为研究、探索、理解过程中的一种不完全的、局限的认识，是对患者治疗方法选择上的一种误导，是以机体生理功能或免疫功能的巨大破坏甚至丧失为代价的，尽管它们反映了医生们一种善良的愿望和治疗肿瘤的决心、信心，然而在某种意义上制约了肿瘤治疗的进步。我们所倡导的肿瘤根治性微创治疗的生命力在于它并非以患者功能的丧失、免疫力的破坏为代价。肿瘤根治性微创治疗的深层次含义是指病变局部的灭活治疗、器官水平的区域性治疗及全身水平的多层次治疗，而非某种单一层次治疗所能达到的疗效。

5. 存在的问题

（1）技术问题：肿瘤微创治疗既然是新兴技术，又是一种边缘学科，当然存在着许多不完善之处，还有很多基础理论尚未明确，不少技术问题尚需探讨和提高。

（2）各学科协作：肿瘤的微创治疗要有放射科、CT 室、磁共振室、介入科、B 超室、放疗科、核医学科、肿瘤科、内科、外科等相关科室的专业人员相互协作，密切配合，才能获得最佳效果。但目前各专科医生观念不同，没有进行相互协作，影响了肿瘤微创治疗方法的选择和效果。

（3）人们的理解和期望：对于肿瘤传统治疗的效果，人们不抱过高期望。但对于肿瘤微创治疗的效果，由于人们对其了解不多，因此施术医生可能要受到更多的责难。例如，在乳腺癌的治疗上，对于传统手术后的肿瘤复发，患者一般能正确对待，但对于肿瘤微创治疗后的肿瘤复发，患者常对治疗方法本身提出质疑，这也是影响肿瘤微创治疗开展的原因之一。应当大力普及肿瘤微创治疗的知识，提倡医患相互支持，共担风险，这样既有利于患者的治疗，也有利于肿瘤微创治疗技术的发展。

（4）正确把握适应证：肿瘤微创治疗还处于发展时期，在许多方面只是一种理念，一种探索，因此要实事求是地对其进行评价，同时要严格掌握适应证。目前，肿瘤微创治疗只能根治早期和体积较小的一些恶性肿瘤，对于中晚期或体积较大的肿瘤，肿瘤微创治疗只能减小肿瘤负荷，减轻患者的痛苦，延长患者的生命——是在其他方法治疗无效后采取的一种姑息性治疗，而不是根治性治疗。肿瘤微创治疗是肿瘤综合治疗的一种重要手段，它与其他治疗方法有很强的相容性，可以与其他治疗方法优势互补。

6. 展望 微创医学和生物医学已成为 21 世纪医学发展的两大趋势和热点，是肿瘤综合治疗手段中的重要部分。肿瘤微创治疗不仅可以明显提高肿瘤组织对放疗、化疗的敏感性，而且有助于术前减轻瘤负荷，可以有效地解决术后残留或复发的问题。肿瘤微创治疗既是一种姑息性治疗，也是一种根治性治疗，是一种人性化、个体化治疗，已为越来越多的肿瘤患者和医生所接受。传统的三大治疗手段手术、化疗、放疗虽然对某些肿瘤的治疗起到一定的积极作用，然而在很多情况下受患者一般情况较差、肿瘤组织对化疗药物不敏感或受放疗最大剂量的限制。随着高新科技的不断发展和社会医学观念的不断更新，创伤大的、对人体免疫功能损伤大的治疗方法将逐渐向微创治疗和生物基因治疗的方向发展。微创治疗联合生物基因治疗的新模式将成为新世纪肿瘤治疗的重要组成部分。

（兰州大学第一医院　关泉林　邓成辉）

第五章 肿瘤的化学治疗

第一节 肿瘤化学治疗的发展史

化学治疗（chemotherapy）是指利用化学合成药物治疗疾病的总称（简称化疗）。恶性肿瘤化疗是指利用化学合成药物杀死肿瘤细胞、抑制肿瘤细胞的生长繁殖、促进肿瘤细胞分化的一种治疗方式，是一种全身性治疗手段。其基本原理是利用肿瘤细胞较正常细胞更易受化疗药物损害的特点，通过控制药物的浓度和作用时间，在正常细胞尚可耐受的条件下，最大限度地杀伤肿瘤细胞。

无论东西方，几千年前即有应用药物治疗"肿瘤"的历史记载。据《黄帝内经》2000多年前就有类似癌症治疗的记载。1943年氮芥被用于治疗淋巴瘤成为近代肿瘤化疗的开端，成为近代肿瘤化疗第一个里程碑。1948年甲氨蝶呤出现，1955年长春花碱类被用于临床。1957年环磷酰胺和氟尿嘧啶被用于临床，成为近代肿瘤化疗第二个里程碑。1967年阿霉素出现，1969年顺铂被发现，并于20世纪70年代进入临床，成为近代肿瘤化疗第三个里程碑。随着经验的积累，人们在睾丸肿瘤、滋养细胞肿瘤和儿童白血病方面已取得根治性疗效。化疗成为恶性肿瘤的三大治疗手段之一。随着化疗药物的发展和临床有效应用，人们不再把化疗当作姑息性治疗手段，而是追求根治。在追求疗效的同时关注到化疗药物的临床研究，包括合理地确定和调整剂量、用药时间及顺序、如何实施、毒副反应的监测及防治、化疗药物的联合使用、与手术和放疗的联合模式等，进一步促进了临床肿瘤化疗学科的发展。合理的化疗，既需要了解肿瘤的生物学特征、各类肿瘤的临床表现及发展规律、各类抗肿瘤药物的药理学及毒理学，又需要严密地监测、防治及处理各种临床毒副反应，特别是骨髓抑制和免疫功能受损及其所常伴发的严重感染等，使临床肿瘤化疗逐步形成一门内科学分支的专门学科——肿瘤内科学。

20世纪80年代末至今，发现了几种具有新作用机制的化疗药物，并很快进入临床，如抑制微管蛋白解聚的紫杉类、阻滞微管蛋白聚合形成微管和诱导微管解聚的长春瑞滨、拓扑异构酶Ⅰ抑制剂喜树碱衍生物及第三代铂类药物奥沙利铂、胞嘧啶核苷衍生物吉西他滨和培美曲塞。同时，消化道反应、骨髓抑制等化疗不良反应处理水平也得到了提高，这使得患者对化疗的依从性增加、标准剂量强度得以保障。近年来，随着高级别循证医学证据的涌现和数据的不断更新，新辅助化疗、辅助化疗、诱导化疗、姑息性化疗、维持化疗、转化性化疗及低剂量节拍化疗等多种治疗模式或治疗策略的日趋完善，化疗的内涵得以不断更新、延伸和转变，并使化疗效果出现了质的变化。

肿瘤化疗的疗效分类　依据化疗对恶性肿瘤的有效性和临床研究的结果把常见肿瘤分为以下几类。

（1）根治性化疗可能治愈的肿瘤：绒癌、恶性葡萄胎、急性淋巴细胞白血病、霍奇金淋巴瘤、进展型和高度进展型非霍奇金淋巴瘤、Wilms瘤、胚胎性横纹肌肉瘤、睾丸癌、急性粒细胞白血病、Ewing肉瘤、神经母细胞瘤、小细胞肺癌。

（2）根治性化疗有价值的肿瘤：惰性非霍奇金淋巴瘤、慢性淋巴细胞白血病、慢性粒细胞白血病、多发性骨髓瘤。

（3）辅助性化疗有价值的肿瘤：肛管癌、卵巢癌、乳腺癌、膀胱癌、喉癌、骨肉瘤、软组织肉瘤、直肠癌、基底细胞癌、胃癌。

（4）辅助性化疗可能有价值的肿瘤：非小细胞肺癌、食管癌、恶性胸膜间皮瘤、鼻咽癌、其他头颈癌、子宫内膜癌、宫颈癌、类癌、脑瘤、胰腺癌、原发灶不明的转移癌、前列腺癌。

第二节 化学治疗药物的机制及分类

（一）化疗药物的作用机制

化疗药物种类繁多，其作用机制各不相同，具体如下：

1. 干扰核酸的合成代谢 大多数化疗药物主要是通过阻碍核酸特别是 DNA 成分的形成和利用，而起到杀伤细胞的作用。这类药物的化学结构和核酸代谢的必需物质相似。

（1）通过抑制脱氧胸苷酸合成酶，阻止胸腺嘧啶核苷酸的合成：氟尿嘧啶、脱氧氟尿苷等药物在体内的衍生物可抑制脱氧胸腺嘧啶核苷酸合成酶，阻止脱氧尿嘧啶核苷酸的甲基化，从而影响 DNA 合成。

（2）抑制二氢叶酸还原酶：甲氨蝶呤与二氢叶酸还原酶结合，使二氢叶酸不能被还原成四氢叶酸，导致 5,10-二甲基四氢叶酸缺乏，使脱氧尿苷酸不能接受来自 5,10-二甲基四氢叶酸的碳单位形成脱氧胸苷酸，DNA 合成受阻。

（3）阻止嘌呤核苷酸合成：巯嘌呤进入体内转变成活性型硫代肌苷酸，抑制磷酸腺苷琥珀酸合成酶和肌苷酸合成酶，阻止肌苷酸转变为鸟苷酸和腺苷酸，又可反馈抑制磷酸核糖焦磷酸转变为磷酸核糖胺，从而影响 RNA 和 DNA 合成。

2. 直接与 DNA 作用干扰其复制等功能 氮芥、环磷酰胺、苯丁酸氮芥、白消安、卡莫司汀等烷化剂和博来霉素、丝裂霉素等抗生素，这类药物具有活泼的烷化基团，能与核酸、蛋白质中的亲核基团（羧基、氨基、巯基、磷酸根等）发生烷化反应，以烷基取代亲核基团中的氢原子，引起 DNA 双链间或同一链 G、G 间发生交叉联结，使核酸、酶等生化物质结构和功能受到损害，不能参与正常代谢。

3. 阻止纺锤丝形成，抑制有丝分裂 抗肿瘤植物药，如长春碱类和秋水仙碱能与微管蛋白结合，阻止微管蛋白聚合，使纺锤丝形成障碍，结果是染色体不能向两极移动，有丝分裂停留于中期，最终细胞核结构异常导致细胞死亡。

4. 抑制蛋白质合成 放线菌素 D、玫瑰树碱等能嵌入到 DNA 双螺旋链间形成共价结合，破坏 DNA 模板功能，阻碍 mRNA 和蛋白质的合成；L-天冬酰胺酶可将天冬酰胺水解，使肿瘤细胞合成蛋白质的原料 L-天冬酰胺缺乏，限制了蛋白质的合成；三尖杉酯碱使核蛋白体分解，抑制蛋白质合成的起始阶段。

另外，许多学者致力于开发不同作用机制的新药，取得了可喜的成果，相继提出了一些新的抗癌理论，其中包括：①抑制肿瘤血管生长；②促使癌细胞逆转，如六甲基乙二酰胺就具有使肿瘤细胞向正常化逆转的作用；③抗肿瘤转移性作用，如双二酰胺类，其作用是可以促进肿瘤包膜的形成，防止肿瘤细胞扩散；④作用于细胞结构成分，如细胞膜、细胞器或细胞生物大分子等，直接破坏肿瘤细胞或影响细胞的生长分化。

（二）肿瘤细胞动力学

细胞周期指亲代细胞有丝分裂结束到 1 或 2 个子细胞有丝分裂结束之前的间隔或所经历的过程。细胞周期包括细胞分裂间期和有丝分裂期。

细胞分裂间期分为 DNA 合成前期（G_1 期）、DNA 合成期（S 期）与 DNA 合成后期（G_2 期）。

G_1 期即合成前期，进入该期的细胞进行 RNA 及蛋白质合成并准备 DNA 合成，G_1 期实际上包括 G_0 期，G_1 期的早期阶段特称为 G_0 期。G_0 期仍继续合成 DNA 和蛋白质并完成某一特殊细胞类型的分化功能，这些细胞可以作为储备细胞，在细胞被大量杀伤后，可重新进入增殖周期。在 G_1 期的晚期阶段，细胞开始为下一次分裂合成 DNA 所需的前体物质、能量和酶类等做准备。G_0 期细胞与 G_1 期细胞的区别是 G_0 期细胞对正常启动 DNA 合成的信号无反应。

S 期即合成期，该期是细胞周期的关键时刻，细胞进行 DNA 合成，DNA 经过复制而含量加倍，使体细胞成为 4 倍体，每条染色质丝都转变为由着丝点相连接的两条染色质丝。正常细胞与肿瘤细胞的 S 期长短不同，许多化疗药物可在 S 期引起 DNA 损伤并引起细胞死亡，一般 S 期可持续 $10 \sim 30h$。

G_2 期即 DNA 合成后期，当细胞完成 DNA 合成到达倍增时，再经短暂的休止期即 G_2 期，此时细胞中心粒已复制完毕，形成两个中心体，继续进行 RNA 及微管蛋白质合成并准备进入有丝分裂，G_2 期比较恒定，此期一般持续 $1 \sim 12h$。

M 期即有丝分裂期，一般持续 1h。M 期完成后细胞或进入 G_1 期继续成熟、分裂，或进入 G_0 期休止待命。

G_0 期即静止期的细胞，暂时处于休眠状态，一般情况下，它们不能合成 DNA 或进行分裂，但在给予适当的刺激后，可以重新进入细胞周期开始分裂。

完成上述 G_1 期、S 期、G_2 期、M 期的一个细胞周期所需的时间称为细胞周期时间。一般来说从 S 期开始到 M 期完成所需时间相当恒定，而不同肿瘤细胞在 G_1 期的时间变异很大，因此 G_1 期的长短决定了细胞增殖速率。

（三）化疗药物的分类

1. 传统分类　依据抗肿瘤药物的作用机制不同可以将其分为六大类。

（1）烷化剂主要有环磷酰胺（CTX）、异环磷酰胺、氮芥（HN2）、马利兰（BUS）、洛莫司汀亚硝脲（CCNU）、卡氮芥（BCNU）等。

（2）抗代谢药主要有甲氨蝶呤（MTX）、6-巯基嘌呤（6-MP）、氟尿嘧啶及其衍生物，如卡培他滨和替吉奥（S-1）、吉西他滨（GEM）、阿糖胞苷（Ara-C）等。

（3）植物成分抗肿瘤药物主要有长春碱类，如长春新碱（VCR）、长春花碱（VBL）、长春花碱酰胺（VDS）、长春瑞滨（NVB）、喜树碱（camptothecine）、三尖杉（HRT）、依托泊苷（VP-16）、紫杉醇（TAXOL）和多西他赛等。

（4）抗肿瘤抗生素主要有放线菌素 D（ACTD）、丝裂霉素（MMC）、博来霉素（BLM）、阿霉素（ADM）、表阿霉素（EPI）、吡喃阿霉素（THP）等。

（5）杂类主要有甲基苄肼（PCZ）、六甲蜜胺（HMM）、顺铂（DDP）、卡铂（CBP）、奥沙利铂（OXA）、奈达铂、洛铂等。

（6）激素类抗肿瘤药物主要有黄体酮、甲地孕酮、丙酸睾酮、肾上腺皮质激素类、三苯氧胺、芳香化酶抑制剂（aromatase inhibitor，AI），如阿那曲唑、来曲唑和左甲状腺素等。

2. 根据化疗药物作用机制分类

（1）主要作用于 DNA 化学结构的药物包括烷化剂（氮芥类、亚硝脲类、甲基磺酸酯类）、蒽环类和铂类化合物。

（2）主要作用于核酸合成的药物主要是抗代谢药物，如 MTX、氟尿嘧啶、FT-207、6-MP、Ara-C 等。

（3）主要作用于核酸转录的药物，选择性作用于 DNA 模板，抑制 DNA 依赖性 RNA 聚合酶，从而抑制 RNA 合成的药物，如放线菌素 D、阿克拉霉素、普卡霉素等。

（4）主要作用于微管蛋白质合成的药物，如高三尖杉酯碱、紫杉类、长春碱和鬼臼碱类。

（5）其他药物，如 L-天冬酰胺酶、维 A 酸类化合物。

3. 根据化疗药物作用于不同肿瘤细胞周期分类　按化疗药物对肿瘤细胞周期作用特点及敏感性不同可将其分为细胞周期特异性药物（cell cycle specific agent，CCSA）及细胞周期非特异性药物（cell cycle nonspecific agent，CCNSA）。

（1）CCSA 仅对增殖周期的某些时相敏感，对 G_0 期不敏感。根据对细胞周期各时相的作用特异性又可分为 G_1 期特异性、S 期特异性、G_2 期特异性及 M 期特异性药物，如抗代谢类药物 MTX、6-MP、Ara-C 等主要作用系阻碍 DNA 的生物合成，仅作用于细胞增殖的 S 期，称为 S 期特异性药物。植物碱类药物长春花碱（vinblastine）、长春新碱（vincristine）、秋水仙碱（colchicine）等主要损伤纺锤体，使有丝分裂停滞于分裂中期，这些药物仅作用于细胞增殖的 M 期，称为 M 期特异性药物。CCSA 的作用特点是对某时相的细胞有杀伤作用，故其作用较弱且慢，单独使用时，很难达到较彻底的杀伤，特别是对生长指数小的实体癌作用较小；其次，CCSA 的疗效与时间成正比，在一定的时间范围内 CCSA 主要杀伤细胞周期中处于增殖期的细胞，作用的持续时间越长疗效越好，同样随用药时间的延长其毒性也随之增加，因此，持续静脉滴注可以维持较长时间的血药浓度，不适宜动脉注射给药。

（2）CCNSA 能杀灭细胞周期中各时相的肿瘤细胞，包括 G_0 期细胞，这类药物包括烷化剂、抗癌抗生素和激素类。一般来说，CCNSA 对癌细胞作用较强而快，特别是它们对 G_0 期细胞亦有杀伤作用，故对生长指数小的肿瘤也有一定作用；疗效与剂量成正比，在一定范围内剂量越大疗效越高，因此，其作用特点是呈剂量依赖性，即其在一定范围内杀伤肿瘤的疗效和剂量成正比，静脉注射或动脉注射可在短时间达到有效血液浓度，但随之毒性亦增大，该类药物以骨髓抑制的毒性为主，如因它们不仅可杀伤处于活跃增殖状态的造血细胞，亦可损害通常处于 G_0 期的造血干细胞，使造血功能较难恢复。大剂量间歇给药是发挥疗效的最佳选择，临床推荐一次足量静脉注射或冲入，通常采用每 2~3 周重复给药的治疗策略，如治疗非霍奇金淋巴瘤的 CHOP 方案（CTX＋ADM＋VCR＋泼尼松）。

第三节　化学治疗药物的临床应用

（一）化疗的目的

抗肿瘤治疗应根据患者的诊断、病变程度、分期及一般状况确定不同的治疗目的并制订相应的策略与具体方案。根据治疗目的的不同可将化疗分为根治性化疗、姑息性化疗、辅助化疗、新辅助化疗和转化性化疗。

1. 根治性化疗　有些对化疗药物敏感的癌症，如白血病和淋巴瘤、绒毛膜上皮癌和生殖细胞恶性肿瘤等，通过单纯化疗就有可能治愈，这种以将癌症治愈为目的的化疗就称为根治性化疗。

2. 姑息性化疗　大部分晚期癌症癌细胞已经广泛转移的情况下，现阶段科技水平已经不可能治愈，化疗的目的主要是控制癌症的发展以延长患者生命，或通过化疗提高患者的生存质量，这种化疗就称为姑息性化疗。

3. 辅助化疗　肿瘤虽然已经手术切除，但手术前就有可能发生临床检测不到的潜在转移，或有少量癌细胞脱落在手术伤口周围，通过化疗杀灭这些残余的癌细胞，以达到预防癌症复发和转移的目的。

4. 新辅助化疗　新辅助化疗也称术前化疗，术前化疗可以使病灶缩小，方便手术切除，或使部分失去手术机会的病灶缩小后再获得手术机会，同时还可以杀灭潜在的转移病灶，降低复发转移的可能。

5. 转化性化疗　转化性化疗概念的提出主要是针对不能同期手术切除肝转移病灶或具有潜在可切除肝转移病灶的结肠癌患者，使用标准治疗方案治疗 3~4 周期，使转移病灶缩小或数量减少达到可完全切除的标准，再进行转移病灶切除。手术后继续给予辅助化疗，共 6 个月。

（二）化疗的疗效评价

根据时间分为近期疗效和远期疗效，远期疗效的评价主要是生存情况与生活质量，近期疗效主要是客观疗效和主观症状改变。

1. 生存情况　总生存期（overall survival，OS）指从随机化开始至因任何原因引起死亡的时间。该指标常被认为是肿瘤临床试验中最佳的疗效终点。如果在生存期上有小幅度的提高，可以认为是有意义的临床获益证据。

无病生存期（disease-free interval，DFS）指从开始随机化分组直至肿瘤复发/转移或因各种原因出现死亡的时间。DFS 延长代表临床获益，但是这个获益的大小应当与辅助治疗的毒性仔细权衡比较。

无进展生存期（progression-free survival，PFS）是指从随机分组开始到肿瘤进展的时间或到死亡的时间，与 OS 比较，其优点在于观察所需时间短且样本少，既无肿瘤的生长，又可以在证实生存受益以前进行评价，不会使现有治疗受到潜在的其他治疗的干扰。

至进展时间是指从随机分组开始到肿瘤客观进展的时间。

2. 客观疗效　尽管生存时间对每个患者都很重要，但却很难预测，因此，生存情况不能作为疗效的客观指标，也不能评价治疗的早期效果。而有效治疗的早期常会发生肿瘤的缩小，所以肿瘤的消退情况常被作为近期客观疗效的指标。世界卫生组织（World Health Organization，WHO）1979 年制订了抗肿瘤药物客观疗效的评价标准，此后世界各国大多依据此标准判定抗肿瘤药物治疗实体瘤的效果，后来人们发现该评价疗效的方法存在些许问题。1998 年 9 月欧洲癌症研究与治疗协会（European Organization for Research on Treatment of Cancer，EORTC）、美国国立癌症研究所及加拿大国立癌症研究所提出抗肿瘤药物对实体瘤客观疗效评定标准的修改草案。2000 年，*Therasse* 等发表了新的实体瘤治疗疗效评价方法，即 RECIST。RECIST 标准取代原来 WHO 制订的标准已经逐渐成为国际肿瘤治疗疗效评价普遍采用的标准，目前发表或正在进行的新的临床试验均已采用 2009 年 1 月《欧洲癌症杂志》全文发表的 RECIST 修订版（RECIST1.1）。

（1）基线状态评价：为了评价客观疗效，对基线状态的肿瘤总负荷进行评估，以便与治疗后的结果进行比较。

目标病灶：应代表所有累及的器官，每个脏器最多选择 2 个可测量病灶，全身病灶数最多 5 个，作为目标病灶在基线状态评价时测量并记录。目标病灶应根据可测量病灶最大径和可准确重复测量性来选择。所有目标病灶的长度总和称为基线状态的最大径之和。

非目标病灶：所有其他病灶（或病变部位）作为非目标病灶并在基线状态评价时记录，不需测量的病灶在随诊期间要注意其存在或消失。

（2）疗效评价标准

1）目标病灶的评价：完全缓解（complete remission，CR），所有（非淋巴结的）目标病灶消失，并且治疗后所有病理性淋巴结（包括目标病灶和非目标病灶）短径均≤10mm。部分缓解（partial remission，PR），所有目标病灶的长径总和缩小≥30%。疾病稳定（stable disease，SD），变化介于 PR 和疾病进展之间。疾病进展（progressive disease，PD），所有目标病灶的长径总和增加≥20%，并且长径总和增加的绝对值≥5mm，或出现新的病灶。

当淋巴结作为目标病灶被评价时，在判断 CR 时，目标病灶长径总和不包括淋巴结，只要所有淋巴结短径均≤10mm 即可；在判断 PR、SD 和 PD 时，则将淋巴结的短径与所有其他目标病灶的长径进行相加，在治疗前后进行比较。

2）非目标病灶的疗效评价：较之目标病灶"量"的评价，非目标病灶的疗效评价更趋向于对"质"的评价。CR，所有非目标病灶消失且肿瘤标志物水平正常，同时所有淋巴结的短径均≤10mm。非完全缓解/非进展（non-CR/non-PD），介于 CR 和 PD 之间，原非目标病灶全部或部分存在或肿瘤标志物水平异常。PD，原有的非目标病灶有明确的进展，或病灶数量增加。当非目标病灶内至少存在一个可测量病灶时,以一个或多个测量病灶的增大来判定所谓"明确的进展",可能并不恰当,而应对所有的病灶进行全面的综合评价。

3)主观症状改变及生活质量的评价:生活质量(quality of life,QoL)的研究在肿瘤临床研究中有三大作用:①评价癌症患者及其癌症疼痛的治疗效果,进行疗效的选择;②有利于化疗药物、镇痛剂、止吐药物等的筛选及评价;③有助于了解癌症患者治疗后的远期生存状态。在临床试验中,QoL 评估已经成为研究终点之一。

QoL 量表的种类较多,目前使用尚不统一,且许多新的量表在不断研制中,目前基本达到 QoL 量表要求的量表有乳腺癌化疗问卷(BCQ)、EORTC QoL 核心问卷(EORTCQLQ-C30)、癌症治疗功能评价量表等。QLQ-C30 是由 EORTC 生活质量研究组编制的,用于评定癌症患者生活质量的组合模式,包括两个基本原则:核心问卷用于不受癌症种类限制的广大的癌症患者,便于不同研究之间的一般性比较;诊断特异和(或)治疗特异问卷作为核心问卷的附加问卷,用于某一癌症和(或)治疗的癌症患者,满足临床特殊问题的研究和运用。

第四节 化学治疗的不良反应及处理

(一)化疗药物不良反应的分类

化疗药物不良反应的分类方式有很多,主要有以下几种。

1. 根据发生时间分为近期不良反应和远期不良反应,近期不良反应主要发生在给药 4 周内,远期不良反应则主要发生在用药 4 周以后,有时长达数年。

2. WHO 分类急性、亚急性、慢性和后期不良反应。急性不良反应多指用药后 1~2 周,亚急性不良反应指用药后 2~3 个月,慢性和后期不良反应是用药后 3 个月出现的不良反应。

3. 根据转归可分为可逆性和不可逆性不良反应,可逆性不良反应,如恶心、呕吐、骨髓抑制,不可逆性不良反应,如耳聋、中毒等。

4. 根据具体系统细分,如血液系统毒性、消化系统毒性、肺毒性、心脏毒性等,将在后文详细描述。

(二)常见化疗不良反应及处理

本节将概述肿瘤化疗常见的不良反应及其预防和处理方法。

1. 骨髓抑制 几乎所有化疗药物均有不同程度的造血系统毒性,这是肿瘤化疗的主要剂量限制性毒性。化疗药物对骨髓的抑制作用与血细胞的半衰期有关。红细胞的半衰期为 120 天,血小板的半衰期为 5~7 天,粒细胞的半衰期为 6~8h,所以,化疗后通常先出现白细胞减少,然后出现血小板减少,而且通常前者比后者严重。

(1)中性粒细胞减少症:除植物碱类药物 VCR、抗肿瘤抗生素 BLM 和平阳霉素外,几乎所有的细胞毒性药物均有骨髓抑制作用。中性粒细胞减少是这些药物的最主要的剂量限制性毒性,也是导致化疗相关死亡的主要直接原因。中性粒细胞减少的主要并发症为严重感染的危险性增加,如果白细胞的最低值在 1×10^9/L 或以上,发生感染的机会很少,但是,如果白细胞计数在 1×10^9/L 以下持续 7~10 天,尤其是粒细胞绝对数低于 0.5×10^9/L 持续 5 天以上,发生严重细菌感染的机会明显增加。此时,患者若出现寒战和发热,则要考虑粒细胞减少性发热(neutropenia febrile)存在的可能性,其定义是单次口腔体温≥38.3℃或腋下体温≥38℃超过 1h;中性粒细胞减少症,为中性粒细胞计数<0.5×10^9/L 或计数<1×10^9/L 和预计在此后 48h 后下降≤0.5×10^9/L,这时应该寻找感染源,包括血管内导管植入、皮肤、肺、消化道、阴道直肠周围、泌尿道等易感染部位的检查;病史复习和必要的实验室或影像学检查。进行血培养和可疑感染部位的病原学检查,并尽早使用有效的广谱抗生素治疗,多数患者用抗生素治

疗有效。

研究显示，粒细胞-单核细胞集落刺激因子（granulocyte-macrophage colony stimulating factor，GM-CSF）或粒细胞集落刺激因子（granulocyte colony stimulating factor，G-CSF）能促进骨髓干细胞的分化和粒细胞的增殖，减轻化疗引起的粒细胞降低程度及缩短粒细胞减少持续的时间。1996年，美国临床肿瘤学会（ASCO）提出 G-CSF 临床应用的指导原则，经多次修订，根据这些原则指导 G-CSF 的临床应用，极大地提高了化疗的安全性，使患者可以接受足量化疗。

关于预防性使用 G-CSF 的问题，需要评估患者发生发热性中性粒细胞减少症的风险因素，美国国家综合癌症网络（National Comprehensive Cancer Network，NCCN）也给出了评价标准，如在患者方面年龄在 65 岁以上、复治患者、肿瘤骨髓浸润或存在中性粒细胞减少症、体能状态差、伴随肝肾功能不全等；在方案方面是大剂量化疗、剂量密集方案化疗还是标准剂量化疗；在药物方面包括主要剂量限制性毒性是骨髓抑制、方案组成药物骨髓抑制毒性是否相加、使用方法、周期数量等；在治疗目的方面是治愈性的强烈化疗还是姑息性化疗等，风险因素分为高风险（>20%）、中度风险（10%~20%）和低风险（<10%）三级，再基于治疗目的对于具有高风险因素者推荐预防使用，中度风险因素者考虑使用，而具有低风险因素者不预防使用 G-CSF。

值得注意的是，G-CSF 或 GM-CSF 只能在 1 周期化疗药物用药结束后 24~48h 应用，如果在化疗前或化疗中给予，经 G-CSF 或 GM-CSF 刺激增加的中性粒细胞很快被化疗药物破坏，不但不能减轻化疗的骨髓抑制，还加重了骨髓储备功能的损失，增加重度骨髓抑制的风险。

（2）血小板减少：化疗药物骨髓抑制也常导致血小板降低，常见药物有吉西他滨、奥沙利铂、蒽环类药物和紫杉类药物等，但是如果根据患者的年龄和以往放疗等情况，选用恰当的药物剂量和联合用药方案，化疗诱发血小板减少而导致严重出血的并发症并不常见。肿瘤化疗所致血小板减少症诊疗中国专家共识（2018 版）规定，血小板计数降低至低于 50×10^9/L，可引起皮肤或黏膜出血，同时患者在承受手术和侵袭性创伤性检查中存在一定风险；当血小板计数低于 20×10^9/L 时，有发生自发性出血的高危险性；当血小板计数低于 10×10^9/L 时，有发生自发性出血的极高危险性。重组人促血小板生成素是治疗血小板减少的特异性药物、其他药物包括白介素-11 等。血小板计数低于 10×10^9/L 时应立即输注血小板。

（3）贫血：虽然化疗药对红细胞前体细胞的影响程度与对粒细胞前体细胞和血小板前体细胞的影响程度相同，但是红细胞的半衰期较长，所以血红蛋白的下降程度没有其他半衰期较短的血细胞明显。抗代谢药，如抗叶酸类、抗嘧啶类、抗嘌呤类和一些烷化剂影响真核红细胞中的 DNA 合成，对细胞的生成影响较大。化疗引起严重贫血而需要输血的情况不常见。如果血红蛋白低于 90g/L 要排除其他可引起血红蛋白降低的原因，如溶血、失血等。当出现贫血症状或血红蛋白低于 80g/L 时，常需要输血治疗，多数采用成分输血，输红细胞。促红细胞生成素（erythropoietin，EPO）可调节骨髓红细胞的产生，临床研究显示 EPO 能提高化疗诱发贫血患者的血红蛋白水平，明显减少输血的需要，从而改善患者的生活质量。

2. 胃肠道反应

（1）食欲缺乏：出现于化疗后 1~2 天，其原因可能与药物本身刺激胃肠道、胃肠道上皮增生受抑制及血浆游离色氨酸升高有关。因为无有效药物，一般无须特殊处理。黄体酮类药物可能有增加食欲的作用，如甲地孕酮。

（2）恶心和呕吐：化疗诱导的恶心和呕吐（chemotherapy induced nausea and vomiting，CINV）是化疗药物引起的最常见的消化道早期毒性反应，急性剧烈的恶心和呕吐可能导致患者脱水、电解质紊乱、营养不良，严重者可能因消化道黏膜损伤而出血、感染甚至死亡，从而使患者对化疗心存恐惧，依从性明显降低，导致化疗药物减量或中止化疗，严重影响治疗效果。

恶心和呕吐的机制包括：①刺激化学感受器触发区；②外周机制，直接损伤胃肠黏膜，刺激肠道神经递质受体；③大脑皮质机制，直接兴奋大脑；④前庭机制；⑤味觉和嗅觉变化，导致呕吐的神经递质主要有多巴胺、组胺、5-羟色胺（5-hydroxytryptamine，5-HT）、P 物质等，其中多巴胺、5-HT、P 物质是恶心和呕吐最相关的三种神经递质，分别对应多巴胺受体 2、5-HT3、NK-1 受体，使化学感受器触发区激活诱发恶心和呕吐反应。

2018 版第三版《NCCN 临床实践指南：止吐》把化疗引起的呕吐按发生的时间分为预期性呕吐、急性恶心呕吐、迟发性恶心呕吐、暴发性呕吐和难治性呕吐五大类。

1）预期性呕吐（anticipatory emesis）是指既往化疗中出现过难以控制的恶心和呕吐的患者，在接受下一周期化疗给药前所发生的恶心或呕吐，是一种条件反射，见于 18%～57% 有过化疗经历的患者，恶心比呕吐更常见。年轻患者由于接受强烈化疗和自控性差，更易出现预期性反应。

2）急性恶心呕吐（acute-onset nausea and/or vomiting）是指化疗后几分钟到几个小时内发生的恶心呕吐，一般情况下在第一个 24h 以内症状缓解，常在 5～6h 达高峰。此类恶心和呕吐程度最为严重，常与患者年龄和性别、治疗的环境、是否酗酒、恶心呕吐经历、化疗药物剂量和抗恶心呕吐治疗的疗效有关。其发生机制与化疗药物导致的肠嗜铬细胞释放 5-HT 有关。5-HT3 受体拮抗剂联合糖皮质激素是常用的治疗方案，急性症状若不能及时有效控制，会增加迟发性恶心呕吐的发生风险，并增加以后止吐治疗的难度。

3）迟发性恶心呕吐（delayed-onset nausea and/or vomiting）是指化疗后 24h 以上发生的恶心呕吐。常在多西他赛联合 DDP、CBP、CTX 和 ADM 治疗后发生。DDP 呕吐高峰常出现在治疗后 48～72h 并且可以持续 6～7 天。有研究表明 40%～50% 的化疗患者会出现此类反应。此类反应发生晚，持续时间较长，症状相对较轻，在临床上易被忽视，对患者的后续化疗、营养状况及生活治疗影响较大。其发生机制不明，可能与 P 物质介导、血脑屏障受损、胃肠动力减退及肾上腺激素分泌等因素有关。

4）暴发性呕吐（breakthrough emesis）是指尽管使用了预防性止吐治疗仍然发生或需要使用止吐药物解救的呕吐。

5）难治性呕吐（refractory emesis）是指在前一周期预防性或解救性止吐治疗失败基础上，后续周期化疗时发生的呕吐。

影响恶心和呕吐的因素包括药物和非药物性因素。药物因素与化疗药物致吐作用的强弱，药物单次剂量、用法及既往化疗是否合理、有效使用止吐药物等有关，依据致吐强度 2018 版第三版《NCCN 临床实践指南：止吐》将常用抗肿瘤药物分为高度、中度、低度、极低度 4 级。非药物因素包括年龄、性别、乙醇摄入耐受量、妊娠期呕吐程度、既往化疗恶心呕吐程度等。通常年轻、女性、酒量差、既往妊娠呕吐反应重、既往化疗恶心呕吐控制不良的患者，恶心和呕吐的风险较大。

（3）黏膜炎：化疗药物会影响增殖活跃的黏膜组织，所以容易引起口腔炎、唇损害、舌炎、食管炎和口腔溃疡，导致疼痛和进食减少，在化疗中发生率约为 40%。口腔黏膜炎比较突出多见。正常情况下口腔细胞更新较快，一周期为 7～14 天。口腔黏膜炎一般出现在化疗后 5～7 天，停药后 2～3 周方可愈合。最常引起黏膜炎的药物为抗代谢与抗生素类药物，如 CTX、MTX、ADM、柔红霉素（DNR）、EPI、BLM、GEM、TAXOL、多西紫杉醇（TXT）、VCR、VLB、氟尿嘧啶等，黏膜炎常首见于颊黏膜和唇口交界处，对酸性刺激敏感为早期线索，有龋齿和牙周病者口炎及感染多较严重。MTX 引起口腔炎的发生率和严重程度与该药剂量和用法有关，$30mg/m^2$ 每周用 1 次极少产生黏膜炎，而 $20mg/m^2$ 连用 5 天几乎所有患者都会发生黏膜炎。静脉用大剂量氟尿嘧啶所引起的黏膜炎可并发血性腹泻，危及生命。氟尿嘧啶每周给药 1 次对黏膜的毒性比连续 5 天给药的毒性小。

黏膜炎的治疗以对症治疗为主，如持续而彻底的口腔护理，进食后用复方硼砂液、3%重碳酸氢钠或过氧化氢溶液漱口。若有真菌感染，应以制真菌素液漱口或口服。合理调整饮食，避免刺激性食物摄入。口腔炎或口腔溃疡疼痛可用局部麻醉药止痛，如 2%利多卡因液 15ml 含漱，每 3h 1 次或于饮食前用，必要时给予静脉营养支持治疗。

（4）腹泻和便秘：最常引起腹泻的化疗药物包括 Ara-C、氟尿嘧啶、ADM、MTX、伊立替康（CPT-11）和亚硝脲类药，其中以氟尿嘧啶、CPT-11 引起腹泻最为严重。一般在无明显炎症和感染的情况下，仅需非特异性对症治疗，如使用止泻药、阿片类药物、抗胆碱能药物等，无须停止化疗。氟尿嘧啶普通剂量每周 1 次极少产生腹泻，但是大剂量或连续给药可导致黏膜炎甚至血性腹泻。持续腹泻需要治疗，以减少脱水、电解质紊乱、衰弱、热量摄取不足和体重减轻等并发症的发生。应避免刺激性饮食，进食少渣及含蛋白质、钾和热量高的食物，补充水分（每天 3000ml 液体）。近年来发现奥曲肽控制化疗相关的腹泻常有效。对于腹泻者不可忽视检查白细胞计数，对于白细胞严重低下者，感染性腹泻可导致严重后果。CPT-11 引起的腹泻属于迟发性腹泻，发生率为 80%～90%，3 或 4 级发生率约为 39%，一般发生于用药 24h 后，常发生于用药后 3～5 天，呈水样便，平均持续 4 天，可伴有食欲缺乏、恶心和呕吐，严重者出现水电解质紊乱、脱水、休克，甚至死亡。目前研究认为 CPT-11 不良反应的严重程度与 *UGT1A1* 基因遗传多态性有关，表型为杂合子时不良反应严重，而为纯合子时不良反应较轻，且可能与实际使用剂量有关。迟发性腹泻无预防治疗药物，一旦发生可以口服洛哌丁胺治疗，首剂为 4mg，以后量为 2mg，每 2h 1 次，直到末次水样便后继续用药 12h，用药最长时间不超过 48h，严重者需要输液维持水电解质平衡。

引起便秘的药物主要是长春碱类，如 VCR、VBL、VDS、NVB 等，多与外周神经毒性有关，影响肠道的运动功能而产生便秘和麻痹性肠梗阻，老年人和长春新碱用量高的患者较易发生。症状于用药后 3 天内发生，不一定伴有周围神经病变。采用保守治疗症状通常于 2 周内消失。应注意避免长春新碱使用剂量过高。便秘的处理：①增加饮食中的纤维含量，食用粗纤维和粗糙食物、新鲜水果和蔬菜；②饮足量的液体；③适当的身体活动；④应用缓泻剂及胃肠动力药是有效的治疗方法。此外注意鉴别非化疗药物所致便秘，如使用 5-HT 受体拮抗剂、吗啡类镇痛剂等。有时受这些混杂因素影响，处理相对困难，应当及时评估并进行综合治疗。

3. 肺毒性 常表现隐匿、缓慢，主要表现为间质性肺炎和肺纤维化，甚至出现呼吸功能衰竭。有文献报道 19 种化疗药可引起肺损害，较常见的药物有 BLM、MTX、BCNU、平阳霉素（PYM）等。

博来霉素（BLM）是最易引起肺毒性的药物，表现为非特异性肺炎到肺纤维化，甚至快速死于肺纤维化，死亡率高。临床上主要表现为不断干咳、劳累后或休息时呼吸困难、呼吸加快、发热及发绀等，停药后上述症状仍可持续 1～3 个月。化疗前应详细评估，对于老年人、慢性肺疾病、有过肺部放疗史、肺功能差的患者应当慎用或禁用肺毒性发生率高的药物。使用此类药物时严格掌握药物剂量，并且用药期间密切观察呼吸系统症状，定期行影像学检查。对已产生的肺损害，尚无肯定有效的治疗办法，一旦发现肺毒性应立即停药，应用大剂量皮质类固醇激素可能有效。

4. 心脏毒性 包括可导致充血性心力衰竭的心肌病、心电图改变、严重心律失常、心包炎、心肌缺血和心肌梗死。鉴于恶性肿瘤的好发年龄也是心血管疾病易发年龄，明确肿瘤患者是否存在心脏基础疾病是十分必要的。

蒽环类药是最常引起心脏毒性的化疗药物之一，心脏毒性是这类药物的剂量限制毒性。按照出现的时间进行分类，蒽环类药物导致的心脏毒性可以分为急性、慢性和迟发性心脏毒性。多数患者在蒽环类药物给药后可较快地发生心肌损伤，且随着时间的延长愈加明显。蒽环类药物导致心脏毒性的机制仍未完全明了，现有证据揭示与生产的自由基直接有关。

蒽环类药物的心脏毒性可通过心电图、左心室射血分数（LVEF）和心内膜心肌活检等监测。减少蒽环类药物心脏毒性的策略：心脏毒性药物治疗前应充分评估心脏毒性的风险，酌情适当调整用药剂量或方案，加强监测心功能，采用其他剂型（如脂质体剂型）等。对于必须使用且评估具有高风险的患者推荐使用右丙亚胺预防治疗。

5. 肝脏毒性　多数化疗药物需经肝代谢或排泄，如 CTX、MTX、氟尿嘧啶、BCNU、氯乙环己亚硝脲（CNU）、ADM、DNR、达卡巴嗪（DTIC）、NVB、VP-16、丝裂霉素（MMC）、6-MP 等，可不同程度地损伤肝脏，这些损伤包括三种形式：肝细胞性功能障碍（化学性肝炎）、肝静脉闭塞性疾病、慢性肝纤维化。

化疗前仍需明确肝脏功能及有无肝脏病史，对既往有肝脏病史或肝功能异常者，应避免使用严重肝毒性药物。一般而论，肝细胞损伤，尤其给药后短期出现的氨基转移酶升高多属一过性，停药后可迅速恢复。化疗期间可恰当地给予保肝药物，中药也有一定效果。一旦出现肝功能损害应及时调整用药量。

6. 泌尿系统反应

（1）肾毒性：许多抗肿瘤药物及其代谢物经肾脏排出体外，所以肾脏容易受到损害，临床上可表现为无症状性血清肌酐升高或轻度蛋白尿，甚至无尿和急性肾衰竭。铂类化合物肾脏毒性是 DDP 的剂量限制性毒性，主要表现为血清肌酐升高，偶尔伴有短暂性蛋白尿和高尿酸血症，血清肌酐升高在用药后 7～12 天、1 个月左右恢复，少数需数月，个别不可逆发展成肾衰竭。组织学表现为急性肾小管坏死，主要发生在近曲小管和远曲小管，集合管可能会受累，并不损伤肾小球。DDP 的肾毒性最为突出，在 I 期研究中已经认识。单一剂量低于 40mg/m^2 通常很少引起肾损害，但是更高的剂量则需要大量水化，否则可发生不可逆性的肾衰竭。

（2）化学性膀胱炎：CTX 和 IFO 在体内的代谢物例如丙烯醛，可损伤泌尿道上皮尤其是膀胱黏膜上皮，引起泌尿道毒性，长期用药可导致慢性膀胱纤维化。CTX 和 IFO 诱发的膀胱炎通常在静脉给药（尤其是大剂量给药）后早期发生，而口服药治疗后通常几周才发生膀胱炎。一旦出现膀胱炎，应立即停药，通常停药几天后膀胱炎消失，但也有持续一个月以上。水化和利尿可稀释尿中的药物代谢产物，降低毒性，大剂量应用 CTX 和 IFO 的时候，还需给予泌尿道保护剂，常用药物为巯乙基磺酸钠，其与药物代谢产物形成对泌尿道无毒性的复合物，从而发挥保护作用。

7. 皮肤毒性　化疗可引起局部和全身性皮肤毒性，局部皮肤毒性是指化疗药物局部渗漏引起组织反应或坏死及栓塞性静脉炎，与化疗药物组织刺激性相关；全身性皮肤毒性包括脱发、皮疹、瘙痒、皮炎和皮肤色素沉着等。脱发是很多种化疗药物常见的不良反应，给患者的心理和身体形象带来不良的影响。脱发与化疗药物的药物、剂量及治疗周期的重复频率有关。长期化疗除了引起脱发以外还可引起阴毛、腋毛和脸毛脱落。脱发通常发生在用药后 2～3 周，在 2 个月内达到最显著程度，多为可逆性的，通常在停药后 6～8 周再生长。通过头皮止血带或冰帽局部降温防止药物循环到毛囊，可能对脱发起预防作用，在采用这些方法前，必须对药物的药代动力学有所了解。为了预防脱发，必须在用药前闭塞表浅头皮静脉，并维持至血药峰浓度过后，但是又担心这些方法可能会引致头皮肿瘤转移或减少头颅和脑的血药分布。目前尚无肯定的药物对脱发进行预防及治疗。脱发程度与药物剂量、给药途径和联合用药有关。

8. 神经毒性 抗肿瘤治疗引起神经系统损伤并非少见，放疗、化疗、生物反应调节剂或联合治疗都可引起神经毒性。随着综合治疗和高剂量强度化疗及试验性治疗应用的增加，神经系统毒性的发生将会上升。一般而论，化疗药物引起的神经毒性可分为周围神经（如感觉或运动）毒性和中枢神经毒性。

（1）长春新碱：末梢神经病变是长春新碱的剂量限制性毒性，引起神经变性病变、急性疼痛和自主神经系统毒性。最早表现为深肌腱反射抑制，临床早期出现肢端对称性感觉异常、肌无力、垂足和肌萎缩，继续用药后感觉异常可呈向心性进展。药物注射后偶然会发生急性腿部肌肉疼痛，症状可持续数小时至数天，偶然症状严重需要减少长春新碱用量或停药。自主神经病变可产生便秘、麻痹性肠梗阻、勃起功能障碍、尿潴留和直立性低血压。儿童患者可有脑神经麻痹。神经毒性通常是可逆性的，由长春新碱抑制轴突的轴质运输引起，其发生与所用剂量有关，但是个体差异很大。对于长春新碱引起的神经毒性，除了停药和等候神经恢复外，目前尚缺乏有效的治疗。神经的恢复可能需要数周至数月，取决于神经功能障碍的严重性。长春新碱的衍生物 VDS 和 NVB 神经毒性均低。

（2）顺铂诱发的神经病变可表现为末梢神经病、Lhermitte 征、自主神经病变、癫痫大发作或局限性发作、脑病、皮质性盲、球后神经炎和视网膜损伤。发生率可高达 50%，但是有关影响因素包括单次剂量、累积剂量、治疗持续时间、曾用神经毒性药物、本身神经系统疾病等。大剂量（200mg/m^2）用药 5 天以上，发生率接近 100%；累积剂量达到 300～500mg/m^2 时，发生率也显著增加。DDP 常见神经毒性是周围神经损伤，运动功能一般不受影响。其引起神经损害病理生理机制未明，可能与铂离子在神经元累积有关，通常不可逆。新一代的铂类奥沙利铂是继顺铂、卡铂后的第三代铂类广谱化疗药物，其剂量限制性毒性是神经系统毒性反应。多数研究认为可能的两个机制：一是轴突离子传导被干扰及神经兴奋性增高；二是神经细胞凋亡与神经毒性。对于铂类神经毒性的处理，神经营养药无临床对照试验确定其疗效，初步临床研究显示细胞保护剂阿米福汀可延缓或预防顺铂神经毒性。对于奥沙利铂致神经毒性，以一般预防为主，也有研究推荐使用了谷胱甘肽、甲钴胺、钙镁合剂等药物。

（3）氟尿嘧啶最常见的神经毒性表现为小脑共济失调，包括共济失调步态、眼球震颤、辨距不良和构语障碍，也有报道会发生精神错乱和大脑识别缺损，视神经病变和视力下降罕有发生。常用给药剂量和方法引起神经毒性的发生率为 5%～10%。神经毒性急性发生与氟尿嘧啶累积剂量无关，发生原因仍不清楚。完全或部分缺乏二氢嘧啶脱氢酶的患者容易发生氟尿嘧啶神经毒性。停药后神经毒性通常能逆转。因为没有累积效应，所以如果需要，5-Fu 可恢复用药，调整剂量和用药频率可预防神经毒性反复发生。

9. 过敏反应 多数抗肿瘤药物可引起过敏反应，但是过敏反应发生率达 5%的药物仅占极少数。过敏反应可分为局部和全身两种，前者属局部变态反应，如沿静脉出现的风团、荨麻疹或红斑，使用 ADM、EPI 时常见，静脉使用类固醇激素或生理盐水后可消退，不影响继续用药；后者多在用药后 15min 内出现症状和体征，可表现为颜面发红、荨麻疹、低血压、发绀，患者可诉有胸闷、呼吸困难、恶心、眩晕、寒战、腹痛。应立即停止输液并给予相应处理。

左旋门冬酰胺酶（L-ASP）和紫杉醇过敏反应发生频繁，为治疗限制性毒性。L-ASP 过敏反应的发生率为 10%～20%，发病迅速，重可致命。该药为来源于细菌的一种多肽，可引起威胁生命的速发型过敏反应。临床表现为典型的 I 型过敏反应，包括喘鸣、瘙痒、皮疹、血管水肿、肢体痛、焦急不安和低血压。有其他药物过敏史、以往用过该药、高剂量给药等为高危因素。静脉给药过敏反应的发生率比肌内注射高。紫杉类是另一种可引起过敏反应的重要药物，在 I 期临床试验期间曾因致死性过敏反应而使试验一度停止，其发生率难以估计，据 Weis 等研究可高达 10%，经改变输注策略及预防用药基本上已不再发生严重过敏反应。尚不明白过敏反应的危险因素。过敏反应常发生于第一次或第二次给药时，具有 I 型过敏反应特点，包括支气管痉挛、喘鸣、皮疹、焦急不安、血管水肿和低血压。目前仍不清楚过敏反应的原因是紫杉醇本身还是溶剂聚氧乙基代蓖麻油，后者可诱发组胺释放。用紫杉醇前给予皮质类固醇和抗组胺药可预防或减轻过敏反应发生，已成为常规的治疗前用药。常用的治疗前用药方案为：地塞米松 20mg，给药前 12h 和 6h 口服；苯海拉明 50mg，西咪替丁 300mg 或雷尼替丁 50mg，给药前 0.5h 静脉滴注。

一旦发生过敏反应可采取的治疗建议如下：①停止用药；②肌内注射肾上腺素 0.35～0.5ml，每 15～20min 1 次，直至反应消退或总计给药 6 次；③静脉给予苯海拉明 50mg；④如有低血压而使用肾上腺素无效，静脉补液；⑤如有喘鸣而使用肾上腺素无效，给予沙丁胺醇气雾剂 0.3ml；⑥静脉给予甲泼尼龙 125mg。

10. 性腺功能障碍　化疗药除了产生急性和慢性毒性外，还可以引起远期毒性，如性腺毒性。随着肿瘤化疗的疗效提高，长期生存患者增多，远期毒性将更加受到关注。许多化疗药可影响生殖细胞的产生和内分泌功能，对生殖细胞有致突变作用及对胎儿有致畸作用。化疗药对性腺功能的影响与药物选择、药物剂量、年龄和性别等有关。

11. 第二恶性肿瘤　是很严重的治疗远期并发症，发生率为 6%～15%，超出预期发生率的 20～30 倍，发病在停药后 2～10 年，常见引起第二恶性肿瘤的药物有烷化剂、亚硝脲类药物。与化疗有关的第二恶性肿瘤最常见的是急性非淋巴细胞白血病（acute non-lymphocytic leukemia，ANLL）。大多数 ANLL 发生于经烷化剂或亚硝脲类药物治疗获得长期生存的患者。烷化剂或亚硝脲类药物累积用量高、用药时间长的患者，发生 ANLL 的危险升高。烷化剂或亚硝脲类药物治疗后发生的 ANLL 有特征性，属于髓母细胞性，包括 FAB 分类 M6 型，红白血病；90%患者第 5 和第 7 染色体发生改变（移位或缺失）；该病对化疗不敏感，疗效极差。替尼泊苷（VM-26）或 VP-16 联合化疗后发生的 ANLL 与烷化剂诱发的 ANLL 有差别，多发生较早（治疗后大约 15 个月发生），常为 M4 或 M5 型。最常见的异常发生在染色体 11q23。

随着肿瘤化疗和其他抗肿瘤治疗的改善、患者生存期的延长及治愈率的提高，对与治疗有关的第二恶性肿瘤的认识也有所加深。由于辅助化疗的广泛应用，新辅助化疗的逐步开展，将有大批患者面临可能发生第二恶性肿瘤的危险。对于复发危险性较低的肿瘤患者，如腋窝淋巴结阴性的乳腺癌患者，辅助化疗应审慎应用。还应继续研究和发展新的治疗策略，在减少远期并发症的同时，保持或增加抗肿瘤效果。

（兰州大学第一医院　杨景茹　刘小军）

第六章 肿瘤的放射治疗

第一节 放射治疗的地位

恶性肿瘤患者中有45%可以治愈，其中手术贡献占22%，放射治疗占18%，化疗占5%。放射治疗（radiation therapy，简称放疗）是恶性肿瘤主要的治疗手段之一，50%～70%恶性肿瘤患者在肿瘤治疗的过程中需要接受放疗。十余年来，放疗技术飞速发展，三维适形放疗、调强放疗、图像引导放疗等新技术相继应用于临床，使得已有120多年历史的放射治疗学从传统的二维放疗过渡到精确定位、精确计划和精确放疗时代。

放疗用放射线治疗恶性肿瘤，是一门专业性很强的临床学科，放射治疗学内容主要包括临床肿瘤学、放射治疗学、放射物理学和放射生物学，随着影像诊断技术、计算机技术、循证医学等学科的发展及与放疗的深度交叉融合，成为放射治疗学的重要组成部分。

第二节 放射治疗的作用

放疗在肿瘤治疗中的应用，根据治疗目的的不同主要分为根治性放疗、辅助放疗、姑息性放疗及肿瘤急症放疗，主要取决于恶性肿瘤的病理类型、分期、预后及患者总体身体状况。

（一）根治性放疗

根治性放疗以放疗作为主要根治手段来达到治愈肿瘤的目的，以期患者可获得长期生存。根治性放疗主要用于鼻咽癌、声门癌、早期食管癌、早期非小细胞肺癌、宫颈癌和恶性淋巴瘤等。

（二）辅助放疗

辅助放疗以手术、化疗、靶向治疗等为主要治疗手段，在合适的时机、合理的照射范围联合放疗以期达到最有效治疗肿瘤的目的。目前多学科综合治疗（multidisciplinary treatment，MDT）已成为恶性肿瘤的基本治疗原则，特别是随着各种肿瘤治疗手段日趋科学和成熟，对综合治疗的探索也越来越多，也越来越有经验。

1. 与手术的结合 包括术前、术中、术后放疗。术前放疗可以提高肿瘤的切除率，减少淋巴结、远处转移和局部复发率，更重要的是术前放疗可保留某些器官功能。例如，术前放疗能增加低位直肠癌的保肛率而不增加局部复发率，大大提高了患者的生活质量。术后放疗可以根据术中具体所见、术后病理检查结果等更精确地制订放疗的靶区，并可较术前放疗给予较高剂量放疗，进而降低局部复发率和区域淋巴结转移率。术后放疗目前应用较为普遍，如保乳手术联合术后放疗可取得和根治术同等的疗效，提高了生活质量和美容效果。

2. 与化疗的结合 放疗和化疗联用具有协同作用，放疗主要控制局部病灶，而化疗主要控制亚临床病灶和转移灶，包括同步放化疗和序贯放化疗。同步放化疗是部分恶性肿瘤的标准治疗原则，如局部晚期非小细胞肺癌、小细胞肺癌、不可切除食管癌等，其中化疗具有增敏作用，可进一步提高局部控制率和生存率。序贯放化疗中部分对化疗敏感肿瘤可行化疗后辅助放疗，如霍奇金淋巴瘤；部分对放疗敏感肿瘤可行放疗后化疗，如NK/T细胞淋巴瘤。

3. 与靶向治疗、免疫治疗和内分泌治疗结合 放疗和靶向治疗联用主要用于局部晚期头颈部肿瘤；与免疫治疗联用，尤其是在体部立体定向放疗模式下，具有协同作用，产生远隔效应和记忆效应；与内分泌治疗联用主要用于内分泌治疗敏感的肿瘤，如前列腺癌和乳腺癌。

（三）姑息性放疗

放疗是恶性肿瘤的重要姑息治疗手段，可以减轻症状，提高生活质量，对于部分寡转移晚期患者可以延长生存期，如骨转移放疗止痛、脊髓压迫缓解压迫、食管癌、胃癌缓解梗阻及减轻脑转移症状等。在姑息性放疗过程中，应根据病情及时调整方案，如果低姑息性治疗很有效，可改为高姑息性治疗，而高姑息性治疗很有效，也可改为根治放疗，但应个体化制订放疗剂量和照射范围。

（四）肿瘤急症放疗

对部分肿瘤急症，放疗是有效的治疗手段之一，如宫颈癌出血、上腔静脉综合征、肺不张、疼痛等均可用放疗缓解。

第三节 放射治疗的技术进步

基于影像诊断技术、计算机技术的进步及先进放疗设备的使用，新的放疗技术，如立体定向体部放疗（stereotactic body radiation therapy，SBRT）、调强放疗（intensity modulated radiation therapy，IMRT）、图像引导放疗（image-guided radiation therapy，IGRT）、容积旋转调强放疗（volumetric modulated arc therapy，VMAT）、螺旋断层放疗（tomotherapy）得到广泛开展。先进放疗技术在保证肿瘤得到最大照射剂量的同时最大可能地降低了正常组织受照射剂量和范围，进一步提高放疗增益比。近年有关大剂量分割模式、质子重离子放疗、多模态功能影像技术的应用将继续推动精准放疗的临床应用和发展。

第四节 分次放射治疗的生物学基础

（一）影响局部肿瘤控制的生物学因素

局部肿瘤控制与否与许多因素有关，其生物学的影响因素包括：细胞固有放射敏感性（radiosensitivity）、修复（repair）、再氧合（reoxygenation）、再分布（redistribution），再生（regeneration），以上因素被称为分次放疗的"5R"理论，一般放射生物学文献中见到的"4R"指的是后 4 个因素。

1. 放疗使细胞损伤产生 6 个方面的结局

（1）凋亡：使细胞受到一个较小的剂量照射后就可凋亡，如淋巴细胞和精原细胞。

（2）流产分裂：由于细胞受到致死剂量照射后，细胞不是立刻死亡，而是进入下一个分裂周期，但是由于 DNA 受损，DNA 双链断裂，以致细胞分裂失败，最后细胞死亡。

（3）子代细胞畸变。

（4）形态学上无任何变化：有一类细胞在受到射线照射后，虽然它们的 DNA 受损，但是由于这一类细胞是休止期细胞，不进入分裂周期或已丧失了增殖能力，如中枢神经系统中的神经元细胞和成熟的肝细胞，它们的放射损伤并不能表现出来，在形态上仍正常，并具有原有的功能，如神经元细胞仍有传导功能，肝细胞仍有可以合成蛋白质和各种酶的功能，这并不是说放射不能够杀死这些细胞，而是当照射剂量达到一定程度时，也会出现功能受损和细胞凋亡。

（5）有限的分裂而死亡：大多数细胞在受到致死剂量照射后都表现为有限的分裂死亡，尽管它们的 DNA 双链断裂，仍可勉强分裂成功；但是随着断裂的 DNA 在分裂过程中多次复制，损伤在子代细胞中逐渐积累，最终导致细胞死亡。

（6）生存：少数细胞在非致死剂量照射后，细胞能够修复受损的 DNA，并能够分裂，在子代细胞中没有或仅留下轻微的改变。

2. 细胞存活曲线　细胞经过射线照射后大多数死亡，也有少部分细胞存活，用什么来反映细胞照射后的存活情况呢？

（1）定义：根据不同的剂量和相应的不同生存率绘制出来的曲线，即为细胞存活曲线，这曲线既可以通过体外细胞培养，也可以通过体内试验获得。

（2）细胞存活曲线绘制：由于射线对生物体的损伤是随机的，且细胞对射线的敏感度不同，因此，我们可以看到细胞的存活曲线可出现两种情况。细胞的生存曲线是一条直线，说明细胞对射线敏感，也就是说，细胞 DNA 被一次击中就发生死亡，但是大多数细胞并非这种情形，在低剂量区时，存活曲线有一个肩区，当剂量较大时，才成直线。因此生存曲线是一个二次曲线，我们常用线性二次方程来描述。生存曲线的肩区，由于细胞受到射线照射后不直接死亡，这个细胞必须还要受到射线的照射才能死亡，因此在低剂量区时有一个放射损伤的积累过程。D_0 为平均致死量，代表着这一细胞群的放射敏感性，直线越陡，即 D_0 值越小，杀灭 63% 细胞所需要的剂量就越小。N 值指细胞内所含的放射敏感区的域数，即靶数。D_q 代表存活的肩宽宽度，在此剂量范围内，细胞表现为非致死损伤的修复，D_q 值越大，造成细胞指数死亡所需要的剂量越大。S_2 为照射 2Gy 后细胞的存活率。

需注意，细胞存活曲线仅代表细胞水平的生物效应，与组织水平的放射生物效应还有一定距离，离体培养的细胞和复杂的人体组织细胞也有较大的差别。

（3）细胞存活曲线的意义：是一切放射生物学研究的基础。①研究各种细胞生物效应与放射剂量的定量关系。②比较各种因素对放射敏感性的影响。③观察有氧和乏氧情况下细胞放射敏感性的变化。④比较不同放射分割方案的放射生物学效应。⑤考察各种放射增敏剂的效用。⑥比较单纯放疗和放疗综合治疗的作用。⑦比较不同线性能量传递（linear energy transfer，LET）射线的生物学效应。⑧研究细胞的各种放射损伤。

3. 放射等效应的模型　由于分割方式的不同，相同的总剂量可产生不同的放射效应。在 1971 年 Ellis 就提出了放射等效应的数学模型，但临床实践已证实，此数学模型仅适用于皮肤，不适用于所有组织，特别是晚反应组织，Thames 和 Bentze 在 20 世纪 80 年代提出的 L-Q 模式可较好地评估不同分割剂量的临床放射效应，不仅适用于肿瘤，也适用于早反应和晚反应组织，该模型认为，电离辐射对于靶细胞的损伤是由 α 和 β 两个损伤概率共同组成的，当一个电离粒子通过 DNA 双链断裂，发生靶细胞损伤的概率是 α，它和剂量是线性关系。由两个电离粒子通过 DNA 产生 DNA 双链断裂，其发生靶细胞损伤的概率是 β，它和剂量是平方函数关系。引申的公式是：BED = D[1+d/（α/β）]，BED 为生物等效剂量，D 为总剂量。

L-Q 公式的限度：L-Q 方程建立在每次照射后亚致死性放射损伤修复完全，疗程中没有细胞再增殖的假设基础之上，因此还必须考虑到不完全修复因子和实践因子。大量的动物实验表明在 1~10Gy 分割剂量范围内，L-Q 方程能较好地反映分割方案的等效关系，在分割剂量<2Gy 时，估计生物效应又有过量的危险，因此，真正应用于临床非常规放疗时必须谨慎。

生物等效剂量（biological equralent dose，BED），为了使肿瘤中心物理剂量与其他点的剂量差异（即剂量不均质性）及物理剂量与生物效应的差异（也称生物效应差异）这双重差异的结果能最后表达出来，在放射生物学上对这种双重差异效应统一，称为 BED。过去临床医生仅凭经验及临床效果来猜测，BED 既要达到对肿瘤区域的根治剂量，又要对周围正常组织进行保护，为了接近肿瘤实际，故又提出了肿瘤可控概率（tumor control probability，TCP）和不可控概率（non-tumor control probability，NTCP），以 TCP/NTCP 数值来衡量 BED 和肿瘤治疗概率。

4. 放射生物学的"4R"　为了深入研究细胞周期，即增殖期（G_1—S—G_2—M）和静止期（G_0）的关系，提出了 4 个"R"：即修复（repair），再氧化（reoxygenation），再分布（redistribution），再增殖（regeneration）作为指导放射生物学中克服乏氧等问题的研究要点，将放射生物学推进到目的明确、针对性强的有效研究中去。

（1）放射损伤的修复：当细胞受到非致死放射剂量照射后，细胞通过自身的修复机制修复放射损伤，这种非致死放射损伤包括：潜在性致死性放射损伤（potentially lethal damage，PLD）；亚致死性放射损伤（sublethal cell injury，SLD）。在 20 世纪 60 年代 Elkind 发现受到 PLD 的细胞，如果处于一个抑制细胞分裂的环境中，这个环境有助于细胞的修复。体外培养实验也证实在放疗后 2～4h 内细胞已修复了大部分 SLD，然而不同细胞的修复动力学也不一样，组织修复动力学的研究表明 SLD 的修复与照射后的时间呈指数关系，常用半修复时间 1/2T 表示。分割剂量和细胞修复动力学的关系目前还不十分清楚，但有资料表明分割剂量大，细胞的修复能力弱。

细胞的放射损伤修复和凋亡相互矛盾。如果肿瘤细胞有较强的修复 PLD 能力，则丧失了凋亡反应。一些研究发现在细胞的 DNA 受损后，一些基因和癌基因能影响细胞的凋亡过程，这些基因包括 *Bcl-1*、*Bcl-x*、*p53* 等。

（2）放疗后的肿瘤细胞再氧化：接受放疗后，肿瘤组织中的乏氧细胞比例明显增加，经过 24h 后，细胞由乏氧状态向氧合状态发展，此现象称为再氧合。

乏氧细胞再氧合的机制：①肿瘤细胞群总量减少，血管没有损失，血管密度相对增加；②对放射敏感的富氧细胞选择性被杀灭，远离血管的乏氧细胞和血管的距离缩短；③细胞死亡使总耗氧量减少；④血管的分流导致血流循环的改变；⑤肿瘤细胞的迁移。

（3）放射过程中的细胞再分布：在分割放射中有一个有趣的现象，即细胞群会产生分裂时相同步化，其原因可能是放射能使 G_2/M 期细胞阻滞。当放射损伤修复后，受阻的细胞同步在同一分裂周期中。此时第二个放射剂量的给予时机对细胞群的生存至关重要，如同步化的细胞处于抗放射时相，则放射效应不强，如处于放射敏感时相，则可获得较大的杀灭效应。然而，同步化的现象是短暂的，细胞群很快按固有的比例重新分布。分裂周期中不同时相细胞的放射敏感性：在分裂周期中不同时相的细胞对放射杀灭的敏感性不一样已得到证实，对放射敏感性的顺序是 M＞G_2＞G_1＞S。S 期细胞对放射呈抵抗性，在有较长 G_1 期的细胞，G_1 的早期也显示抵抗性。

（4）放射过程中的细胞再增殖：在临床工作中我们可观察到这么一个现象，如肺癌放疗过程中大约 2 周时，患者出现进食吞咽痛的症状，经过一段时间后，大约 4 周，尽管放射的剂量还继续累加，但患者的吞咽痛明显减轻，其原因就是食管黏膜上皮的加速再增殖使食管黏膜的放射损伤有不同程度的恢复。这种在放疗过程中，细胞的增殖速率不一，在某一阶段内出现加速增殖的现象，称为加速再增殖。在放疗区内发生再增殖的细胞有两种，一种是从放射区外游走进入放疗区进行克隆的细胞，如皮肤、口腔黏膜、消化道黏膜放射损伤后就是通过此方式修复。另外一种就是照射体积内的细胞进行克隆，肿瘤细胞就是通过这样的方式产生更多的肿瘤细胞，因而就需要额外的剂量来杀灭加速再增殖产生的细胞。

对于正常组织而言，促进细胞增殖的因素有：①放射损伤死亡的细胞能分泌刺激残存细胞分裂的因子；②细胞的死亡，残存细胞之间的接触抑制现象消失，分裂加快。正常细胞的加速再增殖有利于急性放射损伤的恢复。然而肿瘤细胞的加速再增殖却不利于肿瘤的控制。发生加速再增殖的基本条件是血供的改善，促使肿瘤再增殖的原因和正常组织相似，虽然肿瘤之间的接触抑制现象弱于正常组织，但多数组织仍存在此现象。肿瘤通过以下四个途径实现再增殖：①增加增殖细胞的比例；②缩短细胞周期时间；③减少细胞丢失比例；④变非对称性分裂为对称性分裂。在分割放疗中，目前还不能确切地知道细胞增殖动力学的规律，从临床资料来看，肿瘤开始加速再增殖的时间是在临床上肿瘤体积开始退缩之前。对大多数头颈部上皮源肿瘤而言，肿瘤加速再增殖始于放疗后 2～4 周。临床和实验已证明，正常组织再增殖的能力强于肿瘤组织。放射线在杀灭肿瘤组织的同时损害了周围的正常组织，但由于周围正常组织的恢复能力强，肿瘤更容易被控制。正常组织不同程度的损伤可留下部分后遗症。

（5）早反应组织和晚反应组织：正常组织在照射后出现反应的时间及其与剂量的关系取决于器官或组织内的干细胞、增殖性细胞和功能性增殖特点。

1）早反应组织：是机体内分裂、增殖活跃并对放射线早期反应强烈的组织，放射反应常在放疗早期出现，在治疗后很快恢复，如黏膜红斑、溃疡等；正常早反应组织具有较高的 α/β 值；

2）晚反应组织：是机体内那些无再增殖能力，损伤后仅以修复的方式代偿其正常功能的细胞组织，放射损伤常在放疗结束后一段时间出现，如放射性肺炎、放射性脊髓损伤、放射性肌肉萎缩等。正常晚反应组织的 α/β 值较低。

研究说明，晚反应组织比早反应组织对分次剂量的大小变化更敏感，加大分次剂量，晚反应组织损伤会加重，相反，减小分次剂量，晚反应组织损伤可以减轻，这也是当前采用超分割放疗的原因之一。晚反应组织对总治疗时间的变化不敏感，而早反应组织对总治疗时间的变化很敏感，也就是说，缩短总治疗时间，早反应组织损伤加重而晚反应组织的损伤一般不会加重，有利于克服肿瘤组织加速再增殖，这是当前采用超分割放疗的另一个原因。

（二）临床放疗中常规分割治疗和非常规分割治疗

临床放疗通常采用分次给剂量的方式，但每次分割剂量、总剂量、放疗间隔时间、总疗程对肿瘤组织、早反应组织和晚反应组织均有明显的影响。

1. 常规分割治疗 是标准放疗方案，由法国人 Coutard 于 20 世纪 30 年代首次提出，指每天照射 1 次，每周照射 5 次，每次剂量为 1.8～2Gy。常规分割治疗方式的多次分割使得肿瘤细胞再分布和再氧合，因而增加了对肿瘤的损伤；同时多次分割通过正常细胞 SLD 的修复及再群体化机制，保护了正常组织。

2. 非常规分割治疗 超分割放疗（hyperfractionation radiation therapy，HRT）指每天照射 2 次，每次 1.1～1.3Gy，2 次间隔时间＞6h，每周照射 5 天。其目的是进一步分开早反应组织和晚反应组织的效应差别，最大限度地保护晚反应组织，提高肿瘤放疗剂量。

加速超分割放疗（hyperfractionation accelerated radiation therapy，HART）指每天照射 2～3 次，间隔时间＞6h，每次剂量和总剂量低于常规分割治疗。主要目的是抑制增殖快的肿瘤细胞的再群体化，降低分次剂量以减轻晚期反应。缺点是靶区内正常组织急性反应较重。

从分子生物学角度来看，目前认为放射主要作用于细胞核 DNA（如 MAR 区域）、细胞膜（如鞘磷脂酶-神经酰胺）和胞质内一些蛋白（如凋亡蛋白酶激活因子 1/整合素相关蛋白等）。DNA 损伤主要表现为链断裂（单链和双链），其修复有两条路径：同源重组和非同源末端连接。

放疗后部分肿瘤细胞获得性放射抵抗也和细胞修复能力改变相关。放疗后的胞膜和胞质可启动不同传导路径，通过诱导一些转录因子，来调节细胞因子、生长因子及细胞周期相关基因的表达。除此之外，放射也可改变酪氨酸激酶传导路径。

许多体内外实验显示，在放疗前或放疗后，由于肿瘤细胞生长环境不同于周围正常组织，细胞常处于基因不稳定状态，大多分子靶向治疗都针对肿瘤内异常表达的基因，通过抑制其活性来关闭该基因的传导路径。

根据第 46 届美国放射肿瘤学会年会上的报告，可将分子靶向治疗大致归纳为主要针对以下几条与放射相关的路径：细胞内传导路径、细胞死亡路径、细胞周期和肿瘤内血管形成及环氧化酶 2 阻断。这些研究结果表明，放疗和分子靶向治疗相结合可改变肿瘤细胞放射敏感性。

研究已证实，肿瘤内乏氧细胞比例与肿瘤的侵犯性及治疗结果相关。一方面肿瘤细胞在乏氧的过程中可激活一些基因，*HIF-1α* 是其中之一，它的激活可改变基因稳定性及血管形成和肿瘤细胞的代谢。另一方面，肿瘤细胞在乏氧状态下，其细胞基因不稳定。

因此，努力探索乏氧细胞的生物标志十分必要。半乳凝素-1 被认为是乏氧诱导的蛋白质之一，目前研究表明，这种新蛋白质和体外细胞及临床头颈鳞癌组织内的氧化程度密切相关，但在患者血浆中检测不到。

随着影像学技术的迅速发展，确定肿瘤内不同亚群细胞具有不同克隆源性氧饱和度、增殖率及放射敏感性的空间分布已成为可能，结合这些数据与逆向治疗计划系统及调强手法，在治疗前预计治疗增益比已提到议事日程上。

此外，第 46 届美国放射肿瘤学会年会还较大篇幅地报告了放疗结合根据射线的分子靶向遴选的药物试图改变分割放射生物的"5R"理论，为放射分子生物学研究开拓了一个新的平台。

第五节　近距离放射治疗

近距离放疗也称内照射放疗，是密封源式放疗，镭疗法或内部镭疗法，是放疗的一种形式，即将放射源放置于需要治疗的部位内部或附近。近距离放疗技术主要包括五大类：腔内照射、管内照射、组织间植入、术中放疗及体表敷贴。近距离放疗的模式按照剂量率的大小划分为以下几个区段和类别：低剂量率指参考点剂量率限定在 0.4~2Gy/h，中剂量率为 4~12Gy/h，>12Gy/h 的为高剂量率，照射间隔为 1h，治疗实施仅 10min 左右的模式，区段的划分基于放射生物学效应。放射源的放置主要有手工操作和后装技术两种方式，手工操作大多仅限于的低剂量率和易于防护的放射源。后装技术则指先将施用器置于接近肿瘤的人体的天然腔、管道，或将空心针管植入瘤体，再导入放射源技术，多用于计算机程控的近距离放疗设备。目前在临床工作中主要使用后装技术。

（一）近距离放疗使用的放射源

近距离放疗常用的放射源（放射性核素）见表 6-1。目前临床上使用最多的为铱-192（Ir）。

表 6-1　近距离放疗常用的放射源

放射性核素	类型	半衰期	能量
铯-137（Cs）	γ射线	30.17 年	0.662MeV
钴-60（Co）	γ射线	5.26 年	1.17MeV、1.33MeV
铱-192（Ir）	γ射线	74.0 天	0.38MeV（平均）
碘-125（I）	γ射线	59.6 天	27.4keV、31.4keV 和 35.5keV
钯-103（Pd）	X射线	17.0 天	21keV（平均）
钌-106（Ru）	β-粒子	1.02 年	3.54MeV

（二）近距离放疗的物理量单位制和剂量计算

1. 放射性　元素的原子核释放辐射线的过程以辐射粒子的形式或电磁辐射的形式或两者兼而有之的形式发生。

2. 衰变常数　放射性衰变或蜕变是一个随机的过程，放射性衰变在数学上定义为单位时间内衰变原子数，遵循指数衰变规律。$N = N_0 e^{-\lambda t}$，其中 λ 为衰变常数，负号表示放射性原子数随时间的增长而减少，N_0 为放射性原子的初始数量。N 是 t 时刻存在的原子数。

3. 放射性活度　处于某一特定能态的放射性核在单位时间内的衰变数，记作 A，$A = dN/dt = \lambda N$，表示放射性核的放射性强度。根据指数衰变规律可得放射性活度等于衰变常数乘以衰变核的数目。放射性活度也遵从指数衰变规律。放射性活度的国际单位制单位是贝可勒尔（Bq），常用单位是居里（Ci）。有些放射性核一次衰变放出不止一个粒子或 γ 光子，因此，用放射探测器实验计数所得的不是该核的放射性活度，还需利用放射性衰变的知识加以计算。

4. 单位质量活度　不同核素的活度常用单位质量的活度来表示即 Ci/g，它等于阿伏伽德罗常数 $NA = 6.023 \times 10^{10}$ mol 与衰变常数 λ 的乘积乘以以克为单位的质量 Q 再除以其摩尔质量 M。

5. 放射性元素的原子核有半数发生衰变时所需要的时间，叫半衰期（half-life）。随着放射的不断进行，放射强度将按指数曲线下降，放射性强度达到原值一半所需要的时间叫作同位素的半衰期。原子核的衰变规律是：$N = N_0 e^{-\lambda t}$，N_0 是初始时刻（$t = 0$）的原子核数，t 为衰变时间，λ 为衰变常数，N 是衰变后留下的原子核数。平均寿命是指放射性原子衰变的平均期限。

放射性核素射线的质量用核素符号、半衰期和辐射线的平均能量三要素表示。

（三）剂量学系统

近距离放疗的剂量学系统主要有妇瘤腔内照射剂量学中斯德哥尔摩系统、曼彻斯特系统、纽约系统及传统组织间插值的巴黎剂量学系统和步进源剂量学系统。

曼彻斯特系统确定了处方剂量点的概念，并把它定义在相对施源器的解剖结构上，即 A-B 点系统，被广为采用并沿用至今。计算机在临床剂量学的应用使人们的注意力更多地转移到靶区及周围正常组织的剂量监控上。纽约系统就是在这一需求下发展起来的。国际辐射单位与测量委员会（International Commission on Radiation Units and Measurements，ICRU）38 号报告将宫颈癌治疗及专业名词规范化，除了确定靶区和治疗区外，还定义了参考体积的概念，即参考等剂量面包罗的体积。参考剂量值对低剂量率治疗为 60Gy，对高剂量率治疗为相应的等效生物剂量值。

用于组织间插值的巴黎剂量学系统是一种手工计算方法，布源规则为要求植入的放射源无论铱丝还是等距封装在塑管中的串源均呈直线型，彼此相互平行，各线源等分中心位于同一平面，各源相互等间距，排布呈正方形或等边三角形，源的线性活度均匀且等值，线源与过中心点的平面垂直。

步进源剂量学系统是巴黎剂量学系统的扩展，保留巴黎系统基本布源规范的同时，充分利用步进源可灵活设置驻留时间的特点，对剂量分布做优化处理。①各驻留位照射时间不再相等而是中间偏低，外周加长，从而使沿纵向排布的基准点串列获得近似相同的剂量；②活性长度不仅没必要超出靶区长度，甚至较靶区长度更短；③参考剂量与基准剂量的关系仍然维持 RD = 0.85BD 的关系。ICRU58 号报告为近距离放疗野引入了一系列平面和体积的概念。例如，与外照射类似的肿瘤区、临床靶区、计划靶区、治疗体积、中心平面，剂量分布的描述方面引入了坪区、处方量、平均中心剂量、高低剂量区等。

在实际应用中剂量学步骤为：①治疗前，施用器置放和护理措施；②靶区的定位，施源器及解剖结构的空间重建；③剂量参考点的设置；④计算放射源在各个驻留位的照射时间和优化处理。

第六节　治疗计划系统和计划评估

临床放疗是一个非常复杂的过程，它包括多个步骤，如从诊断开始，决定患者是否需要接受治疗、利用某种装置及某种方案等，其中治疗计划的设计是重要的一环，患者的临床检查和治疗方案确定后，医生按照治疗方针的要求，确定好治疗的体位，并进行体位固定器的选择，进行 CT/MRI 模拟定位。获得进行治疗计划设计所需的治疗部位的影像资料，包括肿瘤的位置、大小及危及器官之间的相对位置和结构信息等，基于此进行治疗计划的设计和评估，经治疗前模拟验证后进入治疗阶段。

（一）临床剂量学原则和靶区剂量的定义

一个好的治疗计划通常应满足以下 4 个条件：①肿瘤剂量要求准确。②治疗的肿瘤区域内，靶区不仅要均匀，剂量梯度的变化应在 5%以内。③照射野的设计应尽量提高治疗区域内的剂量，降低照射区正常组织的受量范围，根据治疗区的定义，90%的等剂量线的范围和形状依赖于具体治疗计划的设计，所谓照射区，即为 50%的等剂量线包含的区域。在满足条件①②的前提下，50%的等剂量线包括的范围越小越好。④保护肿瘤周围重要器官免受或尽量少受照射，至少不能使他们接受超过其允许耐受量的范围。以上 4 点简称为临床剂量学四原则。

（二）外照射靶区剂量分布的定义

1. 肿瘤区（gross target volume，GTV） 指临床检查和各种影像学技术能够发现的肿瘤，包括原发灶和转移淋巴结（远地转移灶）。

2. 临床靶区（clinical target volume，CTV） 指按一定的时间剂量模式给予一定剂量的临床灶（肿瘤区）、亚临床灶及肿瘤可能侵犯的范围。

3. 内靶区（internal target volume，ITV） 在患者坐标系中，由呼吸或器官运动或照射中 CTV 体积和形状的变化所引起的 CTV 外界运动的范围，称为内边界（internal margin，IM）。内边界的范围，定义为内靶区。

4. 计划靶区（planning target volume，PTV） ICRU62 号报告中将由患者坐标系通过治疗摆位转换到治疗机坐标系中，以及治疗机照射野位置的变化等因素引起的 ITV 的变化范围称为摆位边界（setup margin，SM）。SM 的范围称为计划靶区。

5. 治疗区 指对于一定的照射技术和照射野进行安排，某一条等剂量线面所包括的范围，原则上由主管医生决定，但通常选择 90%等剂量线代表靶区的最小剂量作为治疗区范围的下限。

6. 靶区最大剂量 计划靶区内最高剂量叫作靶区最大剂量，当面积＞2cm^2 或直径＞1.5cm 时临床上才认为有意义，当面积＜2cm^2 时，临床上不予以考虑。

7. 照射区 指对一定照射技术及照射野进行安排，50%的等剂量线面所包括的范围。照射区的大小直接反映了治疗方案设计引起的体积积分剂量及正常组织剂量的大小。

除了上述外照射靶区的定义外，还有一些较为常见的靶区定义，如冷剂量区、热剂量区、靶区的最小剂量、靶区的平均剂量、靶区的中位剂量、靶区模剂量及剂量热点等。在计划设计过程中还有一个特别的概念危及器官，指可能卷入照射野内的重要组织和器官，它们的放射敏感性（或称耐受剂量）将显著影响治疗方案的设计或靶区处方剂量大小的确定。

（三）计划设计原理

计划中照射野的设计不仅要能够体现主管医生对具体患者的治疗要求，还必须考虑治疗计划的执行过程中，治疗体位的可实现性和重复性，以及机器所能提供的极限条件，因此要求计划设计者对临床知识和物理技术方面都有很好的了解。

常见的体外照射技术主要有：固定源皮间距技术、等中心定角技术及旋转治疗技术。每种治疗技术都有其优缺点。随着模拟定位机的普及应用、设备的等中心旋转特性，以及等中心定角技术和旋转治疗技术给摆位带来的方便和准确性，等中心定角技术的应用越来越多。

对于高能电子束的照射，依据电子束照射野中心轴深度剂量的特点及临床剂量学的观点，利用单野治疗偏体位一侧的肿瘤，选择合适的能量可以得到较好的剂量分布，在临床使用中多见于和高能 X 线混合的照射技术。

对于高能 X 线，计划设计中主要为单野、两野交角或对穿照射，多野交角照射，以及旋转照射和非共面照射。

（四）治疗方案的评估

治疗方案的评估可通过照射野设计工具及剂量显示和计划评估工具进行。

照射野设计工具主要有：①医生方向观，相当于医生在检查室和治疗室在任意位置观察照射野与患者治疗部位之间的相对空间关系及照射野之间的相对关系，特别对于非共面照射野，非常方便。②照射野方向观，其设想了医生或计划设计者站在放射源的位置，沿照射野中心轴方向观看照射野与患者治疗部位间的空间关系，能够帮助计划设计者选择最好的入射方向，而且从该方向上，根据治疗部位在与照射野中心轴垂直的通过等中心的平面上的投影影像布置照射野，设置照射野挡块或安排多页光栅叶片的位置。

剂量的评估工具主要有剂量体积直方图（dose-volume histogram，DVH）及肿瘤控制概率（tumor control probability，TCP）及正常组织并发症概率（normal tissue complication probability，NTCP）。在目前常用的 3D 治疗计划系统中，剂量计算都在 3D 网格矩阵中进行即剂量分布的显示方式实际上就变成使用 3D 网格矩阵方式进行表示。因此，通过剂量计算而表示出某一区域，如靶区，重要器官的体积内有多少体积受到多高剂量水平照射的方法称为 DVH，DVH 图的基本形式是某一剂量区间内单元体积数即频率。常用的主要有微分 DVH 图和积分 DVH 图，前者能够告诉我们多少个体积单元受到某一剂量范围内的照射。后者则有助于同一治疗计划中不同器官间的剂量评估。DVH 是评估计划设计方案最有力的工具，可以直接评估高剂量区与靶区的适合度。利用 DVH 进行治疗计划方案优劣的评判要根据具体的情况而定：①当一个计划的危及器官的 DVH 曲线总是低于另一个的 DVH 值时，前者计划应该更有优势。②当两个计划的危及器官曲线有相交时，则要根据具体的情况进行取舍。TCP 和 NTCP 是从生物效应分布的角度，进行治疗方案的评估和比较，是物理评估工具 DVH 的一个重要的发展和补充。利用恰当的时间剂量因子模型，将 3D 治疗计划系统计算出的 3D 物理剂量分布，变成 3D 等效应剂量。除此之外还可在重建的多个平面进行剂量分布的考察和评估，可以通过等剂量线、感兴趣点和截面的剂量分布等多种方式，部分弥补 DVH 缺乏空间信息的缺点。

（五）物理剂量对生物效应的转换

将上文中提到的剂量体积网格矩阵中的物理剂量利用时间剂量因子的效应进行转换，设某一体积矩阵单元 i 中的物理剂量为 D_i，则相应的生物效应剂量 ERDi 为：

$$ERDi \times [1 + (\beta/\alpha) \times d_0] = D_i[1 + (\beta/\alpha) d_i]$$

式中（β/α）为早反应、晚反应组织的特征参数比，d_0 为单次名义剂量，d_i 为体积矩阵单元 i 中的单次物理剂量，D_i 为生物等效后的物理剂量。

TCP 是表达所有肿瘤细胞被消灭的概率随剂量的变化，到达 95% TCP 所需的剂量定义为肿瘤致死剂量（TCP$_{95}$）。NTCP 是指经过直接照射后造成器官或组织的某种损伤，如放射性肺炎、眼失明、心包炎等。5 年内产生 5%或 50%相应损伤概率所需要的剂量，定义为正常组织耐受剂量 TD$_5$/5，TD$_{50}$/5。临床试验证明 TCP 和 NTCP 随剂量变化的形状为"S"形曲线。两条曲线相距较远，治疗比较大（治疗比：正常组织耐受剂量与肿瘤致死剂量之比，不受治疗技术影响），对治疗有利，两条曲线相距较近，治疗比较小，对治疗不利，一个好的治疗方案应是使肿瘤得到最大可能的治愈和使正常组织的并发症概率最小，它可以量化为无并发症的肿瘤控制率（Putc），可以表示为 Putc = TCP – NTCP＋δ（1 – TCP）×NTCP，其中 δ 为两种概率的相关系数。

TCP 模型虽基于细胞杀伤的统计原理，但因最初进行推算的模型形式简单，会偏离实验和临床观察到的数据，必须用群体放射敏感性参数的平均值强迫模型去拟合临床观察到的数据。剂量生物效应的计算应遵从统计规律，模型中的公式形式又比较复杂，应用时，应注意它们成立的条件和局限性描述，描述 NTCP 的公式大多从较少的临床数据中拟合出来，希望经过研究对 TCP 和 NTCP 的模型能够进一步改进，能够对治疗方案的预测和评估有更大的意义。

第七节　肿瘤放射治疗的常用技术

放疗就是利用各种放射线照射肿瘤，进而杀灭癌细胞，使肿瘤缩小或消失，它是肿瘤治疗的三大手段之一。放射线通过直接作用和间接作用破坏癌细胞染色体的 DNA 使癌细胞凋亡，达到治疗的作用。放射线在杀灭癌细胞的同时也会对正常组织产生损伤，而我们的目的是尽可能地杀死癌细胞，同时保护肿瘤周围的正常组织，技术发展一直是朝着这个方向在努力。近年来随着计算机技术、加速器技术的飞速发展，放疗技术的迭代升级也在快速地进行着。

我们接下来就通过放疗技术的历史发展过程来介绍放疗技术的前世今生。

1898 年居里夫妇发现了镭，在他们的倡导下人们第一次将放射性同位素用于治疗癌症，这拉开了放疗的序幕。

（一）二维普通放疗

二维普通放疗是最早的放疗方法，放疗医生通过模拟定位机的 X 线透视影像来进行模拟定位，医生凭借临床经验确定肿瘤的大概范围，然后用标记笔在肿瘤患者的皮肤上标记照射的范围。由于机器条件的限制，医生只能用正方形、长方形等简单形状的照射野，或使用规则的铅制挡块来对正常器官做一定的遮挡。受限于模拟定位影像无法清晰地反映肿瘤及周围正常组织的解剖关系，医生无法多角度照射肿瘤。二维普通放疗的后果就是把肿瘤周围很多正常组织也连同肿瘤一起照射，在治疗肿瘤的同时也带来了很大的副作用和后遗症。如今，二维普通放疗在全世界范围的放疗单位基本已经绝迹了。

（二）三维适形放疗

三维适形放疗的出现解决了二维普通放疗对肿瘤周围正常组织照射过多的问题。得益于 CT 定位提供的高分辨率三维影像，放疗医生第一次能够清楚地辨别肿瘤的大小、形状、位置及肿瘤和周围正常器官的空间位置关系。在计算机的帮助下计划设计人员可以从多个角度照射肿瘤，同时还能选择好的角度来避开正常器官，而且多叶光栅（multi-leaf collimator，MLC）的发明，使得每个入射角度的照射野形状都和该角度的肿瘤形状一致。在三维方向上的射线都与肿瘤形状一致，最终的处方剂量区也就在三维方向上和肿瘤的形状相符，即三维适形放疗。利用各种体位固定装置，如热塑膜、体架、真空垫、发泡胶等把患者的体位固定住，保证在每次治疗的时候处于同一个体位，利用 CT 模拟机进行患者影像信息的采集，在 CT 影像上重建出的三维人体模型上勾画靶区、正常器官，这样找到的肿瘤靶区更精准，周围的正常组织相对位置也更清楚。利用三维治疗计划系统，在 CT 重建出来的包含人体电子密度信息的假体上设计治疗方案，同时精确地计算出肿瘤和正常器官接受的剂量，更合理地评估治疗方案的可行性，以及更好地评估疗效和放疗反应。做到了靶区剂量更精确，正常组织损伤更小。三维适形放疗是放疗技术发展的一个里程碑，标志着精确放疗时代的开始。

适应证与局限：三维适形放疗可以满足大部分肿瘤的治疗要求，适应证非常广泛。但是在特殊病例，如鼻咽癌，靶区与周围正常组织关系紧密，并且靶区包绕正常器官的时候，三维适形放疗就力有不逮了。而且，有时候放疗医生还要求靶区内部的剂量分布不均匀，如对GTV加大剂量的同步推量计划，就需要在靶区内同时达到高剂量区、低剂量区多个剂量梯度并存的情况，这种调制剂量强度的要求难住了三维适形放疗，对放疗技术的发展提出了新的要求。

（三）调强放疗

调强放疗是三维适形放疗的一次升级，做到了靶区内的剂量按照治疗需求来分布，剂量需要高的地方就高，剂量需要低的地方就低。调强放疗真正实现了在每个方向上和肿瘤靶区形状高度贴合的剂量分布，同时极大地降低了靶区周边需要保护的正常组织接收的剂量，并且由于全逆向的计算机治疗计划的设计，治疗计划更加完美。大量的临床研究表明调强放疗比三维适形放疗拥有更好的疗效，同时带来更少的正常组织并发症，但是调强放疗对患者体位的固定精度及治疗时的摆位精度提出了更高的要求，因为微小的体位变化都可能会使高剂量处方区跑到周围本不该照射的正常组织上，同时漏掉应该被照射的靶区，也就是精确地漏掉照射靶区。

适应证与局限：调强放疗适用于肿瘤周围有很多无法避开的正常组织的病例，还有需要在照射范围内的高危靶区每次治疗时同步再加量的情况。调强放疗对放疗医生靶区勾画能力、放疗技师对患者的摆位精度、物理师的放疗质量控制能力、放疗单位的验证设备的配置都提出了更高的要求。调强放疗需要一个有丰富经验的放疗团队。如果有一环欠缺，精确的放疗就会变成精确的漏照。

（四）图像引导放疗

调强放疗解决剂量分布精确性的问题，但是位置精确性的问题却没有解决。随着成像技术的发展：电子射野影像系统和锥形束CT的投入使用使得获取治疗时的肿瘤位置信息成为可能。图像引导放疗在调强放疗的基础上引入了时间的概念，充分考虑了解剖组织在分次治疗间和治疗过程中运动的位置移动误差，如呼吸运动、器官蠕动、摆位误差、靶区缩小等引起放疗剂量分布的变化和对治疗计划的影响情况，在患者进行治疗前、治疗中利用各种影像设备对肿瘤及正常器官进行离线、在线的监控，并能根据监控的结果调整摆位坐标、修正治疗计划，甚至追踪靶区的移动，从而真正做到剂量、位置双重精确，实现真正意义上的精确放疗。

适应证与局限：图像引导放疗可以说适应所有肿瘤的精确放疗，可以说几乎没有缺陷。一定要找出局限的话那就是需要更有经验的放疗团队，更高的质控标准，以及更长、更复杂的治疗流程了。

（五）立体定向放疗

立体定向是利用影像技术，借助高精度固定装置得到靶区在体内的精确空间位置的一种技术。立体定向放疗就是利用立体定向技术进行靶区定位，通过小野集束单次大剂量照射靶区，使局部在一次或几次照射后坏死，达到与手术相似的效果。凭借精确的立体定向和靶区以外陡峭的剂量的跌落梯度，以对周围组织损伤最小的代价杀灭肿瘤。

γ刀和X刀是最常用的立体定向放射治疗形式。γ刀是由钴-60作为放射源的立体定向放射装置，而X刀则是由加速器作为放射源的立体定向放射装置。γ刀和X刀都是放射线通过射线聚焦的方式照射靶区，在杀灭肿瘤的同时能很好地保护正常组织。γ刀或X刀是放疗的一种特殊技术，而不是真的刀。

γ 刀采用有创固定方式，所以定位更加精确，一般只做一次，最早用于神经外科，后用于颅内肿瘤的治疗，适合颅内 18mm 以下的靶区。进口 γ 刀造价昂贵，钴-60 的半衰期为 5.3 年，每 5～10 年更换一次钴源，费用高昂，而且 γ 刀不适用于分次照射。X 刀基于加速器，造价低，治疗灵活，可以对肿瘤进行立体定向分次照射，还可以用于较大且形状不规则病灶的治疗。但是 X 刀的精度略差于 γ 刀，不适合微小靶区的治疗。X 刀治疗多用无创固定技术，可以分次治疗，适合多种病灶，对体积稍大的靶区更显优势。

适应证与局限：靶区位于颅脑的重要功能区且不能手术或不接受手术者；颅内肿瘤手术后残留或复发者；单发或多发的脑转移瘤；作为全脑照射的推量治疗。适合直径<5cm 的靶区。局限：不能治疗大的靶区，同时对于体部肿瘤使用 γ 刀尚有待继续探索。需要高水平富有经验的团队来完成治疗。

（六）立体定向消融放疗

立体定向消融放疗是立体定向放疗的延伸。最早立体定向放疗从头部延伸到体部被叫作立体定向体部放疗。美国 MD 安德森癌症中心的张玉蛟等采用的大剂量立体定向体部放疗技术在早期非小细胞肺癌中获得超过 90%的肿瘤局部控制率，立体定向体部放疗成为不可切除早期非小细胞肺癌的标准治疗手段，达到和手术相媲美的临床结果，被专门定义为立体定向消融放疗。

适应证和局限：不能承受手术的老年患者、肺功能差的患者。因为立体定向消融放疗单次剂量非常高，所以每次治疗都必须进行图像引导。单次治疗耗时很长，为 30～50min；总治疗时间可控制在一周左右。患者痛苦小、花费也随治疗次数减少而降低。国产体部 γ 刀由于初期没有图像引导功能在国际上得不到认可，近年来带有图像引导功能的 γ 刀开始应用于临床，希望我国特有的立体定向消融放疗能走出国门走向世界。

（七）射波刀

射波刀（赛博刀）是一种装在六维机械臂上的微型 6MV 加速器，机械臂可以做到亚毫米级的运动精度，实现了全方位无死角的照射范围。它不仅可以进行多角度照射，更重要的是它在专门的呼吸监控和金标引导的帮助下，可以实现靶区的实时追踪。因为使用的是限光筒，所以照射范围比较小。射波刀也是获美国食品药品监督管理局（Food and Drug Administration，FDA）准许用于治疗身体任何部位的肿瘤的装置。射波刀的精确度使得放疗医生可以安全地使用大剂量照射，周围健康组织受到的损伤更小，患者一般只需要 1～5 次即可完成治疗。

适应证和局限：射波刀在肿瘤类型、肿瘤大小上有很多限制，一般对于直径 4cm 以下、形状规则的、体积较小的肿瘤治疗效果比较好；不能用于大病灶的照射；对于多发肿瘤，一次只能治疗一个病灶，次数多，时间长，费用高。

（八）螺旋断层放疗系统

螺旋断层放疗系统，集调强放疗、影像引导放疗、剂量引导放疗为一体。在 CT 引导下螺旋断层式旋转聚焦照射肿瘤，对肿瘤靶区进行高效精确的治疗。由于采用了照射、成像 CT 同源的引导方式，螺旋断层放疗系统的引导精度可以达到 0.1mm，其精度远高于传统加速器。每次治疗前都要采集影像和历史影像对比，根据患者肿瘤部位的变化动态地调整照射范围，实现自适应放疗。

适应证和局限：螺旋断层放疗系统可以同时治疗任何形态、任意大小、任意数量、任意部位的肿瘤。例如，全脑全脊髓这种超长靶区的照射，可以从上到下无缝衔接，实现靶区剂量无冷热点。在全身放疗的应用中也有相当好的效果，如骨髓移植前对肿瘤患者行全身或全骨髓照射，儿童脑瘤中的神经管胚细胞瘤的照射。对于多发转移的靶区，通过螺旋断层放疗系统，可对所有的病灶部位一次性照射，而且还能对不同的部位给予不同的剂量，治疗效果好，治疗时间短。螺旋断层放疗系统设备成本高，治疗花费高；由于其机械结构复杂，需要高昂的维修保养费用；由于采用旋转治疗，不可避免地造成患者体内低剂量区广泛分布，尤其是肺癌等胸部肿瘤需要特别关注肺部低剂量区的范围。

（九）速锋刀

速锋刀是新型的一种肿瘤放射手术治疗系统。它独有 2.5mm 的多叶光栅可以实现微小靶区的精确照射，多种手段的影像引导，以及 10ms 的高频率实时监测、控制系统使其治疗精度上升了一个新台阶。它的剂量率最高可达 2400 跳/分，实现了超高强度的治疗。速锋刀可以同时治疗多个靶区。对多发性脑转移瘤等复杂治疗，只需要 10min 左右。

适应证和局限：速锋刀对全身各部位的实体瘤都有着较好的治疗效果，主要优势在于开展立体定向体部放疗技术。高精度光栅使其可以满足立体定向放疗的要求，同时也可以满足常规放疗的要求。对头颅肿瘤、肺癌、脊柱肿瘤、肝癌等实体瘤具有较好的效果。

（十）质子重离子治疗

质子重离子等高 LET 射线在介质中运动时，其剂量沉积曲线具备独特的前低后高的"布拉格峰"，对肿瘤细胞产生高于 X 线生物效应的杀伤效果，但是对周围正常组织的剂量远低于X 线，从而达到杀灭肿瘤又不产生明显的放射毒副作用的目的。质子重离子是目前世界上最尖端的放疗技术。

适应证和局限：眼底肿瘤、颅底脊索瘤、软骨肉瘤、儿童肿瘤、神经肿瘤、肝癌、不能手术的直肠癌、不能手术的骨肉瘤、前列腺癌、甲状腺癌、骨盆的脊索瘤。利用"布拉格峰"可以实现其他射线无法比拟、近乎完美的剂量分布。质子重离子设备复杂，占地面积大，价格动辄高达十亿、数十亿人民币，维护保养费用也是天文数字，导致治疗费用极其高昂，难以为普通患者承受。由于设备的复杂性、专业性需要配备专门的维修团队常驻。上述因素严重限制了质子重离子设备的普及。

（十一）近距离放疗

放疗根据照射方式分为内放射和外放射。前面提到的设备都是外照射设备，就是放射线从人体外发出射线向内照射肿瘤。外照射射线能量高、穿透力强，靶区能得到相对均匀的剂量。外照射也是当今临床上使用最多的治疗方法。内照射就是将放射源（放射性粒子植入）直接放入肿瘤内部或放入肿瘤邻近的天然管腔（鼻腔、气管、食管、阴道、直肠等）及插值照射。射线强度服从距离平方反比的规律，所以近距离放疗靶区剂量高，离靶区远的正常器官剂量很低。

适应证和局限：内照射所用的放射源射线射程短、穿透力低，在靶区可以得到较高的剂量的同时远处正常组织受量远低于靶区剂量，从而很好地保护了正常组织。近距离放疗的缺点是靶区剂量分布不均匀，很容易造成剂量热点和剂量冷点，增加肿瘤复发的危险，就算是最先进的三维内照射技术也不能完全解决这个问题。内照射一般只作为外照射的补充，很少单独使用。近距离放疗必须使用放射源，放射源的购买、运输和回收会带来高昂的成本。操作放射源有很高的危险性，对操作人员的要求也要相应提高。

第八节 临床放射治疗学

放疗在肿瘤的综合治疗中占有重要的地位，在所有恶性肿瘤的治疗中，约 70% 的患者需要放疗的参与。近年来，随着科学技术的发展，医学影像学、计算机技术、多叶准直器等与加速器技术密切结合，三维适形放疗、调强放疗、图像引导放疗等精确放疗技术相继应用于临床，使放射治疗学得到迅速的发展，精确放疗不但提高了疗效，而且显著地降低了并发症的发生率。

本章主要从头颈部、胸部、腹部肿瘤放疗的应用指征和治疗原则等做简要概述。

一、头颈部肿瘤与放疗

（一）头颈部肿瘤概述

头颈部肿瘤包括自颅底到锁骨上、颈椎以前这一解剖范围的肿瘤，以恶性肿瘤为主，主要有原发于口腔、鼻腔、鼻旁窦、鼻咽、口咽、下咽、喉、甲状腺和涎腺的恶性肿瘤。放疗作为肿瘤治疗主要方法，在头颈部肿瘤的综合治疗中起到重要作用。约80%的头颈部肿瘤患者在治疗过程中需要放疗。

头颈部肿瘤种类繁多，治疗手段各异，但总的讲大多数肿瘤仍采用以外科治疗为主的综合治疗。随着肿瘤治疗的发展，近几年头颈部肿瘤的治疗出现了以下的特点：在不影响根治的前提下，多以保留功能手术为主；放疗在治疗全程中的应用改善了头颈部肿瘤治疗的功能保全；对于不可切除的局部晚期肿瘤，在术前放疗后采用根治性切除合并立即修复组织缺损的手术，不仅彻底切除肿瘤，扩大外科治疗的适应证，而且提高了患者的生存质量；进一步提高头颈部肿瘤的远期疗效，需采取外科、放疗科、内科及生物治疗的综合治疗手段。近年来，适形调强放疗的出现，大大丰富了放射物理学的内容和放疗的技术手段，此项技术可以大幅度提高肿瘤的放射剂量，显著降低周围正常组织及重要器官的受照剂量，进一步提高局部控制率，减少放疗的并发症。随着放疗设备的不断更新，放疗技术的不断改进，放射生物学和放射物理学得到进展并与临床密切结合，放疗将在头颈部肿瘤治疗中发挥更为突出与重要的作用。

（二）放疗在头颈部肿瘤治疗中的应用

放疗在头颈部肿瘤治疗中的应用，根据治疗目的不同主要分为单纯放疗、术前放疗、术后放疗。

1. 单纯放疗　适合单纯放疗的头颈部肿瘤包括鼻咽癌、早期头颈部癌、头颈部低分化癌。放疗是鼻咽癌的根治性治疗手段；对常见的早期头颈部癌，如喉癌、口咽、下咽癌等T1、T2小病变，放疗可取得和手术相似的疗效，同时放疗可有效地保留患者的解剖结构及功能的完整性，因此放疗具有一定优势；对于头颈部低分化癌、未分化癌，无论T分期如何，应首选放疗。必要时可采用手术挽救。

2. 术前放疗　主要用于非早期肿瘤患者，患者有手术指征，但可能手术切除有困难。术前放疗剂量一般为40～50Gy，不增加术后吻合口瘘和手术切口不愈合等并发症。

术前放疗的优点：

（1）提高手术切除率：术前放疗可使肿瘤细胞产生不同程度的退行性变，纤维组织增生，癌周浸润消失，能缩小肿瘤体积，使部分不能手术切除患者可接受手术治疗，从而提高手术切除率，并能减少手术操作时可能引起的血道、淋巴结转移。

（2）减少淋巴结转移：术前放疗可降低淋巴结转移率，可能是淋巴结内转移灶被放疗杀灭，癌周血管经放疗后管壁增厚，管腔缩小，引起纤维化甚至闭塞，减少转移的机会。原发灶肿瘤细胞活性降低，也减少转移的可能，故术前放疗可减少淋巴结转移。

（3）减少局部复发：术前放疗可使局部复发率降低，即使出现复发，在时间上也明显向后推移。

3. 术后放疗　术后放疗主要用于术后淋巴结包膜外受侵、超过1个分区的淋巴结受累、淋巴结转移数目＞2个、转移淋巴结＞3cm、切缘镜下残留或安全界不够及局部晚期病变。术后放疗一般在术后2～4周开始，若术后放疗开始时间推迟会由于手术区域内纤维瘢痕形成造成局部血运差，导致放射敏感性降低，同时残存肿瘤细胞的快速再增殖会增加肿瘤负荷，从而影响术后放疗的疗效。

术后放疗的优点：

（1）术后放疗不耽误手术时间。

（2）术后放疗可根据术中具体所见、手术切口、术后病理检查结果等，更精确地制订放疗的靶区。

（3）术后放疗较术前放疗可给予较高剂量的放疗，从而有效控制肿瘤。

总之，放疗是目前头颈部肿瘤治疗中不可或缺的主要方法，随着放疗物理、放射生物及临床研究的发展，尽可能通过先进的放疗技术和不同的综合治疗模式提高疗效，使患者获益，是我们的根本目标。

（三）鼻咽癌放疗原则

见表 6-2。

表 6-2　鼻咽癌放疗原则

不同期别或情况	治疗原则	放疗技术	
早期（Ⅰ/Ⅱ期）	单纯根治性放疗	IMRT/IGRT 为主	单纯外照射 对于部分 T_1 和 T_2 病变小的患者可采用单纯外照射＋腔内近距离治疗
局部晚期（Ⅲ/Ⅳ期 M_0）	综合治疗	IMRT/IGRT 为主	同步放化疗 同步放疗＋靶向治疗 诱导化疗＋同步放化疗/单纯放疗 同步放化疗/单纯放疗＋辅助化疗 对于颈部有大淋巴结的患者可放疗同步局部热疗
残存病灶处理	个体化治疗		观察 对于浅表残存病灶，采用腔内近距离局部加量 对于深部残存病灶，X 刀补量 手术完整切除，根据情况采用内镜或开放手术
远处转移，M_1	以化疗为主		多脏器多发转移：以化疗为主 单纯脏器单一转移：化疗＋放疗 肝脏转移：介入治疗 少数情况可考虑手术
局部复发	局部治疗		早期病变：首选内镜下激光手术或开放手术或 IMRT/IMRT＋腔内治疗 晚期：同步放化疗/单纯放疗
区域复发	以手术治疗为主		首选手术：局部转移淋巴结切除或区域性颈清扫 转移淋巴结位于下颈及锁骨上区者可考虑术后化疗

注：IMRT. 调强放疗；IGRT. 图像引导放疗。

（四）唇癌、口腔癌放疗指征

早期病变，手术和放疗的疗效相当，可根据具体情况选择单一的治疗手段，如首选手术，应保证切缘距离病灶至少 1cm；中、晚期病变主张手术和放疗的综合治疗，可行术前或术后放疗。对不可手术的局部区域晚期病变，在无远处转移的前提下，以同步放化疗为主要治疗手段。

1. 术前放疗的指征

（1）局部晚期可手术病变，但手术切除较困难或手术安全界不能保证者。

（2）病理类型为分化差的癌或低分化鳞癌。

（3）发展速度较快的局部区域晚期可手术病变。

2. 术后放疗的指征

（1）局部区域晚期病变（T_3/T_4）。

（2）切缘阳性或手术安全界不够（<5mm）。

（3）>N_1病变者。

（4）淋巴结包膜外受侵、脉管瘤栓、神经受累、颈部软组织受侵。

（5）肿瘤细胞分化差者，包括分化差的癌和低分化鳞癌等。

如有术后放疗指征，且具备以下任一指征者，视为高危因素，国外推荐放疗时同步化疗：①淋巴结包膜受侵；②手术切缘阳性。

（五）口咽癌治疗原则

1. $T_{1\sim2}N_{0\sim1}$患者的治疗选择

（1）可首选根治性放疗，若放疗疗效达到根治，则进行观察；若放疗后有肿瘤残存，则行挽救手术。

（2）对原发灶行经口、开放手术切除＋同侧或双侧淋巴结清扫；对术后无不良预后因素者，随诊；如有不良预后因素（切缘不干净、淋巴结包膜外受侵），行手术后同步放化疗；只有对切缘阳性者，可以考虑行再切除和（或）放疗或同期放化疗。对有其他预后不良因素者，行术后放疗或同步放化疗。

（3）对T_2N_1患者，选择放疗与化疗联合治疗，可选同步放化疗或诱导＋同步放化疗，对达到临床完全缓解的患者，随诊；如有肿瘤残存，行挽救手术。

2. $T_{3\sim4a}N_{0\sim1}$患者的治疗选择

（1）行同期放化疗，对完全缓解者，随诊；对有肿瘤残存者，行挽救手术。

（2）对原发灶行经口或开放手术切除＋颈部淋巴结清扫，对无不良预后因素者，行术后放疗或术后同步放化疗。

（3）行诱导化疗＋放疗或同步放化疗，对达到完全临床缓解者，随诊；对有肿瘤残存者，行挽救手术。

3. $T_{1\sim4b}N_{2\sim3}$患者的治疗选择

（1）行同步放化疗或诱导化疗（Ⅲ类证据）＋同步放化疗，对原发灶临床完全缓解，颈部淋巴结残存者行颈部淋巴结清扫；对颈部淋巴结临床完全缓解者，于4~8周后再评价，对淋巴结阴性者，随诊，对淋巴结阳性者，行颈部手术治疗。对行同步放化疗后，原发灶残存者，行原发灶手术，必要时对颈部行清扫术。

（2）原发灶手术切除＋颈部淋巴结清扫，对N_{2a}-bN_3者行原发灶切除＋单侧或双侧颈部清扫，对N_{2c}者行原发灶切除＋双侧颈部清扫。术后根据有无不良因素，给予放疗或同步放化疗及手术治疗。

术后预后不良因素包括淋巴结包膜外受侵、切缘阳性、病理结果为T_3或T_4、病理结果为N_2或N_3、Ⅳ区或Ⅴ区淋巴结转移、周围神经受侵、有血管瘤栓、血管淋巴管受侵。

4. 同期放化疗或根治性放疗后颈部淋巴结肿瘤治疗疗效评估和进一步处理原则

同期放化疗或根治性放疗后4~8周进行疗效评价。如果颈部肿瘤有残存或进展，采用增强 CT/MRI 或 FDG-PET/CT 检查评估病变程度和有无远处转移。若确认有残存或进展，行颈部淋巴结清扫。如果颈部受累淋巴结稳定或较前缩小，12 周后采用 FDG-PET/CT 检查评估病变程度和有无远处转移情况，如果受累淋巴结阴性或<1cm、FDG-PET/CT 阴性，观察。如果受累淋巴结<1cm、FDG-PET/CT 阳性或受累淋巴结>1cm、FDG-PET/CT 阴性，可选择观察/颈部淋巴结清扫/B 超引导下细针穿刺，由外科医生和患者共同决定是否进行清扫；如果受累淋巴结>1cm、FDG-PET/CT 阳性，行颈部淋巴结清扫。或 8～12 周后增强 CT/MRI、淋巴结阴性，随访；淋巴结阳性，行颈部淋巴结清扫或第 12 周后行 FDG-PET/CT 检查，根据上述淋巴结大小和 FDG-PET/CT 表现决定后期处理。

5. 新诊断的 T_4b、$N_{0～3}$ 和淋巴结不能切除者及不适宜手术治疗患者的治疗选择

（1）首选加入临床研究。

（2）根据一般状况评分给予治疗推荐：一般状况评分为 0～1 分，给予同期放化疗或诱导化疗＋放疗/同期放化疗；一般状况为 2 分，给予根治性放疗不加同期化疗；一般状况为 3 分，给予姑息性放疗或单药全身化疗或最好的支持治疗。

6. 初始诊断 M_1 患者的治疗选择

（1）首选进行临床研究。

（2）根据原发灶部位考虑局部区域治疗。

（3）根据一般状况评分给予推荐全身治疗：一般状况评分为 0～1 分，给予顺铂＋氟尿嘧啶＋西妥昔单抗（Ⅰ类证据）或联合化疗或单药全身治疗；较少转移灶患者可给予手术/放疗/放化疗；一般状况为 2 分，给予单药全身治疗或最好的支持治疗；一般状况为 3 分，给予最好的支持治疗。

放疗原则

1）根治性放疗和同步放化疗

a. 原发灶（GTVp）和阳性淋巴结（GTVnd），70Gy/（33～35f 6.5～7W）。

b. 高危区（CTV1），即原发灶周围可能侵犯的范围（原发灶外放 1.5～2cm）和阳性淋巴结区域及外放一站淋巴结引流区，60Gy（30～33f 6～6.5W）。

c. 低危区（CTV2），即可疑转移区域或潜在转移危险区域；50Gy（25～28f 5～5.5W）。

2）术后放疗

a. 残存肿瘤（GTVp）的术后放疗同根治性放疗。

b. 高危区（CTV1）即肿瘤瘤床外放 1.5～2cm 和病理阳性淋巴结区域，60～66Gy（30～33f 6～6.5W）。

c. 低危区（CTV2）即潜在转移危险区域，50Gy（25～28f 5～5.5W）。

d. 放疗技术，对口咽癌由于其所处解剖部位特殊，与周围重要器官和功能组织的关系密切，首选调强放疗或三维适形放疗技术，以达到提高肿瘤受照剂量，减少对正常组织的损伤的目的。

（六）喉癌放疗原则

1. 早期喉癌（Ⅰ、Ⅱ期）可选根治性放疗。

2. 晚期患者可做计划性术前放疗。

3. 低分化癌或未分化癌可首选放疗。

4. 晚期病例可选姑息减症治疗。

5. 术后放疗的指征

（1）手术切缘不净、残存或安全界不够。

（2）局部晚期病变，如 $T_{3～4}$ 病变。

（3）>N_1 淋巴结转移或淋巴结包膜受侵。

（4）软骨结构受侵。

（5）周围神经受侵。

（6）颈部软组织受侵。

6. 接受术后放疗的病例如有以下指征，则气管造瘘口必须包括在照射野内

（1）病变侵及声门下区。

（2）术前行紧急气管切开者。

（3）颈部软组织受侵（包括淋巴结包膜外受侵）。

（4）气管切缘阳性或安全界不够。

（5）手术切痕通过造瘘口。

术后放疗一般在术后 3～4 周开始，最迟不超过 6 周，否则术后放疗的局部区域控制率会明显下降，其原因与术后血供差、肿瘤细胞乏氧、放射敏感性降低及残存的肿瘤细胞加速增殖等因素有关。弥补术后放疗的缺陷，目前可采用三种方法：①如果可能的话，术后 2～3 周即开始进行放疗；②增加术后放疗的剂量；③术后放疗采用超分割或加速超分割放疗可望改进局部区域控制率。

7. 放疗的相对禁忌证

（1）肿瘤或肿瘤周围组织明显水肿。

（2）肿瘤或肿瘤周围组织有广泛的坏死或严重感染。

（3）肿瘤严重阻塞气道，伴有呼吸困难。

对以上三种患者并非不能行放疗，关键是这些患者对治疗敏感性差，放疗较难控制病情，此时可考虑首选手术切除，然后根据术中所见、术后病理检查结果行术后放疗或术后同步放化疗。

二、肺癌的放疗原则

放疗是肺癌治疗的重要组成部分，为局部治疗手段，与手术相比，其适应证更为宽泛，主要用于不能手术切除的局部晚期非小细胞肺癌（non-small cell lung cancer，NSCLC）的综合治疗、手术切除的Ⅲ期病例的术后放疗、晚期病例的姑息性治疗等。近年来因放疗设备及放射物理的迅速发展，不能手术的早期 NSCLC 的立体定向放疗取得了很大进步，其已渐成为首选治疗手段。

已有研究显示在小细胞癌的治疗中，约 54% 的病例在其不同时期需要接受放疗，46% 的病例在首程治疗中需要行放疗，而 NSCLC 相应比例分别为 64% 和 46%。一方面随着技术与设备的进步放疗在肺癌治疗中的使用将更为广泛，另一方面各种新药及治疗技术不断出现，且放疗会造成周边正常器官和组织的损伤，故如何在合适的时机以合适的技术实施肺癌的放疗非常重要。

（一）早期 NSCLC 的根治性放疗

1. 不能手术的早期 NSCLC 可行根治性放疗

（1）常规分割：与不进行治疗相比，接受常规分割的放疗能改善无法耐受手术的早期 NSCLC 患者生存质量。

（2）立体定向放疗：是利用立体定向装置、CT、MRI 和 X 线减影等影像设备及三维重建技术确定病变和邻近重要器官的准确位置和范围，利用三维治疗计划系统确定 X 线或 γ 射线的线束方向，精准地计算出靶区和邻近重要器官间的剂量分布计划,使射线对病变实施手术式照射。

2. 可手术的早期 NSCLC 可行根治性放疗 立体定向体部放疗能否代替手术目前尚存争

议，但现有的回顾性分析和Ⅱ期前瞻性单臂研究显示立体定向体部放疗可用于可耐受手术的Ⅰ期NSCLC患者，并可取得近似手术的生存结果。

（1）术后辅助放疗：从早期患者的失败模式上看，手术切除后Ⅰ期NSCLC患者胸内复发率达6%~28%，Ⅱ期患者胸内复发率为9%~35%。但目前的荟萃分析和大宗回顾性分析结果显示术后辅助放疗虽然降低了早期NSCLC患者局部复发率，但无生存优势，甚至是有害的。

（2）T_3N_0肺上沟瘤的放疗：肺上沟瘤（pancoast tumor）是一类发生率较低的特殊类型肿瘤，占所有肺癌的比例小于5%，常伴有邻近结构，如臂丛、脊柱、纵隔胸膜或肋骨的直接受侵，分期通常为$T_{3\sim4}$。许多回顾性研究及小样本前瞻性研究认为，单一治疗手段疗效差，同步放化疗联合手术切除是可切除肺上沟瘤的首选治疗方法，术前放疗通常采用45Gy常规分割方式，R_0切除（切缘无癌细胞）率为76%~97%，5年生存率为38%~56%。

（二）局部晚期 NSCLC 的放疗

局部晚期NSCLC约占全部NSCLC的1/3，是异质性很大的一组疾病，第七版美国癌症联合会（American Joint Committee on Cancer，AJCC）癌症分期系统中ⅢA包括$T_3N_1M_0$、$T_{1\sim3}N_2M_0$、$T_4N_{0\sim1}$；ⅢB包括$T_{1\sim3}N_3M_0$、$T_4N_2M_0$等。局部晚期NSCLC从治疗上首先分为可手术组和不可手术组两组，其临床治疗强调多学科综合性治疗。

（三）Ⅳ期 NSCLC 的治疗

据美国国家癌症数据库报告，1998~2006年Ⅳ期NSCLC占所有初诊NSCLC的比例逐渐上升，至2006年已达到40%。Ⅳ期NSCLC常见转移部位包括脑、骨、肝、肺等。目前Ⅳ期NSCLC的治疗仍以包括化疗和靶向治疗的全身治疗为主；对转移病灶数目有限的寡转移患者可考虑行联合根治性局部治疗手段，对广泛转移的患者，可通过局部姑息性治疗手段缓解症状及改善患者的生活质量。

（四）NSCLC 的术后放疗

临床诊断的NSCLC中，仅20%的病例能进行根治性手术切除，且NSCLC患者术后总的生存率为15%~45%，手术治疗失败的主要原因为局部复发和（或）远处转移，需要结合放化疗进一步改善疗效。以铂类为基础的新辅助化疗或辅助化疗能显著提高ⅠB期以上NSCLC患者的长期生存率，因此辅助化疗已成为NSCLC患者术后的标准治疗推荐。为提高局部区域控制率和生存率，放疗被长期广泛应用于NSCLC的术后治疗。

（五）小细胞肺癌的放疗原则

局限期小细胞肺癌的标准治疗是放化疗结合的综合治疗。化疗目前的标准方案为依托泊苷联合顺铂或卡铂。荟萃分析表明对局限期患者加行胸部放疗不仅可以提高局部区域控制率，3年生存率绝对值也可提高5.4%；经化疗治疗有效的患者，行全脑预防照射可减少脑转移风险，同时3年总生存率可提高5.4%，全脑预防照射也成为局限期患者标准治疗的重要组成部分。

对广泛期小细胞肺癌通常采用全身化疗，对部分经化疗治疗有效的患者行全脑预防照射可有效降低脑转移风险及改善总生存率，同时对经选择的患者行胸部放疗可改善局部区域控制率，并有可能改善长期生存率。

胸部放疗适应证：

1. 早期病变行根治术后，有淋巴结转移者的术后放化疗。

2. 局限期小细胞肺癌的同步化放疗或序贯放化疗。

3. 广泛脑或骨转移的姑息性减症放疗。

4. 全脑预防照射。

5. 广泛期小细胞肺癌化疗后有效患者的局部病变放疗。

6. 复发病变化疗后的局部放疗。

三、食管癌放疗原则

放疗是目前食管癌主要的、有效的、安全的治疗手段之一，适应证有：①早期或病期能手术而因内科疾病如心肺疾病、高血压等不能接受手术或不愿手术者，放疗患者的 5 年生存率为 20%～73%；②对局部病期偏晚（T_4）患者，可采取先行术前放疗或放化疗，其可提高切除率、降低淋巴结转移率，使部分不能接受手术的患者获得手术机会，特别是对放疗敏感能达到放疗后病理反应程度为重度甚至无癌者，其生存率明显提高，5 年生存率可达 50%～61%；③由于多数患者在就诊时病情已为中晚期，对已失去手术治疗机会者，可根据患者的情况行根治性和姑息性放疗或同步放化疗；④术后放疗，对姑息性手术后的患者，采取术后放疗能达到较好的效果。

四、霍奇金淋巴瘤放疗原则

对早期霍奇金淋巴瘤（Hodgkin lymphoma，HL）患者建议做短疗程化疗加受累野、受累部位或受累淋巴结低剂量照射。对预后好的早期 HL 患者建议做 2 周期 ABVD 化疗（阿霉素＋博来霉素＋长春新碱＋达卡巴嗪）加 20Gy 受累野、受累部位或受累淋巴结照射，对预后不良的早期 HL 患者建议做 4 周期 ABVD 化疗加 30Gy 受累野或受累淋巴结照射，不建议做单纯化疗或单纯放疗。虽然对预后好的早期 HL 患者行长疗程单纯化疗可治愈大部分患者，但仍有较高的复发风险。要强调的是，没有随机对照研究证明，对预后不良的早期 HL 患者特别是大纵隔或大肿块早期 HL 患者可以行单纯化疗。如果早期 HL 患者对化疗抗拒，不能耐受化疗，应转变治疗原则为根治性放疗，采用扩大野和根治剂量照射。

对晚期 HL 患者建议做 6～8 周 ABVD 或 6 周期 BEACOPP 加强方案化疗（博来霉素＋依托泊苷＋阿霉素＋环磷酰胺＋长春新碱＋甲基苄肼＋泼尼松），化疗结束后，对化疗前较大的肿块或 CT 残存病灶进行照射；如果化疗后进行了 PET-CT 检查，则仅需对 PET-CT 残存病灶行受累淋巴结或受累野 30～36Gy 照射。

五、乳腺癌治疗原则

手术、放疗、化疗、内分泌治疗和分子靶向治疗是目前乳腺癌的主要治疗方法。其中是否选择手术治疗方式，需根据患者的一般情况、肿瘤分期和生物学特征，合理选择治疗方式。对早期乳腺癌患者，根据肿瘤的大小及患者的治疗意愿，可以行全乳房切除术或保留乳房的肿瘤扩大切除术；对浸润性乳腺癌患者还需要行腋窝前哨淋巴结活检或腋窝淋巴结清扫。术后选择性给予放疗、化疗、内分泌治疗和分子靶向治疗。对肿瘤负荷较大的局部晚期乳腺癌患者，可以先给予化疗、内分泌治疗和分子靶向治疗等系统性全身治疗，降低肿瘤负荷，然后进行手术治疗。转移性乳腺癌患者的治疗以化疗、内分泌治疗和分子靶向治疗为主，根据肿瘤反应情况和患者是否有明显的症状、体征，来决定是否需要手术或放疗等局部治疗的介入。

六、胃癌放疗原则

可手术切除胃癌的围手术期放疗

1. 胃癌根治术后的放疗

适应证：①Ⅰ B～Ⅳ期（无远处转移），即 $T_{3\sim4}$ 或任何 T 分期，N 阳性，M_0 患者；②R_0 切除术后。

胃癌根治术后局部和区域淋巴结的高复发率可通过根治术后同步放化疗降低，提高生存率。美国 INT0116 研究表明，ⅠB～Ⅳ期胃癌 R_0 切除术后给予氟尿嘧啶同步放化疗组的中位生存期显著高于单纯手术组，3 年无复发生存期亦显著高于单纯手术组。因此，ⅠB～Ⅳ期胃癌的 R_0 切除术后氟尿嘧啶同步放化疗是标准的辅助治疗手段。

2. 局部晚期胃癌术前放疗　术前放疗可以提高手术切除率、降低局部复发率的作用在很多恶性肿瘤的治疗中已得到证实。研究表明，无论是术前单纯放疗还是术前同步放化疗，都可以提高根治性切除率、局部区域控制率和长期生存率，是有效的治疗手段。通过术前放化疗达到病理完全缓解的患者，可以取得更好的疗效。

3. 局部晚期不可手术切除胃癌的姑息性放疗　胃癌患者中，50%～75%胃出血、梗阻或疼痛的晚期胃癌症状可以通过放疗缓解，症状的中位缓解时间为 4～18 个月。如果患者一般情况良好。肿瘤在术后是镜下残存而不是肉眼残存，可以通过放疗联合同步化疗得到良好的治疗疗效。另外，局部复发、既往未接受放疗者也可以通过放化疗得到姑息性治疗。

基于美国 NCCN 指南，总结上述关于各期胃癌放疗的适应证。

（1）局部晚期胃癌根治术后（R_0 切除术后）进行氟尿嘧啶同步放化疗（$T_{3\sim4}N_0M_0$，或任何 T 分期，N＋M_0）。

（2）局部晚期胃癌的术前氟尿嘧啶同步放化疗。

（3）姑息术后（切缘阳性、原发肿瘤残存或淋巴结残存）。

（4）局部复发后的放疗。

（5）肿瘤转移灶的放疗：如远处淋巴结转移、孤立肝转移的姑息性放疗、肺转移姑息性放疗、脑或骨转移。

七、直肠癌放疗原则

直肠癌的治疗手段是多学科的综合治疗，这基于其临床分期；手术是直肠癌的根治性治疗手段。对于Ⅰ期直肠癌，单纯根治性手术即可获得满意的长期生存率，术后无须其他治疗；如果Ⅰ期直肠肿瘤，距离肛门缘较近，可行肿瘤局部切除术，联合或不联合术后放疗，在保留肛门的同时，可以获得与根治性手术相同的疗效，术前同步放化疗、术后同步放化疗与手术相比，降低了Ⅱ/Ⅲ期直肠癌的局部区域复发率，并显著提高了长期生存率，成为了Ⅰ/Ⅲ期直肠癌的标准治疗手段。术前同步放化疗与术后同步放化疗相比，取得了与术后同步放化疗相似的长期生存率，并在此基础上进一步降低了局部区域复发率，同步不良反应发生率更低并且可能可以提高保肛率。因此，越来越多的研究单位选择将术前同步放化疗作为Ⅱ～Ⅲ期可行性手术切除的直肠癌的标准方法。

对于局部晚期不可手术切除的直肠癌，术前同步放化疗是推荐的首选治疗手段。同步放化疗可以使部分患者获得手术的机会；而对放疗后无法切除的直肠癌患者，同步放化疗也可以缓解症状，达到姑息性治疗的目的。

近年来，随着结直肠癌辅助化疗取得长足的进展，研究者在同步化疗药物选择方面，也开展了大量前瞻性随机研究，卡培他滨的疗效被证实可以替代传统的氟尿嘧啶方案，氟尿嘧啶方案基础上增加奥沙利铂无明显的疗效增益，而氟尿嘧啶方案基础上增加伊立替康的尝试止步于Ⅱ期研究。

八、前列腺癌放疗原则

放疗是局限期和局部晚期前列腺癌的根治性治疗手段，适应证为临床 $T_{1\sim4}N_{0\sim1}M_0$ 期前列腺癌。放疗和手术是局限早期（$T_{1\sim2}$）前列腺癌的重要治疗手段，随着对早期前列腺癌进展风险的认识，积极监测也成为了局限早期前列腺癌的治疗选择之一。对局部晚期（$T_{3\sim4}NXM_0$）

前列腺癌不能行手术切除，放疗和激素治疗是有效的治疗手段，综合治疗提高了局部晚期前列腺癌的局部控制率和生存率。因此，对晚期或转移性前列腺癌可以考虑行姑息性放疗。放疗适用于前列腺癌的 $T_1b\text{-}T_4NXM_0$ 各期患者。

（一）根治性放疗

对早期前列腺癌患者（$T_{1\sim2}N_0M_0$）行根治性放疗，其局部控制率和 10 年无病生存率与前列腺癌根治性手术疗效相似。

（二）辅助性放疗

局部晚期前列腺癌（$T_{3\sim4}N_0M_0$）的治疗以辅助性放疗联合内分泌治疗为主。对前列腺癌根治术后切缘阳性、包膜或精囊受侵、术后前列腺特异抗原持续升高、术后局部复发的患者应考虑行术后放疗。

（三）姑息性放疗

对晚期前列腺癌盆腔扩散或淋巴结转移引起的疼痛、血尿、输尿管梗阻、下肢水肿及前列腺癌骨转移引起的疼痛等症状可考虑对病灶行姑息性放疗。

九、放疗在膀胱癌中的价值

膀胱癌根据其临床表现和预后的不同可分为 3 型：黏膜表浅型、肌壁浸润型、远处播散型。三者治疗原则不同：黏膜表浅型治疗目的为控制局部肿瘤，防止肿瘤复发和进展；肌壁浸润型的治疗目的主要是通过综合多种治疗手段控制肿瘤进展并尽可能保存膀胱功能；对已存在远处播散的病例，应以全身化疗为主，期望能提高生存率和延长生存时间，并可配合局部姑息性放疗以减轻患者痛苦，改善生存质量。

十、宫颈癌放疗原则

宫颈癌的治疗手段包括手术、放疗、化疗和多种方式联合的综合治疗。研究表明，在早期宫颈癌患者（Ⅰ～ⅡA 期）中单纯根治性手术与单纯根治性放疗两者治疗效果相当，5 年生存率、死亡率、并发症几乎是相似的，其中一些具有不良预后因素的患者预后仍较差，5 年生存率下降至 50%，甚至更低。影响早期宫颈癌术后预后的因素有宫颈局部肿瘤体积大、淋巴结转移、切缘阳性、脉管瘤栓、宫旁浸润及肌层浸润深度等。临床研究表明，手术、放疗和（或）化疗三者合理应用，能有效地改善早期癌的治疗疗效。

对ⅡB 期以上中晚期宫颈癌，在过去首选方法是放疗。近年来，国内外大量有关宫颈癌同步放化疗与单纯放疗相关临床研究结果表明以顺铂为基础的同步放化疗较单纯放疗提高了生存率、降低了死亡风险，同步放化疗已成为中晚期宫颈癌治疗的新模式。

放疗是宫颈癌的主要治疗手段，适应范围广，对各期癌均可使用，疗效好。放疗方式主要包括腔内照射（近距离照射）和体外照射。放疗适用于各期宫颈癌，主要应用于ⅡB 期以上中晚期患者及早期不能接受手术的患者，手术患者若术后存在切缘阳性、脉管瘤栓、淋巴管癌栓、神经束膜侵犯及淋巴结转移等，均可对其行术后辅助放疗。目前宫颈癌的放疗以腔内照射联合体外照射的方法应用最普遍。

（一）腔内照射

主要照射宫颈癌的原发区域。

（二）体外照射

主要照射宫颈癌的盆腔蔓延和转移区域。

十一、子宫内膜癌放疗原则

放疗是子宫内膜癌有效的治疗手段之一，可以单独使用，也可以配合手术治疗。

（一）单纯放疗

单纯放疗适用于各期子宫内膜癌的治疗，放疗包括腔内照射和体外照射两部分。研究报道接受单纯放疗后患者的 5 年生存率为 39%～71%。

1. 腔内照射 用于子宫内膜癌原发区的治疗，包括宫腔、宫颈及阴道腔内照射，重点照射宫腔。

2. 体外照射 对子宫内膜癌的体外照射主要负责蔓延及转移区的治疗。由于未行手术，无法判断其蔓延及转移的确切情况，子宫内膜癌的体外照射只能凭理论和经验进行。对子宫内膜癌患者除ⅠA 期、ⅠB 期 G_1G_2 者外均应辅以体外照射。子宫内膜体外照射的范围除盆腔淋巴结区外，腹主动脉旁淋巴结区是否需要接受照射意见不一。按照子宫内膜癌转移途径来看，如果需要体外照射就应该包括腹主动脉旁淋巴结区。

（二）术前放疗

术前放疗的目的是：降低癌细胞的活性，降低癌细胞种植和转移的概率；缩小肿瘤范围，提高手术切除率。术前放疗的适应证如下。

1. Ⅰ、Ⅱ期子宫内膜癌 术前给半量腔内照射（包括阴道腔内照射），照射后 2 周内行手术切除，有的学者主张术前行全量放疗，6～8 周后再行手术切除。术前全量放疗后再行手术，是用两种根治手段进行治疗，只能增加并发症，不能提高疗效。

2. Ⅲ、Ⅳ期子宫内膜癌 治疗应以放疗为主，给予全量的腔内照射及体外照射，对放疗 8～10 周仍有肿瘤残存且有接受手术的可能的患者，行手术探查，争取行根治切除或减瘤术。

总的原则是能直接手术切除则尽量不做术前放疗。

（三）术后放疗

1. 目的 对潜在的亚临床病变区域进行预防照射，以提高疗效；对有残留的病灶区域进行照射，以减少复发。

2. 放疗原则 推荐对已知的和可疑的肿瘤部位进行放疗，包括体外照射和（或）腔内照射。放疗前诊断影像评价肿瘤局部区域的范围及是否有远处转移。体外照射主要针对盆腔包括或不包括腹主动脉旁淋巴结区。腔内照射主要针对：①子宫（术前或根治性放疗中）；②阴道（全子宫切除术后的辅助治疗中）。

盆腔放疗针对原发肿瘤和盆腔内有转移实体肿瘤的部位，其针对区域还包括髂总、髂外、髂内淋巴结引流区，宫旁及上段阴道和阴道旁组织。宫颈受侵者还应该包括骶前淋巴结区，延伸野应该包括盆腔野，同时还要包括髂总和腹主动脉旁淋巴结区。延伸野的上限取决于具体的临床情况，至少达到肾血管水平。对于放疗野内镜下浸润病灶剂量为 45～50Gy。

腔内照射的剂量也与患者的具体临床分期和肿瘤情况有关。对于术后辅助，只要阴道残端愈合就可以开始进行腔内照射，最好在手术后 12 周以内进行。剂量参考点在阴道黏膜表面或黏膜下 0.5cm。行体外照射后补充腔内照射者，常用剂量为（4～6）Gy×（2～3）f（黏膜表面）。术后补充腔内照射者，通常方案为 7Gy×3f（黏膜 0.5cm 处）或 6Gy×5f（黏膜表面）。

十二、尤文肉瘤放疗原则

放疗是尤文肉瘤家族肿瘤局部治疗的重要手段之一，但对尤文肉瘤行单纯放疗后患者的长期生存率只有 9%，因此，需要全身化疗及局部治疗的综合治疗，目前认为其主要适应证是：

手术不能切除的肿瘤，如原发在盆腔和椎体的肿瘤；手术切除不彻底、切缘阳性或近切缘肿瘤。

十三、骨巨细胞瘤放疗原则

骨巨细胞瘤的治疗以手术治疗为主，放疗仅用于不能手术切除病灶或拒绝手术治疗的患者。不能进行手术切除的原因主要为肿瘤所长部位为脊柱、骨盆或颅底等解剖结构复杂的部位。而患者拒绝手术的原因可能为无法接受手术所造成的功能障碍或美容影响，或因身体其他疾病而不能接受手术。放疗是一种非常有效的骨巨细胞瘤治疗手段。骨巨细胞瘤对放疗敏感，应用现代的放疗设备和技术，通常中等剂量（45～56Gy）的照射即可获得较好的局部区域控制率（80%以上），疗效与扩大的病灶内刮除术相似，而且放疗的毒副作用小。

十四、骨转移瘤放疗原则

放疗可有效地治疗骨转移瘤。放疗的主要目的是缓解或消除症状、预防症状的发生、提高患者生存质量和延长患者生命，对于部分单发的骨转移瘤，如果原发肿瘤能够得到较好的控制，放疗也能够达到根治的目的。骨转移瘤放疗后疼痛缓解率可达 80%～90%，完全缓解率约为50%，这些数据主要来自医生对疼痛缓解的评价，如果以患者自身对疼痛的评价为标准，疼痛缓解率和完全缓解率则分别为 60%～80%和 15%～40%。放疗的有效率与以下因素有关：性别、肿瘤原发部位和病理类型、行为状态评分、骨转移类型（溶骨性或成骨性）、骨转移部位、发病部位是否为负重骨、病变范围、疼痛部位数目和放疗前疼痛分级等。放疗的疗效也与治疗目标有关，如镇痛、预防病理性骨折或控制局部肿瘤进展等。

十五、脑胶质母细胞瘤放疗的应用指征

术后放疗是脑胶质母细胞瘤的标准治疗手段，多个随机研究已经证实术后放疗有生存获益。合并使用替莫唑胺在国外有ⅠA类循证医学证据，国内推荐使用。

（兰州大学第一医院　冉俊涛　尉志民）

第七章　肿瘤的分子靶向治疗

第一节　肿瘤分子靶向治疗概述

（一）肿瘤分子靶向治疗的定义

肿瘤分子靶向治疗（molecular targeted therapy，MTT）是指在分子水平上，以肿瘤组织或细胞的特异性位点作为靶点，通过使用某些药物与受体或调节分子结合，下调这些受体的表达或下游基因的活化，达到程序化逆转肿瘤细胞分化能力，或间接靶向肿瘤新生血管，使肿瘤细胞缺血而凋亡、坏死，达到阻止肿瘤生长、进展和转移的一大类治疗手段，是一种全新的生物治疗模式。

（二）肿瘤分子靶向治疗的特点

肿瘤分子靶向治疗可以相对选择性地作用于与肿瘤细胞相关的分子，特异性强，可提高疗效，同时对正常组织细胞损伤较小，不良反应较轻。广义的分子靶点包括参与肿瘤细胞分化、增殖、周期调控、凋亡、迁移、侵袭、全身转移等多个过程的，从 DNA 到蛋白/酶水平的任何亚细胞分子。

（三）肿瘤分子靶向治疗的现状

1997 年，美国 FDA 批准利妥昔单抗（美罗华）用于治疗非霍奇金淋巴瘤，由此揭开了肿瘤分子靶向治疗的序幕。近几十年来的一些重大进展，如对机体免疫系统和肿瘤细胞生物学与分子生物学的深入了解、DNA 重组技术的发展、杂交技术的广泛应用及体外大容量细胞培养技术、计算机控制的生产工艺和纯化的发展等，确立了分子靶向治疗在肿瘤治疗中的地位。现代生物技术的发展，如基因组学技术、蛋白质组学技术、生物信息学技术和生物芯片技术及计算机虚拟筛选、组合化学、高通量筛选等的发展，加速了分子靶向新药的研究进程。

近年来，靶向治疗药物的研发与应用不断改善了患者的预后。新靶向治疗药物的出现使得肿瘤生物治疗领域发生了根本的变化，某些靶向治疗药物的疗效已经不逊色于传统的化疗，而且毒性相对较低，使传统的治疗观念受到挑战。目前，批准上市的分子靶向治疗药物有数十种，取得了很好的疗效。最具代表性的药物是针对表皮生长因子信号通路异常的酪氨酸激酶抑制剂，在存在表皮生长因子信号通路异常的晚期肺癌的治疗中，可以取代化疗药物单独应用，其疗效等同甚至优于化疗药物。大部分靶向治疗药物与传统化疗药物联合，大大提高了抗肿瘤治疗的疗效。

第二节　分子靶向治疗药物的作用机制

分子靶向治疗药物通过多种机制干扰肿瘤细胞的增殖和播散，从而起到治疗的作用，主要机制有：①干扰和阻断参与细胞基本功能调控，如细胞分裂、迁移和细胞外信号转导等的信号转导分子，抑制细胞增殖或诱导凋亡；②直接作用于与凋亡相关的分子，诱导肿瘤细胞的凋亡；③通过刺激或激活免疫系统，直接识别和杀伤肿瘤细胞或通过携带毒性物质杀伤肿瘤细胞；④抑制肿瘤血管新生，破坏肿瘤生长微环境。

乳腺癌的内分泌治疗可以看作最早的分子靶向治疗，其作用的分子靶点就是雌激素受体（estrogen receptor，ER）。正常的乳腺上皮细胞表达 ER，雌激素与 ER 结合后，可以促进乳腺上皮细胞的增殖和生长。同理，对于 ER 阳性的乳腺癌细胞，雌激素与 ER 结合可以促进肿瘤细胞的增殖。目前已有多种不同作用机制的乳腺癌内分泌治疗药物，通过阻止 ER 信号通路的激活，从而抑制肿瘤生长，包括与 ER 竞争性结合的 ER 拮抗剂、抑制雌激素合成的芳香化酶抑制剂和细胞表面 ER 下调剂等。

近年来，越来越多的分子靶向治疗药物雨后春笋般涌现，其作用的靶点也越来越多，新型分子靶向治疗药物主要包括：

1. 抗肿瘤血管生成的药物，如抗 VEGF 抗体贝伐珠单抗、VEGF 受体（vascular endothelial growth factor receptor，VEGFR）酪氨酸激酶抑制剂和血管内皮抑素（endostatin）等。

2. 与信号通路相关的酶抑制剂，如表皮生长因子受体（epidermal growth factor receptor，EGFR）酪氨酸激酶抑制剂吉非替尼、厄洛替尼、埃克替尼；非典型丝氨酸/苏氨酸蛋白激酶 mTOR 抑制剂依维莫司；人类表皮生长因子受体 2（human epidermal growth factor receptor-2，HER-2）酪氨酸激酶抑制剂拉帕替尼；c-Kit 激酶抑制剂伊马替尼等。

3. 作用于细胞表面抗原或受体的单抗，如针对 B 细胞表面 CD20 抗原的利妥昔单抗、针对上皮肿瘤细胞表面 HER-2 抗原的曲妥珠单抗和针对 EGFR 的西妥昔单抗等。还有对免疫耐受机制起作用的细胞毒 T 细胞抗原 4（cytotoxic T-lymphocyte-associated protein 4，CTLA4）的单抗、阻断 T 细胞表面程序性死亡 1（programmed death-1，PD-1）或其配体（programmed death ligand-1，PD-L1）活化的单抗等。

4. 泛素-蛋白酶体抑制剂，如硼替佐米。

5. 作用于细胞周期的药物，如 CDK 抑制剂。

（一）常用分子靶点检测技术

恶性肿瘤的分子靶向治疗显示了良好的疗效，但分子靶向治疗具有非普遍性，在患者使用分子靶向治疗药物前，需要检测相应靶点状态，以避免无效治疗。目前常用分子靶向治疗药物的基因主要有：*EGFR-1*、*HER-2*、*K-Ras* 基因、原癌基因 *B-Raf*（*BRAF*）及 *c-Kit* 和 *PDGFR-α* 基因等。

检测分子靶点的主要方法包括用免疫组织化学法（immunohistochemistry，IHC）检测目标蛋白表达、应用荧光原位杂交（fluorescence in situ hybridization，FISH）或显色原位杂交（chromogenic in situ hybridization，CISH）等检测基因拷贝数及基于聚合酶链反应（polymerase chain reaction，PCR）的基因突变的检测。检测分子靶点的蛋白质组学和基因组学方法不断改进，为肿瘤分子靶向治疗不断进展提供了更精确的靶点。

IHC 是检测蛋白质分子靶点最基本的病理学方法，但其存在重复性差、缺乏标准等问题，并且其标本的处理、抗体的选择到阳性结果判读的标准均需进行统一。例如，乳腺癌 Her-2 蛋白检测经过多年的实践已逐步完善，新诊断的乳腺癌多采用 IHC 来检测其 *Her-2* 表达情况。当 IHC 检测 *Her-2* 表达结果不明确时，需要进一步用 FISH 法检测 *Her-2* 的基因扩增情况。FISH 是检测结构稳定且不易为环境条件所影响的 DNA，因此 FISH 检测的结果具有良好的稳定性和可重复性，但检测成本高、耗时长，是其主要缺点。

有关基因突变的检测方法较多，无论是 *EGFR*、*K-Ras*、*B-Raf* 还是 *c-Kit*、*PDGFR-α* 等突变的检测方法均无统一标准，美国临床肿瘤学会和美国病理医师协会对结直肠癌 *K-Ras* 基因突变的检测提出了建议，即检测前所有的标本需要经过有经验的病理医生进行筛选，确认有足够的肿瘤细胞，并且无坏死及尽可能少的炎性细胞浸润，根据情况采用显微切割的方法提取 DNA，主要推荐使用基于 PCR 的测序及结合荧光探针检测的 Scorpion ARMS 等方法检测突变，这一建议值得推广到其他基因突变的检测中。分子病理检查目前还需要进一步的规范化和标准化，以取得准确的结果。

（二）常用肿瘤分子靶向治疗药物

肿瘤分子靶向治疗以肿瘤细胞和正常细胞之间的差异作为靶点。为实现靶向治疗，必须先通过基因组学和蛋白质组学技术确定靶点。显然，肿瘤细胞和正常细胞之间存在着很多差异，区分肿瘤发生和存活过程中起到重要作用的肿瘤"驱动者"和尽管出现但对于维持肿瘤发生并不重要的"乘客"，是靶向治疗成功的关键。

理想的靶点通常是在肿瘤细胞中差异性表达或激活，从而促进肿瘤增殖和存活的分子。目前分子靶点及相应靶向治疗药物已有几十种。

1. 抗肿瘤血管生成靶点及药物　肿瘤血管对肿瘤的生长至关重要，持续的血管生成（sustained angiogenesis）是恶性肿瘤的十大特征之一，对肿瘤的生长、浸润和转移具有关键作用。因此，靶向肿瘤血管生成的方法被认为是一种理想的抗肿瘤疗法，应具有临床普适性。随着 2004 年贝伐珠单抗在结直肠肿瘤适应证中应用的获批，相关的药物研究在过去数十年更迅速发展；但必须认识到，肿瘤血管生成是复杂立体的，是多种因素相互作用的过程，除 VEGF 通路外，还有多种复杂因素导致了靶向肿瘤血管生成药物临床疗效仍不理想的现况，也提示我们除了 VEGF，还需要关注更多的相关因素。

肿瘤血管生成的相关调节因素可分为促肿瘤血管生成分子和抑制肿瘤血管生成分子。促肿瘤血管生成分子包括 VEGF 与 VEGFR，成纤维生长因子与其受体（fibroblast growth factor，FGF 与 fibroblast growth factor receptor，FGFR），PDGF 与其受体 PDGFR，血管生成素（angiopoietin）与其受体 TIE2，促红细胞生成素与其受体，基质金属蛋白酶，胰岛素样生长因子，Notch 信号通路和 DLL-4，整合素家族如 α5β1、α5β3 等。抑制肿瘤血管生成分子可分为直接抑制剂和间接抑制剂，前者直接靶向新生血管的内皮细胞，亦可称为内源性血管生长抑制剂，包括血管抑制素（angiostatin）、内皮抑素（endostain）、抑制蛋白（arrestin）、血管能抑素（canstatin）、肿瘤抑素（tumstatin）和其他来自细胞外基质分子的蛋白片段；后者则通过抑制肿瘤细胞或阻断血管生成诱导剂的表达或活性发挥作用，包括靶向基因的靶向药物如 EGFR 酪氨酸激酶抑制剂、传统的化疗药物及靶向肿瘤微环境中其他细胞的药物。目前获批的抗肿瘤血管生成分子靶向治疗药物见表 7-1。

表 7-1　抗肿瘤血管生成分子靶向治疗药物作用靶点与分类

范围	药物	靶点	肿瘤类型
单靶点（单抗）	贝伐珠单抗	VEGF-A	结直肠癌、非小细胞肺癌、胶质瘤、肾癌
多靶点（酪氨酸激酶抑制剂）	阿柏西普	VEGF-A、VEGF-B、PIGF	结直肠癌
	阿昔替尼	VEGF-A、VEGF-B、PIGF	肾癌
	瑞戈菲尼	VEGFR、TIE2、PDGFR、RET、Kit	结直肠癌、胃肠道间质瘤
	帕唑帕尼	VEGFR、PDGFR、Kit	肾癌
	索拉非尼	VEGFR-2、VEGFR-3、PDGFR、Raf、Kit	肝细胞癌、肾癌
	舒尼替尼	VEGFR、PDGFR、RET、Kit、Flt3、CSF-1R	胃肠道间质瘤、肾癌、胰腺神经内分泌肿瘤
	凡德他尼	VEGFR-2、EGFR、RET、Kit	甲状腺髓样癌

注：PIGF. 胎盘生长因子；CSF-1R. 集落刺激因子 1 受体；Flt3. FMS 样酪氨酸激酶 3

2. HER 家族靶点及靶向药物　EGFR 是原癌基因 *C-ErbB-1*（*HER*）的表达产物。EGFR 家

族有 4 个结构相似的受体分子：ErbB1（EGFR）、ErbB2（HER-2）、ErbB3（HER-3）、ErbB4（HER-4），同属于受体酪氨酸激酶。所有 HER 家族受体都由一个胞外配体结构域、一个跨膜结构域和一个胞内酪氨酸激酶结构域组成。HER 家族受体表达于多种上皮组织、间叶组织及神经组织内。HER 家族受体的胞外结构域可与多种配体结合。与配体结合后，HER 家族受体通过形成二聚体磷酸化其胞内的酪氨酸激酶结构域，从而招募下游分子，启动一系列与细胞增殖和存活相关的信号转导通路。HER 家族受体间可相互组合，形成同源或异源二聚体，其中 HER-2/HER-3 二聚体是目前被认为最稳定的组合。目前研究表明，HER 家族受体及其下游信号分子的异常与多种肿瘤的发生和发展相关。因此，针对 HER 家族受体及其相关分子的分子药物也一直是研究的热点。目前已有多种相关药物被应用于临床治疗或处于临床研究阶段。

（1）抗 HER-2 靶向治疗：曲妥珠单抗是一种重组人源化单抗，能够与 HER-2 胞内近膜Ⅳ区的抗原表位相结合，进而抑制 HER-2 胞外区域的剪切，阻止 HER-2 形成非配体依赖性的二聚体，抑制下游部分通路的活性，促发抗体依赖的细胞毒作用，同时，促发固有免疫系统对 T 细胞家族的招募，促进杀灭肿瘤细胞。在有 NK 细胞和巨噬细胞功能缺陷工程小鼠的实验中，曲妥珠单抗的治疗作用被显著削弱，而在正常小鼠体内 NK 细胞和巨噬细胞能够识别曲妥珠单抗的 Fc 区域，从而产生免疫反应，发挥杀伤肿瘤细胞作用。

帕妥珠单抗（pertuzumab）是一种能够识别 HER-2 异源二聚体结构域Ⅱ抗原表位的中和性抗体，能够抑制配体诱导的 HER-2 与其他 HER 受体形成二聚体，从而部分抑制 PI3K-Akt 通路的功能。帕妥珠单抗和曲妥珠单抗能分别靶向 HER-2 胞外结构域的不同表位，具有互补干扰 HER-2 二聚体形成的功能，两者在临床前实验和临床试验中都表现出协同作用。帕妥珠单抗现已经被批准与赫赛汀联合用于 HER-2（+）的乳腺癌治疗。

T-DM1 由曲妥珠单抗和细胞毒药物 maytansinoid 通过一个稳定的连接分子结合而成。maytansinoid 能够抑制微管多聚化。T-DM1 与 HER-2 结合形成 T-DM1/HER-2 复合物，被细胞内化后经溶酶体降解，释放出 maytansinoid，进而抑制细胞微管多聚化，导致细胞死亡。T-DM1 结合 HER-2 的能力与曲妥珠单抗相当，因此，它既能够保持单纯抗体对 HER-2 二聚体形成的抑制作用又能够通过偶联的 maytansinoid 介导细胞毒作用。

拉帕替尼（lapatinib）是一种可逆的 ATP 竞争结合抑制剂，能够与 HER-2 和 EGFR 相互作用而抑制其功能。在 HER-2（+）乳腺癌中，拉帕替尼能够使 HER-2 的信号转导功能失效，进而抑制 PI3K-Akt 和 MMK 通路的功能，而它也在曲妥珠单抗治疗无效的 HER-2（+）乳腺癌的治疗中表现出较好的临床效果。尽管拉帕替尼也能够结合非活性状态的 EGFR，但是它并没有在 EGFR 抗体或酪氨酸激酶抑制剂治疗有效的癌症中表现出相同的抗肿瘤作用。

吡咯替尼是一种口服的 EGFR/HER-2 小分子酪氨酸激酶抑制剂。EGFR 和 HER-2 均属于表皮生长因子家族，HER-2 可与 EGFR 结合形成异二聚体调节下游信号，EGFR 表达量同样与肿瘤恶性程度及耐药性相关，大约有 1/3 的肿瘤细胞有 EGFR 的表达异常。因此，HER-2 和 EGFR 是乳腺癌、胃癌、非小细胞肺癌等癌症治疗常用的治疗靶点。

（2）抗 EGFR 靶向治疗：吉非替尼（gefitinib）和厄洛替尼（erlotinib）是与 ATP 竞争结合 EGFR 的小分子受体酪氨酸激酶抑制剂。EGFR 相关的小分子受体酪氨酸激酶抑制剂对 *EGFR* 突变体的亲和能力要高于野生型 *EGFR*，且在低浓度情况下就能够有效抑制突变的 *EGFR*，表现出非常良好的临床疗效。在 *EGFR* 突变的肺癌患者中，常会出现第二个关键的 *EGFR* 位点 1700N 突变，这个突变可导致患者对吉非替尼和厄洛替尼的耐药。

阿法替尼（afatinib）和达克替尼（dacomitinib）是第二代 EGFR 抑制剂，这两种药物是不可逆的 ATP 竞争抑制剂，能够与 EGFR 的 773 位点半胱氨酸共价结合。尽管这些二代抑制剂能够在 EGFR *T790M* 突变体中表现出有效抑制效能，但在起效的药物浓度下也对野生型 *EGFR*

表现出抑制作用，并且伴有皮疹和腹泻的副作用。因此，这两种抑制剂并不是理想的治疗 *T790M* 突变型肿瘤的药物。第三代 EGFR 抑制剂，如进口的奥希替尼，国产的艾维替尼、BPI-7711 等，我国首个三代 EGFR-TKI 创新药阿美替尼也获批上市。

西妥昔单抗（cetuximab）是针对 EGFR 的 IgG1 单抗，两者特异性结合后，通过对与 EGFR 结合的酪氨酸激酶的抑制作用，阻断细胞内信号转导途径。与上述 EGFR 酪氨酸激酶抑制剂不同，EGFR 中和性抗体通过封闭 EGFR 的配体结合位点而起到抑制 EGFR 信号转导的作用。因此，对于 *EGFR* 野生型但配体活性高的肿瘤，中和性抗体有更好的疗效。在 *K-Ras* 野生型的结直肠癌中，采用中和性抗体抑制 EGFR 能够导致下游 ERK 通路的失活。然而，由于突变型的 *K-Ras* 能直接激活 ERK 通路，西妥昔单抗在 *K-Ras* 突变肿瘤治疗中并不能抑制 ERK 通路，从而产生耐药。

帕尼单抗（panitumumab）是另一种 EGFR 单抗，在 *K-Ras* 野生型的结直肠癌治疗中也表现出较好的临床效果。与西妥昔单抗不同的是，帕尼单抗是一种 IgG2 类抗体，因此推测其对肿瘤细胞的杀伤作用不是通过招募免疫效应细胞实现的。在 Ⅲ 期临床试验中，帕尼单抗表现出与西妥昔单抗相似的临床治疗效果。因此可以认为，西妥昔单抗和帕尼单抗都是通过抑制 FAFR 的下游通路起作用的，而不是通过介导细胞毒作用来杀伤肿瘤细胞的。

3. mTOR 靶点及靶向治疗　　mTOR 是一种非典型丝氨酸/苏氨酸蛋白激酶，它是磷酸酰肌醇相关激酶蛋白质家族 [phosphoinositide 3-kinase（PI3K）-related protein kinases family] 的重要成员。mTOR 是单核细胞生长发育必需的基团，mTOR 使细胞能感受到各种营养、能量信号，并根据细胞环境的营养条件做出相应的应答以此来调控细胞的生长和分裂；在多细胞生物中，mTOR 负责控制生物的成长和其体内的平衡。因此，哺乳动物细胞中 mTOR 与生长失调、体内平衡被破坏最终导致疾病的发生密切相关，这些疾病包括癌症、代谢疾病和衰老等。失调的 mTOR 信号引起癌细胞失控性增长。

mTOR 激活存在于多种肿瘤细胞增殖失控中。mTOR 通路中多个信号靶点的失调（*PI3K* 的扩增或突变，PTEN 功能的失活及 Akt、S6K1、4EBP1 和 eIF4E 过度表达）都与乳腺癌、卵巢癌、结肠癌等各种癌症相关。这些研究结果都表明了 mTOR 在癌症中的重要作用，并显示了把 mTOR 作为肿瘤分子靶向治疗靶点的必要性。

抗 mTOR 分子靶向治疗药物包括：

依维莫司　　是一种新型口服 mTOR 抑制剂，是西罗莫司的衍生物。与西罗莫司类似，依维莫司也是通过靶向抑制 mTOR 活性，而在免疫抑制、抗肿瘤、抗病毒及血管保护等方面发挥作用的。mTOR 位于 PI3K-Akt 通路的下游，是一种高度保守的丝氨酸/苏氨酸蛋白激酶。依维莫司与细胞内蛋白 FKBP12 结合而使 mTOR 活性受抑，继而影响下游的效应器，如 S6 核糖体蛋白激酶和真核生物延伸因子 4E-结合蛋白（4E-BP）等，抑制肿瘤细胞生长。此外，依维莫司还可抑制缺氧诱导因子（hypoxia inducible factor，HIF），如 HIF-1 和 VEGF 等的表达调控肿瘤细胞营养代谢及肿瘤血管生成。目前依维莫司可用于舒尼替尼（sunitinib）或索拉非尼（sorafenib）治疗失败的晚期肾细胞癌、与依西美坦合用治疗来曲唑或阿那曲唑治疗失败的激素受体阳性绝经后晚期乳腺癌、需治疗但无法采用根治性手术切除的伴结节性硬化的室管膜下巨细胞星形细胞瘤、不能外科切除的进展性或转移性胰腺神经内分泌瘤、成人伴有结节性硬化症及其并发症风险但不需要立即手术的肾血管平滑肌脂肪瘤的治疗。

坦罗莫司　　是西罗莫司衍生物，亲水性明显强于西罗莫司，其活性产物主要为西罗莫司，是一种具有抗肿瘤活性的选择性 mTOR 特异性抑制剂。2007 年 5 月 FDA 批准该产品被用于难治性晚期肾细胞癌的一线治疗。

4. c-MET、Ras、BCR/ABL、BTK 靶点及药物 c-MET、Ras、BCR/ABL 和 BTK 是细胞信号转导途径中重要的作用靶点，在细胞的增殖、分化和凋亡等生理病理过程中发挥重要的作用，与肿瘤患者预后不良及肿瘤的发生、发展和转移等都有着非常重要的联系。人们现已研究了很多作用于这些靶点的药物，为肿瘤患者带来了福音。

（1）c-MET：即肝细胞生长因子受体（hepatocyte growth factor receptor，HGFR），是由 *c-MET* 原癌基因编码的蛋白产物，具有酪氨酸激酶活性，与多种癌基因产物和调节蛋白相关，参与细胞信息传导、细胞骨架重排的调控，是调控细胞增殖、分化和运动的重要因素。目前人们认为，c-MET 与多种恶性肿瘤的发生、发展及侵袭转移密切相关，在许多肿瘤患者体内，肿瘤的发生和转移过程中均有 c-MET 的过度表达和基因扩增。

正常的 HGF/c-MET 通路在胚胎发育、组织损伤修复中起重要作用。异常的 HGF/c-MET 通路与恶性肿瘤的发生和发展密切相关。其原因与 HGF 和 HGFR 过表达有关，原发性和继发性肿瘤转移都会发生 HGF 水平增高（通过自分泌的机制发生）的情况，并且间质细胞（通过旁分泌机制）可以通过配体依赖性机制产生异常 c-MET 信号通路活化。缺氧能够刺激 HGF 表达水平升高，并且能够通过 HIF-1α 提高 *HGFR* 转录水平，这会使细胞在肿瘤侵袭过程中对 HGF 的刺激更加敏感。除此之外，*c-MET* 基因扩增、基因突变或其他的染色体拼接都会导致异常 HGF/c-MET 信号通路激活。目前研究者在肺癌、肝癌、胃癌、乳腺癌、甲状腺癌、卵巢癌等恶性肿瘤中均发现高表达的 c-MET。有研究指出，c-MET 是基底样乳腺癌的独立预后不良因素，并且在基底样乳腺癌中与 HER-2 表达水平呈正相关，与肿瘤大小呈负相关。c-MET 及其上游 RANK 参与了前列腺癌骨转移。

由于 *c-MET* 基因与肿瘤的演进密切相关，针对该通路的抗肿瘤治疗已成为肿瘤研究的热点之一，阻断 c-MET 信号通路可作为抗肿瘤治疗的策略之一。

（2）Ras：哺乳动物的 *Ras* 基因家族有三个成员，分别是 *H-Ras*、*K-Ras* 和 *N-Ras*，分别定位于人染色体 11pl5.5、12pl2.1 和 1pl3.2。各种 *Ras* 基因具有相似的结构，均由四个外显子组成，分布于全长约为 30kb 的 DNA 上。上述基因的编码产物为相对分子质量 2.1 万的蛋白质，故称为 P21 蛋白。Ras 蛋白为膜结合型的 GTP/GDP 结合蛋白，由 188 或 189 个氨基酸组成，它的第一个结构域为含有 85 个氨基酸残基的高度保守序列，接下来含有 80 个氨基酸残基的结构域中，Ras 蛋白结构轻微不同。

Ras 相关信号转导通路包括：①Ras 上游通路，Ras 能被复杂的网络激活。首先，被磷酸化激活的受体如 PDGFR、EGFR 直接结合生长因子受体结合蛋白（Grb2），这些受体也可以间接结合并磷酸化含有 sre 同源区 2（SH2）结构域的蛋白质（如 She、Syp），再激活 Grb2。其次，Grb2 的 sre 同源区 3（SH3）结构域与靶蛋白如 msos、mso2、C3G 及发动蛋白（dynamin）结合，C3G 与连接蛋白 Crk 的 SH3 结构域结合后偶联酪氨酸磷酸化而激活 Ras。Crk 也能结合 msos1 激活 Ras。Grb2 与激活的受体结合促进鸟苷酸交换因子（sos）蛋白定位在与 Ras 相邻的细胞膜上。这样，sos 与 Ras 形成复合体 GTP 取代 GDP 与 Ras 结合后，Ras 被激活，当 GTP 水解成 GDP 后 Ras 失活。②Ras/Raf 通路，至今，Ras/Raf 通路是最明确的信号转导通路。当 GTP 取代 GDP 与 Ras 结合，Ras 被激活后，丝氨酸/苏氨酸激酶级联放大效应被激活，招募细胞质内 Raf1 丝氨酸/苏氨酸激酶到细胞膜上，Raf 激酶磷酸化 MAPK 激酶（MAPKK），MAPKK 激活 MAPK。MAPK 被激活后，转至细胞核内，直接激活转录因子。③Ras 介导 PI3K-Akt 途径，PI3K 包括调节性亚基 p85 和一个催化亚基 p110α。P110α 包含 Ras 结合结构域。PI3K-Akt 途径在不同细胞中的功能和角色已经被研究得很清楚了。一旦 PI3K 被激活，PIP2 能够产生第二信使 PIP3。PIP3 可以和蛋白激酶 B（PKB，Akt）的 N 端 PH 结构域结合，使 Akt 从细胞质转移到细胞膜上，并在 3-磷酸肌醇依赖性蛋白激酶 1（PDK1）的辅助下，通过使 Akt 蛋白上的苏氨酸磷酸化位点（Thr308）和丝氨酸磷酸化位点（Ser473）磷酸化而使其激活，活化的 Akt 通过磷酸化多种酶、激酶、转录因子等下游因子来调节细胞的功能。

在肿瘤治疗的研究中，可从以下几方面阻断 Ras 及其信号转导途径：①使用酪氨酸蛋白激酶抑制剂。②抑制 Ras 法尼基化，法尼基转移酶抑制剂（FTI）是分子水平抗癌药物，可抑制 Ras 翻译后修饰，已有多种 FTI 用于动物模型和临床前期实验，结果显示其有明显的抗肿瘤作用。③反义寡核苷酸技术。④其他，针对受体酪氨酸激酶与底物作用的 S12 或 S13 区设计多肽，抑制酶和底物结合。

（3）BCR/ABL：人体 *ABL* 基因位于 9 号染色体长臂，包括 lb、1a 和 2～11 共 12 个外显子。转录从 1b 或 1a 开始，转录会形成两种 mRNA，长度分别为 7kb 和 6kb，转录合成的两种蛋白质分子质量均约为 145kDa，前者定位于细胞膜，而后者主要在细胞核内。ABL 蛋白参与细胞周期调节。在 G_0 期，ABL-Rb 蛋白复合物与 DNA 结合。在 $G_1 \rightarrow S$ 转变过程中，Rb 被磷酸化，ABL 与之分离，并被激活，使 RNA 聚合酶磷酸化，促进转录，细胞进入 S 期。*BCR* 基因位于 22 号染色体长臂，有 23 个外显子，蛋白产物分子量均为 160。BCR 蛋白的第 163 个氨基酸是二聚体化结构，参与 BCR 蛋白多聚体的形成，BCR 蛋白也参与细胞周期调节，但详细过程还不明确。

费城染色体是一个因易位而产生的染色体，是由 9 号和 22 号染色体交换位置形成的，得到的结果是 9 号染色体上的 *ABL* 基因（q34 结构域）和 22 号染色体上的 *BCR* 基因（断点区域）发生并列并形成 *BCR/ABL* 融合基因。异位是相互的，这也就产生了一个延长的 9 号染色体（de9）和一个缩短的 22 号染色体（the philadelphia chromosome），经过国际人类细胞遗传学命名系统（international system for human cytogenetic nomenclature，ISCN）的认可，这个染色体的异位被命名为 1（9;22）(q34;q11)。*BCR/ABL* 基因编码 BCR/ABL 融合蛋白的形成。BCR/ABL 融合蛋白的三种典型的临床突变为 p185、p210 和 p230 异构体。P185 一般发生于急性淋巴细胞白血病（acute lymphoblastic leukemia，ALL），而 p210 则经常发生于慢性髓细胞性白血病（chronic myelogenous leukemia，CML）。P210 可增强酪氨酸激酶的活性，改变细胞多种蛋白酪氨酸磷酸化水平和细胞微丝机动蛋白的功能，从而扰乱细胞内正常的信号传导途径，使细胞失去对周围环境的反应性，并抑制凋亡的发生。P230 一般和慢性中性粒细胞白血病有紧密联系。

ABL 蛋白是一种酪氨酸激酶，*BCR-ABL* 转录产物也被翻译为蛋白激酶。蛋白激酶的活性一般是由其他的蛋白调控的，但是突变的 *BCR-ABL* 编码的酪氨酸激酶总是活化的，这样就会导致不受控制的细胞分裂，也就是肿瘤的发生。尽管 BCR 区域还表达丝氨酸激酶和苏氨酸激酶，但是抗肿瘤药物还是主要针对酪氨酸激酶。目前多种酪氨酸激酶抑制剂如伊马替尼（imatinib）、舒尼替尼和普纳替尼（ponatinib）已被应用于临床来治疗 CML、肾癌和胃肠道间质瘤等多种恶性肿瘤。

（4）BTK（Bruton tyrosine kinase）是在 1993 年被发现的，位于 X 染色体上，它是一种酪氨酸激酶，主要和原发性免疫缺陷性疾病 X 染色体相关的丙种球蛋白缺乏（X-linked agammaglobulinemia，XLA）有关。Ogden Bruton 最早在 1952 年就描述了 XLA，因此为了纪念 Ogden Bruton，人们将这种酪氨酸激酶命名为 BTK。BTK 是 BCR 信号通路的关键酪氨酸激酶，BCR 信号通路的异常激活状态与慢性淋巴细胞白血病（CLL）及多种 B 细胞肿瘤如弥漫大 B 细胞淋巴瘤（diffuse large B-cell lymphoma，DLBCL）、滤泡淋巴瘤（follicular lymphoma，FL）、套细胞淋巴瘤（mantle cell lymphoma，MCL）等的发病机制有关。

5. 靶向细胞膜分化相关抗原及药物 人类使用免疫球蛋白治疗疾病已经有多年历史。1891

年 Von Behring 就已经用血清治疗白喉毒素，比第一个抗生素的应用早 50 年。1952 年医生们采用注射免疫球蛋白的方法治疗免疫缺陷病。1975 年 Milstein 和 Kohler 采用细胞融合技术来得到杂交瘤细胞，后者产生的抗体，称为单抗（monoclonal antibody，mAb），由于 mAb 具有性质纯、效价高、特异性强、血清交叉反应少等特点，已被广泛应用于肿瘤的治疗。

抗体疗法的关键是选择合适的靶抗原，理想的单抗靶抗原应由肿瘤细胞而非正常细胞选择性表达或高表达。单抗药物对肿瘤尤其是血液系统恶性肿瘤的治疗已经产生了深远的影响，其主要优点是具有出色的靶向性，其临床效应主要是通过这些抗体与靶抗原结合破坏其信号传导效应来发挥的。抗体连接至细胞表面的蛋白，通过抗体 Fc 部分引起免疫系统的活化引起细胞的破坏。免疫系统的活化主要产生抗体依赖的细胞毒效应和补体依赖的细胞毒效应，而且抗体也会产生不依赖免疫系统的直接作用，如诱导凋亡、抑制增殖、干扰血管生成等，而其衍生物由于连接了毒素、放射性核素和细胞毒药物可产生相应的作用导致肿瘤细胞坏死，细胞破坏产物的免疫治疗效应有：①阻断细胞因子和生长因子，如贝伐珠单抗主要阻断 VEGF；②受体阻断或受体调节，如 IL-6R 抑制剂（tocilizumab）；③清除含膜抗原细胞，如利妥昔单抗、西妥昔单抗；④细胞功能改变，如 1L-2 受体（CD25）抗体（basiliximab 和 daclizumab）抑制 1L-2 活化的 T 细胞；⑤药物运送的导向作用，抗体偶合核素、毒素或原药，可使这些物质在病变部位发挥作用，而使其对正常组织的损伤减小，如 ibritumomab、tiuxetan、tositumomab。trastuzumabmtansine（trastuzumab-DM1）是一种新型的抗体-药物偶合剂，被用来治疗 HER-2 高表达的乳腺癌。临床研究证明，单抗单独应用于治疗肿瘤是有效的，并且在大多数情况下单抗与常规化疗、放疗、免疫调节药物及其他单抗药物联合应用时具有协同作用。

利妥昔单抗是第一代针对 CD20 的人鼠嵌合性单抗。CD20 是第一个通过 tositumomab 发现的 B 细胞特异性抗原。人类 CD20 是由定位于染色体 11q12.2 的 *Ms4A1* 基因编码，由 297 个氨基酸组成的磷酸化蛋白，包含四个跨膜区，其在 B 细胞发育过程中发挥着关键性作用。CD20 现在已经成为对 B 细胞来源的疾病进行分子靶向治疗的主要标志物。CD20 通过与 Src 家族的酪氨酸激酶，如 Ln、Fn、Ick 等结合发挥作用，它是一种四跨膜蛋白，在 >90% B 细胞淋巴瘤细胞表面表达，而且 CD20 不会由于抗体的结合而内化，也不会向外周血分泌，因此 CD20 是一个较合适的靶点。利妥昔单抗是一种靶向 CD20 抗原遗传工程鼠/人嵌合单克隆 lgG1κ 抗体，分子质量约为 145kDa。利妥昔单抗对 CD20 抗原的结合亲和力约为 8.0nmmol/L，但是 CD20 也会在正常分化的 B 祖细胞和 B 细胞表达，这导致治疗过程中正常 B 细胞的缺失，治疗后出现延迟性 B 细胞减少，B 细胞数量一般在治疗结束 6～9 个月恢复，而恢复到治疗前水平需要 9～12 个月。利妥昔单抗目前用于治疗：①初治或难治/复发 CD20 阳性非霍奇金淋巴瘤患者；②CLL。

6. 多靶点药物　恶性肿瘤的发生发展是一个多基因调控的复杂过程，其中一些相关的原癌基因、抑癌基因突变或失活与肿瘤细胞的信号转导通路异常密切相关，所以在一定程度上恶性肿瘤也可认为是一种信号网络异常疾病。蛋白酪氨酸激酶介导的信号转导与肿瘤的发生发展直接相关，其可分为受体酪氨酸激酶（receptor tyrosine kinase，RTK）和非受体酪氨酸激酶（nRTK），前者通过与配体结合使信号向胞内转换，后者则直接在胞内转换激活，但最终结果都是通过下游信号的转导影响细胞的增殖和凋亡。大约有 20 种 RTK 家族和 10 种 nRTK 家族，前者包括 HER、VEGFR、FGFR、PDGFR、HGFR、IGFR 家族等，后者包括 sre、ABL、Janus 家族等。不同的受体只接受特定的配体，且各受体的功能不同，所以常在不同的肿瘤中过表达。RTK 在与配体结合时，受体二聚化及构型的变化使胞内酪氨酸激酶磷酸化而激活。nRTK 则在胞质内完成聚合及磷酸化激活的过程。激活后的酪氨酸激酶进一步影响下游一系列信号的转导，从而调控细胞的代谢，其最主要的通路包括 Ras/MAPK、PI3K/Akt 等信号通路。肿瘤发生时常因一些关键基因异常而使某些激酶水平异常和持续的非依赖性的激活失去正常的生长调节，导致其下游信号通路异常而引起细胞过度增殖、凋亡抑制及肿瘤新生血管形成，大量的研究已发现了肿瘤发生时信号通路中关键基因变异和肿瘤的关系；有报道很多上皮类肿瘤存在 HER 家族基因的过表达、扩增或突变，这些包括头颈部肿瘤、乳腺癌、结肠癌、肺癌、胃癌和胰腺癌。33%的肿瘤存在 *Ras* 基因的突变，反之诱导 *Ras* 基因突变也可引起小鼠的肺癌发生。而 Ras 下游 Raf 的激活也可引起一系列的改变，*B-Raf* 基因突变也见于多种肿瘤，除了最多见的恶性黑色素瘤，在淋巴瘤、肺癌、结肠癌和甲状腺癌也发现了这类突变，而 *B-Raf* 是 Ras/Raf/MAPK 信号转导通路中的关键基因。同样不管是 *PI3K* 基因还是 *Akt* 基因的变异都可导致细胞增殖和凋亡的异常。在当前肿瘤的治疗中，通过小分子酪氨酸激酶抑制剂来抑制肿瘤信号通路中关键的酪氨酸激酶的分子靶点治疗已成为了一种非常重要的治疗手段。多靶点药物是有别于单靶点药物的一类药物，是能同时抑制多个靶点的小分子抑制剂。肿瘤细胞信号通路相互交错和互为影响且极为复杂，所以虽然针对有些确切的单驱动基因的单靶点药物取得了明显的效果，但现在的研究显示并不是在每个肿瘤细胞中都能发现或并不是每个肿瘤细胞都存在这种单一的驱动基因；同时单一靶点治疗的耐药不可避免，并且已经发现很多肿瘤在信号网络上存在着"Cross-Talks"，造成单一通路的抑制不能阻断肿瘤的生长。正是基于上述原因，对多靶点药物研究越来越多；多靶点酪氨酸激酶抑制剂抗肿瘤机制就是通过抑制多个酪氨酸激酶来阻断肿瘤细胞的信号转导，抑制细胞生长，达到抗肿瘤效果的。

索拉非尼，是首个被批准用于临床的多靶点抗 RTK 肿瘤药物，具有抗肿瘤细胞增殖和抗血管生成双重抗肿瘤作用，用于治疗无法手术的原发肝细胞癌和晚期肾细胞癌。

受体酪氨酸激酶活化的信号途径涉及肿瘤发生、发展和转移等多种过程。Ras 在几种 RTK 信号途径下游起作用。通过 *Ras* 致癌基因和 Ras 下游效应蛋白的活性突变导致 Ras 信号途径组成型活化。各种 RTK（EGFR、PDGFR、VEGFR 等）的过表达也可以使 Ras 活化。许多肿瘤依赖 Ras 激活信号转导，实现细胞增殖和存活。Ras 调节的信号途径（如 Raf/MEK/ERK 级联反应）能够协同诱导细胞转移。Raf 是一种丝氨酸/苏氨酸蛋白激酶，是 Ras 下游的效应分子，Ras 使 Raf 聚集于细胞膜，启动促有丝分裂的激酶级联反应，通过磷酸化转录因子调节基因表达，参与细胞增殖和肿瘤发生。Raf 激酶家族成员包括 A-Raf、B-Raf 和 Raf-1。大约 30%的人类肿瘤存在 Raf-1 异常。Kasid 等在鼠移植瘤模型中通过反义寡核苷酸抑制 Raf-1 信号而抑制肿瘤生长，证实 Raf-1 是有效的肿瘤治疗靶点。通过高通量筛选 Raf-1 激酶抑制剂，检测了 200 000 多种化合物，最终发现一种 3-噻吩基尿化合物是有前景的 Raf-1 抑制剂，其 Raf 半抑制浓度（IC50）值为 17μmmol/L，随后对该化合物进行了一系列的改造和修饰，然而没有一种 3-噻吩基尿化合物的 IC50 值低于 1pmmol/L。随后在合成的 1000 多种双芳基脲类化合物中进一步筛选了与 3-噻吩基尿化合物结构及活性相关，并能改善 Raf-1 的抑制功能的化合物。在这些双芳基脲化合物中筛选出了一种新的化合物 3-氨基-甲基异唑，其 Raf-1 激酶 IC50 值为 1.1pmmol/L，且活性提高 5 倍，通过对其进一步改造减少脂溶性，增加水溶性，并证实了该化合物能够通过减少 MEK 和 ERK 磷酸化而抑制 HCT6 细胞系增殖，这种化合物就是后来我们所知的索拉非尼。

索拉非尼是一种口服多重激酶抑制剂，生物化学分析发现，索拉非尼在体外具有强有力的 Raf-1 激酶抑制活性，其 IC50 值为 6nmmol/L，同时索拉非尼对野生型 *B-Raf*、B-RafV600E 丝氨酸/苏氨酸激酶 VEGFRS1/2/3、PDGFR-B、FGFR、c-Kit、Flt-3 和 RET 具有抑制作用，索拉非尼能够阻断 RTK 的自动磷酸化，同时能够抑制 Raf 下游激酶亚型。临床前研究证实索拉非尼对晚期实体瘤动物模型具有抗肿瘤活性。在移植瘤模型中，索拉非尼能够抑制存在致癌基因 *BRAF* 或 *K-Ras* 突变肿瘤的生长，索拉非尼通过降低肿瘤细胞中 pERK 水平抑制 Raf 信号而发挥抗肿瘤增殖的活性。索拉非尼可能是通过抑制内皮细胞 VEGFR-2、PDGFR-β、Raf 信号，而发挥抗肿瘤血管生长作用的。

舒尼替尼商品名为索坦（sutent），是一种选择性、多靶点、小分子 RTK 抑制剂，其抗肿瘤活性是通过对抗肿瘤细胞增殖和存活信号途径中的血小板衍化生长因子（platelet-derived growth factor，PDGFR）、干细胞生长因子受体（stem cell factor receptor，KIT）、Flt3、VEGFR 而实现的，另外舒尼替尼也通过对抗 VEGFR 和 PDGFR 信号影响肿瘤的血管生成。其目前被批准用于治疗伊马替尼治疗失败的或不能耐受的胃肠间质瘤，以及晚期肾癌。

达沙替尼（dasatinib）是一种双功能 Src-ABL 激酶抑制剂，用于对先前治疗包括伊马替尼治疗耐药或不能耐受的成人慢性期、加速期和淋巴细胞急性变和髓细胞急性变的 CML 及对先前治疗耐药的或不能耐受的 Ph 染色体阳性的 ALL 的治疗。

c-Src 是促癌基因，在癌症发生、发展、转移中发挥重要作用。Src 活化使激酶活性升高，蛋白表达上调在许多肿瘤中可见，这些肿瘤包括结肠癌、乳腺癌、胰腺癌、肺癌、脑肿瘤。Src 通过多条致癌信号包括 EGFR、HER-2/neu、PDGFR、FGFR、VEGFR 通路调节信号转导。通过抑制 Src 激酶活性进而抑制信号转导可能是调节驱动肿瘤形成信号的有效方式。

与伊马替尼相似，达沙替尼连接到 ABL 激酶的 ATP 结合位点，当激酶活化通路处于开放状态时达沙替尼连接 ABL 激酶，理论上达沙替尼能够逆转伊马替尼耐药，而激酶活化通路处于关闭状态时没有空间位点阻止达沙替尼与激酶结合，表明达沙替尼能够与不同构象状态下的激酶结合，提示达沙替尼具有比伊马替尼更强的抗肿瘤活性。达沙替尼具有极强的抑制突变性 *BCR-ABL*（除 3151 外）的能力，其抑制野生型 *BCR-ABL* 的活性，是伊马替尼的 325 倍，是尼洛替尼的 16 倍。

7. 靶向 ALK、HDAC、BRAF、蛋白酶体的药物

（1）*ALK* 融合基因：*ALK* 基因变异主要为 *ALK* 基因的重排及与其他基因的融合，其中棘皮动物微管相关蛋白样 4-间变性淋巴瘤激酶[echinoderm microtubule associated protein like 4（EML4）anaplastic lymphomakinase（ALK），*EML4-ALK*]融合基因为最常见的类型。2007 年，Soda 等通过 cDNA 克隆文库构建筛选的方法在肺腺癌患者的肿瘤组织中发现了 EMIA4 的 5′端（包含氨基酸末端碱基区、HELP 和 WD 重复区）与 ALK 的 3′端（包含酪氨酸激酶区）融合形成 EML4-ALK。*EML4* 和 *ALK* 基因分别位于人类 2 号染色体的 p21 和 p23，这两个基因片段通过倒位融合形成新的融合蛋白。EMIA-ALK 融合蛋白的形成，导致下游信号传导通路 PI3K/Akt、STAT35Has/Raf/MEK、PCv/PP2 过度激活及基因表达异常，这些信号通路与肿瘤细胞的活化增殖相关。ALK 抑制能够抑制细胞内的磷酸化，阻断下游的信号通路，抑制肿瘤细胞的增殖和诱导凋亡。目前国内已经上市的 ALK 抑制剂有克唑替尼，2014 年 4 月美国 FDA 批准色瑞替尼用于治疗克唑替尼耐药或不耐受的 ALK 阳性的晚期非小细胞肺癌。

（2）BRAF：Ras/Raf/MEK/ERK 信号转导通路是调控细胞生长、分化和增殖最重要的通路之一，Raf 蛋白在保守的 Ras/Raf/MEK/ERK 途径中发挥中心作用。Raf 激酶家族包括 A-Raf、B-Raf 和 C-Raf。B-Raf 蛋白主要有 CR1、CR2 和 CR3 3 个保守区，其中 CR1 区含 RBD 区（ras banding domain，为 RAS 蛋白结合区）和富含半胱氨酸区（cys）；CR3 区为激酶结构域，含甘氨酸环（G-lop），为 ATP 结合位点和激活区，主要磷酸化位点为 S364、S428、T439、T598 和 S601，该区 T598 和 S601 两个位点的磷酸化对 BRAF 蛋白的激活至关重要。Ras/Raf/MEK/ERK 信号通路中信号蛋白的过度表达或突变可导致肿瘤的发生和发展。Raf 激酶家族中 *B-Raf* 突变率最高，有 7%～8% 的人类肿瘤发生 *B-Raf* 基因突变，而 *A-Raf* 和 *C-Raf* 基因则较少发生突变。

在多种人类恶性肿瘤，如恶性黑色素瘤、结直肠癌、肺癌、甲状腺癌肝癌及胰腺癌等中均存在不同比例的 *B-Raf* 突变，黑色素瘤中 *B-Raf* 的突变率最高，有 40%～68% 的转移性黑色素瘤发生 *B-Raf* 突变，结直肠癌中约有 15% 存在 *B-Raf* 突变，非小细胞肺癌中约为 3%。*B-Raf* 突变主要有两种类型：exonl1 上的甘氨酸环，如 G463、G465、G468 等的点突变 exonl5 上的激活区，其中约 92% 位于第 1799 核苷酸上，T 突变为 A（T1799A），导致其编码的谷氨酸由缬氨酸取代（V600E），以上两种类型的突变均能使 B-Raf 激酶活性提高。B-Raf 激酶抑制剂能够抑制激酶活性及其下游信号通路的活性，从而达到抑制肿瘤细胞增殖的作用。

（三）靶向治疗的评价标准

靶向药物的抗肿瘤作用与传统的细胞毒药物不同，它通过结合肿瘤细胞的靶点、抑制下游特定的信号通路传导而延缓和阻止肿瘤细胞生长，而并非在短时间内大量杀伤癌细胞、明显缩小肿瘤体积。因此，实体瘤化疗疗效评价标准并不适用于靶向药物，应探索更合适的评价指标和方法。现行的实体瘤化疗疗效评价标准采用的是 RECIST 评价标准，于 2000 年 2 月由 Therasse 等发表在《美国国家癌症研究所杂志》（*Journal of the National Cancer Institute*）上，后来经过修订形成现在的版本。

RECIST 标准摒弃了可评估病灶的提法，将所有病灶分为可测量病灶和不可测量病灶，分别定义为：①可测量病灶（可精确测量至少一条直径且其以常规检查最长径≥20mm 或用螺旋 CT 测量最长直径≥10mm）；②不可测量病灶（所有其他病灶，包括用常规检查最长径<20mm 或用螺旋 CT 测量最长直径<10mm 的小病灶和根本无法测量的病灶）。它还引入了靶病灶的概念并规定了确定靶病灶的原则为：①适于准确、重复测量的可测量病灶；②包括所有被累及器官；③多发性转移病灶中选取最大径肿瘤作为靶病灶。病灶数量限定为每个器官最多选择 5 个，全身不超过 10 个。

以 RECIST 标准评价疗效时仅比较靶病灶治疗前后最大长径之和。CR 指所有靶病灶全部消失，PR 指所有靶病灶的最大长径总和减少 30% 或以上，PD 指所有靶病灶的最大长径总和增大 20% 或以上，SD 指所有靶病灶的最大长径总和减少<30% 或增大<20%。之前标准中对 PD 的过度评价可使一部分患者失去治疗机会，也严重影响抗肿瘤药物临床试验的结果，因此，RECIST 标准中将 PD 定义为肿瘤的最大径之和增加 20% 以上，相当于肿瘤体积增加 73%，而之前的 WHO 标准为肿瘤双径乘积之和增加 25% 以上，仅相当于肿瘤体积增加 43%。对于非靶病灶不需要测量大小，只需记录其是否存在或消失，疗效分为 CR，即所有非目标病灶消失、肿瘤标记水平恢复正常；未达 CR/SD，即一个或多个非目标病灶和（或）肿瘤标记高于正常并持续存在 PD，即出现一个或多个新病灶和（或）存在非目标病灶明显进展。

第三节　各系统实体肿瘤常见靶向药物

抗肿瘤药物的应用涉及临床多个学科，合理应用抗肿瘤药物是提高疗效、降低不良反应发生率及合理利用卫生资源的关键。抗肿瘤药物临床应用需考虑药物可及性和患者治疗价值两大要素。抗肿瘤药物临床应用是否合理，基于以下两方面：有无抗肿瘤药物应用指征；选用的品种及给药方案是否适宜。

2018 年国家卫生健康委员会颁布了《新型抗肿瘤药物临床应用指导原则》，对我国常见的小分子靶向治疗药物和大分子克隆抗体类药物（表 7-2）的临床合理应用提出了指导，其基本原则包括：病理组织学确诊后方可使用、基因检测后方可使用、严格遵循适应证用药、体现患者治疗价值、特殊情况下的药物合理使用、重视药物相关性不良反应。

目前我国常见的各系统实体肿瘤靶向药物见表 7-2。

表7-2 常见各系统实体肿瘤靶向药物

病种	需要检测靶点的药物	不需要检测靶点的药物
肺癌	吉非替尼	贝伐珠单抗
	厄洛替尼	重组人血管内皮抑素
	埃克替尼	盐酸安罗替尼
	马来酸阿法替尼	
	奥希替尼	
	克唑替尼	
	塞瑞替尼	
	纳武利尤单抗	
肝癌		甲苯磺酸索拉非尼
		瑞戈非尼
胃癌	曲妥珠单抗	甲磺酸阿帕替尼
胃肠道间质瘤	甲磺酸伊马替尼	瑞戈非尼
		苹果酸舒尼替尼
胰腺神经内分泌瘤		苹果酸舒尼替尼
		依维莫司
结直肠癌	西妥昔单抗	贝伐珠单抗
		瑞戈非尼
乳腺癌	曲妥珠单抗	
	甲苯磺酸拉帕替尼	
	马来酸吡咯替尼	
黑色素瘤	甲磺酸伊马替尼	
	维莫非尼	
鼻咽癌	尼妥珠单抗	
甲状腺癌		甲苯磺酸索拉非尼
淋巴瘤	利妥昔单抗	西达本胺
		伊布替尼
		硼替佐米

（兰州大学第一医院 赵成鹏 令晓玲）

第八章 肿瘤的生物治疗及免疫治疗

第一节 概 况

（一）概念

肿瘤生物治疗（biological therapy）是一种新兴的、具有显著疗效的肿瘤治疗模式，是一种自身免疫抗癌的新型治疗方法，它运用生物技术和生物制剂对从患者体内采集的免疫细胞进行体外培养和扩增后回输到患者体内的方法，来激发、增强机体自身免疫功能，从而达到治疗肿瘤的目的。一些癌症的生物疗法使用疫苗或细菌来刺激人体免疫系统对抗癌细胞。这些类型的生物治疗，有时统称为免疫治疗或生物反应调节剂治疗，并不直接针对癌细胞。其他生物疗法，如抗体或遗传物质片段（RNA 或 DNA），确实直接针对癌细胞。干扰肿瘤生长和进展的特定分子的生物治疗也被称为靶向治疗。总之，癌症的生物疗法是一种利用人体免疫系统对抗癌细胞的疗法，是继手术、放疗和化疗之后的第四大肿瘤治疗技术。肿瘤免疫治疗（cancer immunotherapy）利用人体的免疫机制，通过主动或被动的方法来增强患者免疫功能，达到杀伤肿瘤细胞的目的，为肿瘤生物治疗方法之一。肿瘤的生物免疫治疗就是通过重新启动并维持肿瘤的免疫循环，恢复机体正常的抗肿瘤免疫反应，从而控制与清除肿瘤的一种治疗方法。

（二）肿瘤免疫治疗发展简史

1. 19 世纪末，Coley 利用化脓性链球菌和灵杆菌滤液治疗癌症，称为 Coley 疗法。

2. 1953 年，Feley 和 Preho 发现动物肿瘤特异性移植抗原，建立了现代肿瘤免疫概念，随后多种非特异性生物制剂（卡介苗、短小棒状杆菌、免疫核糖核酸、转移因子等）的大量临床应用和动物实验为人类的肿瘤免疫治疗奠定了科学基础。

3. 1975 年，George Köhler 和 César Milstein 创立制备单抗的杂交瘤技术。

4. 20 世纪 80 年代中叶，Bosenberg 和 Oldham 等提出生物反应调节概念，并将生物治疗列为肿瘤治疗的第四种模式，建立了现代肿瘤生物治疗的理论和技术基础。

5. 2002 年，Schreiber 和 Dunn 提出肿瘤免疫编辑学说。

6. 2010 年，FDA 批准自体树突状细胞疫苗 provenge 用于治疗内分泌治疗失败的无症状转移性前列腺癌。

7. 2011 年，FDA 批准 CTLA-4 单抗（伊匹单抗）用于恶性黑色素瘤的治疗。

8. 2015 年，美国 FDA 批准 PD-1/PD-L1（纳武利尤单抗 pembrolizumab）免疫疗法治疗晚期肺癌和肾癌。

（三）原理

免疫系统是人体的防御体系，发挥着清除体内细菌、病毒、外来异物、衰老细胞及发生突变的细胞的作用。机体免疫系统和癌细胞相互作用的结果决定了癌症的最终演变。对于健康的人来说，其免疫系统的强大足以及时清除突变的癌细胞，但癌症患者普遍存在免疫系统功能低下，其免疫系统不能有效地识别、杀灭癌细胞；癌细胞大量增殖，会进一步抑制患者的免疫功能，而且，癌症细胞有多种机制来逃脱免疫细胞的识别与杀伤。癌症的免疫治疗就是借助分子生物学技术和细胞工程技术，提高癌细胞的免疫原性，给机体补充足够数量的功能正常的免疫细胞和免疫分子，激发和增强机体抗肿瘤免疫应答，提高机体抗肿瘤免疫效应的敏感性，在体内、外诱导癌症特异性和非特异性效应细胞和分子，增强抗肿瘤免疫应答和打破肿瘤的免疫抑制而产生抗肿瘤作用。

但是，癌症的生物治疗，其作用不是杀死全部癌症细胞，而是通过生物分子手段明显降低癌症细胞负荷，使机体的免疫功能得以恢复，继之通过增强的免疫系统清除微小的残留病灶，或明显抑制残留癌症细胞增殖的方式来达到治疗癌症的目的。癌症免疫治疗正是通过人为的干预，来调动机体自身的免疫系统对癌细胞进行杀灭和抑制其增殖。

实验及临床均提示机体的免疫系统具有清除癌症的作用，在原发性癌症手术切除或经氩氟刀等微创手术消融掉局部癌症后，用免疫疗法能杀灭剩余的癌症细胞，消除复发、转移的因素，增大治愈的可能性，延长生存时间，提高生活质量。目前癌症生物治疗已被视为继手术、放疗、化疗之后的第四种治疗方法。生物疗法包括细胞因子治疗、免疫细胞治疗、基因治疗、分子靶向治疗、内分泌治疗和抗体治疗等。

第二节　肿瘤生物免疫治疗的分类

（一）细胞免疫治疗

细胞免疫治疗：即细胞过继免疫治疗，通过外界修饰，让普通 T 细胞成为能够识别肿瘤细胞的 T 细胞，从而引发对肿瘤细胞的免疫作用。肿瘤细胞免疫治疗又称肿瘤生物治疗方法，即将经过处理的自体或异体的免疫细胞或免疫分子输入患者体内，恢复与增强肿瘤患者自身的免疫监测与杀瘤功能，有效地杀灭残存肿瘤细胞，达到治疗肿瘤、预防复发和提高生活质量的目的。

经过处理的自体或异体的免疫细胞或免疫分子具有打破免疫耐受、激活和增强机体免疫的能力，兼顾治疗和保健的双重功效。经过处理的自体或异体的免疫细胞包括非特异性激活和特异性激活的效应细胞，前者是采用非特异性刺激因子（IL-2、干扰素等细胞因子）刺激前体效应细胞，使其活化为具有抗肿瘤活性的效应细胞，如淋巴因子激活的杀伤细胞（lymphokine-activated killer cell，LAK 细胞）、NK 细胞、iNKT 细胞、γδT 细胞、细胞因子诱导的杀伤细胞（cytokine induced killer cell，CIK）、肿瘤浸润性淋巴细胞等；特异性激活的效应细胞是指采用特定肿瘤抗原作刺激物所诱导的抗肿瘤效应细胞，如 DC、细胞毒 T 淋巴细胞（CD8+细胞）等。

CAR-T 细胞疗法（chimeric antigen receptor T-cell immunotherapy）：又名嵌合抗原受体修饰 T 细胞（chimeric antigen receptor modified T cell，CAR-T）免疫疗法，是一种细胞治疗技术，其原理是通过分离培养患者自身 T 细胞，利用基因工程技术改造 T 细胞，使其表达可以识别肿瘤细胞且同时可以激活 T 细胞的嵌合抗体，将改造后的 T 细胞（即 CAR-T）经体外扩增后再回输到患者体内，通过 CAR-T 表面表达的抗体特异性识别肿瘤细胞，同时激活下游信号通路，使 CAR-T 在体内活化、增殖，从而实现对肿瘤细胞的特异性杀伤（图 8-1）。CAR-T 在体内、外都具有对特定肿瘤抗原的高度亲和性及对抗原负载细胞的高效杀伤特性。

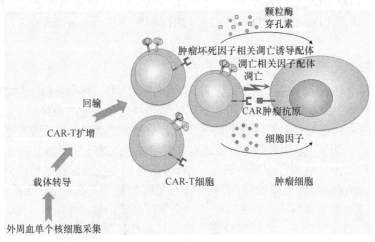

图 8-1　CAR-T 作用示意图

1. 该技术自 1989 年由 Gross 等首次提出，至今已经历了 31 年的发展。2011 年美国宾夕法尼亚大学 June 利用 CAR-T 技术，以 CD19 分子为靶点成功治愈了晚期慢性 B 细胞白血病患者，自此开创了 CAR-T 治疗肿瘤的新纪元。2017 年 8 月 30 日，美国 FDA 首次批准的 CTL019（kymriah）用于治疗儿童和年轻成人急性淋巴细胞白血病。同年 10 月，美国 FDA 宣布批准了的 yescarta（axicabtagene ciloleucel）上市，用于治疗特定类型的成人大 B 细胞淋巴瘤，这是全球第 2 个获批的 CAR-T 疗法。

2. 鉴于在血液系统肿瘤中的研究进展，近年来许多学者将 CAR-T 技术用于实体瘤的治疗。但是由于实体瘤的特殊性，CAR-T 免疫疗法治疗实体瘤的疗效并不像治疗血液系统恶性肿瘤一样理想。但是，越来越多的研究证实，CAR-T 也可以用于实体瘤的治疗。越来越多的学者正逐渐致力于 CAR-T 治疗实体瘤的研究，通过靶向双唾液酸神经节苷脂（disialoganglioside，GD2）治疗脑胶质瘤和神经母细胞瘤，以 HER-2 为靶点治疗 HER-2（＋）肉瘤患者。也有学者利用靶向白细胞介素（interleukin，IL）-13 受体 α 的 CAR-T 首次在患者体内清除了神经胶质母细胞瘤细胞，通过靶向 EGFR 治疗非小细胞肺癌和胶质母细胞瘤。此外，实体瘤微环境（tumor microenvironment，TME）中存在大量的免疫细胞及免疫抑制分子、内皮细胞、成纤维细胞及细胞外基质，它们与肿瘤细胞共同组成巨大的免疫抑制网络。TME 中的抑制性免疫细胞，如调节性 T 细胞、髓源性抑制细胞（myeloid derived suppressor cell，MDSC）和肿瘤相关巨噬细胞（tumor-associated macrophage，TAM）等分泌抑制性因子，如 IL-4、IL-10、IL-33、TGF-β 等，这些细胞及其分泌的细胞因子使 TME 中的免疫系统处于耐受状态，严重抑制 CAR-T 的抗肿瘤作用。另外，实体瘤细胞高表达 PD-L1，通过 PD-1/PD-L1 信号通路抑制 T 细胞的活性，产生免疫逃逸。T 细胞发生免疫反应时分泌 γ 干扰素（interferon gamma，IFN-γ），而 IFN-γ 可诱导肿瘤细胞 PD-L1 的表达。因此，CAR-T 在发挥抗肿瘤功能时不可避免地会受到 PD-1/PD-L1 信号通路的抑制。

3. CAR-T 在杀伤肿瘤细胞的同时释放细胞因子以增强抗肿瘤作用，存在诱发细胞因子风暴的可能，即细胞因子释放综合征（cytokine release syndrome，CRS）。在应用 CAR-T 疗法时，机体会释放 IL-1、IL-2、IL-6、IL-8、IL-10、GM-CSF、TNF-α、IFN-γ 等多种细胞因子，诱发患者出现高热、低血压、头痛，严重者出现呼吸困难、呼吸衰竭、多器官功能衰竭等症状，甚至死亡。关于 CRS 产生的机制尚不十分清楚，目前普遍认为，CAR-T 识别肿瘤细胞后会激活"旁观者"免疫细胞和非免疫细胞（如内皮细胞），导致 CRS。根据目前的研究报道，在使用 CAR-T 治疗恶性肿瘤的过程中，患者出现 CRS 暂时无法避免，但可以采用 IL-6 受体阻断剂托珠单抗和糖皮质激素类药物进行干预，严重时可采用血液透析治疗。CAR-T 治疗实体瘤还可能出现神经毒性、溶瘤综合征等其他不良反应。

当然，CAR-T 治疗实体瘤面临的首要挑战是靶点的选择。理想的靶点是只在肿瘤细胞表面表达，而在其他细胞中不表达。实体瘤细胞特异性靶点较少，目前应用的实体瘤靶点在肿瘤细胞中表达相对较高但在正常组织中也有表达，故 CAR-T 在杀伤肿瘤细胞的同时，不可避免地会对正常细胞造成损伤。如何找到这种特异性的靶分子并有效避免这种误伤，成为研究的热点。此外，CAR-T 在体内存在时间短，导致肿瘤容易复发。

（二）非细胞免疫治疗

免疫治疗的发展跌宕起伏，是近年新兴的继手术、放疗和化疗之后的极具潜力的治疗方法，近一个世纪以来，人们对抗癌症的努力主要集中在强化/提高免疫激活机制——根据已知的免疫分子机制开发各种类型的免疫疗法，通过调节控制免疫调节和免疫激活机制来促进免疫激活，以提高抗肿瘤免疫应答的数量和质量，这种通用方法旨在激活和增加免疫反应，我们将其称为增强免疫疗法。而现在用于治疗的 PD-1、PD-LI 主要集中在微环境，可以纠正免疫反应的缺陷。在微环境里面的肿瘤抑制条件，抑制分子起到了非常重要的作用。例如，免疫检查点抑制剂，CTLA-4 抗体伊匹单抗及 PD-1 抗体派姆单抗目前都取得良好的疗效。虽然这种治疗方法可以达到显著的临床效果，但是在不同患者或不同癌种之间的效果却很不均一。DNA 变异的数目、肿瘤浸润淋巴细胞的水平及药物靶点的表达等因素都会影响到各类肿瘤免疫治疗的效果。

第三节　肿瘤的免疫疗法

（一）被动免疫疗法

利用免疫系统效应细胞/分子直接攻击肿瘤细胞，又称为被动免疫疗法。

单抗治疗：又称生物导弹技术。通过补体系统、NK 细胞和阻断信号转导通路起抗肿瘤作用。单抗是由单一 B 细胞克隆产生的高度均一、仅针对某一特定抗原表位的抗体，通常采用杂交瘤技术来制备，杂交瘤（hybridoma）抗体技术是在细胞融合技术的基础上，将具有分泌特异性抗体能力的致敏 B 细胞和具有无限繁殖能力的骨髓瘤细胞融合为 B 细胞杂交瘤，用具备这种特性的单个杂交瘤细胞培养成细胞群，可制备针对一种抗原表位的特异性抗体即单抗。单抗已经成为许多癌症治疗的重要组成部分。随着对癌细胞与正常细胞不同的原因的更多了解，更多更新的单抗将被附加到药物或其他物质上，使其作用疗效更强大，同时使单抗的使用更安全和更有效。因为单抗是蛋白质，它们可以使人体的免疫系统产生对抗排斥，进而导致副作用来破坏单抗的治疗作用。近年来，新的研究设计着力于只使用部分抗体最大程度避免副作用，但使附着药物更好地发挥作用，另一种新方法是将两种抗体部分组合在一起（称为双特异性抗体），一部分附着于癌细胞，另一部分附着于免疫细胞，将两者结合在一起并导致免疫应答。目前常用的抗体有：

1. 利妥昔单抗　在自身免疫性疾病形成过程中，B 细胞起重要作用。CD20 是前 B 细胞向成熟淋巴细胞分化过程中表达的表面抗原，参与调节 B 细胞的生长和分化。利妥昔单抗是一种针对 CD20 抗原的人鼠嵌合型单抗，是第一个被 FDA 批准用于临床治疗的单抗。进入人体后可与 CD20 特异性结合导致 B 细胞溶解，从而抑制 B 细胞增殖，诱导成熟 B 细胞凋亡，但不影响原始 B 细胞。它能通过介导抗体依赖的细胞毒性、补体依赖的细胞毒性作用和抗体与 CD20 分子结合引起的直接效应，包括抑制细胞生长、改变细胞周期及诱导凋亡等方式杀死淋巴瘤细胞（图 8-2）。

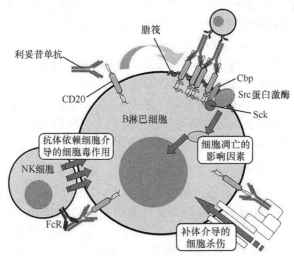

图 8-2　利妥昔单抗原理图

　　由于利妥昔单抗药物可以提高肿瘤细胞对化疗的敏感性，所以利妥昔单抗药物的优势就在于与其他治疗药物及治疗方式配合使用。临床研究表明利妥昔单药或联合化疗治疗肿瘤具有良好的疗效和安全性，但还是存在一定的毒副作用。

　　2. 曲妥珠单抗　为一种针对 HER-2 的重组人源化 IgG 单抗，能特异性识别 HER-2 调控的细胞表面蛋白 HER-2，使其通过内吞噬作用离开胞膜进入核体内，抑制其介导的信号转导，从而起到治疗肿瘤的作用。美国 FDA 于 1999 年批准曲妥珠单抗上市，2002 年曲妥珠单抗在我国上市。曲妥珠单抗单用于乳腺癌的有效率为 21%，而与化疗联合应用明显延长了生存时间。试验证实，曲妥珠单抗用于治疗辅助化疗后的 HER-2（＋）乳腺癌患者，明显延长了患者的无病生存期。

　　3. 西妥昔单抗　为 IgG1 单抗，是 EGFR 拮抗剂，可与表达于正常细胞和多种肿瘤细胞表面的 EGFR 特异性结合，并竞争性阻断 EGF 和其他配体，如 TGF-α 的结合。它通过增加细胞周期抑制因子 p27kip 使得细胞周期停留在 G_1 期；增加 Bax 表达和减少 Bcl-2 表达，诱导癌细胞的凋亡；它还可减少基质金属蛋白酶和 VEGF 的产生。相关实验表明，西妥昔单抗可抑制过度表达 EGFR 的肿瘤细胞的增殖，但是对缺乏 EGFR 表达的肿瘤细胞则没有抗肿瘤效果，还发现西妥昔单抗与化疗联用要优于单独化疗。西妥昔单抗的毒副作用包括：痤疮样皮疹、虚弱、腹痛、恶心、呕吐、白细胞减少和过敏反应等，其中痤疮样皮疹是最常见的不良反应，皮疹主要分布在脸部和躯干上部，这可能是由于西妥昔单抗干扰了 EGF 的表皮生理作用所致。

　　4. 阿伦珠单抗　是人源化、非结合型单抗，作用靶点为正常与异常 B 细胞的 CD52 抗原。CD52 广泛分布于正常的 B 细胞、T 细胞、单核细胞、巨噬细胞和 B 细胞瘤及 T 细胞瘤细胞表面，在慢性淋巴细胞白血病细胞表面尤为丰富。它与带 CD52 的靶细胞结合后，通过宿主效应子的补体依赖性细胞毒性、抗体依赖性细胞毒性和细胞凋亡等机制导致细胞死亡。阿伦珠单抗作为一种作用机制独特的单抗，对源于 B 细胞和 T 细胞的各种恶性肿瘤具有很好的治疗作用。研究显示，阿伦珠单抗联合其他药物、化疗等治疗肿瘤具有显著的效果。但临床研究表明，其还存在一些常见并发症，如低血压、寒战、发热、恶心、呕吐、气短、支气管痉挛、皮疹、疲乏、呼吸困难、头痛、腹泻、感染等。

　　5. 贝伐珠单抗　是抗 VEGF 的人源化单抗，主要通过中和 VEGF 来阻断其与内皮细胞上的受体结合，抑制肿瘤血管生成，起到治疗肿瘤的作用，目前用于一线治疗大肠癌。研究显示，贝伐珠单抗联合伊立替康治疗转移性结肠癌具有高的疾病控制率。采用贝伐珠单抗联合伊立替康和顺铂一线治疗转移性胃癌或胃食管连接部腺癌的患者，治疗的不良反应除了原有伊立替康和顺铂引起的骨髓抑制、胃肠道反应等，还有贝伐珠单抗造成的不良反应包括栓塞性疾病、胃穿孔等。

　　6. 抗体靶向疗法及其衍生物（如抗体-药物偶联物）　肿瘤靶向治疗由于其良好的靶向性及抗肿瘤活性是近年来肿瘤研究领域的热点。抗体-药物偶联物（antibody drug conjugates，ADC）兼具抗体的高特异性和细胞毒药物对肿瘤的高毒性，抗体-药物偶联物由"弹头"药物（细胞毒药物）、抗体及偶联抗体和药物的偶联链三部分组成。抗体-药物偶联物利用抗体作为载体将"弹头"药物送至靶部位，并通过细胞内吞效应进入溶酶体，释放出细胞毒药物，从而达到专一性杀死癌细胞而不损伤正常组织细胞的作用，由于其既具有细胞毒药物杀伤力强大的特点，又结合了重组单抗高度的靶向性、稳定性和有利的药代动力学特征，故具有非常大的临床应用价值，主要表现为：治疗效力强，特异性高，免疫原性弱，不容易产生抗药性，血清中循环时间长，对非靶点毒性弱等。

　　2013 年，美国 FDA 批准曲妥珠单抗 DM1（trastuzumab-DM1，T-DM1）用于已接受曲妥珠单抗治疗的 HER-2（＋）晚期转移性乳腺癌患者的治疗。该药物是由抗 HER-2 抗体曲妥珠单抗和细胞毒性化合物 DM1 经由化学偶联键偶联而成的新一代抗体药物。抗体-药物偶联物由抗体、细胞毒药物及偶联链组成。细胞毒药物通过一个化学偶联链共价偶联到单抗上，其中的抗体会特异性地识别并引导药物到达表达癌症特异性抗原的癌细胞表面，并通过细胞内吞效应进入癌细胞。偶联链部分在胞内低 pH 值环境或溶酶体蛋白酶的作用下断裂，释放出细胞毒药物，从而达到专一性杀灭癌细胞而不损伤正常组织细胞的作用。

理想的抗体-药物偶联物肿瘤靶标应具备以下 4 个条件：①抗原大量特异性地表达在靶细胞表面，而在正常组织或细胞表面不表达；②抗原应尽量不分泌，因为分泌型抗原可与血液循环中抗体结合，从而导致与肿瘤细胞结合的抗体减少；③具有一定的内吞速率；④有合适的内吞转运途径。不同细胞表面表达不同丰度的抗原，而细胞内化常是单抗药物表现活性的关键，同样也是抗体-药物偶联物发挥疗效的关键。近年来，诸多学者致力于抗体-药物偶联物的研究，近年来有学者开发了新型光敏抗体-药物偶联物技术，是把某种特殊染料连接到肿瘤特异性抗体上，药物分布到肿瘤组织后再用近红外光照射诱导细胞凋亡。值得一提的是，polatuzumab vedotin 是最新生产的抗 CD79b 抗体-药物偶联物，由抗 CD79b 抗体与抗有丝分裂剂苯达莫司汀偶联而成，旨在治疗复发性或难治性弥漫性大 B 细胞淋巴瘤，目前正在审查阶段。

被动免疫疗法利用现代技术的力量，可将免疫系统提升到更高水平——有时非常高的水平。最著名的实例是用于乳腺癌的抗 HER-2/neu 单抗、用于结直肠癌或头颈部癌的抗 EGFR 单抗，以及用于 B 淋巴瘤的抗 CD20 单抗等。

（二）主动免疫疗法

通过调控内源的免疫调节机制/免疫激活机制，来增强放大免疫系统的激活，也称为主动免疫疗法。

1. 增强抗原提呈细胞（antigen presenting cell，APC）对抗原的摄取，加工和呈递给 T 细胞，如通过抗原/佐剂疫苗和 DC 疫苗——这也可以扩展到细胞因子或药物促进 APC 活性，如 I 型干扰素（interferon，IFN）、Toll 样受体（Toll-like receptor，TLR）激动剂和干扰素基因（*STING*）激动剂。

2. 增强未分化幼稚 T 细胞（naive T cell）的活化和扩增，如 DC 疫苗和抗 CTLA-4 单克隆抗体。

3. 强化免疫应答的效应阶段，如使用离体刺激和扩增的肿瘤浸润 T 细胞（tumor-infiltrating lymphocyte，TIL，能渗透进肿瘤内的 T 细胞）输注回癌症患者的过继性免疫细胞疗法。

（1）过继性免疫细胞疗法是将供体的淋巴细胞转移给受体，增强其细胞免疫功能。过继性细胞免疫可分为特异性和非特异性两类，前者是用已知抗原致敏的淋巴细胞注入受体后使其获得对该抗原的细胞免疫能力；后者是用未经特殊抗原致敏的正常人淋巴细胞注入受体后使其获得对多种抗原的细胞免疫能力。过继性免疫细胞疗法主要包括 TIL、LAK、CIK、DC、NK 细胞、TCR-T、CAR-T 等几大类。

（2）TIL-肿瘤浸润淋巴细胞疗法：该疗法是从肿瘤附近组织中分离出 TIL，加入生长因子 IL-2 进行体外大量扩增，再回输到患者体内，从而扩大免疫应答，治疗原发或继发肿瘤的方法。目前 TIL 疗法主要致力于提高 T 细胞的质量和表征，以及能简化获得肿瘤特异性 T 细胞的方法。例如，研究提出 PD-1 和 4-1BB 能作为肿瘤标志物对外周血细胞库进行筛选，获得肿瘤特异性 T 细胞，分析输注肿瘤特异性 T 细胞是否比传统输注 TIL 细胞更有效，这为 T 细胞个性化治疗提供了一种非侵入性的策略。还有研究提出在接种疫苗或免疫检查点抑制剂后，能潜在地分离出肿瘤特异性 T 细胞。

（3）最新的基因工程 T 细胞（TCR-T 疗法）：TCR-T 疗法是将患者体内的普通 T 细胞分

离出来，利用基因工程技术引入新的基因，使转基因 T 细胞表达能够识别癌细胞的 TCR-T，回输到患者体内从而杀死肿瘤细胞的治疗方法。目前，TCR-T 疗法的治疗已从肿瘤相关抗原转移到肿瘤特异性抗原，在诱导强抗肿瘤作用时不会对正常细胞产生毒性，避免了治疗过程中严重毒性的产生。最新技术——肿瘤外显子组测序和表位预测算法，能快速鉴定肿瘤细胞中因基因突变而产生的免疫原性新表位，也极大促进了 TCR-T 疗法的发展。

TCR-T 疗法和 TIL 疗法中 T 细胞的激活依赖于外部共刺激和通过主要组织相容性复合物（major histocompatibility complex，MHC）-Ⅰ 复合物呈递靶向新表位，而 MHC-Ⅰ 类复合物在癌细胞中通常被下调，所以可以借助前述 CAR-T，CAR-T 无需 MHC-Ⅰ 类复合物的呈递，扩大了 T 细胞的激活信号。

需要知道的是，增强策略的目的不是要纠正或克服在抗肿瘤免疫应答的过程中现有的或已知的免疫缺陷。例如，对于 IL-2 及其受体缺陷的癌症患者不选择 IL-2 疗法。在用抗 CTLA-4 单抗治疗患者时并不知道患者是否存在 CTLA-4 过表达或改变的 B7-1/B7-2 表达，是否会构成由肿瘤诱导的免疫缺陷。同样地，给予患者癌症疫苗或过继性治疗的时候，并不知道患者是否存在或会引发某种免疫缺陷。在一些患者中，这些增强策略确实为患者的免疫激活过程提供了所需的补充。因此，患者可以从这种治疗中大大获益。

4. 免疫检查点抑制剂

（1）20 世纪 90 年代，研究发现肿瘤相关免疫反应是由 T 细胞介导的细胞免疫反应，肿瘤抗原被 APC 识别、加工成的多肽分子与 MHC 分子结合后呈递至细胞表面，与 T 细胞表面的 TCR 结合形成抗原识别的第一信号，在共刺激分子形成的第二活化信号作用下，T 细胞被激活并增殖分化，发挥针对肿瘤的免疫反应。T 细胞活化需要两个信号（图 8-3）：第一信号，APC 上的抗原肽-MHC 分子复合物与 TCR 特异性识别结合；第二信号，T 细胞与 APC 表面存在的许多配对协同刺激分子之间相互作用产生协同刺激信号，其中比较重要的是 CD28 与 CD80/CD86/B7 的结合。

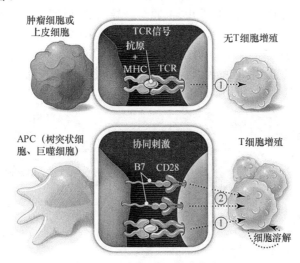

图 8-3 T 细胞激活的两个信号

注：①T 细胞活化的第一信号—抗原特异性信号；②T 细胞活化的第二信号—非特异性信号

参与抗肿瘤免疫反应的 T 细胞活化后，其表面多种抑制性调节受体表达上调，与肿瘤细胞表面高表达的相应配体结合，对免疫反应产生抑制作用，下调肿瘤相关免疫反应的强度，这些在免疫反应过程中具有抑制性免疫调节作用的位点，被称为免疫检查点（immune checkpoint）。人体免疫系统免疫检查点具有检查点蛋白，如 PD-1 和 CTLA-4，其作用是帮助阻止体内的正常细胞受到攻击。癌细胞有时会利用这些检查点来避免自身受到免疫系统的攻击。针对这些免疫检查点的治疗正迅速成为某些癌症治疗的重要部分，如免疫检查点抑制剂针对黑色素瘤和非小细胞肺癌的治疗。与大多数其他癌症药物不同，这些免疫检查点抑制剂对许多不同类型的癌症治疗都有一定的帮助。迄今为止，尽管只有少数的治疗方法被 FDA 批准使用，但越来越多的方法正在进一步的临床试验研究中。例如，正在研究的一种新方法是将具有不同靶点的治疗（如靶向 PD-1 的纳武利尤单抗和靶向 CTLA-4 的伊匹单抗）组合以观察这种方法是否可以更好地发挥作用，在黑色素瘤中，这种联合治疗的方法已被证明比单独使用任一治疗效果更好，但联合治疗也伴随着严重副作用增加的风险。已有学者正在研究将免疫检查点抑制剂与用于治疗癌症的其他类型的药物相结合。

目前研究较多的是 PD-1、CTLA-4 等。

1）PD-1/PD-L1 抑制剂：抗 PD-1 抗体是目前研究最多、临床发展最快的一种免疫疗法。PD-1 主要在激活的 T 细胞和 B 细胞中表达，功能是抑制细胞的激活，这是免疫系统的一种正常的自稳机制，因为过度的 T/B 细胞激活会引起自身免疫病，所以 PD-1 是我们人体的一道护身符。但是，肿瘤微环境会诱导浸润的 T 细胞高表达 PD-1，肿瘤细胞会高表达 PD-1 的配体 PD-L1 和 PD-L2，导致肿瘤微环境中 PD-1 通路持续激活，T 细胞功能被抑制，无法杀伤肿瘤细胞。PD-1 的抗体可以阻断这一通路，部分恢复 T 细胞的功能，使这些细胞能够继续杀伤肿瘤细胞。PD-L1 在多种肿瘤细胞中均有上调表达，它与 T 细胞上的 PD-1 结合，抑制 T 细胞增殖和活化，使 T 细胞处于失活状态，最终诱导免疫逃逸。抑制剂可阻断 PD-1 和 PD-L1 的结合，上调 T 细胞的生长和增殖，增强 T 细胞对肿瘤细胞的识别，激活其攻击和杀伤功能，通过调动人体自身的免疫功能实现抗肿瘤作用（图 8-4）。PD-1 与 PD-L1 结合介导 T 细胞活化的共抑制信号，抑制 T 细胞的杀伤功能，对人体的免疫应答起到负调节作用。目前应用于临床的 PD-1 抑制剂有纳武利尤单抗、派姆单抗、pidilizumab 等，用于治疗黑色素瘤、非小细胞肺癌、肾癌、霍奇金淋巴瘤等。其中，纳武利尤单抗是一种结合于 PD-1 的单抗，通过阻断 PD-1 及其配体 PD-L1 和 PD-L2 间相互作用，从而阻断 PD-1 通路介导的免疫抑制反应，包括抗肿瘤免疫反应，2014 年被美国 FDA 批准用于黑色素瘤患者，2015 年被美国 FDA 批准用于治疗非小细胞肺癌，是首个肺癌免疫疗法药物。2018 年，我国批准 PD-1 抑制剂 OPIVOL 进入我国临床，用于治疗 *EGFR* 基因突变阴性、间变性淋巴瘤激酶阴性和既往接受过含铂类药物化疗后疾病进展或不可耐受的局部晚期或转移性非小细胞肺癌患者。

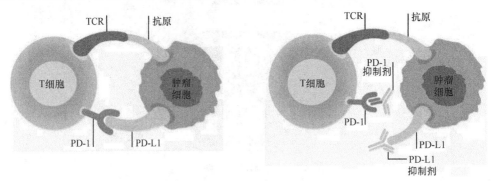

图 8-4　PD-1/PD-L1 抑制剂作用机制图

2）抗 CTLA-4 单抗：单抗已经成为许多癌症治疗的重要组成部分。随着研究人员更多地了解癌细胞与正常细胞不同的原因，更多更新的单抗被附加到药物或其他物质上，使其作用疗效更强大，研究使单抗更安全和更有效的其他方法。以抗 CTLA-4 单抗为例，CTLA-4 是 T 细胞表面跨膜受体，受 TCR 结合诱导，是未分化 T 细胞和效应抗原特异性 T 细胞活化的调节剂。CTLA-4 在 Treg 中高度表达，并且已证明对诱导的 Treg 的发育和功能至关重要。抗 CTLA-4 单抗常诱导产生自身免疫反应，证实 CTLA-4 通路在控制自身反应性 T 细胞中的重要性，这些自身免疫反应到底是由于常规 T 细胞中的 CTLA-4 功能丧失而发生，还是因为 Treg 中的 CTLA-4 功能丧失而发生，或是两者同时作用而发生，仍然存在争议。近年来越来越多的研究工作提示，抗 CTLA-4 单抗的主要作用可能是由 Treg 耗竭介导的。因此，这些结果提示需要重新评估抗 CTLA-4 疗法的免疫检查点阻断概念。另一方面，虽然一小部分黑色素瘤患者达到了肿瘤客观缓解（objective tumor response，OR），但出现严重毒性（3～5 级）的比例更高，提示该药物激活自体反应效率高于激活肿瘤特异性 T 细胞。从作用机制来看，CTLA-4 阻断策略可能是另一种类型的增强型癌症免疫治疗，因为没有证据表明这一通路是由肿瘤诱导的免疫逃避机制，而且，没有证据表明抗 CTLA-4 单抗能够优先激活肿瘤特异性 T 细胞。相反，临床数据表明，免疫相关副作用比肿瘤客观缓解率（objective response rate，ORR）更高，就像使用非特异性 T 细胞生长因子 IL-2 的结果一样。所以，截至目前，抗 CTLA-4 单抗未能作为单药在治疗其他肿瘤类型中显示出临床效果，FDA 只批准抗 CTLA-4 单抗（伊匹单抗）被用于治疗晚期转移性黑色素瘤。

（2）新型免疫检查点：作用于免疫检查点 CTLA-4 和 PD-1/PD-L1 的部分药物在多种肿瘤中均有优异的表现，并且适应证不断扩展，从晚期患者的后线治疗到一线治疗，再到局部晚期患者放化疗后的治疗。虽然 CTLA-4 和 PD-1/PD-L1 抗体取得了重大突破，但单药有效率仍不高，获益人群有限，临床获益仍无法令人满意。而疗效有限的主要原因在于免疫信号通路错综复杂，肿瘤微环境中的免疫细胞、细胞因子、免疫佐剂等参与其中并相互影响，导致只针对一种靶点的药物作用有限。因此，研发针对肿瘤免疫过程中不同环节、不同机制的药物对于提高免疫治疗的疗效至关重要。目前有学者着手于从特异性免疫和非特异性免疫两方面对最有临床价值的新型免疫靶点进行研究，已经提出的新型靶点包括特异性免疫检查靶点（抑制性免疫检查点分子）免疫共刺激分子和非特异性免疫检查靶点。

1）特异性免疫检查靶点

TIM-3：是由 301 个氨基酸组成的 I 型膜蛋白，分别表达在辅助性 T 细胞、Treg 及非特异性免疫细胞中，半乳糖凝集素 9 是 TIM-3 的主要配体，它与 TIM-3 特异性结合后，可产生一种负性信号，从而引发 T 细胞的程序性死亡。研究显示，应用 PD-1 类药物治疗耐药后，肿瘤组织的 TIM-3 表达水平明显升高，同时联合应用抗 TIM-3 和抗 PD-1 治疗可以显著抑制肿瘤的生长，提示给予抗 TIM-3 治疗或可以改善抗 PD-1 治疗后的耐药。

TIGIT（T cell immunoglobulin and ITIM domain protein）是一种 I 型跨膜蛋白，由免疫球蛋白可变区（IgV）样结构域、跨膜区和免疫受体酪氨酸抑制序列（immunoreceptor tyrosine-based inhibitory motif，ITIM）共同组成，主要表达在活化 T 细胞、Treg、记忆 T 细胞和 NK 细胞中，它与 CD226、CD96、CD112、CD155 和其他相关的蛋白均属于免疫球蛋白超家族，这些蛋白之间相互作用，影响 NK 细胞及 T 细胞的免疫活性，其中 CD155 和 CD112 是表达在 APC 上的两个主要配体。TIGIT 和其他免疫检查点共同参与机体的免疫调节过程，同时阻断 TIGIT 和 PD-1 信号通路可以使肿瘤特异性的 $CD8^+$T 细胞表达 IFN-γ 和 TNF-α 的水平升高。

LAG-3：属免疫球蛋白超家族的一员，在活化的 T 细胞表面表达，与 CD4 同源，并且与 MHC-II 有高亲和力。它的表达增多可以使 Treg 活性减弱，使 $CD8^+$T 细胞增殖活性降低、细胞因子的产生减少。研究显示，应用相关抗体阻断 LAG-3，可以增强 T 细胞的增殖活性，肿瘤明显缩小，并且 LAG-3 也常与其他抑制性免疫检查点共表达，同时阻断 $CD8^+$T 细胞表面的 LAG-3 和 PD-1，可以使细胞的免疫功能恢复，并且同时阻断这两个位点较单纯阻断任何一个位点抗肿瘤活性均有增强。也许合用这两种药物治疗效果会更好。

VISTA：又称 PD-1H、DD1α，主要表达在淋巴器官及骨髓细胞上，结构与 PD-L1 类似。研究报道，VISTA 可作为一个负向调节的检查点而抑制 T 细胞的应答。

B 和 T 细胞弱化子（B and T lymphocyte attenuator，BTLA）：BTLA 是免疫球蛋白超家族的一员，在 T 细胞、静止 B 细胞、巨噬细胞、DC 和 NK 细胞均有表达，结构和功能与 PD-1 和 CTLA-4 相似，均表现为抑制信号，BTLA 的配体是疱疹病毒入侵介质（herpes virus entry mediator，HVEM），当 BTLA 与 HVEM 结合后会产生抑制信号，从而抑制 T 细胞的活化。研究报道，在患者的肿瘤组织中检测到了 HVEM 的表达，当 BTLA 与 HVEM 结合后，会导致 T 细胞的增殖受到抑制，因此应用抗 BTLA 抗体来逆转这个过程就可以治疗肿瘤。晚期肺癌患者多合并恶性胸腔积液，而在患者的胸腔积液中发现 BTLA 的表达明显升高，从而可以推断 BTLA 与肺癌的发生发展密切相关。相关药物正处于研究阶段。

2）免疫共刺激分子

OX40：又称 CD134，是肿瘤坏死因子受体超家族成员之一，在 T 细胞活化后表达。它的配体是 CD252，主要在活化的 APC 表面表达。OX40 和配体结合后可以激活 T 细胞，并启动 T 细胞活化信号，并增强细胞周期蛋白 A、Bcl-2 凋亡分子、细胞因子和细胞因子受体等的表达。研究表明，兴奋 OX40 的特异性抗体可以使 Treg 数目减少，从而维持效应 T 细胞的功能，并显示出了较高的抗肿瘤活性。

诱导共刺激分子（inducible costimulatory molecule，ICOS）：又称 CD278，是免疫球蛋白超家族成员之一，与 CD28 和 CTLA-4 同源，在活化 T 细胞表面表达，在 Treg 的增殖和功能方面扮演着重要角色。动物实验显示，单独应用 ICOS 激动剂很难引发免疫反应，激活 ICOS 同时应用抗 CTLA-4 药物存在协同作用，而 *ICOS* 基因敲除小鼠对抗 CTLA-4 治疗的反应较差。同时应用 ICOS 激动剂和抗 PD-1 及抗 CTLA-4 治疗也可以增强抗肺癌效果。目前尚没有临床应用的药物，相信不久的将来，将成为肿瘤免疫治疗的又一应用点。

4-1BB：又称 CD137，是肿瘤坏死因子受体家族的成员，表达在活化的 CD4$^+$和 CD8$^+$T 细胞、DC、NK 细胞和内皮细胞等细胞的表面，它的配体由活化的 APC 表达。目前研究的初步的结果支持 4-1BB 特异性抗体对 T 细胞和 NK 细胞的增殖和活性有促进作用。相关研究正在临床试验阶段。

CD27：在淋巴细胞表面表达，包括幼稚和活化的 CD4$^+$和 CD8$^+$T 细胞，它的配体是 CD70，两者结合可以使效应 T 细胞和记忆 T 细胞增殖分化，并增强 B 细胞和 NK 细胞的活化功能。增强 CD27 信号通路可以抑制肿瘤的生长。瓦利卢纳布是一种人源化的 CD27 单抗，可以促进细胞因子的产生并激活 T 细胞，在晚期实体瘤患者中显示出了良好的耐受性。

3）非特异性免疫检查靶点

KIR：是一类主要表达在部分 NK 细胞和 T 细胞表面的高基因多态性分子，分为多个亚型，其中 KIR2DL1-3、KIR3DL1 可通过结合 MHC 分子（HLA-C/HLA-B）发挥抑制作用。多种 *KIR* 基因和它们的配体结合可引发包括自身免疫性疾病在内的多种疾病，尤其是部分 KIR 和特定的配体结合可以使肿瘤的患病风险增高。动物研究显示，针对活化 NK 细胞表面受体 KIR2DS2 的治疗显示出明显优于传统的共刺激分子的抗肿瘤作用。

IDO：是一种在巨噬细胞和 DC 等细胞中检测到的色氨酸代谢酶，可将色氨酸转化为犬尿氨酸，多种类型的肿瘤均表达 IDO，动物实验显示，应用 IDO 抑制剂治疗可以明显提高 T 细胞的水平并有显著的抑瘤效果。调控 IDO 表达的抑癌基因 *BIN1*，在多种肿瘤中均低表达，而小鼠模型进一步验证了敲除 *BIN1* 可以使 IFN-γ 的水平升高，从而刺激 IDO 的表达增多，进一步导致肿瘤免疫活性的改变。目前关于其靶点药物的研究已经进入临床试验阶段。

CD47：又称整合素相关蛋白，属于免疫球蛋白超家族，存在于细胞表面，通过与巨噬细胞或 DC 表面的信号调节蛋白 α 结合来调节细胞的增殖、迁移和凋亡等。大部分的肿瘤细胞表面均过表达 CD47，向巨噬细胞释放相关伪装信号，以逃避巨噬细胞的吞噬。动物实验表明，阻断 CD47/信号调节蛋白 α 通路可以诱导巨噬细胞对肿瘤细胞的吞噬，应用抗 CD47 抗体治疗的小鼠移植瘤模型显示了良好的抑瘤效果。

第四节　癌症疫苗

癌症疫苗是基于细胞、DNA 和蛋白质/肽等制备的肿瘤相关抗原制剂，通过激活患者自身的免疫系统，利用肿瘤细胞或肿瘤抗原物质诱导机体的特异性细胞免疫和体液免疫反应，增强机体的抗癌能力，阻止肿瘤的生长、扩散和复发，以达到清除和控制肿瘤的目的。肿瘤疫苗是对已患病者进行免疫接种，激发肿瘤患者机体产生对肿瘤的特异性免疫应答，可产生免疫记忆，抗肿瘤作用比较持久。截至目前，科研人员在多种肿瘤类型中进行了数千次癌症疫苗试验并进行了测试，但只有一种癌症疫苗具有中等效果而获得批准（治疗前列腺癌的疫苗 sipuleucel）。许多这类疫苗接种策略能够诱导外周肿瘤特异性 T 细胞应答，但不能显示出客观的抗肿瘤活性。目前尽管肿瘤疫苗尚不是癌症治疗的主要类型，但几十年来，面对非常复杂的免疫系统，科研人员一直在努力开发抗癌疫苗。科研证明癌细胞具有不同的逃避免疫系统的方式，这使得研发有效疫苗的挑战巨大。近年来研究人员一方面进一步改善他们开发癌症疫苗的方式，如疫苗现在通常与其他物质（称为佐剂）一起给予，以帮助增强机体的免疫应答。另一方面的研究注重在提供疫苗应用的最佳方式以期了解单独使用或与其他类型的癌症治疗相比，肿瘤疫苗是否能更好地发挥作用。目前正在研究许多不同类型的疫苗来治疗多种癌症，其中包括肿瘤细胞疫苗、抗原疫苗、DC 疫苗、载体疫苗等多种类型。正在接受疫苗测试的常见的癌症包括：脑肿瘤（特别是成胶质细胞瘤）、乳腺癌、大肠癌、肾癌、肺癌、淋巴瘤和黑色素瘤等。目前，宫颈癌疫苗 2 价、4 价、9 价已在我国上市。

第五节　细胞因子

增强型癌症免疫疗法的最具说明性的例子之一是使用 IL-2。IL-2 是抗原特异性 T 细胞和 NK 细胞的生长因子。IL-2 首次在 1976 年被鉴定，1983 年 cDNA 克隆的分离，随后，重组 IL-2 在许多鼠肿瘤模型中显示出具有抗肿瘤活性。研究显示，IL-2 在少数情况下能诱导有效的抗肿瘤免疫应答，但在多数患者中，IL-2 在多个器官和组织中表现显著的诱导毒性——主要是常规毛细血管渗漏综合征。IL-2 的抗肿瘤作用看起来似乎是特例，而对免疫系统的广泛刺激似乎是普遍现象。随着新版 IL-2 受体激动剂的到来，其效果和毒性将有望得到改善——其一是基于基因工程化设计的 IL-2 可优先结合 CD8 和 NK 细胞的 IL-2 受体，而不是 Treg 的 IL-2 受体；其二是针对肿瘤抗原的双特异性构建体将 IL-2 的大部分作用重新聚焦到肿瘤微环境中。

总而言之，使用增强型癌症免疫疗法的常见经验是免疫系统的总体激活导致比客观肿瘤缓解率更高的免疫相关副作用——血液恶性肿瘤中的 CAR-T 疗法是例外，这种缓解/毒性比率不佳限制了大多数这些疗法的应用，迄今为止这些药物都没有广泛的适应证。

第六节　肿瘤免疫正常化疗法

系统性免疫激活不一定能导致癌症消退，特别是在实体瘤中。事实上，有充分的证据表明，外周血中完全激活的肿瘤特异性 T 细胞的存在，并不一定与癌症患者的肿瘤消退或预后良好相关。目前的理解是，由肿瘤产生的免疫逃逸机制导致局部免疫抑制而非全身系统免疫抑制。目前的研究已经证明，人类癌症可以发展出各种机制来逃避特异性和非特异性免疫攻击，这些机制能够防止免疫攻击，抑制肿瘤微环境中的 T 细胞活性。癌症细胞抵御免疫系统有两种方式，一种是它能够躲起来，另外一种就是它能够产生毒性的物质。Patrick Hwu 分享了"糖酵解"的概念，为什么肿瘤喜欢糖？就是因为有了糖之后，肿瘤就像穿了防弹衣一样，当你关掉这条糖通路的时候，肿瘤就死亡了，这条通路是非常关键的。

研究证实，肿瘤在免疫系统中出现逃逸的主要原因包括杀伤性 CD8$^+$T 细胞的功能紊乱及抑制性 T 细胞的大量存在，针对这两类细胞寻找靶点是免疫疗法的主要方向，近年有研究着重探索了肿瘤中这两类细胞的特异表达基因，发现基因 *Layilin* 在这两群细胞中均特异性表达，并通过体外实验证明该基因对 CD8$^+$T 细胞的杀伤功能有抑制调节作用，可作为一个免疫疗法的新靶点。有研究发现，肝癌内存在大量肿瘤组织特异的克隆增生的 T 细胞，但是这些细胞大多处于耗竭状态，从而揭示了肿瘤细胞逃逸免疫监视的原因。

可惜的是，到目前为止发现的肿瘤免疫逃逸机制通常与控制自体耐受性的机制相似，因此难以由此开发出一种能产生抗肿瘤反应，但又能避免免疫相关副作用的治疗策略。

免疫正常化疗法旨在解除被阻断的免疫应答，从而增加抗肿瘤应答，这与旨在总体激活免疫系统以改善抗肿瘤应答的增强剂形成对比。为了说明这个概念，我们可以将免疫反应的过程想象成一条带有水流的大管道，其中正常的免疫反应好比正常水流。如果管道被堵塞，水流量将受损，管道将不能有效流通。在这种情况下，"增强器"方法可以类比增加管道压力以克服水流不足，如果我们过度增加压力，则会导致管道破裂的相关风险。相比之下，免疫正常化疗法就好比通过旨在识别和解除阻塞以恢复正常流动而不会冒管道壁破裂的风险，其突出强调，鉴别出在肿瘤进展期间产生的特定免疫应答缺陷或功能障碍，从而开发出特异性校正这些缺陷以恢复天然抗肿瘤免疫能力的策略。抗 PD 疗法是这种方法的最明显的例子。免疫抑制性 B7-H1 蛋白在肿瘤微环境中过度表达，导致肿瘤特异性效应 T 细胞的过度调节（被抑制），从而产生局部缺陷的免疫应答，阻止了对肿瘤细胞的破坏，阻断 B7-H1/PD-1 途径导致该缺陷的选择性修复，并恢复对肿瘤的免疫能力，而不会导致总体免疫激活。以 B7-H1/PD-1 途径为例，我们可以说明三个主要原则，解释为什么免疫正常化疗法更能够达到恢复抗肿瘤免疫力，同时减少不良反应。

1. 靶向肿瘤诱导的免疫逃逸机制　大量证据表明，B7-H1/PD-1 是一种主要的反受体相互作用，可导致免疫反应的抑制。虽然 B7-H1 或 PD-1 也可以与其他蛋白质（B7-H1/B7-1，PD-1/PD-L2）相互作用，但这些相互作用在人体中的生物学意义尚不完全清楚。虽然 T 细胞是抑制的主要目标，如大多数研究所示，PD 途径也可能损害 DC、巨噬细胞和 NK 细胞等的功能。PD-1 介导的抑制机制似乎是复杂的，包括细胞凋亡，抑制性细胞因子的诱导、失能、耗竭和 Treg 的诱导。同样明显的是，B7-H1 也可以作为一种受体，将抗细胞凋亡信号传递给各种类型的细胞——这可能是肿瘤细胞抵抗 T 细胞介导细胞裂解的原因。这些潜在机制如何促进人类癌症进展正在深入研究中。B7-H1/PD-1 途径代表了原生肿瘤适应性免疫逃逸机制。在识别肿瘤抗原后，肿瘤特异性效应 T 细胞上调 PD-1 并释放 IFN-γ，在肿瘤微环境中诱导肿瘤和骨髓细胞中的 B7-H1。B7-H1 通过 PD-1 参与抑制 T 细胞，中断抗肿瘤 T 细胞的攻击。抗肿瘤 T 细胞应答的中断代表了一种局部免疫缺陷形式，允许肿瘤逃逸并且被称为"适应性免疫抗性"，这种抗肿瘤免疫应答的中断可以通过终止 B7-H1/PD-1 途径信号传导来恢复。此外，慢性病毒感染模型表明，B7-H1 的长期表达与 T 细胞功能障碍有关，当 B7-H1/PD-1 途径被阻断，T 细胞功能障碍能够被修复，这个发现也在人类慢性病毒感染中进行了研究。尽管有充分的证据表明慢性病毒感染也利用 B7-H1/PD-1 途径来抑制抗病毒免疫，但从这些研究中汲取的教训并不总是适用于理解 B7-H1/PD-1 介导的肿瘤逃逸机制。与病毒感染期间经常出现的外周器官和淋巴器官的系统性免疫抑制相反，肿瘤逃逸机制经常发生在肿瘤部位，而外周器官及淋巴器官的免疫反应相对正常，这或许可以部分地解释在血液中肿瘤免疫力升高同时出现肿瘤进行性生长的矛盾，表明引发 T 细胞免疫应答并不一定破坏肿瘤生长。实际上，抗 PD 疗法是 FDA 批准的第一种免疫疗法，在癌症患者中显示出更高的肿瘤客观缓解率和较少的严重的治疗相关副作用，这说明可以在不增加毒性的情况下提高疗效，目前，抗 PD 治疗已被 FDA 批准用于治疗转移性黑素瘤、肺癌、头颈部癌、肾细胞癌、尿路上皮癌、肝癌、胃癌、霍奇金淋巴瘤、Merkel 细胞癌、大 B 细胞淋巴瘤、宫颈癌和任何 MSI＋肿瘤。一项在晚期和局部黑素瘤患者中进行的纳武利尤单抗（抗 PD-1 单抗）和伊匹单抗（抗 CTLA-4 单抗）的并行随机临床试验结果表明，纳武利尤单抗的活性比伊匹单抗高，毒性更低。

　　研究表明，该策略可以在广泛的播散性晚期人类恶性肿瘤中诱导持久反应，将免疫疗法扩展到传统分类的免疫原性肿瘤（如黑色素瘤）以外。

　　2. 选择性调节肿瘤微环境中的免疫　B7-H1/PD-1 途径与其他免疫抑制途径的主要差异在于：B7-H1/PD-1 在正常生理条件下的非淋巴组织中活性最低。尽管 B7-H1 的 mRNA 广泛存在于各种正常组织/细胞中，B7-H1 蛋白在稳定状态的正常人组织中（除了胎盘、扁桃体和肺及肝中的一小部分巨噬细胞样细胞）不表达，相反，这种膜受体可以被 I 型和 II 型 IFN 广泛诱导，并且在包括肿瘤和病毒感染组织在内的炎性组织中的造血细胞和非造血细胞的细胞膜上表达。因为 PD-1 广泛存在于效应记忆 T 细胞上，所以抗 PD 治疗的肿瘤微环境特异性效果来自于肿瘤微环境选择性表达 B7-H1。在非炎症组织中的 B7-H1 最小表达能防止抗 PD 治疗对正常组织的损伤，保证抗 PD 治疗的肿瘤微环境特异性效果，并且能实现更集中和精确的免疫应答，同时减少全身性免疫激活。该通路的肿瘤位点特异性主要由 IFN-γ 对 B7-H1 的局部诱导决定。B7-H1 表达通常是局部持续但受损的抗肿瘤免疫应答的标志，组织学分析证实了这一概念，因为大多数人类肿瘤显示 B7-H1 表达的模式，其是局灶性的或聚集的而不是扩散的并且通常与 T 细胞浸润共定位。为什么像 IFN-γ 这样的可溶性细胞因子不会扩散到大面积的组织中以产生更深远的影响，仍然未能得到很好地理解。一种潜在的解释可能是肿瘤微环境中各种类型细胞上 IFN-γ 受体的广泛分布阻止 IFN-γ 进一步扩散。在抗 PD 治疗期间 T 细胞的选择性扩增和功能改善主要是在肿瘤部位，并且肿瘤消退和外周血中检测到的免疫细胞活化标记之间缺乏相关性，这进一步支持了免疫应答的肿瘤选择性。增强型免疫疗法通常可有效激活全身免疫应答但在肿瘤部位显示弱免疫激活，与这种策略形成鲜明对比。

　　3. 除了 B7-H1 之外，还有一系列分子通路可以在抗肿瘤免疫反应中引发免疫缺陷，这些分子也可以作为靶标用于恢复免疫反应的能力，这些潜在的免疫缺陷机制和效应分子一旦得到鉴定和表征，就可能成为免疫正常化疗法的潜在靶标。肿瘤免疫微环境（tumor immunity in the microenvironment，TIME）分类就是基于肿瘤浸润淋巴细胞水平和肿瘤微环境中的 B7-H1 表达水平，作为路线图来寻找那些需要修正的潜在的免疫缺陷。根据 TIME 可以将癌症患者大致分为三类：

　　（1）免疫细胞无法进入肿瘤微环境或无法增殖，肿瘤微环境中缺乏大量 TIL，如 TIME 类型 I 和IV。

　　（2）活化 TIL 被过度下调，主要是由 B7-H1/PD-1 通路和其他潜在的 T 细胞调节途径的影响造成，即为 TIME 类型 II。

　　（3）肿瘤微环境中功能失调的 TIL，主要由某些分子通路抑制（非 B7-H1/PD-1 造成），即为 TIME 类型 III。

　　确定每个患者中哪种抗肿瘤免疫缺陷占主导地位至关重要，因为对所有患者使用相同的策略显然是低效、昂贵和浪费的。例如，在患有缺乏免疫细胞渗透的癌症患者中将靶向局部免疫抑制途径（如 B7-H1/PD-1 途径）作为单一疗法可能是毫无意义的。

随着抗 PD 治疗的成功，免疫正常化疗法作为癌症免疫治疗的方法已经显示出巨大的希望。抗 PD 治疗与其他疗法相结合让我们看到曙光，这将为进一步治疗提供新的思路。然而，仍存在相当多的障碍阻碍新的免疫正常化疗法发展。

第七节　与 T 细胞相关治疗研究

T 细胞在肿瘤免疫疗法中扮演了重要的作用，其对肿瘤细胞的杀伤，首先是精准识别肿瘤，这种识别靠的是肿瘤细胞表面由基因突变所产生的新抗原，但是，T 细胞如何精准识别相关抗原，仍是一个待解释的问题。揭示 T 细胞表面受体精准特异性识别非我抗原的分子机制，为寻找肿瘤新抗原及基于新抗原的 T 细胞免疫治疗提供了基础理论和技术支持。浙江大学陈伟教授团队研究发现，T 细胞与肿瘤表面抗原相互作用后，生物力促使这些抗原的结构发生变化，让两者更密切地"锁"在一起，而对于那些无须清除的抗原，生物力会迅速将其与 T 细胞分开，削弱它们之间的相互作用；肿瘤细胞和正常细胞生物学上的差异由此被放大，利用 T 细胞识别抗原的这种内在规律，找到特异性识别肿瘤的 T 细胞并加以扩增，使其能够更有效地杀伤肿瘤细胞，将成为未来肿瘤免疫治疗特别是实体瘤的临床研究的重要方向之一。

初始 T 细胞（naive T cell，Tn）在受到病原体感染时迅速获得效应功能分化为效应 T 细胞（effector T cell，Teff）。大部分 Teff 在清除病原体后凋亡，但仍存在一小部分长寿命的记忆性 T 细胞亚群，再次发生感染时，记忆性 T 细胞亚群能够快速增殖分化。随着记忆性 T 细胞分化程度的增加，其自我更新和存活能力逐渐下降。记忆性 T 细胞根据其表型特征和功能不同可分为三个亚群即干细胞样 T 细胞（Tscm）、中心记忆性 T 细胞（Tcm）和效应记忆性 T 细胞（Tem）。其中 Tscm 和 Tcm 亚群在一些恶性肿瘤的应用中显示出较强的抗肿瘤效应和临床效果，具有良好的应用前景。Tscm 具有较强的自我更新能力，能够在体内发挥长期抗肿瘤效应，是免疫细胞治疗中最具有应用前景的细胞亚群。记忆性 T 细胞的分化受到多种因素，如转录因子、细胞因子、代谢检查点及 microRNA（miRNA）等的调控。Tcm 表型为 CD45RA（−）、CD45RO（＋）、CCR7（−）CD62L（−），由于其高表达 CCR7 和 CD62L 分子而具有快速增殖和分化的特征，能够归巢至次级淋巴器官。Tem 表型为 CD45RA（−）、CD45RO（＋）、CCR7（−）CD62L（−），具有较强的溶细胞功能，可迁移至炎症组织中迅速发挥效应功能。

记忆性 T 细胞在患者外周血及肿瘤微环境中的比例与预后密切相关，能够作为提示单抗治疗及化疗等的疗效的指标。在 57%恶性黑色素瘤患者中发现外周血 CD45RO（＋）CD8$^+$T 细胞的比例显著低于正常水平，这群患者对 PD-1 单抗治疗无效，而外周血中含有较高水平记忆性 T 细胞的患者能够对单抗治疗有效，提高生存期。在非小细胞肺癌患者中，肿瘤组织浸润的 CD45RO（＋）CD8$^+$T 细胞比例与患者预后呈正相关。恶性卵巢癌患者腹水中的巨噬细胞大量产生 CXCL9，通过与其受体 CXCR3 结合招募 Tem，进一步检测外周血与腹水 Tn、Tcm、Tem 和 Teff 亚群，发现 Tem 比例显著增加且提示患者具有较好的预后。因此，记忆性 T 细胞在患者肿瘤微环境中的浸润是评估其预后的重要指标之一。

如前述，TCR-T 在实体瘤治疗中具有较好的临床应用前景，但是由于肿瘤微环境的免疫抑制作用及体外经 *TCR* 基因转染的 T 细胞处于终末分化状态等使很多患者无法受益。因此，体外通过采用细胞因子及小分子化合物诱导 Tscm 亚群或通过靶向代谢检查点获得大量 Tcm 亚群是目前提高免疫治疗疗效的有效手段。同时，将抗原特异性 *TCR* 基因或 CAR 载体转染至 Tscm 或 Tcm 亚群，获得能够在体内发挥持久抗肿瘤效应的基因工程化 T 细胞并输注给患者也会为细胞免疫治疗带来更好的效果。总之，免疫治疗已经成为肿瘤治疗的重要手段，而获得具有免疫记忆性的 T 细胞能够增强治疗的持久性和有效性。不同亚群记忆性 T 细胞可根据其表面标志物、基因表达谱及代谢方式等进行鉴定。同时，值得注意的是单一的治疗方式并不能有效清除肿瘤细胞，应将免疫细胞治疗与 PD-1 单抗、CTLA-4 单抗或放疗、化疗等治疗方式相结合，从而使患者获得更好的疗效。

第八节 免疫疗法与其他疗法相结合

抗 PD 疗法具有广泛的治疗效果和较小的毒性，自带显著优势，很适合与其他疗法联合治疗，但大多数这种疗法处于前临床实验阶段。

1. 结合放疗和化疗 放疗可能会破坏肿瘤组织中存在的有价值的肿瘤特异性 T 细胞，在开始放疗时选择在没有 T 细胞渗入的那些肿瘤中进行局部放疗会更安全（TIME 分类 I 和 IV）。类似地，一些化疗药物也可能损害肿瘤微环境中效应 T 细胞的功能，这可能导致联合治疗的效果低于加和作用。在这种情况下，分先后顺序治疗而不是联合治疗可能是更好的方法，因为免疫疗法治疗可以促进肿瘤特异性 T 细胞增殖，同时又给予靶向细胞分裂关键过程的细胞毒性剂，并非良方。此外，目前尚不清楚放疗或化疗是否会影响记忆性 T 细胞的产生，记忆性 T 细胞是适应性免疫的终极目标，可直接决定免疫疗法的耐久性，这个问题将来也应该得到解决。在这个背景下评估肿瘤特异性记忆形成的影响，总体生存率可能是比肿瘤缓解率更好的指标。令人鼓舞的是，抗 PD 治疗加化疗在短时间内（1~2 年）显示出总体生存率提高（相比单独化疗）。更重要的是应将这种联合疗法与单独的抗 PD 疗法进行比较，同时评估记忆 T 细胞的产生——这才是持久免疫反应的主要力量。

2. 结合肿瘤局域疗法 直接将各种生物和化学试剂注射到肿瘤中作为癌症治疗的方法，已有悠久的历史，这些药物包括但不限于 TLR、RIG-I 样受体激动剂、STING 途径调节剂和溶瘤病毒。局域疗法被认为：①触发固有免疫以启动适应性免疫；②诱导肿瘤细胞死亡，这使更多肿瘤抗原可用于免疫系统；③产生炎症程度更高的环境，可能支持更好的 T 细胞反应。这些疗法可以诱导实验模型中注射肿瘤和远端肿瘤的消退。在黑色素瘤病变和脑肿瘤中局部注射溶瘤病毒的临床试验中报道了非常令人期待的结果。局域治疗在长期存活和远端肿瘤转移消退中的作用仍有待临床研究。此外，关于这些方法在患者肿瘤微环境中的免疫学效应的一些基本问题仍有待研究。在正常组织中，局域疗法可以产生潜在的自然免疫，这有助于启动抗原特异性反应。然而，在肿瘤微环境中，各种肿瘤逃逸机制可能损害抗原特异性应答，这或许可以解释为何单独使用这些疗法在临床中观察到的客观缓解率低下。在这些观察结果的背景下，如果 B7-H1/PD-1 途径是主要的免疫抑制机制之一，那么将局域疗法与抗 PD 疗法结合，以中和肿瘤微环境中产生的免疫抑制机制，似乎是合理可行的，但是，这种组合也可能偏离预期方向：由于抗 PD 治疗可能使 T 细胞主要针对病毒抗原而不是肿瘤抗原而导致结果偏离。局域疗法已显示出可作为增加 T 细胞渗透到肿瘤中的有效方法。最近发表的一些令人期待的结果，表明局部病毒疗法作为增加肿瘤内 T 细胞渗透的方法，与抗 PD 疗法具协同作用。

3. 与靶向治疗相结合 抗 PD 疗法和靶向治疗（抗体或小分子）联合治疗已经进入临床。虽然这些疗法不能作为单一药剂实现持久而完全的反应，但在大多数情况下，它们可用于抑制肿瘤生长和改变甚至重置肿瘤微环境。通过靶向治疗快速裂解肿瘤细胞产生的急性炎症环境可能提高肿瘤免疫力，不排除在这种情况下，B7-H1 可能会被上调，如果是这种情况，靶向疗法和抗 PD 疗法的组合看起来是合理的，预期至少会产生累加效应。然而，应谨慎选择靶向治疗，以避免影响 TIL 增殖和存活所需的内在代谢和激活途径。此外，应考虑肿瘤特异性 T 细胞记忆形成所需的途径。

4. 与过继细胞疗法相结合 在一些患者中过继细胞疗法失败的原因之一可能是：转移的活化 T 细胞在进入肿瘤微环境时受到了抑制。在过继转移之前，T 细胞在体外被激活，导致 PD-1

表达。在肿瘤微环境中，肿瘤抗原识别后激活的效应 T 细胞可以快速释放 IFN-γ。因此，只要体外活化的 T 细胞可以到达肿瘤微环境，TIL 和抗 PD 疗法可能代表未来癌症免疫治疗的一个引人注目的方向。

5. 与其他免疫疗法结合使用　目前，正在开发的多种免疫疗法可以与抗 PD 疗法组合。想要选择与抗 PD 疗法相结合的最有可能成功的免疫疗法策略，需要考虑一些方面。首先，抗 PD 疗法的缓解-毒性比率高归因于肿瘤微环境中 B7-H1 的选择性表达，而在稳态下正常组织中表达最少。然而，促进正常组织炎症的疗法可能引发肿瘤微环境外的抗 PD 治疗效果，从而失去这种高的缓解-毒性比率。一个例子是与抗 CTLA-4 单抗的组合。CTLA-4 单抗作为单一疗法表现出比肿瘤客观缓解率更高的免疫相关副作用率。非肿瘤组织中的免疫相关副作用可能在抗 PD 疗法下进一步升级，这可以解释为什么抗 CTLA-4 加抗 PD 疗法显示出协同毒性作用而不是叠加的抗肿瘤作用。在肿瘤微环境中具有不同作用机制（如靶向骨髓细胞或其他免疫逃逸机制）的免疫疗法可能是抗 PD 疗法更好的组合伴侣。重要的是，要更好地了解 T 细胞记忆形成是如何发展和协作的，不仅可以实现强效 T 细胞反应，还可以构建强大的 T 细胞记忆，确保持久的免疫反应。

联合治疗的理想情况是协同作用。如果两种药物没有这种协同作用，那么按一定顺序使用这些药物或许也可以实现相同的目标。通过了解抗 PD 治疗的机制和局限性，理想的方法是对 TIME 分类的 I 型、III 型和 IV 型肿瘤进行不同的治疗，目标是将它们转化为 II 型肿瘤。这样的话，这些治疗可能与抗 PD 治疗协同作用，因为抗 PD 治疗最有可能在 TIL 和 B7-H1 表达的存在下有效。因此，未来的努力方向将是用一组生物标志物仔细分析每个患者的抗肿瘤免疫应答的缺陷，并设计有效组合治疗的理论基础，以实现潜在的协同功效。例如，I 型和 IV 型肿瘤将需要一种策略增加 T 细胞向肿瘤微环境的运输渗透，而 III 型肿瘤将需要策略来打破 TIL 耐受性或逆转 TIL 功能障碍。

癌症免疫疗法正在经历重要转变：传统的免疫增强疗法根据免疫激活过程的常识来激活全身性免疫应答，新的免疫正常化疗法根据肿瘤诱导的免疫逃逸机制靶向肿瘤微环境，更有效且毒性更低。抗 PD 疗法已经树立了一个例子，即可以在最小化免疫相关副作用的同时增加抗肿瘤效果。这为癌症免疫治疗领域树立了新的标准，我们相信未来的癌症免疫治疗不仅应该旨在提高抗肿瘤免疫力，还要了解肿瘤免疫的特定缺陷，然后将其正常化，从而在合适的地点选择性地修正特定类型的抗肿瘤反应，而不是加剧全身免疫反应，增加免疫相关副作用的风险。

第九节　肿瘤免疫治疗的疗效预测

以免疫检查点抑制剂为基础的免疫治疗引领肿瘤治疗进入新时代，寻找免疫检查点抑制剂的疗效预测因子可以更好地实现肿瘤的精准免疫治疗。除了肿瘤中的 PD-L1、肿瘤突变负荷（tumor mutation burden，TMB）、MSI 及肿瘤微环境中的肿瘤浸润免疫细胞，肿瘤患者的免疫相关标志物都可能成为免疫检查点抑制剂的疗效预测因子。此外，有研究指出，肠道微生态参与了肿瘤的发生、发展，并影响肿瘤免疫治疗效果。肠道菌群被认为是一个潜在的可预测肿瘤免疫治疗效果的生物标志物。

PD-L1：当前，最引人注目的预测生物标志物是肿瘤细胞的 PD-L1。自从 FDA 批准纳武利尤单抗用于在经过标准化疗后能有进展的鳞状非小细胞肺癌患者以来，大量关于抗 PD-1 抗体治疗非小细胞肺癌的研究正在如火如荼地开展，为非小细胞肺癌患者提供了一条重要的可选的治疗途径。大量研究支持，PD-L1 高表达的非小细胞肺癌患者更能从抗 PD-1/PD-L1 治疗（纳武利尤单抗、派姆单抗、德瓦鲁单抗、阿特珠单抗和阿维单抗）中获益。

TMB：定义为体细胞基因组中突变的数目，目前通常检测每一段碱基上的变异数。TMB

决定了肿瘤的免疫原性，而肿瘤微环境则决定了 T 细胞的浸润、分布和功能，因此低免疫原性和高肿瘤免疫抑制微环境是免疫检查点抑制剂原发性耐药的基础，也影响了其疗效。维持基因组稳定和 DNA 修复相关的基因突变能够导致体细胞突变频率增加，错配修复能力减弱，导致超突变或 MSI，同样会引起 TMB 的增加。MSI 通常由错配修复缺陷引起，错配修复缺陷会累积高水平的突变并产生新抗原，因此对 PD-1/PD-L1 抗体有更高的敏感性。TMB、MSI、基因突变产生的新抗原都能够激发机体的免疫系统，也都能成为免疫治疗的疗效预测因子。

IFN-γ：研究证实，PD-1 抑制剂治疗前肿瘤活检标本中 IFN-γ 信号上调时，患者应答相对较好，所以 IFN-γ 可能成为潜在的疗效预测指标。有学者发现，对 CTLA-4 抑制剂伊匹单抗无反应的黑色素瘤患者，其肿瘤存在 IFN-γ 通路基因缺陷，这可能是抗 CTLA-4 治疗原发耐药的主要机制。

血清学标志物：目前的研究表明，接受 PD-1 抑制剂治疗的晚期非小细胞肺癌患者血清中 Ki-67 ＋、PD-1＋、CD8$^+$T 细胞增加。接受 CTLA-4 抑制剂伊匹单抗治疗的晚期黑色素瘤患者嗜酸性粒细胞计数与淋巴细胞计数增高，血清乳酸脱氢酶含量低，基线嗜酸性粒细胞≥1.5%。这些血清标志物均有可能成为预测疗效的标志物。有一项研究显示，对于三阴性乳腺癌，PD-1 抗体单药治疗有效，基线乳酸脱氢酶可能是三阴性乳腺癌不良预后和预测指标之一。此外，$\beta2$ 微球蛋白点突变或杂合性缺失在接受免疫检查点抑制剂治疗的恶性黑色素瘤的非反应患者中更高，提示 $\beta2$ 微球蛋白杂合性缺失可能是 CTLA-4 或 PD-1 抑制剂耐药的机制之一，也可能成为疗效预测因子。

肠道微生态与肿瘤免疫治疗：近年来，研究表明肠道微生态对肿瘤免疫治疗有重要的影响，肠道微生态与各类免疫检查点抑制剂，如抗 CTLA-4 抗体、抗 PD-1 抗体及抗 PD-L1 抗体的疗效密切相关。肠道微生态参与肿瘤的发生、发展，并影响肿瘤免疫治疗效果，肠道菌群被认为是一个潜在的可预测肿瘤免疫治疗效果的生物标志物。肠道微生态的改变可能通过几种机制影响肿瘤发生、发展。第一，通过微生物或其代谢产物直接致癌。第二，破坏肠上皮的屏障功能，使免疫细胞接触细菌内毒素和抗原。第三，细菌内毒素和抗原通过改变免疫细胞和促炎性因子刺激炎症形成和免疫反应。第四，诱导 DNA 损伤和信号通路异常。有学者发现，在抗 PD-1 单抗治疗转移性黑色素瘤有效患者中检测出包括青春双歧杆菌、乳酸杆菌和长双歧杆菌等在内的 8 种高丰度菌种物种，无效患者只有 2 种高丰度细菌，同时发现，抗生素的使用能够抑制患者从免疫检查点抑制剂治疗中获益，提示患者对免疫检查点抑制剂的耐药也可能是由于肠道微生物组成的异常。值得提出的是，虽然多种抗生素可破坏免疫检查点抑制剂抗肿瘤效应，但万古霉素可增强免疫检查点抑制剂疗效。目前，关于肠道微生态与肿瘤免疫治疗的研究仍存在很多问题，现存的研究提示，肿瘤免疫治疗的疗效受肠道微生物系统的影响，如何利用肠道微生物系统使肿瘤免疫治疗发挥最大疗效是当前乃至以后一个阶段应该重视的问题。

（兰州大学第一医院　苏　飞　杨丽平　田宝宏）

第九章　肿瘤的介入治疗

第一节　肿瘤介入治疗学概述

随着社会发展进步，人类平均寿命延长，疾病谱亦发生变化。肿瘤仍然是严重威胁人类健康的常见疾病之一。现代抗肿瘤治疗的理念是生命与生命质量并重；抗肿瘤技术发展的特点是微创、高效、低毒、靶向。介入治疗作为微创治疗技术之一，兼收内外科特点而并存，适应并满足这一社会发展需求。经过 30 余年临床实践许多介入技术趋于成熟并完善，治疗内容不断丰富，当今，其在肿瘤综合治疗中占据重要地位，并且发挥着越来越重要的作用。

肿瘤介入创伤小，皮肤切口仅为 2mm 左右；靶向性即针对性强，可有的放矢直接作用于肿瘤，对正常组织损伤小；康复快，通常在术后 12h 可正常活动，5~7 天即可出院；可重复性强，视病情和治疗需要，可分阶段、多次、重复实施；可多种技术联合应用，如对于原发性肝癌，首先采用肝动脉栓塞，最大限度闭合肿瘤血管，再采用氩氦超低温冷冻技术，在较短时间内，缩小肿瘤体积，降低肿瘤负荷，最后有序应用免疫生物治疗，从而达到现代医学与高新技术融合，治疗的协同、叠加、优势互补的理想效果。

微创介入疗法是一种现代高科技微创性治疗，是在医学影像设备的引导下，将特制的导管、导丝等精密器械引入人体，对体内病灶进行诊断和局部治疗，具有不开刀、创伤小、恢复快、效果好的特点。恶性肿瘤的介入治疗分为血管性介入治疗和非血管性介入治疗。

恶性肿瘤血管性介入治疗：主要是针对肿瘤的供血动脉，或将抗癌药物注射到肿瘤区，直接杀伤肿瘤细胞；或栓塞肿瘤供血动脉，阻断肿瘤的营养供应，使瘤体体积缩小；或施行双介入，将抗癌药物和栓塞剂有机结合在一起注入靶动脉，阻断供血，同时药物停留于肿瘤区起到局部化疗、杀死肿瘤组织的作用。例如，肺癌、食管癌、肝癌、肝转移癌、胃癌、肾癌、结肠癌、胰及十二指肠肿瘤、宫颈癌、卵巢癌、膀胱癌、肢体肿瘤等。

恶性肿瘤非血管性介入治疗：是在医学影像技术，如 X 线检查、CT、B 超、MRI 的引导下，利用各种器械，对肿瘤进行诊断和治疗。主要包括经皮穿刺活检、管腔扩张和内支架成形术、经皮穿刺瘤内注药术、经皮多电极射频消融术等。例如，实体瘤经皮活检，肺癌、肝癌瘤体内注药，食管癌食管内支架置入及胆管癌胆道支架置入等。

第二节　各种恶性肿瘤的介入治疗

每年被确诊为癌症的患者数量在逐步增长。Parkin DM 等的文章显示，2002 年全球新发病例 1090 万例，死亡 670 万例，2460 万患者带瘤生存（3 年内被诊断为癌症的患者）。最常见的癌症是：肺癌、乳腺癌、结直肠癌，最常见的导致死亡的癌症为肺癌、胃癌和肝癌。在全球最常见的癌症中原发性肝癌位列第六，而且原发性肝癌的发病率正在逐年增长。然而，肝脏转移性肿瘤比原发性肝肿瘤更为常见。化疗和外科手术技术的显著改善，同时血管腔内技术和影像引导下局部治疗技术的进步及介入放射技术在肿瘤介入治疗领域的广泛应用使得肿瘤患者的生存率明显提高。

对确诊为癌症的患者实施最佳治疗方案时应当考虑多个因素，既往治疗史、疾病进展程度、患者的体能状态是重要的临床评估指标。此外，治疗目的可能在不同的患者之间存在较大差异，从治疗到肿瘤降期后手术切除再到器官移植或是姑息性治疗等。就大多数实体器官肿瘤来说，多学科医生仔细地讨论后制订的最佳治疗方案可使患者最大获益。

一、原发性肝癌

在世界各地，肝细胞性肝癌（hepatocellular carcinoma，HCC）占原发性肝脏恶性肿瘤的绝大多数。其他不常见的原发性肝脏恶性肿瘤包括胆管细胞性肝癌、纤维板层型肝细胞癌、肝母细胞瘤和肝血管肉瘤。

乙型肝炎病毒（hepatitis B virus，HBV）和丙型肝炎病毒（hepatitis C virus，HCV）感染是 HCC 的主要危险因素。患病毒性肝炎的危险因素包括：母婴垂直传播、输入污染的血液、静脉注射毒品、共用一套针具及不安全的性行为。患者被 HBV 和 HCV 感染后经过 10～30 年的潜伏期可能会发展至 HCC，发生原发性肝癌的其他危险因素包括：酗酒、血色素沉着病、黄曲霉毒素暴露、糖尿病、非酒精性脂肪肝。研究证明发生肝癌的风险与摄入乙醇的量存在剂量依赖性关系。就乙醇造成肝脏损害来说，长期酗酒会在导致肝硬化的基础上发生 HCC，但是，超过 1/4 的 HCC 发生于非肝硬化基础的肝脏。如果不治疗，肝癌患者 1 年、2 年及 3 年的生存率分别为 54%、40%、28%。

肝癌患者的临床症状通常与肝脏基础疾病和恶性肿瘤进展程度相关。实体瘤的预后通常与肿瘤分期相关，因此，肿瘤的治疗方案最终是由肿瘤的分期决定的。然而，临床结局的评估特别是对肝癌患者，肝脏基础储备功能影响临床疗效的评估，并且评估相当复杂。回顾肝癌的分期史可以看出，传统的 TNM 分期基于肝癌的病理表现而没有考虑肝脏基础功能状态。Okuda 分期系统纳入了肿瘤的大小和肝脏功能状态，但是它不能对早期和中期的肝癌进行恰当准确的分级（表 9-1）。Child-Pugh 和终末期肝病模型（model for end-stage liver disease，MELD）分级标准只纳入了肝脏功能。巴塞罗那肝癌分期系统（Barcelona clinic liver cancer，BCLC）（图 9-1）结合了几项独立的研究结果，反映了不同的疾病进展阶段和相对应的治疗策略，该分级系统包括五个阶段，每个阶段内都要使最合适的患者接受最合理的治疗方案，其分期变量包括：肿瘤分期、肝功能状态、体能状况及与 HCC 相关的临床症状。

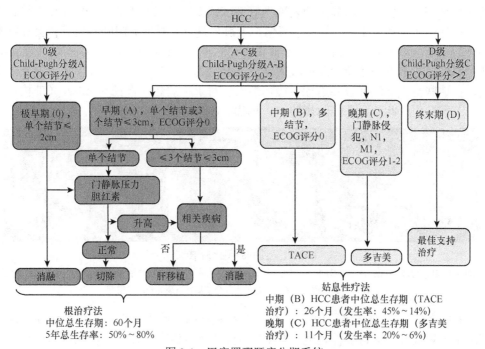

图 9-1　巴塞罗那肝癌分期系统

注：ECOG，东部肿瘤协作组

表 9-1　Okuda 分期系统

标准	0	1
肿瘤大小	<肝脏体积的 50%	>肝脏体积的 50%
腹水	无	有
白蛋白（g/dl）	>3.0	<3.0
胆红素（mg/dl）	<3.0	>3.0

（一）影像学检查

主要用于 HCC 的诊断和分期，检查技术主要包括影像学检查、血清甲胎蛋白测定和病灶穿刺活检。依据临床情况和病灶的大小，选择最合适的影像学检查方法诊断并评估疾病进展的程度。

1. 超声检查　是诊断肝癌既方便又廉价的筛查手段，但是该技术高度依赖于操作者的经验和技术。通常超声检查 HCC 表现为边界清晰的圆形或卵圆形肿块。肝癌可能由于病灶周围肝实质组织的影响而表现为肝组织包绕的低回声、等回声或强回声肿块。当病灶表现为小的强回声团时，可能很难与血管瘤鉴别。文献报道常规超声检查对肝癌诊断敏感性为 35%～84%。使用多普勒或能量多普勒超声技术评价门静脉压力或门静脉主干有无侵犯可以提高肝癌病灶检出的准确度；然而，超声检查对较小的病灶（直径≤1cm）的检出仍然是个棘手的临床问题。

2. CT 检查　是检查和诊断 HCC 常用的影像学检查技术。标准的 CT 检查方法一般包括平扫、动脉早期及门静脉期血流模式三期 CT 扫描技术。此外，还可以增加延迟期扫描（如在注射对比剂后 3～5min 后扫描），用来观察肿瘤内造影剂的廓清模式。HCC 典型的影像学表现为动脉期病灶呈高密度影，在门静脉期表现为等密度或低密度（图 9-2）。此外，CT 检查还可以评估肝内病灶的数目和大小，门静脉通畅情况及肝外病灶。根据美国肝病研究协会和欧洲肝病研究协会的指南，对于 HCC 的诊断，富血供且门脉期造影剂明显廓清的小病灶（直径≤1cm）需要两种影像学检查方法才能诊断或较大病灶（直径为 1～2cm）用一种影像学检查方法就可以诊断，在这些情况下没有必要进行活检。然而，对于小病灶（直径≤1cm），CT 检查很难区分再生结节和肝癌。此外，动静脉瘘的 CT 表现与 HCC 类似。

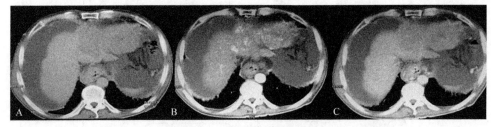

图 9-2　乙肝肝硬化后 HCC

A. CT 平扫可见肝左叶巨大低密度占位；B. CT 检查动脉期可见肝左叶巨大占位性病变内造影剂强化的表现；C. CT 检查延迟期可见肝左叶巨大占位性病变内造影剂大部分廓清，表现为相对低密度

3. MRI 检查　与 CT 检查的表现一样，在肝硬化的肝脏内发现富血供肿瘤并且延迟期造影剂廓清是大多数肝癌的特征性表现。与 CT 检查和超声检查一样，检测和诊断直径<1cm 的病灶仍然是很棘手的问题。然而，MRI 是评估肝硬化肝脏局灶性病变的标准手段（图 9-3）。通过加权扫描序列和弥散加权 MRI 技术既可以评估血供丰富与否，也可以评估细胞密度和组

织成分。通过探测超顺磁性氧化铁离子的方法评估是否存在 Kupffer 细胞，通过肝内胆管成像来评估肝功能和胆汁排泄是否正常。但胆道成像不是标准的检查手段，对 HCC 的检查与诊断 MRI 可提高检出病灶的敏感性和特异性，尤其是在检查直径<1cm 的病灶方面。

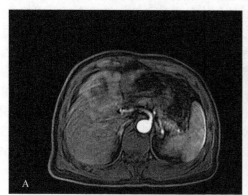 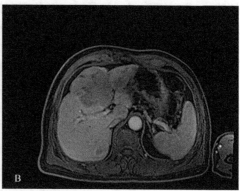

图 9-3　HCC 的 MRI

A. MRI 动脉早期图像显示富血供肿瘤；B. 门静脉期图像

（二）介入治疗

对于诊断为肝癌的患者，目前有很多种对患者的生存有积极影响的治疗方案可供选择，为了达到最佳的疗效，需要仔细筛选合适的患者，并且为其选择最理想的治疗方案。因为 HCC 的病理过程复杂而且有多个似乎更能获益的治疗方案，肝癌患者的治疗方案应当经多学科医生的仔细讨论来制订，这些医生包括肝脏病学专家、肿瘤外科医生、移植外科医生、介入放射科医生、肿瘤内科医生及其他相关科室的医生。

由于正常肝脏具有双重血供（门静脉占 75%，肝动脉占 25%），对病灶部位进行靶向化疗栓塞时，对病灶邻近的肝组织损伤不明显。化疗栓塞术还可以向病灶内灌入高浓度的化疗药，其浓度远高于全身化疗时的药物浓度。此外，栓塞剂延长了化疗药物在肝脏肿瘤内的停留时间，从而降低了化疗药物的全身毒副反应。尽管 TACE 的治疗方案不同，包括所用的化疗药物、碘化油量及栓塞剂的类型等，但都可以减少病灶的血液供应量。在我国，目前最常用的化疗药是阿霉素、铂类等药物。美国常用的标准化疗栓塞方案是阿霉素 50mg、丝裂霉素 10mg、顺铂 100mg。将化疗药物经导管灌注完成后用超液化碘油进行肝内肿瘤供血动脉栓塞，超液化碘油是提取于罂粟籽的油。当它被注入肝动脉时，正常肝组织能够清除碘油，但是肿瘤组织内于缺乏 Kupffer 细胞而使碘油沉积在肿瘤细胞内。为了增加栓塞效果在用超液化碘油栓塞完成后再使用适量的 PVA（polyvinyl alcohol）颗粒行载瘤动脉补充栓塞。

1. 载药微球介入治疗法　近年来国内市场开始出现载药微球（microsphere），它是指药物分散或被吸附在高分子聚合物基质中而形成的微小球状实体，其粒径一般为 50～500μm。微球制剂具有长效缓释或靶向作用，可以大大提升患者用药的方便性、依从性，在临床上已突显优势，是一种极具潜力的剂型。

载药微球具有以下几种特征：

（1）靶向性：载药微球在体内通过被动分布、主动靶向性结合或磁性吸引使药物在体内所需部位释药，提高药物有效浓度，同时使其他部位药物浓度相应降低，使药物全身毒性和不良反应减小。

（2）缓释与长效性：微球制剂具备与缓释制剂类似的优点，如减少给药次数、降低血药浓度峰谷波动等，生物降解微球还具有长效性能。

（3）栓塞性：微球直接经动脉管导入，阻塞在肿瘤血管，微球可阻断肿瘤给养且载药微球释放的药物可抑杀肿瘤细胞，起双重抗肿瘤作用。

载药微球已被研究多年，目前缓释微球在国内外均已上市，靶向微球还处于研发阶段。抗癌药物微球制剂技术的关键仍是靶向性，只有从根本上解决靶向性问题，才能解决抗癌药致命的毒副作用。靶向微球制剂的研发，以及靶向性的体内外评价方法仍然是今后研究的热点。

确诊不能手术切除的 HCC 患者是否适合 TACE 治疗时需要考虑几个很重要的因素。对于晚期肝癌患者，治疗引起的肝衰竭可能会抵消抗肿瘤治疗的疗效或介入治疗所获得的生存获益。因此，一些与肿瘤负荷有关的疗效预测因素，如肿瘤大小、肿瘤数目、瘤组织占肝脏的百分比、肿瘤侵犯血管的程度等因素需要综合考虑。还可以通过 MELD 评估标准对肝功能不全的程度进行评估。另外，在确定肝癌患者是否能够耐受栓塞化疗时，患者的体能状况也是一个很重要的预测因素。目前有两个评价患者体能状况的评估系统，包括卡氏（the Karnofsky index）评分表（表 9-2）和东部肿瘤协作组（the Eastern Cooperative Oncology Group，ECOG）评分标准（表 9-3）。

表 9-2　卡氏评分表

分值	表现
100	正常，无不适感，没有任何症状
90	能够进行正常活动，仅有轻微的症状
80	对正常活动有轻微的影响，有症状或体征
70	能够自行料理个人生活，但不能进行正常活动及工作
60	偶尔需要他人帮助料理个人生活
50	需要陪护，并且需要医疗护理
40	失去活动能力，需要特殊护理
30	完全丧失活动能力，需要住院治疗，但没有生命危险
20	病情严重，急需要住院进行生命支持及治疗
10	濒临死亡，病情迅速恶化，随时可能死亡
0	死亡

表 9-3　ECOG 评分标准

分值	ECOG
0	完全自主活动；疾病早期，患者活动不受影响
1	不能进行剧烈活动但是可以步行，可以进行一般体力活动或久坐性质的工作（例如，日常家务工作，办公室工作）
2	可以步行及自理生活，但是不能从事任何工作活动，卧床休息时间<50%
3	生活不能完全自理，卧床或使用轮椅时间超过 50%
4	生活完全不能自理，需完全卧床休息或使用轮椅活动
5	死亡

经皮选择性肝动脉 TACE 除了可以延长失去手术机会的患者的生存期或缓解症状，局部治疗还可以稳定患者的病情以等待进行移植手术或延缓部分患者的疾病进程。

化疗栓塞的绝对禁忌证包括：难治性全身性感染和广泛的肝外转移。相对禁忌证包括：门静脉癌栓、伴有肝性脑病、无法缓解的胆道梗阻。一些研究表明对有门静脉癌栓的患者进行超选择性 TACE 治疗是安全和有效的。其他相对禁忌证包括无法纠正的凝血功能障碍、明显的动静脉分流及肾功能不全，因为这些禁忌证可以被纠正或通过积极对症治疗使患者可以耐受经皮选择性肝动脉灌注化疗栓塞术。例如，血管造影见病灶内有动-门脉分流的患者可以在化疗栓塞之前先进行常规的栓塞治疗，以减小分流量并确保对病灶进行充分的化疗栓塞。

患者术前应进行充分的水化治疗并给予止吐药和类固醇药物（表 9-4）。由于既往接受过外科手术或胆道支架植入而导致 Oddi 括约肌功能障碍的患者，术前应给予抗生素。这些患者化疗栓塞术后发生感染和形成脓肿的风险增大，美国医生的经验是术前 10 天开始每天口服莫西沙星 400mg。

表 9-4　TACE 术前药物治疗方案

药物	剂量	途径
头孢唑啉	1g	iv
甲硝唑	500mg	iv
地塞米松	10mg	iv
昂丹司琼	16mg	iv
苯海拉明	50mg	iv

注：iv，静脉输注

为了确诊肿瘤的供血动脉或异位的肿瘤供血动脉及肝外的血管是否同时参与肿瘤供血，必须行腹腔干和肠系膜上动脉造影。首先行肠系膜上动脉造影明确有无异位的肝动脉或副肝动脉，并且在行肠系膜上动脉造影时一定要延长采集图像时间直至门静脉主干及肝内门静脉分支显影，并对门静脉通畅程度进行评估。然后进行腹腔动脉造影和随后的选择性肝动脉造影，可以明确正常肝组织与肿瘤组织的血供解剖特点并评估有无解剖变异（图 9-4）。

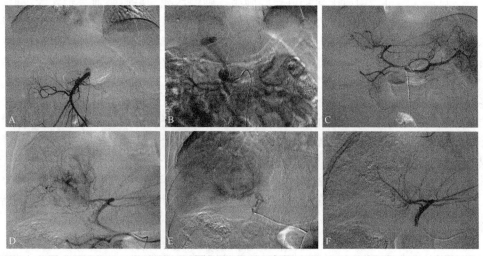

图 9-4　TACE 流程

A. 为肠系膜动脉造影；B. 为延迟至门静脉主干及分支显影，门静脉通畅，其内无血栓及癌栓；C. 为腹腔干造影，肝动脉、脾动脉开口位置正常并可见肝内肿瘤染色；D. 导管超选到肝固有动脉再次造影；E. 微导管超选入载瘤动脉并进行经导管的治疗；F. 经导管治疗结束后退出微导管，肝固有动脉造影肿瘤染色消失，肝内其余正常肝动脉通畅

诊断性动脉造影结束后一定要用微导管对肿瘤供血动脉进行逐一选择性插管。必须评估除肝动脉外参与肿瘤血供的全部供血动脉，如膈下动脉。然而，一次手术中对肝内所有病灶进行

治疗可能会增加患者的死亡风险。目前国内经皮选择性肝动脉 TACE 方案多种多样而且术中药物的类型和剂量、栓塞剂的量和类型及栓塞顺序更是多种多样（图9-5）。

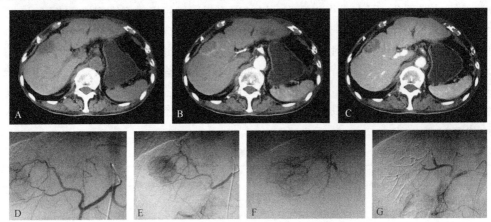

图 9-5　原发性肝癌介入治疗过程图

患者乙肝病史 30 年，A. 上腹部 CT 平扫可见肝右叶低密度占位；B. 动脉期可见肝右叶病变强化；C. 门脉期造影剂消退明显；D. 经皮经股动脉腹腔干造影可见肝右叶病变内血管紊乱，增粗，增多；E. 动脉晚期可见病变染色明显，并可见肝动脉—门静脉瘘存在；F. 将微导管超选至载瘤动脉再次造影确定目标血管无误后用超液化碘油和吡柔比星 30mg 混合的乳剂经微导管行载瘤动脉栓塞，完成后再用适量的 300～500μm PVA 颗粒行肝动脉补充栓塞；G. 栓塞完成后再次行肝动脉造影可见肿瘤染色消失，病变内碘油沉积，部分门静脉小分支内也可见碘油沉积

经皮经肝动脉灌注化疗栓塞术已经被证明对原发性肝癌是一种安全有效的治疗方法。与保守支持治疗相比，接受经皮经肝动脉灌注化疗栓塞治疗的患者的 1 年、2 年和 3 年生存率均明显提高，并且灌注化疗药后给予肝动脉栓塞的患者比单纯灌注化疗药的患者生存获益明显。

化疗栓塞术后综合征的临床表现包括腹痛、发热、厌食、恶心及乏力，其原因尚不完全清楚，但是目前认为可能的原因包括肝包膜肿胀、肿瘤坏死、肝脏缺血，症状的程度轻重不一，有些患者症状可能会持续长达 10 天，有时可能需要延长住院时间。化疗栓塞术后综合征发生率≥90%，由于较为普遍，因此被认为是治疗的副作用而不是并发症。非靶部位栓塞、胆管损伤、肝衰竭是潜在的最严重的化疗栓塞术后并发症（表 9-5）。非靶部位栓塞是指因疏忽大意将栓塞剂注射到非预期的组织器官内造成的损伤。化疗栓塞前进行诊断性血管造影对于鉴别是否有肝外异位的动脉参与病灶供血及异常的动脉交通非常重要。胃动脉或胃十二指肠动脉的误栓可引起胃肠道缺血。术中如果不能对责任肝动脉的末梢实施栓塞治疗时，应先对肝动脉肝外分支进行保护性栓塞（如果栓塞安全时可用弹簧圈栓塞），可有效地预防误栓造成的并发症。术前已存在肝功能受损的患者术后发生肝衰竭的风险增大。据报道化疗栓塞术后急性肝衰竭的发生率约为 2.3%，肝内胆管不同于肝组织，它没有双重血供。相反，它们完全由肝动脉发出的小血管支在其周围形成微血管网进行滋养。因此，化疗栓塞术后可能发生缺血性胆管损伤。

表 9-5　经皮选择性肝动脉 TACE 的主要并发症

主要的并发症	文献报道发生率（%）
肝衰竭	2.3
化疗栓塞术后综合征需要延长住院时间或再入院治疗	4.6
脓肿，Oddi 括约肌功能障碍	1.0

续表

主要的并发症	文献报道发生率（%）
脓肿，需要行胆-肠吻合术/胆道支架/Oddi 括约肌切开	25.0
需外科治疗的胆囊炎	1.0
胆汁瘤，需行经皮穿刺引流	1.0
肺动脉栓塞（碘油）	1.0
胃肠道出血/溃疡	1.0
医源性夹层，需预防性处理	1.0
死亡	1.0

2. 钇-90 微球栓塞治疗法　正常肝实质对于能杀灭肿瘤的射线剂量非常敏感。体外放疗对肝癌的治疗作用有限，研究表明当射线剂量＞35Gy 时肝组织就会出现放射性肝损伤。放疗栓塞是指将放射性同位素标记过的颗粒经肝动脉对病灶进行靶向栓塞，由于肝内病灶的血供与正常肝组织血供不同，放射性颗粒优先分布于病灶内。钇-90（90Y）发射 β 射线并衰减为锆-90（90-Zr），其物理半衰期为 64.2h。射线对人体组织的平均穿透距离为 2.5mm，最大穿透距离为 11mm。目前批准上市的放射性栓塞材料有两种：SIR-Sphere 和 TheraSphere。90Y 栓塞颗粒是将 90Y 用玻璃或树脂包裹成微球状，并通过微导管经肝动脉进行注射。为了优化治疗的安全性和有效性要根据肿瘤及肝脏体积的基线水平对放射性栓塞微球的处方剂量进行修正。肿瘤内血流动力学的特点（虹吸现象）导致放射性颗粒优先分布于肿瘤组织内。目前 90Y 微球栓塞剂还未正式进入中国医院使用。

2007 年由专家组发布的专家共识详细地说明了适合放射性栓塞的患者的选择标准。选择患者的适应证和禁忌证见表 9-6。少量的临近肿瘤病灶的正常肝组织会受到辐射，因此充分的肝脏功能储备是必需的。反映肝功能储备状态的因素包括腹水、肝脏合成功能（如白蛋白＞为 3g/dl）、总胆红素（＜2mg/dl）。体能状态也是选择患者的重要因素，ECOG 评分为 0～2 提示患者体能状态良好。放射性栓塞的绝对禁忌证为：单次治疗时肺部预期的辐射剂量达到 30Gy 或多次治疗时预期累积剂量＞50Gy。

表 9-6　90Y 微球栓塞治疗原发性肝癌的适应证和禁忌证

适应证
不能切除的肝脏原发性或转移性肿瘤
肿瘤负荷以肝脏为主
预期生存期＞3 个月
禁忌证
栓塞前已有动静脉瘘而且预计栓塞时逃逸到肺内或胃肠道的放射性暴露剂量将≥30Gy，并且经导管栓塞不能纠正动静脉分流
肝脏功能储备较差且肿瘤负荷较大
不可逆原因引起的总胆红素升高（＞2mg/dl）

（1）操作技术：进行 90Y 栓塞治疗的程序非常复杂，其操作步骤由两个阶段组成。第一阶段，患者首先进行血管造影检查明确肝脏血管的分布情况，因为栓塞任何可能会造成

栓塞微球流入胃肠道的动脉分支而造成异位栓塞。行肠系膜上动脉造影明确有无异位的肝动脉或副肝动脉。此外，肠系膜动脉造影的静脉期可以评估门静脉血流通畅情况。腹腔动脉造影和随后的选择性肝动脉造影可以明确正常肝组织与肿瘤组织的血供解剖特点并评估有无解剖变异。这一步骤非常重要，如果有侧支供血动脉，放射性微球可能会经这些侧支流入胃肠道，造成胃肠道溃疡形成、胰腺炎及其他非靶部位的放射性损伤，因此，栓塞前必须先对这些异常血管进行预防性栓塞。对于胃十二指肠动脉在术中常要在其起始部用微弹簧圈进行栓塞。其他一些比较常见的需要注意的血管包括：胃右动脉、食管动脉、胃左动脉、膈下动脉和十二指肠上动脉或十二指肠后动脉。一旦对动脉解剖结构完成评估，应当对存在的异常胃肠道供血动脉进行预防性栓塞，并且应该充分评估经肿瘤向肺部的血液分流。为此，将用 5mCi 的 ^{99m}Tc 标记的大颗粒白蛋白微粒通过微导管注入肝内目标部位，然后用 PET-CT（单光子发射计算机断层成像）进行扫描，以检测标记白蛋白微粒是否经分流道进入肺部或胃肠道。再依据检查结果计算出恰当的治疗剂量。

第二阶段是注射栓塞微球。在此过程中辐射安全是一项重要的考量因素。90Y 发射 β 射线；因此，要格外注意保护眼睛、皮肤和双手。如果输送系统受损，应注意放射性污染并及时采取措施防止污染扩散。90Y 微球的栓塞操作方式因使用的剂型、导管的位置及计划栓塞的靶血管有不同的栓塞方法。经位于肝动脉远端的导管端孔注射微球并通过血流导向流入靶区。如果要达到较好的栓塞效果必须动态监测靶区的辐射量。放射性微球栓塞后患者体表的辐射量不应超过 1mrem/h（毫雷姆/小时，等于 1×10^{-2}mSv/h，毫西弗特/小时），因此，对这类患者应当实行标准的生物危害的预防措施以避免患者的排泄物危害他人。

（2）结果：一些研究表明放射性栓塞对失去手术机会的晚期原发性肝癌患者有较好的治疗效果。Kooby 等对放射性栓塞和化疗栓塞进行的回顾性的比较分析认为放射性栓塞具有和化疗栓塞相似的疗效与安全性。疾病进展时间和生存获益的不同受肿瘤分期和肝功能影响。此外，Kulik 等认为放射性栓塞适用于超米兰标准患者的降期治疗以使其符合肝移植的桥接期治疗。

（3）并发症：和化疗栓塞一样，放射性栓塞治疗后患者通常也会出现栓塞后综合征，但是症状通常较轻。文献报道其症状有乏力、恶心、呕吐、厌食、发热、腹痛及恶病质。其他潜在的并发症包括肝功能异常、胆道损伤及非靶部位栓塞导致的胃肠道并发症。预先纠正肝功能可能会降低放射性栓塞引起的肝脏毒性作用。Kennedy 等注意到用放射性树脂微球栓塞后有 4% 的患者发生了放射性肝病（肝酶升高、黄疸、肝大、腹水）。胃肠道并发症常因微球意外逃逸到胃肠道供血动脉内，导致溃疡形成。如前面提到的，精准的动脉造影、鉴别及栓塞任何从胃肠道发出的、参与病灶供血的动脉，可以有效地减少这种不良事件。理论上，需要关注 90Y 栓塞治疗中发生放射性肺炎的问题。以前的临床前期和临床研究已经证明，单次栓塞中经分流道逃逸到肺部的放射剂量不超过 30Gy 是可以接受的。

3. 经皮肿瘤消融术 组织消融作为一种治疗方法，在过去几十年里逐渐被人接受。由于影像检查设备和成像技术的不断发展，在不能手术切除或姑息性手术切除的原发性或继发性恶性肿瘤的治疗方案中，组织消融术已经占有重要的地位。组织消融通常有三种类型：热消融、冷消融和化学消融。热消融技术包括射频消融、微波消融、激光消融及高强度聚焦超声刀消融技术等，冷消融主要是氩氦刀冷冻消融技术，这些技术通过直接改变肿瘤组织温度从而导致瘤细胞死亡。化学消融可以直接导致瘤组织坏死，如将无水乙醇注入瘤体内引起瘤组织凝固性坏死。

（1）物理消融

1）射频消融：HCC 的热消融治疗技术中射频消融是追踪研究最多的一种治疗方法（图 9-6）。该技术的治疗目标是通过高频交变电流作用产生一个覆盖病灶且超过病灶边缘 0.5~1cm 的凝固性坏死区。当消融区覆盖病灶并范围超过病灶边缘 1cm 时肿瘤复发率显著降低并且疗效可以与外科切除术相当。经皮射频消融是将直头或有扩展电极的电极针直接插入到肿瘤内，接通电极输送高频交变电流（200～1200Hz），使瘤组织内带电离子共振并相互摩擦产生热量，局部组织的温度上升到60～100℃时，会导致瘤细胞蛋白变性，细胞膜功能障碍并导致细胞凝固性坏死。当温度>100℃时，瘤组织通常发生炭化，会使热量传递的效率下降并且消融区体积不再继续扩大。目前使用的射频消融设备需要在患者身体上接电极片，通常贴在患者大腿部。当消融区域接近高流量血管（直径>3mm）时需要考虑"散热片作用"。血流会带走部分热量，从而使病灶内温度升高受到限制，由此可能会增加肿瘤进展的可能性。目前有几款上市的射频消融装置，它们使用不同的技术使目标消融区体积最大化。

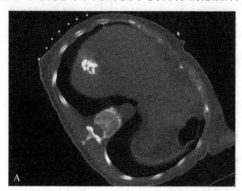
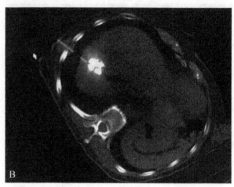

图 9-6　HCC 的射频消融治疗

患者行经皮选择性肝动脉 TACE 后 1 个月 CT 复查肝内占位碘油沉积不是非常密实，甲胎蛋白仍然偏高，遂拟行肝内肿瘤射频消融治疗。A. 患者体表粘贴金属定位装置，行 CT 平扫定位，确定穿刺点、进针方向和进针深度；B. 经皮将射频消融针穿入病灶并行射频消融治疗

2）氩氦刀冷冻消融：冷冻消融也是一种经皮穿刺治疗技术。室温下氩气从高压区流经氩氦刀封闭的低压区迅速膨胀（闭合回路，气体膨胀系统）。急速膨胀的气体使温度降低（焦耳-汤普森效应），并且针尖的低温效应经传导和对流原理，使氩氦刀尖端周围温度数秒内下降至–140℃以下。温度至少要在–120℃～–140℃，才能导致肿瘤细胞死亡并且要达到充分的安全消融边界，一般认为冷冻消融的区域应大于肿瘤边缘 1cm。冷冻消融通过使细胞内和细胞外水形成冰晶、小血管血栓形成导致瘤细胞直接和间接的死亡（图9-7）。

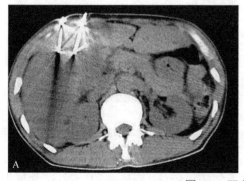
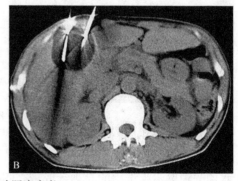

图 9-7　肝右叶肝癌患者

A. 在 CT 引导下将两枚 1.7mm 氩氦刀冷冻针穿入肝右叶肿瘤组织中；B. 冷冻治疗第一个循环可见消融范围在 CT 平扫图像上显示清晰

当病灶附近有直径>3mm 的血管时，应该考虑"散热"效应，这种效应类似于干扰射频消融治疗的"散热片效应"。冷冻消融通常需要在目标区进行多次冷冻——复温流程。目前可用的冷冻系统使用的冷却剂为压缩后的氩气，这就需要大型压力容器存储。相对于射频消融，冷冻消融的优势包括：可同时使用多个消融针刀，在术中可以用多种影像学检查手段进行实时

动态监视，而且术中疼痛感不明显。

3）微波消融：微波消融治疗是一种将微波发射电极针插入到肿瘤内进行消融的治疗技术。微波能产生频率＞900MHz的振荡电磁场。位于振荡电磁场周围的水分子在电磁场的作用下会快速振荡，互相摩擦产生热量。相对于射频消融，微波消融的优点包括炭化区较小而消融区面积更大，短时间内即达到目标温度，"散热"效应弱，可以同时进行多针治疗。消融系统包括微波发生器、能量传输系统（柔性同轴电缆）和微波消融电极针。经常会和经皮选择性肝动脉灌注化疗栓塞术联合使用（图9-8）。

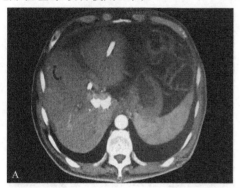 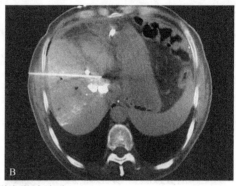

图9-8　TACE联合微波消融

A. 原发性肝癌栓塞术后1个月复查增强CT提示尾状叶病变碘油沉积不密实，并动脉期有强化；B. CT引导下行局部病灶微波消融术

（2）化学消融：目前国内最主要用于实体肿瘤消融的化学物质为乙醇。乙醇消融（percutaneous ethanol injection，PEI）是当今运用最为广泛的化学消融治疗肝肿瘤的方法。同介入栓塞相比其肝功能损伤小；与经皮选择性肝动脉灌注化疗栓塞术联合运用，能明显提高疗效，使结节型瘤体的完全坏死率达到80%以上（图9-9）。

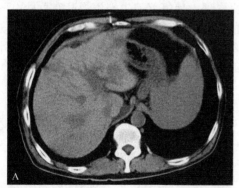 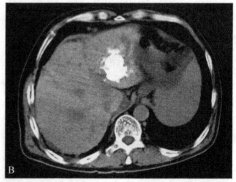

图9-9　肝内占位性病变

A. CT平扫并麻醉针定位；B. 行肝内占位性病变酒精针穿刺并注入6ml无水乙醇和1ml的超液化碘油的混合液后再次行CT扫描可见消融范围达到治疗效果

无水乙醇消融治疗选用的穿刺针或带有侧孔的化学消融针，规格为21～22G，长度为15～20cm；按常规消毒，穿刺点局部麻醉（利多卡因、普鲁卡因），由B超或CT定位穿刺，穿刺进针过程中要求患者平静呼吸屏气，目的是使定位更加准确，同时避免针尖对肝被膜撕划损伤。无水乙醇注射时一定要多点注射，注入的速度要慢，防止药物流入血管、胆道或反流出针道进入腹膜腔；在观察到有针道反流时，应更改针尖注射位点或停止注入无水乙醇。为防止严重并发症的发生，一次性治疗过程中一般注入无水乙醇剂量范围为2～8ml。治疗结束后，为防止无水乙醇及可能渗出血液沿针道反流入腹膜腔，需延长留针时间在30min以上。

任何消融治疗的目标都应该是将肿瘤组织及肿瘤边缘组织完全灭活。尽管消融可以灭活肿瘤组织，但是局部消融时需要仔细规划消融治疗方案。消融区的几何形状具有不可预测性，因此粗略地评价消融区已完全覆盖病灶组织可导致消融治疗失败。因此，在消融治疗时，肿瘤的大小、形态和位置对于决定术中使用的消融针的型号和数目非常重要。消融治疗的远期疗效和生存率的提高完全取决于肿瘤消融治疗的程度。肿瘤完全消融的可能性随着肿瘤增大和瘤组织类型的多样性而下降。

术前的影像学检查必须准确地观察每个病灶与周围解剖结构的关系。病灶接近大血管可能会导致治疗效果不能达到预期效果。此外，当病变靠近胃肠道、膈肌、心脏和肾脏时，消融治疗可能会导致临近脏器的损伤。同样，当病变位于肝脏中央部分时，消融治疗增加了损伤胆管的风险。鉴于此情况，在消融过程中应用一些技术保护邻近结构，包括使用"水分离技术"等。

对于肝硬化肝脏内直径<3cm原发性肝癌不适合外科切除或肝移植的患者，目前有资料证明经皮热消融是安全有效的。事实上，最近的研究表明，肝功能Child-Push A级的患者5年生存率达51%～76%。这些研究结果揭示了一个问题，射频消融或微波消融可以作为直径<3cm肝癌患者的一线治疗方案。一项随机对照试验比较了外科切除与射频消融对肝内单个病灶直径<5cm、肝功能Child-Push A级合并肝硬化的患者的治疗效果，结果显示两种治疗方案在生存率和无疾病生存期方面的差异没有统计学意义。还有一些研究比较了冷冻消融和微波消融治疗HCC的安全性和有效性。然而，一项纳入了288例经皮微波消融治疗肝癌的回顾性研究显示，1年、2年、3年和5年生存率分别为93%、82%、72%和51%。

经皮消融术可能的并发症的相关知识对于评估每个患者的手术风险是非常重要的。选择适合的患者和适当的技术将有助于降低手术并发症发生的风险。在一项纳入82项能独立研究的文献共计3670例患者的荟萃分析发现，微波消融总并发症发生率为8.9%。最常见的并发症包括出血、脓肿和胆管狭窄。另一个可能的并发症是肿瘤溶解综合征，该综合征通常发生于射频消融和体积较大的肿瘤冷冻消融后，该综合征是一种罕见的全身性并发症，可能会出现严重的血小板减少症和肝衰竭或肾衰竭。相对于热消融，冷冻消融后肿瘤溶解综合征的发生更加多见，这可能是由组织灭活的机制不同引起的。

二、结直肠癌肝转移瘤的介入治疗

1. 肝动脉化疗栓塞术 以往的治疗经验认为，失去手术机会且化疗后病情仍在进展的大肠癌肝转移瘤的患者适合进行化疗栓塞术。目前研究的主要方向为伊立替康药物洗脱微球对大肠癌肝转移的治疗作用。含有伊立替康的化疗方案已被证明能够提高生存率和延缓肿瘤进展。Ⅱ期临床试验的初步研究结果显示，治疗后有80%的患者肝内病灶的增强CT检查提示病灶强化程度明显下降。还有一些评估伊立替康药物洗脱微球治疗大肠癌肝转移瘤的安全性和有效性的试验正在进行中。在国内也有雷替曲赛在经皮选择性肝动脉化疗栓塞术中应用的报道，治疗效果明显，但样本量均小。

2. 放射性栓塞 失去外科手术机会的大肠癌肝转移患者在接受一线和二线化疗方案治疗失败后才考虑进行放射性栓塞。前文已提到两种上市的放射性栓塞微球（SIR-Sphere 和 TheraSphere）。目前，SIR-Sphere 已被 FDA 批准用于治疗大肠癌肝转移瘤。一项纳入 19 个研究总共 792 例患者的研究放射性微球治疗大肠癌肝转移瘤（作为一线治疗方案）疗效的荟萃分析结果显示，该治疗方案的有效率为80%～90%。目前正在进行的两项大型Ⅲ期临床随机对照试验观察大肠癌肝转移瘤在接受标准的一线化疗方案时联合放射性微球栓塞治疗的临床疗效。目前国内还未见使用。

3. 经皮消融术 经皮消融治疗中有关患者的选择、消融术的技术要点和相关的并发症在前文中已经讨论过。目前已发表的文献认为对较小（直径≤5cm）的结直肠癌转移瘤的治疗中，经皮射频消融与外科切除术相比，术后的生存率差别不大。最近的研究主要关注于射频消融对结直肠癌转移瘤的姑息性治疗的作用，这些研究认为消融治疗的生存获益超过以化疗为主的治疗方案。结直肠癌肝转移瘤同样也可以采用冷冻消融或微波消融治疗，但是相关研究数据支持较少。大多数对冷冻消融治疗的研究都没有根据转移瘤具体类型对纳入人群进行分组，因此很难确定冷冻消融治疗到底对哪一类型的转移瘤有较好的疗效。

三、神经内分泌癌肝转移瘤的介入治疗

神经内分泌癌肝转移的断面影像检查中，其表现无特异性。有些肿瘤在动脉期表现为富血供，而另一些表现为乏血供。奥曲肽扫描显像，如 PET-CT 检查可以帮助对该病进行诊断和分期。通常，应用联合多种影像学检查模式来评估症状性神经内分泌性转移瘤，图 9-10 是胰腺神经内分泌癌胰腺肿瘤内反射性粒子植入 2 年，肝内转移癌经皮肝动脉灌注化疗栓塞术后 5 个月，上腹部 CT 检查示胰腺原发病变稳定，肝内新出现转移性病变，再次对肝内转移癌行经皮经肝动脉灌注化疗栓塞治疗。

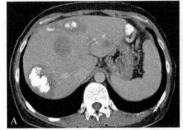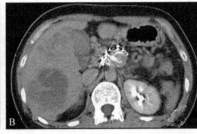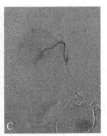

图 9-10　肝动脉化疗栓塞治疗胰腺神经内分泌癌肝转移

A 和 B. 胰腺神经内分泌癌胰腺肿瘤内放射性粒子植入 2 年，肝内转移癌 TACE 术后 5 月，上腹部 CT 检查胰腺原发病变稳定，肝内新出现转移性病变；C. 再次对肝内转移癌行 TACE 治疗

肝脏靶向介入治疗主要是针对那些分泌激素的瘤体或瘤体巨大引起明显症状又不能手术切除的患者。化疗栓塞和放射性栓塞技术在本章前面已经论述过。无论患者先前有无接受过生长抑素类药物的治疗，该药物治疗是神经内分泌转移性肿瘤患者术前最重要的辅助治疗，这一治疗方法的目的是阻抑术后即刻瘤细胞分泌激素从而防止出现相应的神经内分泌症状。

一些研究报道证实神经内分泌转移性肿瘤患者能够从化疗栓塞和单纯的肝动脉栓塞治疗中获益。2007 年发表的一项比较单纯肝动脉栓塞和 TACE 治疗的研究结果显示，在延长疾病进展时间、缓解症状及提高生存率方面，TACE 组治疗效果显著。同样，文献亦认为放射性栓塞治疗神经内分泌转移性肿瘤患者也有较好的疗效。研究已证明治疗后生存期明显延长（即＞2 年）。据此，一项纳入 148 例患者的回顾性研究指出，放射性栓塞治疗神经内分泌转移性肿瘤患者的中位生存期为 70 个月。

神经内分泌转移性肿瘤患者的经皮消融治疗的适应证在本章前面已论述，主要的因素包括：病灶的大小、形态、位置和数目。与栓塞治疗一样，神经内分泌转移性肿瘤患者在进行消融术时，瘤体分泌的激素类的活性物质，如类癌在消融中会产生肿瘤危象，因此，这些患者应在围手术期进行生长抑素类药物治疗。外科切除术中联合热消融和对挑选的有适应证的患者进行姑息性热消融以缓解症状时，都取得较好临床获益。关于冷冻消融和微波消融对神经内分泌转移性肿瘤的治疗效果的研究较少。

四、肾细胞癌的介入治疗

由于断面影像技术在临床工作中日益广泛的应用，检查出偶发肾脏小肿块的概率大大增加，这些肿块通常表现为引起肾脏轮廓改变的不均匀强化的肿块。通常用多期增强 CT 检查对疾病进

行分期（图 9-11），一般根据病灶大小、有无侵犯肾静脉、肾包膜是否受侵、肾上腺是否受侵及是否有淋巴结和远处转移等因素用 TNM 分期系统对病情进行分期。这类肿瘤的特征是倾向于向血管内蔓延，随着疾病的进展发生骨骼、大脑、肝脏和肺部等部位转移。尽管肾癌可以通过 CT 检查直接确诊，但是常还需要结合 MRI 和超声检查协助解决 CT 诊断的疑难问题。根据病灶的具体特点，经典的 Bosniak 分级系统可以将囊性肾癌分为手术切除组的和非手术切除组两类。

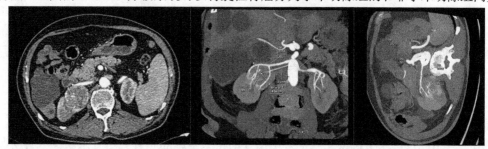

图 9-11　右肾癌增强 CT 检查及重建可见肾癌组织侵犯肾盂，肿瘤边缘包绕右肾动脉，右肾静脉与肿瘤分界不清，考虑受侵

　　在临床表现中，当患者被检测出肾细胞癌时通常是无症状的或仅表现为局部症状。因此有研究者主张观察等待和密切随访病情变化，但是许多患者和医生还是选择治疗这些小的、早期的肿瘤，因为没有更好的微创性确诊办法。ⅠA 期（直径＜4cm）的肿瘤占这类疾病的大多数，通常采用经皮或保留肾脏的手术切除治疗。

　　经皮消融术：热消融治疗已经成为失去手术机会的肾细胞癌患者的新的治疗手段。热消融治疗最早成功应用于治疗那些不愿意接受外科手术治疗、基础肾功能不全、孤立肾、移植肾或多发肾肿瘤（如 hippel lindau 综合征患者）的患者，为这些患者提供了一个新的治疗机会。未确诊肾囊肿块性质的患者可以在热消融治疗前或在热消融手术时实施活检。对于表现特性的小肾癌在消融前通常不进行活检，因为目前对于特征性小肾癌活检的效用尚存在争议，因此，热消融时活检的时机和作用还需要广泛的讨论和更多系统性的回顾分析做出结论。

　　射频消融和冷冻消融是经皮治疗肾肿瘤的主要方式，尽管两种技术都有各自的优缺点，但是近来的研究倾向于冷冻消融。基于介入学家经验、设备的可用性及病变的部位，消融术中可以使用多种影像引导技术，如超声、CT 或 MRI。消融最适用于直径＜4cm 的肿瘤。较大的肾肿瘤尤其是外生型同样适用于消融治疗，肾脏背侧外生型肿瘤最适合消融治疗。肾实质内和肾门部肿块消融较为困难。肾脏肿瘤消融治疗时并发症不常见，但肾前方的肿瘤消融治疗时可能会出现肠道或腹腔脏器损伤、肾实质内肿瘤消融治疗时可能损伤集合系统和肾脏血管、肾下极肿瘤消融可能损伤输尿管、肾上极肿瘤消融可能导致胸腔积液或气胸。

　　消融术通常在 CT、透视 CT 或超声/透视引导下进行。超声的优势在于术中能够实时动态监测消融进程，而 CT 可以显示病灶周围组织更多的信息，从而可以避免术中损伤病灶邻近的组织器官。为制订治疗计划，术前应行俯卧位 CT 检查。先前常规腹部 CT 检查采取的是仰卧位或受患者呼吸节律的影响而使肾脏的位置发生变化，从而需要调整预期的穿刺路径。如果治疗部位有重要的非消融靶点的组织结构或器官，可以采用"水分离技术"，这项技术需要在布针后注入无菌生理盐水或 5%葡萄糖注射液，从而将目标消融组织从非目标消融组织中分离出来。如果以分离组织为目的，进行射频消融时应避免使用生理盐水，因为生理盐水具有导电性，可能会导致不可预知区域组织的消融。植入消融针时遵循"2∶1"的规则，两支消融针的间距不超过 2cm，且消融范围应超过肿瘤边缘 1cm。一旦消融针在目标区域内位置满意，术者可根据设备制造商的操作说明和治疗方案来实施消融术。进行冷冻消融时，两个冷冻期之间的有效解冻时间间隔为 10min。术中应每 5min 扫描复查一次，第二次冷冻期后采用被动或主动方式解冻，之后拔出消融针并再次扫描检查确定有无并发症。根据患者不同的麻醉/镇静类型进行术后复苏，术后观察12h后在次日早晨即可出院。

相对于腹腔镜手术治疗，经皮消融治疗术后患者恢复速度快。Thumar等总结了所有的肾细胞癌射频消融的疗效后指出，至少79%的肿瘤只需一次消融术就能完成治疗。术后的影像学检查发现病灶完全坏死，局部病灶进展率为0～9.7%。不幸的是，局部病灶进展是在手术后31个月才发现的，这迫使我们要进行长期随访。一些回顾性研究报道冷冻消融的一期成功率高于90%。相对于射频消融，冷冻消融治疗肾癌的术后病灶进展率较低，但是这些研究的样本量偏小且随访时间较短。为此，目前的随访方案是在消融术后第1、3、6、12、18、24个月进行CT平扫或增强或MRI检查进行评估消融治疗的效果。

五、肺癌的介入治疗

虽然肺癌的静脉化疗或辅助放疗是治疗中晚期肺癌的主要方法，但因疗程长，不良反应多，所以，对一些不能接受或不愿接受其他方法治疗的中央型肺癌患者更适宜采用支气管动脉介入治疗。

行经皮选择性支气管动脉灌注化疗栓塞前半小时肌内注射安定5mg镇静，术中使用5F或4F的Cobra导管，先行病变侧支气管动脉造影，明确肿瘤的支气管动脉供血情况及肿瘤血管改变，确定肿瘤供血动脉是否与脊髓动脉共干，如有共干使用微导管行支气管动脉超选择插管，根据病理结果选择适宜的化疗药物，并将化疗药物稀释80～100ml后经导管缓慢进行灌注（流率4ml/min），灌注完毕后再使用350～560μm PVA颗粒栓塞支气管动脉（图9-12）。常规间隔4～6周后行再次治疗，治疗1～4个疗程。

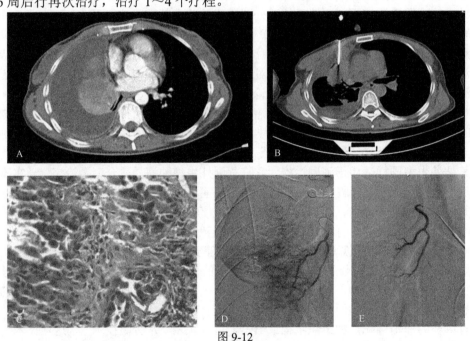

图9-12

A. 胸部增强CT显示右肺肿物、肺不张、大量胸腔积液；B. 抽吸胸腔积液后在CT引导下行经皮肺组织穿刺活检；C. 活检结果回报为中分化腺癌；D、E. 用亚希诺导管及微导管行支气管动脉造影后行灌注化疗栓塞术

一般在1～2个疗程结束后行胸部增强CT检查和肺癌相关肿瘤标志物检查并进行疗效判定。有研究表明经支气管动脉灌注化疗栓塞术治疗肺癌已经取得了较好的中近期疗效，其有效率达68%～90%，已逐步成为治疗肺癌，尤其是中晚期中央型肺癌的有效方法之一。最严重的并发症为脊髓动脉损伤，主要原因为支气管动脉与脊髓动脉共干，给予化疗药物或栓塞时损伤

脊髓动脉导致患者截瘫。

目前已发表的有关肺癌消融治疗的研究中，大多数都是关于非小细胞肺癌的研究报道。经皮消融治疗的主要方案针对临床上不能手术切除的、患早期肺癌的高危患者，通常这部分患者有外科切除术的指征，但是他们可能因为肺功能储备不足或伴有心肺疾病而不能耐受外科手术。肺癌消融治疗也适用于肺门、纵隔淋巴结及胸腔外转移的患者。最后，为了缓解患者因肿瘤所致的严重不适症状（如胸壁包块导致的疼痛），也可以进行姑息性热消融治疗。射频消融应避免治疗位于肺尖及纵隔的病灶，因为它可能会出现相应的机械性和热损伤的风险。

射频消融或微波消融可能会干扰起搏器或除颤器的功能。因此，介入手术者必须与麻醉医生或心内科医生商讨是否要为患者安装外置的起搏器或除颤器。虽然内科医生更喜欢在监测麻醉或全身麻醉下手术，但消融术可以在咪达唑仑和芬太尼复合麻醉下进行。尽管一些胸壁和胸膜的病灶可以在超声引导下进行消融治疗，但绝大多数还是在 CT 引导下进行（图 9-13）。术前应复习 CT 检查结果，以确定手术治疗的目的与计划，之后对术区进行皮肤消毒、铺单，并对穿刺点皮肤及皮下组织及胸膜进行充分局部浸润麻醉。当消融针或电极针进入胸壁后应进行 CT 扫描以评估进针的最佳轨迹（路径）。根据病变的大小和深度选择消融针的长度和工作头的类型。消融的技术和布入消融针的数量决定治疗时间。消融结束后拔除消融针再次行 CT 扫描复查，观察有无气胸，术后观察 2～3h，再一次复查胸片确定有无气胸发生。

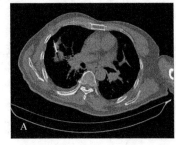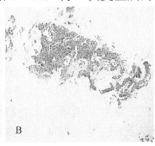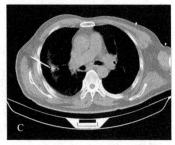

图 9-13

A. 右肺占位性病变，CT 引导下经皮肺组织穿刺活检；B. 结果回报支持中分化腺癌；C. CT 引导下行经皮肺组织射频消融

从理论上讲，微波消融在提高瘤内温度、扩大消融范围、缩短消融时间等方面比其他消融技术更具有优势。除此之外，微波消融不依赖电流，可以使用多支消融针同时进行多病灶的消融。冷冻消融较射频消融的优点在于它可以扩大肿瘤消融范围，可同时使用多针对多病灶进行消融，而且术中疼痛不明显。另外由于冰球在 CT 图像上呈低密度，术中可以清楚地观察到病灶消融的范围。目前还没有公认的肺癌消融术后最准确的影像学监测方式和随访方案。经常执行的随访方案是在术后 1 个月、3 个月复查胸部 CT，之后每隔 6 个月复查一次。近来的研究表明 PDG PET-CT 相对于胸部 CT，能够更早发现治疗失败的病灶。消融术后，CT 检查最早表现为肿块周围呈毛玻璃样阴影，消融区域边缘的表现大致类似。1 个月内 CT 表现为消融区域明显增大且呈多个结节状的消融区逐渐融合。在进行 PET 检查时可见消融区域代谢活性消失说明病灶组织完全坏死没有残余肿瘤组织。有时病灶边缘残余的瘤组织摄取放射性示踪剂是肿瘤复发的重要征象，尽管这种表现不完全特异。

目前已发表的关于肺部肿瘤的热消融治疗的文献，多为异质性患者组群、不同的随访周期和不同的评价标准，很难进行荟萃评价。如今肺部病灶的消融治疗的经验大多来自射频消融技术的研究。一项纳入 153 例患者共 189 个病灶的回顾性研究分析了射频消融的疗效，平均随访时间为 20.5 个月。非小细胞肺癌组患者 Kaplan-Meier 生存分析显示，该组患者 1、2、3、4、5 年的生存率分别为 78%、57%、36%、27%、27%。另外一组纳入 60 例患者，每例患者有 5 个或 5 个以下的直径<4cm 的病灶。随访至第 18 个月时原发性肺肿瘤患者的生存率为 76%，肺

转移性肿瘤患者的生存率为 71%。经皮肺癌消融术的并发症包括消融后综合征、出血、心肺衰竭、气胸、咯血、肺出血、反应性胸腔积液、支气管胸膜瘘、感染或肿脓形成、损伤邻近的组织器官，还有因为电极片粘贴位置不正确而导致皮肤灼伤。

六、骨肿瘤的介入治疗

影像引导下经皮热消融技术是另一项开发用于骨肿瘤治疗的方法，在某些患者中，该技术可作为外科手术或外放疗之外的选择。目前骨样骨瘤的首选治疗方法是经皮消融术，此治疗方法适用于一些良性骨肿瘤，也可以有效缓解转移性骨肿瘤所致的疼痛。为了维持骨骼的稳定性并有效控制疼痛，可以联合热消融和骨水泥成形术以治疗有病理性骨折风险的患者，不仅可以加强骨骼的稳定性还可以缓解患者的疼痛症状。

当考虑用消融术治疗骨肌系统病变时，应该举行包括肿瘤内科医生、骨肌专科放射医生、骨肿瘤医生的多学科讨论，以核实骨肿瘤的类型并选择最合适的治疗方案。此外术者还需要熟悉病变周围的解剖结构包括邻近神经、血管和器官等，当病变靠近脊髓神经或主要运动神经时，可能需要使用动态诱发电位监测仪等辅助设备。术前计划时就需要清楚对病变如何进行治疗。由于扫描迅速并且可对穿刺过程进行精确的引导，CT 扫描是骨肌消融术中最常用的影像引导手段。软组织肿瘤治疗中也可以用超声引导。

七、骨样骨瘤介入治疗

骨样骨瘤是一种好发于儿童和成年人的体积较小、疼痛明显的良性骨肿瘤。典型的临床表现是剧烈的疼痛，夜间加重，服用水杨酸类药物能有效缓解疼痛。影像学表现为长骨的干骺端或骨干的由血管成骨细胞组织组成的瘤巢呈透 X 线的低密度区。对瘤巢进行完全破坏后才能达到治愈的目的。Rosenthal 等最先发表了将射频消融用于骨样骨瘤治疗的报道，之后进一步发表了一系列长期的随访结果。标准的治疗方法是先将非冷却型射频消融电极针穿刺进入瘤巢后，接通电源使电极温度达到 90℃，并且持续 6min。

八、转移性骨肿瘤介入治疗

研究显示，近 85% 的乳腺癌、前列腺癌和肺癌患者死亡时都有骨转移。转移性骨肿瘤的治疗方法有：局部治疗（如外科手术、放疗、热消融）、系统性治疗（如化疗、放射性药物治疗、二磷酸盐类药物治疗）、口服镇痛药（如非甾体类抗炎药、阿片类药物）等。目前对于骨转移瘤所致的局部性疼痛的标准治疗方法为放疗，但是放疗的有效性和持久性仍然存在争议。外科手术通常适用于新发骨折或即将骨折的骨转移瘤。近来的研究显示消融术在治疗骨和软组织的转移性肿瘤方面取得了良好的临床疗效，能够有效地缓解转移性骨肿瘤所致的疼痛。美国放射学会的专家对射频消融在转移性骨肿瘤的疗效进行了单中心前瞻性研究，随访结果表明，患者术后在第 1 个和第 3 个月时疼痛缓解程度最明显。当应用消融术进行疼痛治疗时，患者的选择非常重要，患者必须有一处或两处疼痛部位，而且疼痛程度必须是中等以上（疼痛指数为 10分，24h 内疼痛指数最小应 >4 分）。

骨水泥成形术既可以单独应用也可以联合热消融技术治疗转移性骨肿瘤。该技术经皮穿刺将骨水泥注入骨质病变内，以提高脊柱或骨盆骨骼等持重骨的承重能力和稳定性，减小发生病理性骨折的风险。该技术能稳定微骨折并且直接作用于痛觉感受器，因而还有缓解疼痛的效果。与其他组织的热消融治疗一样，热消融技术在骨肿瘤的治疗方面的地位及临床结局的评价还有待进一步研究。

（兰州大学第一医院　李奋强　王文辉）

第十章 肿瘤治疗的多学科诊疗团队

第一节 恶性肿瘤发展现状及多学科诊疗模式的概述

近年来，随着人口老龄化、城市化的不断发展和诊疗手段的不断更新及进步，恶性肿瘤的检出率及发病率呈现逐年上升趋势。2015年2月4日《2012全球癌症统计》在《化学文摘》期刊在线发表，据统计全球约有1410万新发癌症人口，其中约820万死于恶性肿瘤，其中57%的患病人群和65%的死亡人群来源于发展中国家。目前我国恶性肿瘤死亡率及发病率仍在上升。恶性肿瘤已成为目前全世界的重要死亡原因之一，其严重危害人类生命健康。因此恶性肿瘤的诊断及治疗至关重要，近年来多学科团队协作（multiple disciplinary team，MDT）的出现很好地综合了各个科室的综合意见，使患者得到更合适也更理想的综合治疗。早在20世纪90年代，欧洲80余个医院经讨论成立了肿瘤学课程，自此之后我国各个医院纷纷成立肿瘤相关科室，并在肿瘤治疗逐步进展过程中成立多学科诊疗小组，在院内及院际间进行病例讨论，研讨最合适的治疗意见及方法，使众多恶性肿瘤患者得到合理、有效、个体化的综合诊疗意见，提高了肿瘤的控制率，旨在进一步提高恶性肿瘤患者的5年生存率。恶性肿瘤综合治疗多学科的团队简称MDT团队，由各专业内资深人员组成，包括肿瘤外科专家、肿瘤内科专家、肿瘤放疗科专家、胸外科专家、肝胆外科专家、乳腺外科专家、胃肠肿瘤科专家、普外科专家、病理专家、影像诊断学专家、护理人员、营养专家等，当然，治疗中所做决定的决策人还应该包括患者和家属。

肿瘤的传统治疗模式各学科之间缺乏有效的联系、协作渠道，导致很多肿瘤患者常需要反复到不同的科室求医，传统治疗模式资源少，信息量小，缺乏与其他科室的沟通交流，承担责任大，心理压力大，诊疗方案受限，多次转诊，耗时长，身心俱累，对治疗方案依从性差，治疗选择性受限制，得不到系统护理、治疗，满意度下降，诊疗费用高。我国现状多数为各自为政的分科体制，各种治疗手段都有其局限性，在这种模式下相当一部分肿瘤患者的诊断、分期不规范，治疗不全面。

随着科学技术的进步和人们对实体瘤的认识加深，许多恶性肿瘤，如乳腺癌、肝癌、前列腺癌、直肠癌、肺癌等的治疗模式都发生了根本的变化。大量的循证医学证据证明，在这些实体瘤的治疗中，除外科手术以外，术前和术后的多种辅助治疗方法是提高疗效的重要手段。例如，乳腺癌的术前新辅助治疗包括了术前化疗和内分泌治疗，晚期肝癌的多学科治疗包括了介入治疗、射频治疗等多种治疗方法。这些肿瘤的综合治疗远远超出了传统的单一学科的治疗模式。我们应该认识到，随着肿瘤治疗学的发展，外科手术刀的作用只是肿瘤治疗中的一个重要方面。恶性肿瘤的治疗包含了多学科的团结协作。MDT在国外的大型医院已经成为疾病治疗的重要模式：美国和其他国家一些重要的肿瘤治疗中心均建立了MDT治疗工作模式。在英国，国家健康保险计划（the NHS cancer plan）已经把直肠癌MDT的治疗模式列入其中。德国等医疗中心相对集中的国家，MDT模式已经成为医院医疗体系的重要组成部分。

第二节 MDT 的定义和命名

（一）MDT 的定义

MDT通常指由来自两个以上相关学科、相对固定的专家组成工作组，针对某一器官或系统疾病，通过定时、定址的会议，提出科学、合理意见的临床治疗模式。MDT模式不同于传统的多学科会诊或全院查房，后者更多强调的是诊疗过程和方法，而 MDT 模式强调的是诊疗中的工作模式和制度。总体来讲，一个组织和实施有效的 MDT 模式应该具备如下特点：

1. 患者能从 MDT 诊疗过程中获得个体化的诊疗信息和帮助。
2. 患者能获得诊治的连续性，即使曾在不同的 MDT 团队或医院接受诊治。
3. MDT 诊疗决策通常需遵循行业临床指南。
4. MDT 团队需要定期对诊疗决策和实践进行总结，提高诊疗水平。
5. MDT 诊疗过程能促进成员间的交流与合作。
6. MDT 团队成员有机会获得专业继续教育。
7. MDT 会议能让患者有机会被纳入高质量的临床试验。
8. MDT 团队需要有良好的数据管理机制，既能为患者保存就诊资料，也可用于管理和研究。

（二）MDT 的命名

MDT 命名可以依据所讨论的疾病而定。按系统分：上消化道疾病、下消化道疾病、呼吸系统疾病、泌尿系统疾病、妇科疾病、乳腺疾病等。按疾病分：胃癌、食管癌、乳腺癌、结直肠癌、肺癌、子宫内膜癌、宫颈癌、肾癌、膀胱癌、前列腺癌等。按疾病分期分：结直肠癌肝转移、乳腺癌淋巴结转移、前列腺癌骨转移、肺癌脑转移、宫颈癌盆腔转移等。在 MDT 前加上所讨论的系统/器官/疾病即可成为完整的 MDT 命名，如上消化道 MDT、乳腺癌 MDT、肺癌 MDT、结直肠癌 MDT 等。MDT 命名既能给医生明确本 MDT 讨论的疾病范畴，又给患者以就诊指南。

第三节　多学科诊疗的优势及前景

MDT 模式是建立于循证医学基础上的一种肿瘤治疗新模式，它将医院内部不同科室的医生聚集起来，通过定期、定时、定址的会议，汇集各科室的最新发展动态，并结合患者的疾病分期、家庭经济状况及其身体状况和心理承受能力，在权衡利弊后，确定出科学、合理、规范的最佳治疗方案。肿瘤是一种全身性疾病，诊断和治疗均需要多学科协同完成，MDT 是实现"有计划地、合理地应用现有治疗手段"进行肿瘤个体化综合治疗的组织保障。MDT 在肿瘤治疗中提供恰当、及时的疾病诊断，基于诊断制订个体化治疗方案及护理方案。

目前，恶性肿瘤的常规治疗手段多种多样，包括手术、放疗、化疗、靶向治疗、生物治疗等。随着对恶性肿瘤治疗的深入研究及发展，多种治疗手段不断兴起，基因检测水平逐渐进步，针对基因的靶向治疗近年来越来越受到重视，尤其是近些年在肺癌、乳腺癌、结直肠癌中各种靶向治疗药物层出不穷，针对恶性肿瘤的诊疗规范及诊疗指南不断更新。由于治疗手段的多样性，多种恶性肿瘤的治疗策略不断调整，因此临床治疗中方案的选择及时机尤为重要，也导致临床医生及患者选择治疗方式的难处，而 MDT 恰恰解决了临床治疗中面临的此种难题，在多种恶性肿瘤的综合治疗中发挥极其重要的作用，经过多个科室相关专家探讨研究，结合患者的实际情况，因时因地制宜，挑选最合理、最适宜的治疗方案。MDT 模式目前已在全国范围内广泛应用于多种恶性肿瘤的治疗，包括结直肠癌、胃癌、乳腺癌、肺癌、肝胆系统恶性肿瘤、胰腺癌、口腔恶性肿瘤等多种肿瘤，解决了众多患者在疾病治疗过程中遇到的难处，也使得患者得到最好的治疗，改善众多患者的疾病控制率，也期待进一步的统计数据中能够改善患者的5 年生存率。

MDT 的发展优势有利于疑难杂症的明确诊断，该模式对医院的要求较高，不是所有的医院都适合开展。它要求医院的临床专业具有顶尖水平。例如，内科、外科、放疗、影像、病理等专科的专家要在各自领域掌握最系统、最前沿的专业知识和技能。

MDT 有利于为诊断明确的患者提供最佳治疗方案，当患者诊断明确，但治疗方案多样，则需要根据患者身体综合状况，确定最佳治疗方案，这种提供最佳治疗方案的模式在肿瘤治疗上应用较为普遍。肿瘤治疗不是单一科室可以完成的，MDT 为患者提供一站式服务，在多种治疗选择中为患者寻找一条最恰当的治疗方式。MDT 可以解决慢性病累及全身器官导致随访难的问题。在疾病诊断明确的患者中，随着病程的进展，病变将累及多个器官和系统，需要多专科协作对患者状况做出综合评价，并及时调整治疗措施。根据疾病发展的不同阶段调整和优化治疗措施。这种组织形式，既为患者提供了优质的一站式服务，也实现了优势学科带动相关专科发展，以及整合专科力量而形成品牌特色的共赢效果。

MDT 模式的实施一方面可增加患者对疾病的认知，帮助患者更好地应对一些突发情况，从而提高其自我管理的能力，坚定对抗疾病的信心，同时各专科专业人员的加入，可使患者得到及时、准确、规范的指导，缓解患者精神方面的压力。另一方面，专科医生在本专业领域研究精进，但对其他学科认知有限，在综合考虑诊疗方案上有明显局限性，通过 MDT 可以快速、及时获得其他学科的信息，有利于提高个人的综合能力。这一点对中国医生尤为重要，中国医生工作量非常大，不可能对每个患者进行 MDT 讨论，个人综合能力强的医生才能对大多数患者做出独立、全面、合理的判断和处理。

MDT 模式的推行过程中，医院在国内外的影响力不断扩大，提升了医院的学术地位，促进了医院品牌建设，也带来了病理科诊断和测试相关的辅助收入，提高了医院经济和社会效益。MDT 促进了各个科室的团结协作，起着优势互补的作用，同时提高医疗质量，在多种恶性肿瘤的诊疗过程中发挥重要的指导作用，在临床研究生思维及能力培养中发挥积极作用，对于临床教学查房也起到重要作用，全国范围内进行得如火如荼，其应用范围广泛，其运用前景广阔，必为恶性肿瘤的规范化诊疗开启新的篇章。

第四节　MDT 模式的构建及实现

（一）MDT 成员及 MDT 成员组成

1. 按学科分　通常可分为核心成员（core member）和扩展成员（extended member），前者包括：诊断类（医学影像学、病理学等）和治疗类（外科学、内科学、肿瘤学、放疗学等）成员，后者包括：护理学、心理学、基础医学等成员。

2. 按职能分　领导者（牵头人、会议主席）、讨论专家和协调员。

（二）MDT 成员职责和要求

1. 领导者　MDT 需要有明确的 MDT 牵头人和 MDT 会议主席。MDT 会议主席因故缺席时，可由会议副主席代替；MDT 牵头人和 MDT 会议主席不一定是同一个人。

2. MDT 牵头人　优秀的牵头人是有效实施 MDT 的先决条件，通常应具备如下几个方面的能力。

（1）具备凝聚力和领导力，富于热情。

（2）具有包容性。

（3）有足够的时间参加 MDT 会议。

（4）有更广阔的视野，不限于 MDT 会议。

3. 牵头人的职责

（1）负责 MDT 团队管理。例如，为 MDT 团队制订明确的工作目标、管理制度、诊疗规范等。

（2）负责让 MDT 团队所有成员了解 MDT 在疾病诊疗中的重要性。

（3）与医管部门沟通，申请相关基金和财政支持以确保 MDT 工作的有效进行；关注影响 MDT 诊疗决策安全性的问题等。

4. MDT 会议主席 MDT 会议主席主要负责 MDT 会议的组织和运行。一个合格的 MDT 会议主席应具有以下几个方面的能力。

（1）具有组织会议能力。

（2）具有一定的人际关系。

（3）具有管理 MDT 会议上因为争论观点造成的不和谐行为的能力。

（4）具有一定的磋商能力。

（5）具有促进达成临床诊疗决策的能力。

（6）具有时间管理能力。

5. 会议主席的职责

（1）与 MDT 协调员准备会议的议程。

（2）努力确保 MDT 会议的应到人员能参会，必要时需要进行沟通协调。

（3）确保所有的相关病例被讨论，必要时进行次序上的调整。

（4）确保所有 MDT 相关成员能参与讨论和发言。

（5）确保讨论的内容集中并且相关。

（6）确保良好的交流和营建一个专业讨论气氛。

（7）需要促进以循证医学证据和以患者为中心的 MDT 决策产生。

（8）确保相关临床试验的合格入组。

（9）确保在 MDT 会议上讨论下一个病例之前就完成当前患者诊疗建议。

（10）确保 MDT 讨论决策能够被总结和记录，并能负责将讨论决策及时地反馈给患者和所在临床医生团队。

（11）明确 MDT 诊疗决策在会议后落实的人员安排，并将此记录在案。

6. 讨论专家 讨论专家是 MDT 主体，对 MDT 讨论专家有以下几方面的要求。

（1）具有一定的专业水平，通常是具有独立诊治能力的副高级职称以上的专家。

（2）具备团队精神，尊重同行的发言，善于合作。

（3）有充足时间保证，参会出席率至少达到 90%。

（4）善于学习，能跟踪本领域的最新诊治进展和临床实践指南。

（5）具有一定的创新能力，对不适合指南的病例能给予适当的诊疗建议。

7. 协调员 协调员是 MDT 高效规律运行的必要条件。协调员具有以下几个方面的职责。

（1）安排会议。

（2）收集患者资料。

（3）记录患者诊断治疗的决议。

（4）协调、沟通 MDT 成员之间的关系。

（5）准备必要的设备设施。

（三）MDT 成员参会制度

1. MDT 核心成员要求参加所有需要他们参加讨论的病例。

2. MDT 会议主席做出最终讨论决策，并确保最终诊疗方案的贯彻实施，明确再次组织讨论的必要性。

3. MDT 会议上讨论患者的主管医生须出席会议。

4. MDT 会议设立考勤登记册，并设立签到制度，成员需签署参加及离开的时间。

5. MDT 会议主席负责监督成员考勤，以免经常缺席对 MDT 工作和决策制订造成影响。

6. MDT 扩展成员和非成员可以选择性地参加与之有关的病例；任何旁听MDT会议的人员均需介绍给 MDT 与会成员，并签到。

（四）MDT 团队协作和文化

1. 每个成员在 MDT 团队都具有明确的角色和责任。

2. MDT 团队成员在工作过程中应具有如下行为和礼节要求。

（1）MDT 团队成员之间要相互尊重和信任。

（2）MDT 团队设立本团队的发言制度。

（3）MDT 所有成员互相平等，善于接受不同的宝贵意见。

（4）MDT 团队成员之间要和睦共处，避免冲突。

（5）MDT 成员鼓励发表具有建设性讨论和争论。

（6）MDT 会议期间不安排个人日程。

（7）MDT 会议上有不清楚的问题，可要求对方或自己被要求阐明。

（8）MDT 成员要在交流中互相学习和分享自己的成功经验。

（五）MDT 成员个人发展和培训

1. MDT 团队成员应认识到不断学习的必要性。

2. MDT 团队成员可通过会议或网络分享自己的学习和实践经验，共同学习、共同进步。

3. MDT 团队成员应具有相应的培训机会，以增强专业技能和在 MDT 团队中的协作能力。

4. MDT 团队成员应具有教学和培训意识，如将治疗后的病例再提交回顾，以及对在培医生培训等。

（六）MDT 的会议场所和设施

1. MDT 会议场所环境

（1）MDT 会议室应在安静的场所并具有隔音效果，必要时能确保会议内容的保密性。

（2）房间大小和布局适宜，如所有与会成员都有座位，并能够面对面交流（可采用"U"形或圆桌会议室），所有人都能很好地看到幻灯上的内容。

2. MDT 会议技术和设备　MDT 会议室应具备以下技术和设备条件（根据当地情况尽量准备）。

（1）具备投影设备和放射影像播放设备，包括能回顾性播放历史影像资料的设备。

（2）具备一定设备可以浏览活检或手术标本的病例照片，包括能回顾浏览历史病例报告。

（3）可连接至医学影像信息系统。

（4）能够访问相关数据库和报表系统，以便能实时地做出诊疗决策。

（5）具有实时投影设施，能让 MDT 成员看到和确认诊疗建议正在被记录下来。

（6）有条件可以具备相应的设备，可以实时连接场外成员，进行视频对话（如视频会议），能和场外人员共同分享场内资料（如图片和报告等）。

（7）MDT 会议设施如果出现问题，尤其是网络信号连接问题，院方的IT工作人员应给予及时帮助，以免影响制订诊疗决策。

（七）MDT 会议组织和 MDT 会议时间安排

1. MDT 会议应定期举行，如每周的固定时间。

2. MDT 会议应安排在医生的工作时间内举行。

3. MDT 会议应避免与核心成员的其他必须参加的临床工作时间相冲突。

（八）MDT 会议前准备

1. 制订合理的流程，以肿瘤为例，确保所有原发肿瘤患者能够被 MDT 讨论，而且要明确何时患者需要再讨论。例如，当发现转移瘤或复发瘤时应组织重新 MDT 讨论。

2. MDT 会议应有一个大家认可的议程时间，并均需遵守时间，不拖延。如有特殊情况，也可在讨论最后增加需紧急讨论的患者。

3. MDT 的议程安排应合理，对于一些复杂疾病应安排足够的时间；另外日程上应考虑到成员的工作情况。例如，尽量把需要病理讨论的病例安排在一起，这样病理科医生讨论结束后即可离开。

4. MDT 会议议程应于会议之前与 MDT 成员沟通并征得成员确认。

5. MDT 会议前需要准备的临床资料应至少包括：必要的诊断信息（如病理信息和影像信息等）、临床信息（包括合并症、心理状态和姑息性治疗情况等）、患者既往史和患者或家属对诊疗的观点等。

6. MDT 成员（或委托其他成员）可在会议前查阅即将讨论患者的临床资料，以便为讨论做准备。

（九）MDT 会议中的组织和安排

MDT 会议上应明确病例讨论的原因和目的。

1. MDT 会议提交的临床数据应至少包括：诊断信息（病理信息和影像信息等）、临床信息（包括合并症、心理状态和姑息性治疗情况等）、患者既往史和患者或家属对诊疗的观点等。对 MDT 成员做出决策有用的内容应该重点汇报。对于与诊疗决策关系不大的内容可以简单汇报，如并不是所有病例都需要详细汇报或讨论病理和影像资料。

2. MDT 会议期间可借助影像和病历查询系统等查阅相关信息，包括：病历记录、化验结果/图像/标本情况（既往和现有的）、就诊时间或其他一些必要信息的报表和记录。如果既往的临床资料无法在会议中获得，应提前浏览或获取。

3. MDT 会议中可应用电子数据库记录会议意见（包括：诊疗决策过程及不明确或存在分歧的问题）；若没有电子数据库，可用标准化的可备份文本替代。

4. MDT 会议期间收集的主要数据应及时录入数据库，记录人员应该进行培训以确保信息及时准确地记录，减少对 MDT 会议的影响。

5. MDT 会议可选择在会议前提前收集临床资料以节约时间，但 MDT 会议期间需再次验证资料的准确性。

6. MDT 会议期间手机须静音或关机；如有必要的通话，MDT 与会人员应离开会场接听。

7. 优秀称职的 MDT 会议主席和协调员对 MDT 会议非常重要。

（十）MDT 会议后的工作和协调

MDT 会议后应做的工作包括：

1. MDT 会议后应及时（同一天或第 2 天）对患者和其医疗组传达和沟通 MDT 诊疗建议。

2. 确保患者的诉求信息得到评估和满足。

3. 确保 MDT 会议商定的诊疗决策能付诸临床实施。

4. 确保 MDT 团队能及时了解临床实践中 MDT 诊疗建议的贯彻情况。

5. 基于 MDT 团队共识的转诊制度，管理 MDT 团队之间的病例转诊工作。

6. 追踪随访患者治疗情况，确保检查和治疗能及时落实。

7. MDT 会议结束后需完成数据库的全部录入工作（若未在会议期间完成）。

（十一）MDT 以患者为中心的临床决策讨论对象

设立相应的 MDT 讨论的纳入标准，从而明确何时应提交病例进行 MDT 讨论，具体明确以下问题：

1. 哪些患者应进行 MDT 讨论（以肿瘤 MDT 为例，原则上初次诊断的所有肿瘤病例，首次治疗后的所有回顾病例，不适合进行标准化治疗流程的所有病例，所有复发病例，疑难复杂病例等均应进行 MDT 讨论，但针对某一次 MDT 会议，讨论病例的数量需依据 MDT 会议时间而定）。

2. MDT 会议需要讨论哪些临床问题。

3. MDT 会议讨论至少需要哪些临床信息。

4. 何时需要将病例提交至其他 MDT（如从院内 MDT 到院际 MDT）。

5. 具有关于是否或何时将进展期或复发患者提交到 MDT 讨论的机制。

（十二）以患者为中心的诊疗服务

1. 主管医生应在一定的时限内告知患者或家属 MDT 讨论目的、与会成员和讨论结果。

2. 医护人员应了解患者的意见、倾向和需求，并尽量满足。

3. MDT 负责人有责任为患者或家属安排一个主要的医务人员与其沟通。

4. MDT 负责人有责任确保患者的诉求已经（或即将）得到处理。

5. MDT 会议后，患者应该得到相应的诊疗信息，包括疾病的诊断、治疗方案的选择，以及转诊至其他 MDT 团队的可能性。患者获得信息量要足够，以便患者或家属在良好的知情同意下，对自己的诊疗做出决定。

（十三）MDT 临床决策的制订

1. MDT 会议上至少需要提供本团队公认的必不可少的临床数据，以便制订诊疗决策。例如，至少应包括诊断信息（病理信息和影像信息等）、临床信息（包括合并症、心理状态和需要的姑息性治疗等）、患者既往史和患者或家属对诊疗的观点等。

2. MDT 制订决策时应考虑所有合适的治疗方案，即使当地医院无法提供。

3. MDT 团队应了解所有当前进行的疾病相关的临床试验（包括入选标准）。评估患者能否参与临床试验应作为临床决策的一部分，必要时可请相关临床试验的协作者或研究护士参加 MDT 会议。

4. MDT 成员应知晓标准化的诊疗方案，并能在合适的情况应用。

5. MDT 决策应考虑患者的个人情况和合并症，但年龄本身通常不是积极治疗的禁忌证。

6. MDT 决策应考虑患者的心理状况和姑息性治疗情况。

7. MDT 决策需要了解患者或家属对诊疗的观点和倾向性。

8. MDT 成员在决策讨论过程中形成一个明确的诊疗建议。

（十四）MDT 的团队管理 MDT 的管理支持

医院管理部门应通过以下几方面对 MDT 会议和成员提供管理层面的支持。

1. 认可 MDT 是可为患者提供安全和高质量诊疗的治疗模式。

2. 提供足够的资金和资源，确保人员、时间、设备和设施充足，以利于 MDT 能有效运行。

3. 医院管理部门应对 MDT 进行年度评估，并对相关问题督促整改 MDT 数据收集、分析和成效审查。

（十五）MDT 数据收集、分析和成效审查

1. 相关的诊疗数据能被 MDT 团队实时收集并利用。

2. MDT 应收集直接影响诊疗决策的关键信息（如分期、体力状态和并发症等）。

3. MDT 会议期间收集的数据（如临床病理资料等）经过分析后，应反馈给 MDT 成员，以便进行学习和改进。

4. MDT 的诊疗过程和成效应参加内部和外部审查（如需确定MDT诊疗建议是否符合当前诊疗指南，并且是否曾考虑加入临床试验等），基于审查结果优化临床诊疗行为。

5. MDT 团队应调查患者对 MDT 诊疗决策的反馈意见，以便于 MDT 工作的持续改进。

（十六）MDT 的临床监管

1. MDT 讨论的目的和预期结果应明确。

2. MDT 团队应制订针对以下内容取得共识的政策、指南或条例：如何运作 MDT；MDT 核心和扩展成员包括哪些；成员的角色；成员如何合作；应对 MDT 决策在临床实践中的贯彻情况进行监管；MDT 会议后如何与患者和其他临床同事沟通交流。

3. MDT 政策、指南和条例每年至少审查一次。

4. MDT 应设立如下相关的反馈制度

（1）记录 MDT 建议和具体实施的治疗方案，若 MDT 建议未被贯彻采用应及时反馈给 MDT，并记录未贯彻的原因；MDT 团队应对这些病例进行定期回顾、总结；

（2）确保当诊疗过程中遇到严重并发症、不良事件或突发事件及死亡事件时，MDT 团队能被及时通知和反馈。MDT 团队应对这些病例进行定期回顾、总结。

（十七）MDT 应具有监管以下情况的策略

1. MDT 会议上因为信息缺失而无法制订临床决策的患者比例。

2. MDT 会议上获取 MDT 诊疗建议的患者比例。

3. MDT 应记录病理、放射及临床实际情况存在显著差异的病例，并进行总结。

4. MDT 应至少每年回顾一次患者获得治疗方案信息的平等性问题。例如，所有患者获得积极治疗、保守治疗和其他治疗的信息应该相等。

5. MDT 应至少每年对实施的有效性和表现进行自我评估，评估结果可供 MDT 团队本身和管理部门借鉴。

第五节　MDT 在各瘤种中的成效及发展过程

（一）泌尿生殖系统肿瘤

泌尿生殖系统肿瘤是一系列泌尿、男性生殖系统肿瘤的集合，包括发病率较高的三大肿瘤即前列腺肿瘤、膀胱肿瘤、肾脏肿瘤及较为少见的睾丸肿瘤、阴茎肿瘤等。近年来，我国前列腺癌的发病率呈现持续快速增长趋势，成为男性泌尿生殖系统发病率最高的肿瘤。前列腺癌正成为严重影响我国男性健康的泌尿系恶性肿瘤，应引起充分重视；伴随烟草消费增长、工业化水平提高及人口老龄化加速，我国膀胱癌发病率不论是男性还是女性，也不论在城市或农村，均呈现逐年增长的趋势；我国肾癌的发病率和死亡率也逐年增高，对国民生命健康的危害进一步加大。泌尿、男性生殖系统肿瘤生物学行为各不相同，对于系统治疗的敏感性也存在很大的差异，有些肿瘤即使在很晚期也能获得长期控制，而有些肿瘤最多只能获得姑息效果，显然传统的"1 对 1"的医疗模式难以解决患者的最优诊疗问题。这就催生了新的多学科（团队）（MDT）综合诊治模式，即相对固定的多个临床专科医生定时、定点对某一种疾病患者的诊断治疗进行

共同讨论，制订出对患者最适合、最优的诊治方案，由一个临床专科予以执行。MDT 综合诊治，是恶性肿瘤最有效的诊治方式；在泌尿、男性生殖系统诊治领域，尽管肿瘤生物学行为不同，发病时肿瘤分期各异，通过确切的多学科介入，治疗效果得以提升。

（二）原发性肝癌

原发性肝癌是全球发病率第 5 位的常见的癌症，居癌症相关死因第 2 位，目前居我国恶性肿瘤发病率第 4 位，肿瘤死亡率第 3 位。原发性肝癌中主要是肝细胞癌。肝癌防治仍是癌症防治工作的重点之一。随着现代医学的专科化，肝癌诊疗从内外科中被分到各专科。精细的分科有利于各专业领域研究更精深，实现精细化诊疗。但肝细胞癌的诊治过程涉及多个专科，MDT 诊疗模式将改变各专科医生"单打独斗"的局面，成为肝细胞癌诊疗的必然。2018 年版的欧洲肝脏研究学会肝细胞癌指南首次强调，肝细胞癌的临床管理应由肝病学、放射诊断学、病理学、移植外科、肿瘤外科、放射介入、肿瘤内科、肿瘤放疗、护理等多学科共同参与协作，提高患者生存。国内 2014 年已发布《肝癌 MDT 团队建立和多学科联合治疗的专家共识》。肝癌 MDT 诊疗模式的重要性体现在：①MDT 提供肝癌多学科讨论、交流合作的平台，提高肝癌综合诊疗水平；②肝癌、肝病相互影响除了肿瘤以外，绝大多数肝癌患者伴有慢性乙肝或丙肝、肝硬化及慢性肝病等多种并发症，病情复杂。肝癌诊疗过程中需要整体考虑肿瘤和肝病的情况。肝病的严重程度影响肝癌治疗方案的决策。小肝癌首选手术切除，肝功能 Child-Pugh A 级、吲哚菁试验 ICG15 为 20%～30%是实施手术切除的必要条件，但患者如有上消化道出血等门静脉高压并发症史，即便有手术切除条件，局部消融治疗应是更佳选择。经肝动脉 TACE 等治疗方法可能导致肝损伤甚至肝衰竭，也可能引起乙肝病毒复制活跃，故在治疗肝癌时要注意保护肝功能，并在 TACE 前即开始抗病毒治疗；③肝癌治疗手段多样，肝癌的治疗方法有手术切除、肝移植、局部消融治疗、TACE、内放疗、外放疗、分子靶向治疗、化疗、免疫治疗、中医药治疗等，按治疗手段分别由不同的专科负责。肝癌的外科治疗技术和理论不断发展。对于小肝癌，手术切除是获得根治和长期生存的最重要手段。早期为获根治采用规则性肝叶切除术，但很多患者伴有肝硬化，不能承受肝叶切除，经过临床实践发现，以局部切除替代不仅提高了切除率，还降低了手术死亡率，而术后生存率无显著差异。术前评估肝功能储备的方法发展也提高了肝癌术后生存率。以 CT 扫描来计算残余肝占标准肝脏体积的百分比，有肝硬化者需在 40%以上，无肝硬化者需在 30%以上，参考此标准判断手术可行性大大提高了大肝癌手术切除的安全性，改善术后生存率。外科的进步使肝癌术后 5 年生存率从 20%提高到 50%，但此后很长一段时间都没有超过 60%，主要是术后复发转移所致。肿瘤大、多，包膜不完整，有门脉癌栓，肿瘤微血管浸润等是术后高复发的重要特征。复旦大学附属中山医院肝外科由此提出了术后辅助治疗的重要性。该院 2008～2015 年 8 年间肝癌手术切除后 5 年生存率达到前所未有的 64%，除了小肝癌的比例较以前增多外，还可能与术后积极治疗有关，有术后治疗与无术后治疗的 5 年生存率分别为 83%和 50%。局部消融治疗因微创、易操作等优点成为小肝癌非手术治疗首选。≤3 个肿瘤、直径均≤3cm 的早期肝癌是射频消融的最佳适应证，其疗效类似手术切除，但无瘤存活率略低于手术切除。大血管的热沉效应是消融后局部存活原因之一，而微波消融、TACE 联合消融等有助于克服热沉效应。超声造影比普通超声能更准确显示肿瘤实际浸润范围，可更精准指导消融范围，降低局部存活率。实时超声/CT 或 MRI 融合技术有助于定位普通超声难以发现的肿瘤。人工胸腔积液或人工腹水可辅助消融治疗受气体干扰显示困难或紧邻膈肌等部位的肝癌。某些经皮穿刺消融风险较大（突出肝包膜，紧邻胃、肠、胆囊等），或影像学引导困难的肝癌，可选择开腹消融或腹腔镜下消融。早期放疗对正常肝脏损伤大，故主要用于治疗肝外转移病灶。随着放疗技术和放疗设备的不断进步，放疗对肝内病变的治疗也获得令人瞩目的结果。放疗对门静脉癌栓的客观有效率为40%~60%。一个监测流行病学最终结果数据库分析发现，放疗和局部消融治疗对直径≤3cm肝癌的疗效无显著差异。肝癌的其他治疗方法也都有很大的发展，在各种更新的指南和规范中都有提及；④局部和整体相结合MDT模式以病种为中心，提供多学科医生共同参与肝癌诊疗的平台，以循证医学为基础交流学术观点、实践经验和最新进展，整体考虑，讨论制订出更合理而个体化的综合诊疗方案。

（三）非小细胞肺癌

某医院在多中心多学科治疗模式下对局部晚期非小细胞肺癌患者的新辅助化疗疗效及预后影响进行的临床研究中，选择2年间收治的110例局部晚期非小细胞肺癌患者，将其随机分为研究组与对照组，各55例。对照组采用单中心标准模式治疗，研究组采用多中心MDT模式治疗。比较两组患者的临床有效率、相关临床及预后指标的变化。结果：与对照组相比，研究组新辅助化疗后纵隔淋巴结缩小更加明显（$P<0.05$）。2周期新辅助化疗后，研究组的临床有效率（69.1%）显著高于对照组（41.8%），差异有统计学意义（$P<0.05$）。研究组平均住院费用及平均住院时间均少于对照组，术后视觉模拟评分法（visual analogue scale/score，VAS）疼痛评分也显著低于对照组，差异均有统计学意义（$P<0.05$）。尽管在1年生存率方面，两组比较差异无统计学意义（$P>0.05$），但研究组生存率（65.5%）仍高于对照组（50.9%），同时研究组无进展生存期明显高于对照组（$P<0.05$）。治疗前，两组血清预后相关指标比较差异均无统计学意义（$P>0.05$）；治疗后，两组血清预后相关指标浓度均降低，且研究组显著低于对照组（$P<0.05$）。治疗后研究组肺癌患者生存质量量表（FACT-L）评分显著优于对照组（$P<0.05$）。结论：在对中晚期非小细胞肺癌患者进行治疗时，多中心MDT模式较单中心标准模式在一定程度上可提高患者的临床疗效及生活质量，同时可改善预后，值得临床推广应用。

（四）胃肠道恶性肿瘤

郑州某医院探讨多学科诊疗模式对胃肠道恶性肿瘤患者首次治疗前时间的影响。回顾性分析经MDT会诊的胃肠道恶性肿瘤患者及同时期未经MDT会诊的患者的临床资料。接受过MDT会诊的消化道恶性肿瘤患者纳入MDT组，对照组患者未经MDT会诊，按1：1与MDT组匹配。共入组148例患者，两组各74例。统计并比较两组患者的性别、年龄、首诊科室、病理诊断、影像学诊断、临床分期、入院日期、病理诊断报告日期、MDT讨论日期、开始治疗日期、首选治疗模式等。结果两组各纳入胃癌、结肠癌及直肠癌21例、24例、29例，两组患者性别、年龄、临床分期、首诊科室、入院至诊断明确时间间隔相比，差异均无统计学意义（$P>0.05$）。MDT组诊断明确首次治疗时间间隔长于对照组，差异有统计学意义（$P<0.05$）；MDT组入院至首次治疗时间间隔长于对照组，差异有统计学意义（$P<0.05$）。MDT组患者首选根治性手术的比例小于对照组，首选放化疗的比例大于对照组，差异均有统计学意义（$P<0.05$）。结论：在消化道恶性肿瘤的诊治中，MDT模式的引入稍延长了诊断明确与首次治疗的时间间隔，但促进了消化道肿瘤尤其是直肠癌的规范诊疗，高效规范运作MDT团队是患者利益最大化的保障。

（五）直肠癌MDT术前综合评估及新辅助治疗指导

以直肠癌为例，进展期直肠癌目前的治疗策略提倡术前新辅助治疗，这就需要医学影像学的专家对患者进行合理的术前评估和临床分期（采用TNM分期系统）。同时国际上对中低位直肠癌主张行术前新辅助放化疗，要求放疗科的专家和肿瘤内科的专家积极参与共同制订术前的治疗方案。因此，1例需要外科治疗的直肠癌患者，首先应该接受临床MDT专家评估，参加的人员一般包括肿瘤内科专家、放疗专家、医学影像学专家、病理学专家和外科医生。

每例患者都要接受MDT的专家评估，为其制订适合病情并且符合现代直肠癌治疗观念的合理的综合治疗方案。应当指出，在欧美国家，结直肠癌的MDT还包括了专业护士、造口师和心理治疗师。直肠癌患者，特别是低位直肠癌的患者，可能会接受腹会阴联合切除手术（abdominal perineal resection，APR），这种手术带给患者的是永久性粪便转流，即永久性肠造口。此类患者的讨论有造口护理师的参与是十分重要的，可以为患者提供针对永久性肠造口的护理和心理指导。结直肠癌中有 15%～25%的患者会发生肝转移，随着人们对结直肠癌肝转移的逐渐认识，治疗策略上也有很大区别。外科手术切除转移的肝脏病灶在部分患者仍然可以有较好的结果。因此，在直肠癌合并肝转移的患者中，外科手术有时也需要肝胆外科专家和结直肠外科医生共同切除原发灶和转移灶。事实上这也是临床多学科合作的典范。对直肠癌手术后的全程MDT诊疗有助于指导患者的术后治疗及评价预后。准确的临床分期需要病理科医生的配合，制订手术后的辅助放化疗方案仍然需要肿瘤内科医生的参与，同时对不能保肛的患者由专业的造口师进行造口护理的指导。因此，外科手术后及时召开多学科会议是整个治疗过程必不可少的重要组成部分。针对临床病理结果为患者制订一个完整而合理的手术后康复计划是现代直肠癌治疗的重要内容。

（六）乳腺癌

在乳腺癌中，循证医学研究显示，术前新辅助治疗的开展使患者接受保乳手术率明显增高，并且长期生存亦得到有力保障。而保乳手术后的辅助治疗是预防患者术后复发、转移的重要手段。以上的治疗过程需要影像科室、肿瘤内科、外科、放疗科及病理科等多个学科的参与，MDT 模式在乳腺癌的诊治过程中得到了集中体现。

（七）头颈部恶性肿瘤

头颈部恶性肿瘤的治疗都涉及 MDT 模式，如鼻咽癌、上颌窦癌、甲状腺未分化癌等需要放疗科、影像科室及病理科协助制订合理的治疗方案。

第六节　MDT 工作的效果评价

多学科工作模式已经被大多数国家的医院采用。多学科的优势，无论对于推动学术发展，还是对于提高医疗服务水平、为患者提供最好的优质服务都有益处。Sharma 等对直肠癌 MDT 工作进行了科学的评价研究，随访了 253 名结直肠外科医生，采用问卷的形式对 MDT 工作进行评估，96.5%的医生认为 MDT 模式对直肠癌患者的治疗有益，78.6%的医生认为 MDT 模式是个好的模式。国内也有不少专家认为 MDT 模式有助于提高恶性肿瘤疗效、改善生活质量，应加以推广。

肿瘤多学科综合治疗模式形成的条件首先是临床医生对肿瘤治疗规范的学习和再认识。临床多学科的治疗需要一大批了解肿瘤综合治疗理念的临床医生，包括肿瘤外科、内科、放射科临床病理科及护士等。

MDT 模式的初级阶段—— 单纯的学术讨论与研讨，多学科的医生对某一种肿瘤的治疗存在共同的兴趣，从开展学术研讨开始，共同针对病例发表自己的学术观点。随着多学科的学术碰撞，MDT 模式的雏形就已经形成。

MDT 模式—— 从学术交流到不定期的病例讨论，随着单纯的学术交流，各学科的医生们从病例讨论中感受到益处，自觉地结合开展不定期的病例讨论。此时的病例讨论已经是临床医生们合作的实质阶段。临床医生们已经从对多学科病例讨论发展到自觉地形成了多学科团队。

MDT 模式——制度化的工作模式，发展到此时，需要医院的行政领导对 MDT 模式给予充分的支持和引导，并加以制度化地规范，同时提供空间和时间及各种物质上的保障，使这种工作模式得到巩固和发展。这样，一个符合现代肿瘤治疗理念的新的医疗工作模式就已经形成。肿瘤治疗已进入多学科综合治疗时代，MDT 模式可最大限度地发挥各学科专长、加强学科协作，对于肿瘤患者的规范化、个体化治疗具有不可替代的重要作用。MDT 模式应作为肿瘤治疗的标准模式加以推广。

第七节　MDT 模式存在的问题及解决办法

在我国，各个医院受学术水平和设备条件等的限制，缺乏严格的专科医生培养制度，培养出来的专科医生水平存在很大的差别，在欧美等发达国家，医学生毕业后，需要到有资质的专科医院或大学医院（一般是较大的医院）接受 5～8 年的住院医生（即专科医生）培养，培训结束，经过资格考试后，才能得到一张专科医生证书，有资格当专科主治医生。我们可以借鉴国外培养制度，通过有一定资质的大学医院或专科医院培养合格的专科医生，使肿瘤专科医生具备多学科综合治疗的理念，并将这些理念应用于临床实践中。

循证医学证据的滞后性影响了综合治疗的合理开展，高可信度的证据可让临床医生的临床决策有章可循、有据可依，但要获得基于循证医学的高可信度证据需要漫长的过程，克服循证医学证据的滞后性，规范化治疗。积极宣教各种指南，使广大医疗工作者真正掌握综合治疗的精髓，通过组织专家讨论达成共识，形成基于循证医学基础的临床指南并加以切实执行，设计联合科研课题项目，为提高制订具有我国特色的恶性肿瘤综合治疗的整体水平提供理论依据，参加全球的多中心临床试验。

领军人才的缺乏妨碍了规范化综合治疗的实施，目前我国临床医学教育的模式仅局限于专业形式的培养，学科交融不够，缺乏与真正多学科联合治疗模式相适应的高素质复合型人才，而现有的复合型人才常缺乏权威性和号召力。着力培养肿瘤多学科治疗领军人才，未来的领军人才不仅局限于制订临床治疗方案，还必须要有综合治疗的理念、基础研究的经验和转化研究的实践，对不同治疗手段进行合理运用与衔接，领军人才还需要具有多学科管理的理念和经验，能以科学的指南为基础，团结带领多学科团队，打破学科壁垒，真正体现以患者为中心，让患者在合适的时间段，得到最佳治疗。

经济利益左右了治疗手段的选择，在现行的医疗体制下，国内大多数医院以追求经济利益为目标，临床科室都有考核指标，各学科不得不更多地考量自身利益，这样的医疗体制不仅阻碍了医疗技术的提高，而且危害了患者的健康，是恶性肿瘤科学和规范治疗的极大障碍。要克服经济利益的负面影响，理性行医。除医疗体制要改革，有关部门还应制订较为详细的肿瘤诊疗规范并定期修改，卫生行政部门督促临床医生按规范实施肿瘤患者的治疗。

多学科团队诊疗模式目前仍处于探索发展阶段，对医院学科实力、专家团队、诊疗指南制订、管理水平等都有较高要求，还存在许多困难与问题，如参与科室专家的组织召集及接诊时间长、诊疗流程长、涉及环节人力多等。在实施过程中，应采用以患者为中心、以学科为纽带、以门诊为平台，基于病种的一站式 MDT 模式。第一，组建基于病种的较稳定的核心团队是运行关键；第二，患者准入和专家准入是成本-效果控制的关键；第三，高效的组织管理能力和绩效考核激励是运行效率的关键；第四，信息化建设是破解发展瓶颈的关键，基于医院信息系统和大数据技术构建的 MDT 信息平台结合云平台和互联网技术，实现移动环境下的高效协作将极大提升运行效率，可探索建设区域内 MDT 诊疗中心，实现诊前、诊中、诊后全流程智慧医疗，也将极大提高服务可及性和满意度。

给医院传统管理带来了挑战，MDT 存在三个结构特点：一是扁平化的组织结构；二是组织边界模糊；三是具有跨学科的专业技术指导。MDT 模式的推广和发展带来了学科的进步，也给患者带来了福音。但随着进一步发展，出现的问题也越来越多。例如，MDT 的组成结构特点易导致成员间的信息化沟通不畅、利益分配不均、组织激励不充分与风险分担等问题。因此，MDT 团队要有良好的发展和延续，医院必须专门成立一个强有力的组织部门，协调解决 MDT 团队不能解决的问题，并且这个部门的组织人员还必须具备"中间人""大管家"的管理思维，才能跟得上 MDT 模式的发展要求。

应把握好 MDT 的适用范围，MDT 的治疗模式以疾病为纽带，整合多学科进行诊治。患者面对的不仅是一位接诊医生，而是一个诊疗专家团队，一个由多学科专家共同参与组成的工作小组。这种诊疗模式可以大大地提高患者满意度。但是，由于 MDT 使用的医疗资源较多，在优质医疗资源紧缺的情况下，尚不能应用于大批量患者。在当前形势下，国内在聚焦疑难疾病诊治的情况下，还要把握好 MDT 的适用范围，发挥学科优势，提高优质资源的使用效率。

全面推广 MDT 模式时机尚不成熟，第一，MDT 多学科诊疗的概念从西方引进，完全照搬不符合我国国情，因为两者之间有着较大差异性。从人口而言，我国是世界上人口占比最大的一个国家且逐渐步入老龄化社会；从经济而言，我国是发展中国家，经济水平与欧美国家相比相对落后。患者人数远超西方欧美国家，重重困难使我国在推进 MDT 多学科诊疗项目时步履艰难，若要照搬西方多学科诊疗模式有悖于国情；第二，国内匮乏的医疗资源供给问题也给我国全面推进多学科诊疗项目带来了阻碍。当前，医疗的主要矛盾是有限的公立医院资源与巨大的患者医疗需求之间的矛盾。因此，在当前的医疗环境下，医院侧重的是如何让更多的患者得到及时救治，传统的诊疗模式勉强能满足这点且占用医疗资源少，相对应的 MDT 多学科诊疗项目占用医疗资源较多。为了解决老百姓就医问题，各大医院也不敢轻易地、大范围地推广多学科诊疗项目；第三，国内虽然有较多大型的公立医院在探索 MDT 模式的道路上做出了不懈的努力，并逐渐形成了具有各自特色的管理模式，但终究没有形成统一的组织管理规范，没有明确多学科诊疗项目的定义范畴。多学科诊疗项目在全国全面推广还需要共同的推动指南、国家相关政策上的支持及法律上的约束。所以，若要全面推广 MDT 模式，必须建立中国特色的 MDT 模式，才能将这个多学科诊疗项目适宜地推广下去。

医改政策助力 MDT 模式的推广，目前，国家正在积极推进各项医改制度，通过医联体、分级诊疗等逐步把大医院的患者分流至基层医院。分级诊疗政策纵向整合了国内医疗资源，加速患者分流至基层医院，改善了大型医院患者的拥堵现象。这种趋势给大型医院 MDT 模式的推广带来了曙光，原因有两点：一是分级诊疗政策引导患者有序流动，让大部分普通门诊的患者在基层医院就可以得到诊治，把少部分的疑难杂症患者留在大型医院诊治，这种措施不仅可以最大限度地保障疑难杂症患者的生命健康，还可以把大型医院的人力、物力解放出来，这样大型医院就有条件对医疗资源进行重新组合；二是多学科诊疗模式是现代医学模式的一个发展趋势，对于疑难杂症的救治、医学研究、医疗教学十分有利，这种医学诊疗模式是大型医院整合医疗资源最好的选择，让大型三甲医院真正成为一家集合治疗疑难杂症、科研、教学的医院，符合大型医院价值追求。

卫生行政部门的引领作用主要包括以下五点：第一，多学科协作诊疗模式是现代医学的发展趋势之一，卫生行政部门积极引进这种先进的诊疗概念，鼓励国内各大医院对之进行探索、研究；第二，卫生行政部门对我国试点开展多学科协作诊疗的医院应积极做好调研工作，对其开展情况进行实地走访，听取各大医院提出的意见和建议，并对各大医院的 MDT 模式发展情况不断进行总结和评估；第三，闭门造车难以知晓天下事。卫生行政部门应根据调研情况，组织国内各大医院交流，把 MDT 模式经验分享给其他医院学习和借鉴；第四，卫生行政部门应组织专家组定期去国外交流学习，进一步吸收国际先进管理理念，学习先进管理办法，并把管理理念分享给各大医院借鉴；第五，卫生行政部门组织相关部门借鉴各家医院 MDT 模式开展的宝贵经验，以立项和论证为抓手，初步研制医院多学科协作诊疗模式管理规范，推动 MDT 诊疗管理和服务的规范化建设。卫生行政部门对医院开展 MDT 模式有着不可或缺的引领作用，但多学科协作诊疗中国化道路不是一蹴而就的，其引进的路程是渐进的、累积式的。

国内肿瘤 MDT 应召集中国肿瘤领域的领军人才，成立肿瘤 MDT 协会，建立几个常见肿瘤的 MDT 标准。由肿瘤 MDT 协会评估后选址，着力发展几个品牌肿瘤 MDT 示范中心。以品牌肿瘤 MDT 中心为教育储备和示范基地，带动其他医院开展肿瘤 MDT 诊疗中心。通过全面开展肿瘤 MDT 诊疗，提高肿瘤诊疗效率，改善肿瘤患者临床预后。

（兰州大学第一医院　杨天宁　侯小明）

第十一章 肿瘤急症

肿瘤急症是肿瘤患者在疾病发生、发展的过程或治疗中出现的一切危象或危及生命的合并症，多见于晚期肿瘤患者，亦可发生在肿瘤早期。其死亡率高，因而需紧急处理，如处理及时，可明显减轻患者的痛苦，改善患者的生活质量，延长生存，从而有机会进一步治疗肿瘤。作为肿瘤学的一部分，处理肿瘤急症与治疗肿瘤同等重要。肿瘤急症可分为疾病发展引起的急症和肿瘤治疗引起的急症，前者包括肿瘤压迫引起的上腔静脉综合征和脊髓压迫、神经受侵及骨转移引起的疼痛等，后者包括治疗引起的出血、穿孔等。现就临床常见的肿瘤急症简述如下。

第一节 上腔静脉综合征

1. 概述 上腔静脉综合征（superior vena cava syndrome，SVCS）又称上腔静脉阻塞综合征或纵隔综合征，是由多种原因引起的上腔静脉管腔完全性或不完全性阻塞，导致左右头臂干血液回流到右心房受阻，侧支循环形成，从而出现一系列的临床症候群。其是一组急性或亚急性临床综合征，严重者可危及患者生命。及时准确地诊断、选择合适的治疗方法可以缓解患者的症状，达到有效的治疗效果。

上腔静脉系颈、上肢及上胸部血液回流到右心房的主要静脉通道，由于它的管壁较薄，且受其解剖部位的影响，该部位的病变极易压迫上腔静脉，导致引流区域静脉压升高及浅表静脉扩张。对于 SVCS 的发病原因，随着时代的发展及恶性肿瘤发病率的升高，我们逐渐有了较清楚的认识。文献表明，目前 90% 以上为恶性肿瘤所致，其中支气管肺癌（最常见为小细胞肺癌）引起的 SVCV 占 70%～75%，其次为恶性淋巴瘤、纵隔肿瘤、转移瘤等，少见的有纵隔内肉芽肿、结核、主动脉瘤、动脉炎等。

2. 临床表现 SVCS 的临床表现为面部水肿，扇形脖，头皮、颈部、胸壁静脉怒张，呼吸短促，当仰卧或前倾时呼吸困难更严重。卧位、低头、弯腰时头胀、头晕，睡眠时鼾声很大。患者诉病前是长脸，后逐渐成为方形脸，颈部变粗。头、颈、上肢充血肿胀，睑结膜充血，舌下静脉曲张，颈静脉怒张，上肢静脉充盈，胸、腹壁静脉曲张，如继发颅内压升高，可出现中枢神经系统症状，伴有意识改变、视力下降或头痛，但临床较少见。如出现背痛，应考虑可能有椎弓根压迫。

3. 诊断 根据临床特征，本征一般很容易诊断。胸部摄片可发现上纵隔肿块，特别是右上纵隔较多见。CT 对比增强扫描是常用的诊断方法，如有肿块存在，CT 扫描多可显示。血管造影和放射性核素静脉造影及 MRI 检查，可用于确定阻塞部位。

SVCS 的病因诊断非常重要，有助于制订合理的治疗计划。为了明确组织学诊断，可选择痰细胞学、淋巴结活检、支气管镜检查（活检或刷检）及骨髓活检，约 70% 患者可确诊。此外，还可在 B 超或 CT 引导下经皮行肿块或淋巴结针吸活检。在条件允许的情况下，可行纵隔镜检查或开胸探查术。

4. 治疗 SVCS 常需及时处理，诊断初步确定后，不必等待组织学诊断即可进行。目的是防止颅内压增高，改善压迫症状，减少并发症。

（1）一般处理：患者应卧床，取头高脚低位及给氧，减轻颜面及上部躯体水肿，吸氧可缓解暂时性呼吸困难。限制钠盐摄入和液体摄入，能使水肿减轻。利尿剂的使用可以减轻阻塞所致的上部水肿，缓解症状，可静脉用呋塞米或甘露醇，效果欠佳可同时配合应用双氢克尿塞和螺内脂。注意血容量的维持，防止血液浓缩。适当的镇静和止痛有助于减轻焦虑和不适。对于严重的呼吸困难、颅内压升高应用地塞米松、泼尼松等能抑制炎性反应从而减轻压迫。

（2）放疗：对于大多数恶性肿瘤所致的上腔静脉压迫综合征，放疗是首选的治疗方法，常可很快缓解症状。一般最初放疗用大剂量（3～4Gy/d），持续数天后，再改为常规剂量。放疗总量可视具体情况决定。放疗初期局部水肿加重，可配合地塞米松和利尿剂辅助治疗。如放疗效果不明显，可能提示存在血栓形成的阻塞。

（3）化疗：对化疗敏感的小细胞未分化肺癌和恶性淋巴瘤患者，化疗可作为首选方法。对非小细胞肺癌，当压迫症状明显时，卧床困难者也可选用，待症状缓解后再作放疗。化疗常在数天内即可解除压迫，缓解症状。化疗方案可根据肿瘤类型选用。化疗时应避免从上肢静脉注射，特别是右上肢静脉，因血流速度慢，甚至有血栓形成和静脉炎及不稳定的药物分布等情况，故宜选用下肢小静脉。

（4）手术治疗：对于良性病变，导致上腔静脉阻塞综合征且症状迅速恶化，可行手术切除。外科手术对良性病因所致的阻塞通常有效。对放化疗不敏感的肿瘤也可采用手术治疗。但手术难度常较大，并发症和死亡率均高。

（5）介入治疗：对于发展慢、临床症状轻、造影显示侧支循环建立较好者可不行介入治疗。对于肿瘤入侵静脉壁者亦不考虑介入治疗。对于阻塞症状发展快、静脉回流障碍明显，伴有呼吸困难和颅内压增高症状者，对于放化疗不敏感及正规抗肿瘤治疗后复发者考虑介入性支架植入术。

（6）抗凝治疗：SVCS 常伴有血栓形成。早期研究表明，肝素抗凝治疗合并放疗和（或）化疗可以缩短住院时间。因静脉导管所致血栓形成的上腔静脉阻塞，单用抗凝治疗即可消除阻塞。抗凝治疗能防治血栓，但也有引起出血的潜在危险，因而需有实验室检查配合，控制凝血时间及凝血酶原时间延长 1.5～2 倍。肝素 1mg（125U）/kg 静脉注射，进行全身肝素化。继之，每 4～6h 滴注 0.5mg/kg。用药后 2～4h 抽血查凝血时间，调整滴注速度，使凝血时间延长 1.5～2 倍。必要时间隔 2～4h 再送检及调整滴速。停用时需慢慢减量，常需 12～24h 才完全停用，以免引起反跳。如发生出血，可减慢滴速。出血多时，静脉滴注硫酸鱼精蛋白中和，剂量按 1mg 对抗 1mg 的肝素计算。如肝素已注射 30min 以上，鱼精蛋白剂量可减半以生理盐水配成 2mg/ml，缓慢静脉滴注。

第二节　颅内压增高

1. 概述　颅腔内肿物（脑组织、脑脊液和血液）对颅腔壁产生的压力称为颅内压。颅内压以侧脑室内脑脊液的压力为代表，正常成人的颅内压为 0.78～1.76kPa（5.5～13.5mmHg）。颅内压增高（increase in intracranial pressure）亦称颅内压增高症，多数由颅内占位性病变或脑组织肿胀引起，是颅腔容积与颅内容物体积之间平衡失调的结果。

颅内占位性病变是增加颅内容积，破坏颅腔容量与颅内正常内容物容积之间稳态平衡，导致颅内压增高的常见原因，颅内血肿和颅内肿瘤是最常见因素，颅内脓肿、颅内肉芽肿及脑寄生虫病亦不少见。导致颅内压增高的主要原因是颅内占位性病变占据不能扩张的有限颅内空间，压迫脑组织，使脑组织移位，或破坏脑组织，导致脑水肿。

2. 临床表现　颅内肿物引起的颅内压增高大多呈慢性进行性发展，表现为头痛、呕吐、视神经乳头水肿即"三联症"。有时出现精神状态改变，约 30%患者伴癫痫发作，颅内压增高到一定阈值时会引起脑实质移位，并可在张力最薄弱的部位形成脑疝，进而危及生命。

（1）头痛：是颅内压增高的常见症状，发生率为 80%～90%，初时较轻，以后加重，并呈持续性、阵发性加剧，清晨时加重是其特点。头痛与病变部位常不相关，多在前额及双颞，颅后窝占位性病变的头痛可位于后枕部。急性颅内压增高者，由于脑室系统产生急性梗阻，所以头痛极为剧烈。肿瘤内出血，可产生突发而剧烈的头痛。

（2）呕吐：不如头痛常见，但可能成为慢性颅内压增高患者的唯一的主诉。其典型表现为喷射性呕吐，与饮食关系不大而与头痛剧烈程度有关。位于颅后窝及第四脑室的病变较易引起呕吐。

（3）视神经乳头水肿：是颅内压增高最客观的重要体征，发生率为 60%～70%。虽然有典型的眼底所见，但患者多无明显自觉症状，一般只有一过性视力模糊、色觉异常或有短暂的视力丧失，这些视觉症状只持续数秒，少数可达 30s 左右，称为弱视发作。弱视发作常见于慢性颅内压增高晚期，常与头痛程度平行。弱视发作频繁，提示颅内压的增高持续存在，最终导致视力永久性丧失。

（4）其他症状：可有头昏、耳鸣、烦躁不安、嗜睡、癫痫发作、展神经麻痹、复视等症状。颅内压增高严重时有生命体征变化，血压升高、脉搏及呼吸变慢。血压升高是调节机制的代偿作用，以维持脑血液供应，脉搏变慢是因为中枢神经系统受到压迫，呼吸变慢可能是延髓呼吸中枢功能紊乱所致，生命体征变化是颅内压增高的危险征兆，要警惕脑疝的发生。

（5）脑疝：急性和慢性颅内压增高者均可以出现脑疝。前者发生较快，有时数小时就可出现，后者发生缓慢，甚至不发生。

3. 诊断　视神经乳头水肿对诊断颅内压增高具有特殊重要意义。腰穿测压、脑脊液常规检查及生化检查可对病因进行鉴别。颅内压连续描记、头颅平片脑室造影、脑血管造影、CT 扫描、MRI 检查等可对颅内压增高进行定性及定位诊断。

4. 治疗　出现该综合征，应采取恰当的措施紧急处理。

（1）一般处理：①观察和记录意识、瞳孔、血压、脉搏、呼吸及体温的变化。②床头抬高 15°～30°。③高流量给氧。④意识清醒者，给予普通饮食，但适当减少盐的摄入；不能进食者，给予静脉补液，但成人日补液限制在 2000ml 以内（其中含盐溶液不超过 500ml），输液速度不超过 15～20 滴/分，保证尿量 24h 不少于 600ml 即可。

（2）症状护理：①高热者，采取降温措施。②躁动者，不可强行约束，应查找原因对因处理，必要时给予镇静剂。③呕吐者，及时清除呕吐物，防止误吸，并提供呕吐后清洁护理。④视力障碍或肢体活动障碍者，提供生活护理，以防意外受伤。⑤头痛严重者，给予镇静止痛剂。⑥意识不清者，定时翻身、拍背和口腔护理，防止肺部并发症。

（3）防止颅内压突然增高：①保持呼吸道通畅，及时清除呼吸道分泌物和呕吐物，防止误吸；安置合适卧位，防止颈部过屈或过伸，有舌后坠者，及时安置口咽通气道；不能有效排痰者，协助医生行气管切开。②防止用力、剧咳和便秘，告知患者勿突然用力提取重物；进食时防止呛咳，并注意保暖，防止受凉，鼓励患者摄入粗纤维类食物；如 2 日不解大便应给予缓泻剂，出现便秘者应先手法掏出干硬粪便，再给予缓泻剂或低压、小量灌肠。③控制癫痫发作，遵医嘱给予抗癫痫药物，癫痫发作可给予脱水药物。

（4）降低颅内压的处理：①脱水治疗，是降低颅内压的主要方法。急性颅内压增高，常用 25% 甘露醇，成人 125～250ml 静脉滴注（15～30min 内滴完），2～4 次；呋塞米 20～40mg 静脉注射，每天 2～4 次。慢性颅内压增高者，可口服呋塞米 20～40mg，每天 3 次。进行脱水治疗时，应严格按时定量给药，记录出入量，观察颅内压增高症状的改善情况，注意药物的不良反应，如电解质紊乱等。②糖皮质激素治疗，急性颅内压增高者，常用地塞米松 5～10mg 或氢化考的松 100mg 静脉注射，1～2 次。慢性者，可口服地塞米松 0.75mg 或泼尼松 5～10mg，每天 1～3 次。糖皮质激素治疗期间应注意观察药物的不良反应，如消化道出血也会使感染机会增加，故应采取预防措施，如必要的隔离、保持皮肤清洁等。③辅助过度换气，遵医嘱给予肌松剂，调节呼吸机的各种参数，定时抽血做血气分析，维持动脉血氧分压在 12～13kPa，动脉二氧化碳分压在 3.33~4.0kPa 为宜。④冬眠低温疗法。

（5）注意护理：①口腔及眼部护理，口腔护理一天 2 次，观察患者口腔情况正确选择口腔护理溶液，保持口腔清洁、湿润使患者舒适。做好眼部护理，闭合不全的患者应遵医嘱给予滴眼液和凡士林纱布覆盖。②泌尿系护理，重型颅脑损伤的患者易发生尿潴留和尿失禁，对于留置尿管的患者应定时每天会阴护理 2 次，每 3 天更换尿袋，定时给予膀胱冲洗，定期更换尿管，定时放尿，以训练患者的膀胱贮尿功能。③引流管的护理，护士应明确引流管的名称、目的及放置方法，妥善固定，观察引流管的色、性质及量，告知患者家属相关注意事项，保持引流管通畅。如患者需外出或检查治疗，当班护士为患者夹闭引流管以免引起逆行感染，引流管拔除后注意观察有无渗血渗液，以防脑脊液漏发生，以免引起颅内感染，发现异常及时报告医生，各班认真做好交接班。④压疮，患者长期卧床，护士每 1~2h 为患者翻身 1 次，尤其注意好发部位，保持皮肤和床单清洁平整，避免尿液、汗液的刺激。⑤肺部感染，加强呼吸道护理，及时清理呼吸道分泌物，防止吸入性肺炎，定时翻身叩背防止坠积性肺炎，严格执行无菌操作规程，避免交叉感染。⑥废用综合征，长期卧床和肢体功能障碍，常发生关节萎缩，应保持患者肢体功能位，加强肢体被动训练，每天按摩患肢，以利于肢体的血液循环，防止下肢深静脉血栓。病情稳定配合康复理疗，防止肢体畸形。对于语言听力障碍患者加强语言训练，如听音乐、广播等。

第三节　脊髓压迫症

1. 概述　脊髓压迫症（spinal cord compression，SCC）是肿瘤或非肿瘤病变压迫脊髓、神经根或血管，从而引起脊髓水肿、变性及坏死等病理变化，最终导致脊髓功能丧失的临床综合征，病程的长短与病变性质有关。脊髓压迫症病因在成人以肿瘤最为常见，约占 1/3 以上，其次是炎症，少见病因包括脊柱损伤、脊柱退行性变、颅底凹陷症等先天性疾病，以及脊髓血管畸形所致硬膜外及硬膜下血肿；在儿童则以椎管内肿瘤、外伤、感染和先天性脊柱畸形较为常见。恶性肿瘤引起的脊髓压迫症据国外以往尸检资料统计，约 5% 的肿瘤患者发生硬膜外腔转移，脊髓压迫 95% 以上发生在髓外，其中 70% 发生在胸段脊髓，20% 发生在腰段脊髓，10% 在颈段脊髓。引起脊髓压迫最常见的病因依次是乳腺癌、肺癌、淋巴瘤、前列腺癌、骨髓瘤等，其病理生理变化主要为机械压迫及血供障碍，不同肿瘤引起的脊髓压迫部位常不同，乳腺癌常造成胸段脊髓压迫，胃肠道肿瘤常转移到腰骶部，淋巴瘤所致的脊髓压迫常为肿瘤的局部直接侵犯。

2. 临床表现

（1）根据病程的发展可分为三类。

1）急性脊髓压迫症数小时至数天出现脊髓横贯性损害，表现为病变平面以下迟缓性截瘫或四肢瘫。

2）亚急性脊髓压迫症介于急性与慢性之间，出现持续性神经根痛，侧索受压出现锥体束征、感觉障碍及括约肌功能障碍。

3）慢性脊髓压迫症进展缓慢，临床上髓外与髓内病变表现不同。髓外压迫病变通常表现为根痛期、脊髓部分受压期及脊髓完全受压期，三期出现的症状体征常相互叠加。髓内压迫病变神经根刺激不明显，可早期出现尿便障碍和受损节段以下分离性感觉障碍。

（2）主要症状

1）神经根症状：神经根性疼痛或局限性运动障碍，具有定位价值。早期病变刺激引起的根性痛，沿受损的后根分布的自发性疼痛，有时可表现为相应节段的"束带感"。随病变可由一侧、间歇性进展为双侧、持续性；前根受压可出现支配肌群束颤、肌无力和萎缩。

2）感觉障碍：①脊髓丘脑束受损出现受损平面以下对侧躯体痛温觉减退或消失；后索受压出现受损平面以下同侧深感觉缺失；横贯性损害上述两束均受损，表现为受损节段平面以下一切感觉均丧失。②感觉传导纤维在脊髓内存在一定的排列顺序，使髓内与髓外病变感觉障碍水平及循序不同。髓外压迫的感觉障碍由下肢向上发展；而髓内压迫的感觉障碍自病变节段向下发展，鞍区感觉保留至最后才受累，称为马鞍回避。③脊膜刺激症状表现为与病灶对应的椎体叩痛、压痛和活动受限，多由硬脊膜外病变引起。因此，感觉障碍对判断髓内外病变及脊髓压迫平面有重要参考价值。

3）运动障碍：急性脊髓损害早期表现为脊髓休克，2～4周后表现为痉挛性瘫痪。慢性脊髓损伤，单侧锥体束受压，引起病变以下同侧肢体痉挛性瘫痪；双侧锥体束受压，则引起双侧肢体痉挛性瘫痪。初期为伸直性痉挛瘫，后期为屈曲性痉挛瘫。

4）反射异常：脊髓休克时各种反射均不能引出。受压节段因后根、前根或前角受损出现相应节段的腱反射减弱或消失，锥体束受损则出现损害水平以下同侧腱反射亢进、病理反射阳性、腹壁反射及提睾反射消失。

5）括约肌功能障碍：髓内病变早期出现括约肌功能障碍，圆锥以上病变双侧锥体束受累，早期出现尿潴留和便秘，晚期为反射性膀胱，而马尾及圆锥病变则出现尿、便失禁。

6）自主神经症状：自主神经低级中枢位于脊髓侧角，病变节段以泌汗障碍、皮肤划痕试验异常、皮肤营养障碍、直立性低血压等表现为特征，若病变波及脊髓 $C_8 \sim T_1$ 节段则出现 Horner 征。

3. 诊断

（1）脑脊液检查：腰椎穿刺测定脑脊液动力学变化，脑脊液常规检查及脑脊液生化检查是诊断脊髓压迫症的重要方法。

1）脑脊液动力学改变：压颈试验可证明椎管是否有梗阻，但压颈试验正常并不能排除椎管梗阻，需结合压腹试验进一步判断。①椎管部分梗阻，初压正常或略增高，压腹迅速上升，解除压腹缓慢下降，放出脑脊液后末压明显下降。②椎管完全梗阻，在梗阻平面以下测压力很低甚至测不出，压腹可迅速上升，而颈静脉加压对脑脊液压力无影响，放出脑脊液后明显下降。

2）脑脊液常规及生化改变：细胞计数一般均在正常范围，炎性病变多有白细胞计数升高；有出血坏死的肿瘤患者的红细胞和白细胞计数均升高；椎管完全梗阻时脑脊液蛋白明显增高，蛋白-细胞分离，甚至可超过 10g/L，流出后自动凝结，称为 Froin 征。

（2）影像学检查

1）脊柱 X 线摄正位、侧位必要时加摄斜位片。对于脊柱损伤，重点观察有无骨折错位、脱位和椎间隙狭窄等。椎旁脓肿和良性肿瘤常有阳性发现，如可见椎弓根间距增宽、椎弓根变形、椎间孔扩大、椎体后缘凹陷或骨质疏松。

2）MRI 为非侵袭性检查，能清晰地显示脊髓受压部位及范围，病变大小、形状和与椎管内结构关系，是最优良的检查方式，必要时可利用增强扫描推测病变性质。

3）CT 有助于显示肿瘤与骨质之间的关系及骨质破坏情况。

4）脊髓造影可显示脊髓的形态位置及脊髓腔状态，核素扫描可判断椎管梗阻部位，随着 CT、MRI 应用，这种检查方法现很少应用。

4. 治疗 脊髓压迫症的治疗原则是以病因为主的综合治疗，恢复和保留神经功能是主要目的。动物实验表明：持续性压迫可造成脊髓功能的持续性下降。资料显示：脊髓压迫治疗后局部疼痛缓解率达 81.4%，运动功能改善率为 72.1%，括约肌功能恢复率达 50.1%。因延迟治疗常产生不可逆的麻痹和括约肌失控，尤其是一旦截瘫很难再恢复功能。成功治疗的关键是早期诊断及迅速正确去除病因。

（1）内科药物治疗：对确诊有脊髓压迫的患者，应立即给予地塞米松静脉注射，首剂10mg，然后每 6h 静脉内再给 4mg，据报道，此法对缓解疼痛及改善神经功能疗效确切。动物实验表明，高剂量的地塞米松可减轻脊索水肿及减轻神经功能的损害。放疗同时使用肾上腺皮质激素，可减轻脊髓水肿。另外，镇静止痛、神经营养支持疗法、给予高蛋白、高维生素饮食及防止电解质紊乱也很重要。

（2）放疗：硬膜外脊髓压迫最常用且最有效的方法是放疗。一旦确诊，应在 30 分至 2 小时内即给予首次照射，分次剂量为 5Gy/d×3，休息 4 天后改为 6Gy/d，总量为 3000Gy。实验和临床实践均支持开始用大剂量放疗。其机制为大剂量放疗可迅速使肿瘤缩小，较大规模地杀死肿瘤细胞。放疗同时应用皮质类固醇激素，它不但使水肿消散，且还有溶瘤的作用。至于最佳的放射剂量和分次方案尚待探讨，原则上不能超过脊髓耐受量。据报道对恶性淋巴瘤引起的脊髓压迫症，剂量超过 25Gy 有 34%的患者出现良好的效果，其他肿瘤量效关系尚不确定，通常为 30~40Gy。放疗开始的 48h 病情迅速恶化则预示预后不佳。原发肿瘤恶性度较低的，如乳腺癌、前列腺癌、淋巴瘤或骨髓瘤等，放疗能显著改善病灶的局部控制、生存时间和各项功能。在治疗前患者有行走功能的则更有可能维持或改善他们的运动功能。

（3）手术治疗：椎板切除术常可迅速解除脊髓压迫，但常不能全部切除肿瘤，预后不良者占多数。研究证实：手术后加放疗与单纯放疗相比无统计学差异。Nagata 等报道前列腺癌合并多发骨转移手术加雄激素治疗与单用雄激素治疗结果无统计学差异。对于激素依赖性恶性肿瘤合并脊髓压迫，尽管手术可作为一种缓解压迫症状的方法，但总体预后差。对于多个椎体有病变、由于各种原因不能耐受手术等情况，^{125}I 放射性粒子组织间植入治疗是一项可供选择的治疗方法。^{125}I 粒子辐射距离只有 1.7cm，其组织剂量遵循距离平方呈反比定律，随着距离增加，组织受辐射剂量迅速下降，靶区与正常组织剂量比增加，从而可最大限度地杀伤肿瘤组织并保护正常组织。而且 ^{125}I 粒子半衰期长（59.6 天），释放的射线能量较低，因此能在一段时间内不断杀伤肿瘤细胞，起到持续性低剂量放疗作用。

（4）化疗：总的来说，化疗对脊髓压迫症的疗效不如手术和放疗，但对于化疗敏感的肿瘤，如恶性淋巴瘤、生殖细胞瘤、神经母细胞瘤和尤文瘤，化疗也可取得一定疗效，尤其是在儿童，由于脊髓放疗可影响生长发育，选择化疗似乎更合理。国外文献报道化疗可作为新辅助化疗，如 CTX 改善脊髓压迫较手术或放疗更有效。另有报道用 CBP［200mg/（m^2·d）×3］＋VP-16［150mg/（m^2·d）×3］或 CTX［300mg/（m^2·d）×5］＋长春新碱［1.5m/（最大剂量为 2mg），第 1 天、第 5 天］＋ADM［60mg/（m^2·d）×5］3 周重复，术前交替应用4 周期做术前诱导治疗神经母细胞瘤有较好的效果。

（5）康复治疗：脊髓功能的康复治疗是康复治疗的目的，通过对患者功能的重新训练及重建，促进中枢神经系统的代偿功能，从而使患者恢复步行、恢复大小便功能，以及恢复生活自理，重返工作岗位。包括按摩、被动运动、主动运动、坐起锻炼等功能训练；另外可以进行功能重建，包括功能性神经肌肉电刺激、肌腱转移手术、交叉步态矫正术、大网膜脊髓移植术等，针对脊髓损伤患者性功能障碍可采用阴茎假体植入和真空缩窄等疗法，明显提高了脊髓损伤患者的性交频度，对改善患者性生活和婚姻满意度起到了积极作用；瘫痪肢体的理疗可改善患肢的血液循环，延缓和防止肌肉萎缩；步行锻炼的目的在于进一步恢复肢体功能，以达到步行和个人生活自理。重点是训练单个肌肉的动作，降低痉挛状态，减轻由不活动、肌肉紧张或肩关节半脱位等所致的疼痛，进行站立、行走及日常生活动作训练；日常生活活动锻炼着重训练健手代替患手或单手操作技巧，目的是达到生活自理或半自理。

（6）除此之外，心理康复治疗：脊髓压迫解除至脊髓功能恢复常需要较长时间，甚至不能完全恢复，患者可能出现抑郁，也可能表现为烦躁易激惹，医护人员应告知患者脊髓功能恢复的程序，树立信心，积极配合治疗，必要时加用抗焦虑抑郁药物。

5. 一般护理

1）预防感染：主要是预防呼吸道感染、泌尿系统感染及深静脉血栓。定时翻身拍背，促进排痰，对于尿潴留及尿失禁的患者，一定要加强护理，预防泌尿系统感染。

2）预防压疮：长期卧床患者要避免软组织长期受压，特别是骶部、臀外侧和内外踝部、每 2h 翻身一次，压迫处皮肤擦 30%～50%乙醇并局部按摩。如有皮肤发红或破溃，可用软圈垫，还可用红外线灯照射。

3）预防关节挛缩：注意纠正卧位姿势，不得压迫患侧肢体，肢体关节应保持功能位置，给患肢各关节做简单的被动运动。

总之，肿瘤患者出现脊髓压迫症，并不意味着不可治愈，根据病因、病理类型、部位、治疗时机争取选用合理的治疗措施，可以明显缓解症状、减轻患者痛苦，对放化疗敏感的肿瘤才有可能治愈。

第四节 肿瘤溶解综合征

1. 概述 急性肿瘤溶解综合征（acute tumor lysis syndrome，ATLS）是一种致命的并发症，它是肿瘤细胞对细胞毒药物或放疗高度敏感，溶解破坏后产物迅速入血引起高尿酸血症、高钾血症及高磷酸盐症、低钙血症，甚至并发肾衰竭等一系列代谢紊乱综合征，临床称为肿瘤溶解综合征。

肿瘤溶解综合征多发于高度恶性淋巴瘤、白血病及少数实体瘤，如转移性乳腺癌、小细胞肺癌等，偶见有单用糖皮质激素、他莫昔芬、干扰素治疗而并发本病的报道。其发病机制主要为肿瘤细胞大量溶解后，核酸、嘌呤的终末产物尿酸大量释放入血，超过肾脏的清除能力，随着尿酸浓度的不断提高，尿酸盐变为非溶性结晶沉积于远曲肾小管、集合管及肾实质内，从而引起急性高尿酸肾病。增殖迅速的肿瘤，强烈化疗数天内出现代谢异常应诊断为本病。少数严重者还可发生严重的心律失常，如室速和室颤、弥散性血管内凝血。临床医生应判断出肿瘤溶解综合征的高危患者，加强预防和检测，一旦发现立即开始治疗。

2. 临床表现 轻症者可无明显不适感，临床症状与代谢异常程度有关。

（1）急性发病者，多以高热起病（39～40℃）。

（2）高尿酸血症：恶心、呕吐、嗜睡、血尿、尿酸增高、肾功能不全、偶有痛风发作。

（3）高钾血症：疲乏无力、肌肉酸痛、心律失常、甚至心搏骤停。

（4）高磷血症及低钙血症：神经肌肉兴奋性增高、手足抽搐、皮肤瘙痒、眼和关节炎症、肾功能损害。

（5）代谢性酸中毒：疲乏、呼吸增快、严重者可出现恶心、呕吐、嗜睡、昏迷。

（6）氮质血症和肾功能不全：尿少、无尿，血肌酐和尿素氮迅速增高。

3. 诊断 肿瘤溶解综合征易发生于肿瘤负荷重、肿瘤细胞增殖能力强、对化疗及放疗敏感的患者，患者存在酸性尿、脱水、血尿酸和 LDH 增高及肾功能不全等因素，常发生于化疗、放疗早期，多数在化疗后 1～7 天出现，典型表现为三高一低（高钾血症、高尿酸血症、高磷酸血症和低钙血症）及肾衰竭，血清 LDH 可作为肿瘤细胞增殖快、肿瘤负荷重、对治疗敏感的一项重要指标，且血清 LDH 的下降也是肿瘤溶解发生率下降和好转的一个明显标志。

诊断标准如下：

（1）化疗后 4 天（一般为 1～7 天）内出现血钾、血磷、血清尿酸、尿素氮升高 25%。

（2）或血清钙降低 25%。

（3）血清钾＞6mmol/L。

（4）或血肌酐＞221μmol/L。

（5）或血清钙＜1.5mmol/L。

（6）心律失常。

（7）急性肾衰竭。

4. 治疗　对肿瘤溶解综合征治疗的关键在于预防,对伴有发生肿瘤溶解综合征危险因素的患者,可适当给予水化治疗,对肾功能不良者,严格掌握化疗药物的使用剂量,必要时应加别嘌呤醇或碱性药物,监测电解质及肾功能。对高危患者,在化疗与放疗前及治疗中应采取如下措施。

（1）预防尿酸盐沉积,化疗前及化疗后 2 天口服别嘌呤醇,500mg/（m² · d）,化疗期间剂量为200mg/（m² · d）,共 3～7 天。

（2）适当水化治疗,化疗前 1 天,化疗期间及化疗后 2～3 天内,每天给予糖盐 2000～2500ml/m² 水化,使每天尿量保持在 3～4L,可结合甘露醇及利尿剂使用。

（3）密切监测肾功能,注意及时复查尿酸、血钙、血磷及其他肾功能指标。

（4）及时纠正水电解质紊乱,对低钙者静脉注射葡萄糖酸钙,连续应用数天。使用离子交换树脂口服或灌肠,每天 40～50mg 及碳酸盐纠正高血钾,5%碳酸氢钠 60～100ml 在 5min 内静脉注射,必要时可重复一次。有明显心律不齐或心电图显示 QRS 波增宽者,可立即给予10%葡萄糖酸钙 10～20ml,加入等量的 25%葡萄糖溶液中静脉缓注,静脉注射 25%葡萄糖溶液 100～200ml 也很有效。

（5）血液透析,有如下指征者,可考虑血液透析：①血钾≥6mmol/L；②血尿酸＞0.6mmol/L；③血磷迅速升高或≥2.02mol；④液体容量负荷过度；⑤有明显症状的低钙血症者。对肾功不全的患者,应减少抗肿瘤药物的用量。

（6）一般护理,肿瘤细胞溶解释放大量磷酸和无氧代谢产生的乳酸增加会导致代谢性酸中毒。所以,需注意对患者的意识、呼吸、脉搏、血压等进行严密观察,及时给予血气分析,并采取有效措施。在饮食方面,肿瘤溶解综合征患者要对橘子、菠菜、香菇、香蕉、红枣和山楂等高钾食物的摄入加以限制。忌食猪肝、虾皮等含磷丰富的食物。对蛋类食物要将蛋黄去掉才能食用,对禽、畜、鱼类食物,要先用水煮弃水后加调料食用,使磷的摄入量加以减少。

总之,对化疗敏感的肿瘤,化疗前预防肿瘤溶解合征较发生后治疗更重要,碱化尿液是关键,及时给予别嘌呤醇及补液,及时复查电解质,预防高血钾,因高血钾症为其主要死亡原因。

第五节　高尿酸血症

1. 概述　尿酸是嘌呤代谢的最终产物,嘌呤代谢紊乱或肾脏排泄尿酸减少均可引起高尿酸血症。肿瘤经积极化疗或放疗,瘤组织被迅速破坏,核酸分解剧增,以致并发高尿酸血症及肾功能减退。一般在血 pH7.4 时,尿酸为可溶解为尿酸钠盐。在尿 pH5 时,则成为不溶解的尿酸盐结晶沉积于远端肾小管,导致急性高尿酸血症肾病。现将这种急性代谢紊乱称为急性肿瘤溶解综合征,代谢紊乱主要是高尿酸血症、高钾血症、高磷酸盐血症和低钙血症。可单独出现,也可同时出现。实践表明,肾血流量降低者立即化疗易发生肾衰竭。肿瘤迅速溶解且尿少者,发生肾衰竭的危险比正常尿量者明显增高。

血尿酸增高常见于化疗或放疗过程中的肿瘤患者,特别是一些对治疗特别敏感的肿瘤患者。例如,白血病、恶性淋巴瘤、多发性骨髓瘤患者。对化疗敏感的实体瘤也可发生,如小细胞未分化肺癌和转移性生殖细胞肿瘤,偶尔也可自发发生。当血清尿酸高于 892.5μmol/L（15mg/dl）时,便存在发生高尿酸血症的危险,继之发生氮质血症和尿毒症,导致肾衰竭。故高尿酸血症既是肿瘤内科治疗的并发症,也属于内科急症范畴。

2. 临床表现 不少高尿酸血症可以不发生症状，称为无症状性高尿酸血症。部分可继发痛风、急性肾损伤及加重冠心病和高血压，诱发或加重糖尿病等。

3. 诊断

（1）上述肿瘤患者在化疗或放疗过程中突然出现尿量减少（尿量<500ml/24h），应考虑发生此并发症的可能。

（2）血尿酸＞416μmol/L（7mg/dl）。

（3）尿中发现尿酸盐结晶。

4. 治疗 临床针对高尿酸血症的常规治疗包括：利尿、碱化尿液与别嘌呤醇的应用，尿少时可用 20%甘露醇或呋塞米，水化使尿液保持在 2000ml/24h 以上，以防止尿酸在尿中过度饱和，碱化尿液（pH≥7）每天口服碳酸氢钠 6～8g，以提高尿酸的溶解性，服用别嘌呤醇，剂量为 300～600mg/d，其机制是通过影响嘌呤代谢抑制黄嘌呤氧化酶，阻止次黄嘌呤到黄嘌呤的形成，从而降低尿酸形成，以起到降低体内尿酸的目的。

另外，重组尿酸氧化酶（拉布立醇）的应用亦可有效降低血中尿酸浓度，其作用机制是将尿酸转化成尿囊素，以起到降低血尿酸水平的作用，值得注意的是，尿素的可溶性是尿酸的 5～10 倍，并更容易排泄，故安全性也较高；一般每天用 0.15～0.2mg/kg 剂量的重组尿酸氧化酶，连用 5 天，可迅速降低血尿酸水平；在一组对恶性肿瘤成人患者伴高尿酸血症的纠酸治疗研究中，Trifilio 等发现，首给予 3mg 重组尿酸氧化酶治疗，并定期监测尿酸水平，若尿酸降低缓慢或降低程度不够，则可再给予另外 3mg 加强降低尿酸效果，这样的减量重组尿酸氧化酶治疗，可增强其对癌症患者的安全性和有效性。

有学者在运用地中海式饮食疗法干预高尿酸血症的预试验研究中，发现其对尿酸盐的高水平可能具有十分重要的临床作用，并可能成为治疗高尿酸血症的代替药物干预的一线治疗方案，同时地中海式饮食的清淡饮食搭配，少油腻辛辣，对中医的肿瘤食疗来说亦是提倡的。

对于高尿酸血症引发痛风，加重肿瘤患者痛苦，运用纳米粉碎技术将中药制成纳米颗粒外敷于痛风性关节炎处，有可能对痛风性关节炎有较好的疗效。

除此之外，避免剧烈运动或损伤、限制高嘌呤饮食、禁酒、多饮水等亦是必要的。

第六节 高 钙 血 症

1. 概述 高钙血症为恶性肿瘤的一种代谢并发症，血钙水平显著升高时，可威胁患者生命。产生高钙血症的原因很多，恶性肿瘤是引起高钙血症最常见的原因之一，发生率为 5%～20%，常见于恶性肿瘤伴骨转移的患者，乳腺癌和非小细胞肺癌占 45%。肿瘤并发高血钙，而临床无骨转移者称为体液性高钙血症综合征，占 15%～20%。其中最常见于肺鳞状细胞癌和大细胞癌、肾细胞癌、肝细胞癌和胆管癌等。血液系统肿瘤中高钙血症特别好发于多发性骨髓瘤（约占 60%）。恶性淋巴瘤和 T 细胞白血病有时也发生溶骨性改变和高钙血症。

肿瘤骨转移伴破骨性骨溶解是导致高钙血症最常见的机制，而溶骨性改变与肿瘤局部骨溶解因子增多有关。体液性高钙血症是由甲状旁腺激素样因子介导的，该因子称为甲状旁腺激素相关蛋白，能增加肾小管对钙的重吸收。由淋巴细胞产生的破骨细胞激活因子，可能是多发性骨髓瘤等血液系统肿瘤患者发生骨溶解和高钙血症的原因。

2. 临床表现 高钙血症程度较轻者，无明显症状，常在为肿瘤患者做系统性检查时偶然发现。重者出现厌食、恶心、呕吐、便秘、腹胀、口渴、多尿、疲乏无力、心律失常、嗜睡、抑郁、精神错乱、昏迷，可被误诊为癌肿脑转移。伴高钙血症的乳癌患者，血磷正常或增高，而其他肿瘤患者血磷可降低，伴碱性磷酸酶升高，这可能和恶性肿瘤的病程短有关。

（1）胃肠道症状：出现早，有恶心、呕吐、厌食及腹痛，晚期可发生便秘和肠梗阻。

（2）神经肌肉系统症状：疲乏、嗜睡、抑郁，进而出现迟钝和昏迷。脑电图示弥漫性慢波。

（3）肾脏症状：早期表现烦渴、多尿，进一步导致肾损害。结果为氮潴留、酸中毒，甚至肾衰竭。慢性高钙血症出现代谢性碱中毒、氮质血症和异位钙化。

（4）心血管症状：表现心动过缓、心率减慢。心电图示 P-R 间期缩短及 Q-T 间期缩短。血钙高于 4mmol/L（16mg/dl）时，T 波增宽，Q-T 间期延长，ST 段压低，洋地黄作用增强。急性高钙血症还可引发高血压。

3. 诊断　血清钙正常值为 2.25～2.74mmol/L，2.75～3.0mmol/L 为轻度升高，3.1～3.5mmol/L 为中度升高，＞3.5mmol/L 可能引起高钙血症危象。

恶性肿瘤伴高钙血症者体重常迅速减轻，血清钙水平升高［＞3.5mmol/L（14mg/dl）］，血氯水平降低［＜102mmol/L（362mg/dl）］，血磷和重碳酸盐水平增高或正常，碱性磷酸酶增高。以上指标有助于与甲状旁腺功能亢进症相鉴别，后者仅 25%患者血钙＞3.5mmol/L，血氯升高，血磷和重碳酸盐常降低，碱性磷酸酶正常或降低。

4. 治疗　临床上需根据病因、临床症状和抗肿瘤治疗的反应来决定最适宜的降钙治疗方法。

（1）首先应停止高钙饮食、维生素 D、维生素 A 或其他维 A 类药物，停用噻嗪类利尿剂及使肾血流减少的 H_2 受体拮抗剂。

（2）水化：轻度的高钙血症常单独水化即可纠正，输注足量的生理盐水能迅速恢复血容量，增加肾小球滤过率并抑制肾小管对钙的重吸收，第 1 个 24h 输注生理盐水 5～8L（也有报道每天用 3～4L）使尿量每天达到 3～4L，水化期间经常测定血清电解质，防止电解质紊乱。

（3）补钠利尿：所有高钙血症患者都会因肾小管功能障碍引起多尿及呕吐等而产生脱水，生理盐水既补充了细胞外液又竞争性抑制了钙的重吸收。补充生理盐水使血容量恢复正常后，应静脉给予利尿剂，首选呋塞米，此药不仅利尿，且能阻断钙的重吸收，常用剂量为 40～80mg，静脉注射，必要时重复用药。应在利尿同时监测尿量，避免过度利尿及使用噻嗪类利尿剂，以避免增加尿钙的重吸收。

（4）降钙素：抑制破骨细胞对骨的吸收和肾小管对钙的重吸收，常用糖皮质激素与光辉霉素合用。降钙素的用法为 2～8U/kg。

（5）糖皮质激素：适用于恶性淋巴瘤、多发性骨髓瘤、乳腺癌等对本品敏感的恶性肿瘤所并发的高钙血症，可阻止破骨细胞激活因子引起的骨重吸收，但起效慢，维持时间短。大多数患者每天需要服用泼尼松 40～100mg。

（6）磷酸盐类：①口服磷酸盐，对破骨细胞可能有直接毒性作用。每天 1～3g 磷酸钠盐是有效而相对安全的。②静脉注射磷酸盐尽管降钙迅速，但其并发症发生率高，临床主要应用于治疗恶性肿瘤骨转移性疼痛，治疗高钙血症应严格掌握适应证，在医师指导下酌情使用。临床常用的磷酸盐如①注射用帕米膦酸二钠，15mg/瓶，属骨吸收抑制剂。实验证实，本品可强烈抑制羟灰石的溶解和破骨细胞的活性，显著抑制骨质再吸收，缓解恶性肿瘤溶骨性转移所致的疼痛和高血钙。治疗高钙血症剂量应个体化，具体用量请严格参阅药品说明书，根据血钙浓度用药。本品需以不含钙的溶液稀释后即时静脉缓慢滴注不少于 3h，勿一次将药物从静脉注射；严重肾功能障碍心血管疾病患者慎用；有双磷酸类药物过敏史者禁用；不适用于儿童、妊娠妇女及哺乳妇女；治疗高血钙时，应同时注意补充液体，使每天尿量达 2L 以上；使用过程中应严密监测血清钙、磷等电解质水平。②帕米膦酸二钠，30mg/支，是新一代强效抗骨溶解剂。初始治疗或重复治疗的最大总量为 90mg，静脉滴注 2～4h。其注意事项同注射用帕米膦酸二钠。③氯膦酸二钠，口服胶囊含量为 400mg/粒，注射液含量为 300mg/支，属双膦酸类的骨代谢改善药物，对骨基质磷酸钙有很强的亲和性，能改善骨的组织结构，抑制骨吸收作用强。注射液 300mg/d，稀释于 500ml 生理盐水中，在 3～4h 输完，通常连续输注不超过 5 天，随后每天口服 2400mg（12 粒）连续 16 天或遵医嘱。每天剂量分 2 或 3 次，于早餐前 1h 及中餐和（或）晚餐后 2h 服用，或遵医嘱。注意事项同其他磷酸盐。④伊班膦酸钠，1mg/支，为双膦酸盐类骨吸收抑制剂，主要通过与骨内羟灰石结合，抑制羟灰石的溶解和形成，从而产生抗骨吸收的作用。其作用机制可能还与本品直接改变破骨细胞的形态学或直接抑制成骨细胞介导的细胞因子等有关。本 2~4mg 稀释于生理盐水或 5%葡萄糖溶液 500~750ml，缓慢静脉滴注不少于 2h，在用本品治疗前应当用 0.9%生理盐水进行水化治疗，其用量应根据高血钙的程度及肿瘤种类决定。注意勿与氨基糖苷类药物同用，有心功能衰竭危险的患者应避免过度水化治疗，其他注意事项同其他磷酸盐类药物。

磷酸盐类药物主要副作用：有时出现一过性发热、头痛、头晕、胸痛、胸闷、骨骼、肌肉疼痛和注射部位刺激；轻度消化道反应，如恶心、呕吐、腹泻，偶见氨基转移酶升高及低血钙等，无须特殊处理。

（7）光辉霉素：属 RNA 合成抑制剂，能抑制骨吸收和破骨细胞活性，对骨转移或异位激素物质引起的高钙血症患者均有效，是长期以来公认最有效的降钙药。常用剂量为 15~20ug/kg，每周注射 1 次，常可使血钙在 6~8h 内下降，但作用不持久，毒副作用大，可致骨髓抑制、肝肾损害及胃肠道反应。

（8）血液或腹膜透析：肾功不全的患者可行血透或腹透。

（9）化疗：一旦高钙控制即应给予化疗治疗原发病，以争取好的疗效。

第七节　乳酸中毒症

1. 概述　乳酸中毒症又称乳酸性酸中毒（lactic acidosis），主要见于白血病和恶性淋巴瘤的患者，由于乳酸在血中聚积引起代谢性酸中毒，该病 2/3 发病与肿瘤治疗有关，且起病急，死亡率可高达 48%~80%。其主要诱因有：①肝肾功能低下；②继发性糖尿病；③肿瘤栓塞。经验表明以上因素或导致丙酮酸排出障碍，或因组织缺氧，组织灌流量下降而产生大量乳酸，从而导致和加重乳酸中毒。

2. 临床表现

（1）乳酸中毒可导致心肌收缩力降低，心律失常，传导阻滞，严重的乳酸中毒可造成致死性心律失常，心搏骤停。

（2）乳酸中毒可导致血管系统对儿茶酚胺的反应性降低，毛细血管扩张，血压下降。

（3）乳酸中毒可使中枢神经系统的代谢障碍，表现为乏力、迟钝、嗜睡或昏迷，可导致对周围神经系统的不良刺激，以致疼痛加重，纠正酸中毒可减轻疼痛。

（4）乳酸中毒可致消化系统功能障碍：表现为食欲缺乏、恶心、呕吐。

（5）酸性环境有利于细菌、霉菌繁殖，易引发各种感染。

3. 诊断　诊断标准：①血乳酸浓度>5mmol/L（50mg/dl）；②血浆 CO_2 结合力低于 11.23mmol/L，动脉血 pH≤7.20；③血 HCO_3^-≤10mmol/L；④阳离子间隙>18mmol/L。

4. 治疗　乳酸中毒是中、晚期肿瘤患者的一种病理常态。高尿酸可在肾小管结晶或在输尿管形成结石，高血钾可致肾小管酸中毒，使肾脏不堪重负，久之肾功受损，直至衰竭。

治疗首先治疗原发病，并纠正休克和组织缺氧，补充液体改善组织灌注，一般先给予生理盐水 1000~2000ml，若乳酸中毒无明显改善则可静脉注射碱剂，5%碳酸氢钠溶液静脉滴注，其计算公式为：

$$5\%NaHCO_3(ml)\frac{CO_2结合力下降数(vol\%)}{2.24}\times 体重(kg)\times 0.5$$

碳酸氢钠在临床应用非常广泛，主要有以下治疗作用：①呼吸道感染加用碳酸氢钠超声雾化吸入有助于控制感染；②保护肾脏、碱化尿液，辅助治疗尿路感染；③纠正代谢性、乳酸、酮症、高氯性酸中毒。化疗时应用碳酸氢钠防治肿瘤溶解综合征，保护肾脏；④肿瘤中、晚期患者平时应口服碳酸氢钠或苏打水，为了不影响消化，应在三餐的中间服 2 次、睡前服 1 次。纠正酸中毒，可改善患者的精神状态、食欲、体质、体力、减轻癌痛，明显提升生活质量。

于治疗开始 12h 内补充等渗（1.25%）$NaHCO_3$ 溶液，一般用量为 600～1500mmol/L，迅速静脉滴注。注意输注时监测血 pH、PCO_2、HCO_3^- 及血钾、血钠、乳酸和血糖的数值或浓度变化。病情严重者可试用亚甲蓝，该药为氢离子接收剂，通过促进乳酸转化为丙酮酸，从而降低血乳酸浓度，推荐剂量为 1～5mg/kg，静脉注射。胰岛素与葡萄糖的疗效有待进一步证实。

总之，肿瘤患者一旦并发乳酸中毒症常是肿瘤晚期，很难逆转。

第八节　低 钠 血 症

1. 概述　肿瘤晚期伴骨和肝、肺等全身多脏器转移的患者，因存在多脏器功能障碍常出现各种代谢异常，水电解质紊乱，由此引发一系列精神神经症状，因不具有特异性，容易被临床忽视，导致患者生存质量低下甚至威胁生命，应当引起临床足够的重视。而低钠血症在晚期肿瘤患者中常见。

低钠血症按病因分类为三类：①低摄入性、缺钠性低钠血症，体内总钠量减少；②稀释性低钠血症，常由肾衰竭、肝肾综合征、皮质激素缺乏等引起，还有少见的血浆抗利尿激素（antidiuretic hormone，ADH）分泌失调；③特发性低钠血症，常发生于恶性肿瘤晚期患者，严重者出现精神神经症状。此外还有三种特殊的低钠血症：①抗利尿激素分泌失调综合征（syndrome of inappropriate antidiuretic hormone secretion，SIADH），如肺感染、结核、肿瘤等造成 ADH 异常分泌；②病态细胞综合征，慢性消耗及危重患者；③缺钾性低钠血症，临床常见肿瘤患者有低钠血症，可能是由细胞内蛋白质分解消耗，胞内渗透压降低，水由胞内向胞外转移所致。但是肿瘤患者到晚期常有多脏器功能障碍，因此低钠血症的出现不是单一的原因而是多因素多脏器功能紊乱的结果。如果不进行认真分析可能导致误诊、漏诊。

肿瘤患者出现低钠血症首先应考虑：

（1）副癌综合征（paraneoplastic syndrome）：特指除肿瘤本身压迫及浸润和转移所引起的症状以外的其他全身性表现，又叫伴癌综合征。对肺癌而言是指肺癌作用于其他系统引起的肺外表现，包括内分泌系统、神经系统、结缔组织、血液系统和血管系统的异常改变。就内分泌系统而言，其可分泌促性腺激素、促肾上腺皮质激素样物及 ADH，后者即可引起稀释性低钠血症，即 SIADH 表现。

（2）SIADH：是指内源性 ADH 分泌异常增多，从而导致水潴留、尿钠排出增多及稀释性低钠血症等相关临床表现的一组综合征。可由多种原因引起。病因包括：①恶性肿瘤；②肺部感染；③中枢神经病变；④药物；⑤其他，其中最多见的为肺燕麦细胞癌，80%SIADH 患者由此引起。SIADH 表现为 ADH 分泌过多，体内水分潴留，引起稀释性低钠血症和低血渗透压。细胞外液增加，醛固酮分泌受到抑制，体内排钠增多，进一步加重了低血钠，导致体内水分潴留，加重了脑水肿。此时患者虽然有尿崩表现，却表现为体液过多。

（3）脑性耗盐综合征（cerebralsalt-wasting syndrome，CSWS）：为继发于急、慢性中枢神经系统疾病（脑瘤、脑出血、脑外伤、脑积水）的中枢性低钠血症，患者血浆的心钠肽、脑钠肽值异常增高并与钠平衡呈负相关。因此认为 CSWS 为中枢神经系统病变引起心钠肽或脑钠肽对肾脏调节功能紊乱，造成肾小管对钠的重吸收障碍，肾脏保钠功能下降而引起的低钠血症。

2. 临床表现 患者多表现为尿量增加，血钠下降和尿钠增多，循环血容量减少，可出现厌食、恶心、呕吐、无力、直立性低血压、皮肤无弹性、眼球内陷、心率增快等。此外血容量及血钠变化引起其他激素，如醛固酮的变化，造成不同表现的水钠失衡。肿瘤患者一般以老年人居多，常合并心脑血管疾病，因此伴脑部损伤的患者可以发生神经内分泌异常，且发生率高，对患者的恢复有显著影响。

3. 诊断 血清钠低于 135mmol/L 即可诊断。同时患者还可伴有：①低血渗，血清渗透压低于 270mOsm/（kg·H_2O）；②高尿钠，尿钠浓度＞20mmol/L。可查 24h 尿钠定量；③浓缩尿，尿渗透压＞300mOsm/（kg·H_2O）。

4. 治疗 低钠血症的治疗原则：病因治疗及早诊早治原发病，药物引起者需立即停用，同时积极纠正水负荷过多和低钠血症。

（1）SIADH 的治疗：治疗原发病、限水补钠和给予 ADH 分泌抑制剂及其拮抗剂。

1）限制水摄入对控制症状十分重要，对于一般轻度的 SIADH，严格限制水摄入（每天给水 800～1000ml），即可使症状消除。

2）已有严重水中毒症状时，可使用呋塞米或利尿酸（依他尼酸）（髓襻利尿剂排水多于排尿），并滴注高渗盐水 [0.1ml/（kg·min）]，以纠正血钠浓度和血浆渗透压，控制中枢神经系统症状（注意防止肺水肿和维持电解质平衡，不可应用 5%葡萄糖溶液滴注）。

3）20%甘露醇 250ml，每 4～6h 1 次，利于水分排出，可酌情应用。

肾上腺皮质功能减退引起 ADH，此种情况下应积极补充钠，并需要补充糖皮质激素减轻稀释性低钠血症。我们在临床发现咯血或尿血的肿瘤患者，用了垂体后叶素治疗，咯血或尿血止住，但是出现很难纠正的低钠血症，这是由药物引起的 SIADH。垂体后叶素提取自动物垂体后叶，含催产素及加压素 2 种成分，我们主要利用加压素作用于血管平滑肌，使肺小动脉或支气管动脉收缩，有助于破裂血管区凝血、止血，加压素有"内科止血钳"之称，它尚有抗利尿作用。因此在临床应用垂体后叶素止血的时候应该注意防止低钠血症的发生。也有人认为可静脉滴注门冬氨酸钾镁，镁盐有助于激活钠泵，提高血压，纠正低钠血症。还有人补充血浆治疗特发性低钠血症，并取得满意的疗效。

（2）CSWS 的治疗：CSWS 与 SIADH 治疗原则完全不同。治疗主要是维持正常水盐平衡，给予补液治疗。可静脉或口服等渗或高渗盐液，根据低钠血症的严重程度和患者耐受程度单独或联合应用。对有轻度症状的患者使钠浓度上升的速度每小时不超过 0.5mmol/L，直到钠浓度上升到 120mmol/L，即可使患者脱离危险。对有严重神经系统症状患者，首先按钠浓度每小时上升 1～1.5mmol/L 的速度经静脉输注 3%高张盐水，提高血浆钠 5～10mmol/L，然后再以每小时不超过 0.5mmol/L 的上升速度继续输注 3%的高张盐水。直至血浆钠浓度上升至 120mmol/L。此后应在几天内逐渐地提高血浆钠浓度。总的原则是维持水与盐的平衡，维持血浆容量。伴有尿量增多者，可给予垂体后叶素治疗。

（3）需要注意的是，发生低钠血症时脑组织处于低渗状态，过快地补充高渗盐水、纠正低钠血症可使血浆渗透压迅速升高，引起脑组织脱水和血脑屏障破坏，有害物质透过血脑屏障导致神经髓鞘急性脱失，它的临床表现常是突发四肢迟缓性瘫，咀嚼、吞咽及言语障碍，眼震及眼球凝视障碍等，可呈缄默及完全或不完全闭锁综合征。针对性的检查是脑干听觉诱发电位，能有助于确定脑桥病变，但不能确定病灶范围。MRI 可发现脑桥基底部特征性蝙蝠翅膀样病灶，呈对称分布，T_1 低信号、T_2 高信号，无增强效应，另外在丘脑、基底节区可出现类似改变，称为脑桥外髓鞘溶解症，又名脑桥中央髓鞘溶解症和脑桥外髓鞘溶解症，与低钠血症的过快纠正关系密切，实质上可能就是一种渗透性脑病，在临床需引起注意。

第九节 抗肿瘤药物过敏反应

1. 概述 抗肿瘤药物过敏反应可引起肿瘤内科急症，临床发生率在 5% 以上，以铂类和紫杉类为首，除此之外左旋门冬氨酸酶也较常见。虽然化疗药物过敏反应发生率不高，但是一旦发生后果十分严重。

2. 临床表现 血管性水肿和荨麻疹最常见（发生率＞90%），其他临床表现有腹痛、胸闷、上呼吸道阻塞、支气管痉挛和低血压。喉头水肿伴低血压常引起死亡。在应用左旋门冬氨酸酶后，有 10% 的患者会出现过敏反应。应用紫杉类的患者有 30% 会出现较重的过敏反应，40% 出现一般性过敏反应。这些过敏反应多发生于输液速度快和输注时间较短时，可在化疗的第 1 周期或第 2 周期以后发生。过敏反应发生于输液 2～10min 内，停药 5～20min 后消失。长时间使用卡铂也会出现过敏反应，一般为轻中度，但也可有低血压、呼吸困难、心血管性虚脱等，可发生于给药输液数分钟内，也有发生于给药后数小时到数天者。

3. 诊断 临床上根据用药史及临床表现多可诊断。

4. 治疗 对抗肿瘤药物引起的过敏反应首先应立即停止用药、保持气道通畅和维持血压。紧急处理包括肾上腺素皮下注射及静脉输液。可同时应用糖皮质激素和抗组胺药，如果持续低血压，应送加强监护病房。

对过敏体质的患者在用药前，可预防性使用地塞米松、苯海拉明、H_2 受体拮抗剂等；发生过敏反应时，可对症使用沙丁胺醇、肾上腺素治疗。

临床医护人员及药师应加强学习，充分掌握抗肿瘤药物致过敏反应发生的特点，加强监测，提高快速预警能力，有针对性地采取防治措施，全面提高患者的生活质量及生存率。

第十节 出 血

1. 概述 恶性肿瘤最严重的并发症是出血，肿瘤坏死、血小板下降、凝血功能不良等均可引起不同程度的出血，出血量大时，可引起突然死亡。出血的发病机制主要为肿瘤局部浸润或肿瘤坏死，癌灶破裂或合并感染，腹部肿瘤侵及或转移至胃肠道壁黏膜下血管，盆腔肿瘤侵及生殖道黏膜和腔外部位，损伤组织与血管。可见于：

（1）肿瘤广泛侵犯骨髓，造血功能破坏，使全血减少。

（2）肿瘤侵犯脾脏引起脾亢也可引发出血。

（3）与化疗有关的医源性出血，主要为抗癌药物引起骨髓抑制、凝血因子减少及凝血功能异常。

2. 临床表现 临床上，出血部位不同可产生不同的临床表现，如脑出血、鼻出血、呕血、咯血、尿血、便血及阴道大出血和动、静脉血栓，最严重的是出现弥散性血管内凝血。弥散性血管内凝血的发病机制相当复杂，可能与血管内皮损伤、组织损伤、红细胞与血小板损伤等原因有关，它使血液中凝血酶增加，造成高凝状态，进而引起微循环障碍，广泛出血，危及生命。

3. 诊断 恶性肿瘤出血根据原发病、治疗史、临床表现及实验室检查、影像学检查容易诊断。

4. 治疗 首先应停用任何诱发出血的药物，如阿司匹林、非类固醇类抗炎药、类皮质激素等，确定出血部位，纠正凝血，同时采取止血措施。

（1）一般处理：包括取侧卧位，保持呼吸道通畅、防止窒息、镇静、吸氧、尽快补充血容量，输血浆和血浆代用品纠正休克，纠正凝血因子异常，血小板减少时应及时补充血小板、维生素 K、垂体后叶素、巴曲亭等止血药。

（2）特殊处理：不同部位的出血具体治疗方法不尽相同，简要阐述如下

1）脑内肿瘤破裂出血（脑瘤卒中）：在条件允许的情况下应进行急症手术治疗，合并颅

内压增高者酌情应用脱水剂，无手术条件者可使用化疗药物。另外激素替代疗法适用于垂体肿瘤卒中伴有激素失调者，替代激素包括皮质醇，睾丸素等。

2）重症鼻出血：是鼻腔、鼻窦及鼻咽肿瘤常见并发症，一次出血量＞200ml，可用 1%麻黄碱或 0.05%肾上腺素棉片填塞鼻腔（高血压、心脏病禁用），或用 1%地卡因加 0.1%肾上腺素数滴蘸湿棉片，收缩鼻腔黏膜或前鼻孔填塞，凡士林纱条或碘仿纱条填塞压迫止血部位。严重的后鼻大出血可采用后鼻孔堵塞法。

3）肺转移瘤出血或大量口鼻流血形成血胸者，可行胸腔穿刺，抽出积血并胸内化疗，注入氟尿嘧啶 1000g＋40ml 生理盐水，每周一次，同时行全身静脉化疗，若病灶单一，缩小至一定程度可考虑手术切除。

4）胃癌出血：①冰生理盐水洗胃，在 30～60min 内用 10L 生理盐水反复灌洗，持续 48h 大多数有效。②制酸剂，如奥美拉唑（洛赛克），首剂 40mg，静脉滴注，以后 40mg/12h 维持。③H_2受体拮抗剂，西咪替丁，400mg 每 15min 1 次。④黏膜保护剂，如硫糖铝 2g/次，4 次/天，口服。⑤凝血酶，10 000U 溶于冷牛奶或生理盐水中经胃灌入，若仍有活动性出血，维持原量重复灌入。⑥其他，胃镜下喷洒止血药物或经动脉注射药物或栓塞剂。

5）下消化道出血：包括空肠、回肠、结肠和直肠出血，急性大出血可采用局部止血法，由镜下喷洒止血剂，如 5%～10%孟氏溶液及采用介入止血法。以上措施无效可手术止血。

6）肝癌破裂出血：保肝护肝同时可考虑手术止血。包括肝动脉结扎术、肝动脉栓塞术、局部填塞术及肝右叶切除术等。

7）宫颈癌阴道大流血：阴道内纱布填塞止血，24h 内更换纱布。根据分期可酌情手术治疗及放疗（包括体外照射及后装治疗）。

8）出血性膀胱炎：①避免使用对膀胱黏膜有刺激的药物，减少环磷酰胺及异环磷酰胺对尿道的长期刺激。②多孔导尿管用生理盐水冲洗抽吸以清除血块。③局部止血，凝血酶膀胱灌注，1000～4000U 凝血酶＋生理盐水 20～30ml，每 2～4h 膀胱内注射 1 次，或用硝酸银加蒸馏水配成 0.5%～1%溶液，每 10～20min 灌注 1 次，或用去甲肾上腺素 8mg/100ml 冲洗膀胱止血。④手术止血，保守治疗无效者若患者一般状况转好，可考虑手术。

9）恶性肿瘤侵犯骨髓及放化疗引起骨髓抑制：血小板减少出血者应采取如下措施①停止放化疗。②给予促进血小板生成药物，如雄激素可刺激骨髓造血细胞分化增殖，恢复造血功能。常用丙酸睾酮 50～100mg/d，肌内注射，1 次/天，其副作用有男性化倾向。司坦唑醇 2～4mg/d，3 次/天，口服。苯丙酸诺龙 20～25mg/d，肌内注射等。另外，士的宁及一叶萩碱可用于兴奋骨髓，刺激骨髓的神经。山莨菪碱及阿托品可作用于骨髓微循环下血管系统，改善骨髓微循环。常用硝酸士的宁 1～4mg/d，肌内注射；一叶萩碱 8～14mg/d，肌内注射；山莨菪碱，5～10mg，肌内注射，1～2 次/天；阿托品 0.3～0.4mg，肌内注射，3 次/天。③输注血小板。④输全血及血浆。⑤给予血小板生成素。

总之，恶性肿瘤患者出现大出血，应根据具体情况积极抢救，很多患者出血纠正后仍有治愈原发病的可能，不应轻易放弃。

第十一节　胃肠道穿孔

1. 概述　肿瘤并发胃肠道穿孔主要发生在对化疗敏感的肿瘤中。3%～4%的胃肠恶性淋巴瘤出现穿孔。实践证明，经过化疗的恶性淋巴瘤患者中，出现穿孔的机会高于其他肿瘤。伴随化疗出现穿孔的概率约为 10%，其中最多见的是肠道恶性淋巴瘤。胃肠道穿孔不一定与肿瘤直接相关。肿瘤并发感染、溃疡是导致穿孔的重要因素。肿瘤并发感染、溃疡是导致穿孔的重要因素，大部分的内脏穿孔不是由肿瘤直接引起的。

2. 临床表现　穿孔时突然发生上腹部剧烈疼痛，呈持续性刀割样或烧灼样痛，很快扩散到全腹；常伴有出汗、四肢冰冷、心慌、气短等休克现象，可有恶心、呕吐、腹胀、发热。患者呈急性病容，腹式呼吸消失或减弱，全腹有压痛、反跳痛及肌紧张，上腹部与右下腹部明显。肝浊音界缩小或消失，可有移动性浊音。腹腔感染时血象白细胞计数升高，腹腔穿刺可抽出食物残渣。

3. 诊断　胃肠道穿孔的主要X线表现是气腹即腹膜腔内出现游离气体。关于气腹的显示方法，一般是采用透视与照片检查。尤其是少量气腹的显示则尤为重要，如病情允许，立位透视并转动体位观察，此时常能显示膈下新月形的游离气体的存在，因为气体总是具有浮游到腹腔最高处去的倾向，确定了膈下游离气体，应即时照片以供临床参考。

在病情危重而不能坐或站立时，可采用仰卧侧位投照，此时气体可上升至前腹侧壁，可以见到腹壁与肝和肠之间有气层，使肝前下缘和肠外壁显示。

如情况只允许摄仰卧位片时，只要能详细地认真阅片，亦可能发现有价值的征象：一是见到明确的腹腔内脏器（胃肠和肝脾）的外壁；二是腹腔内某些韧带（如肝脏前力的镰状韧带）的明确显示。见到这些征象应考虑有气腹存在。如无气腹发现而临床又高度提示有急性胃肠道穿孔，必要时可经胃管抽吸胃液后注入空气约300ml，则空气可从穿孔处逸出形成膈下游离气体，有助于胃、十二指肠溃疡穿孔的诊断。

气腹长期以来是放射医生诊断胃肠道穿孔的依据并为临床医生所接受。但气腹并不一定都是胃肠道穿孔或破裂所引起的，亦可见于腹部手术后、子宫及附件穿破、产气细菌腹内感染和肠气囊肿并发破裂等。

4. 治疗　手术是主要的治疗方式，胃肠道穿孔重在预防。

（1）化疗前先行手术切除，是预防穿孔的有效方法，可使发生率降低50%。

（2）对不宜手术的患者，开始化疗时宜适当减少药物剂量，并严密观察病情变化。

（3）肿瘤合并感染、消化性溃疡的患者，应给予相应的治疗。

（4）一旦发生穿孔，应及时进行手术治疗。

第十二节　心脏压塞

1. 概述　恶性心包积液是晚期恶性肿瘤的致命并发症之一，发展迅速，可引起急性或亚急性心脏压塞，进而危及患者生命。恶性肿瘤中易侵犯心脏或心包的顺序依次为肺癌、乳腺癌、白血病、恶性淋巴瘤、恶性黑色素瘤、胃肠道肿瘤等。肺癌和乳腺癌所致恶性心包积液占全部恶性心包积液的60%～75%。恶性心包积液与肿瘤直接侵犯心包或远处转移侵犯心包和纵隔、心脏的淋巴管回流受阻有关，是晚期肿瘤的急症。大量的心包积液可压迫心脏造成心脏压塞，导致血流动力学改变危及患者生命，但如能及时有效地控制心包积液，则可明显减轻患者的痛苦，延长生存期。原发性心脏肿瘤亦可引起心脏压塞，但由于肿瘤生长于心脏，可导致严重并发症，特别是恶性肿瘤多预后不佳，早期发现、早期诊断、早期治疗对减少原发性心脏肿瘤并发症，防止复发及延长寿命有重大意义。

2. 临床表现　患者表现为呼吸困难，呼吸表浅而急促；胸部闷痛不适；急性面容，表现为面色苍白、大汗淋漓、发绀、伴咳嗽或胸痛及颈静脉怒张；压迫食管出现吞咽困难。临床体征为贝克三联征，即心音遥远、静脉压升高、脉压减小。

3. 诊断　患者经彩色多普勒超声心动图证实为中至大量心包积液，就诊时有不同程度的心脏压塞症状和体征。恶性心包积液于心包穿刺引流液中找到癌细胞即可确诊，或因血性积液、肿瘤标志物增高并结合临床排除其他疾病即可诊断。根据患者临床和影像学表现，心脏压塞诊断不难。

超声心动图是确诊心脏肿瘤的最基本检测方法,具有准确、安全、无创的特点。近年来,随着影像学技术的进展,其对心脏肿瘤的诊断意义增大,可迅速获得心脏的三维立体成像,空间分辨率高,可显示心脏及病变全貌,及其与周围结构的关系,极好地显示出肿瘤的组织学特征,在明显的临床症状进展前可早期、常规、彻底地对心脏肿瘤做出评价,宜于采取相应的治疗措施。

4. 治疗　首要治疗目的是解除心脏压塞以挽救生命。对于晚期肿瘤并发恶性心包积液者最安全有效的方法是心包腔置管引流,局部化疗阻止积液复发,控制肿瘤进展。顺铂作为浓度依赖性广谱抗肿瘤药物,对心脏无明显毒性,心包腔内灌注治疗恶性心包积液安全、疗效肯定。心包灌注常用剂量为 $40\sim60mg/次$,每周 1 次,耐受性好,无严重不良反应,有效率为 $60\%\sim95\%$,中位生存时间达 4.5 个月。香菇多糖是高纯度、大分子结构的葡聚糖,具有抗肿瘤,激活杀伤 T 细胞、巨噬细胞、自然杀伤细胞和抗体依赖性巨噬细胞的细胞毒的作用,同时能抑制肿瘤血管新生,减轻肿瘤血管的通透性。顺铂联合香菇多糖心包内注射局部药物浓度高,可以充分发挥各药优势,起到协同增效的作用,更有效地杀伤肿瘤细胞,达到控制心包腔积液的目的。

原发性心脏肿瘤患者在明确诊断后,如一般情况允许,应尽早手术。心脏恶性肿瘤的手术方式,应根据术中探查情况决定,如肿瘤较小,无明显的周围组织浸润,应尽量完整切除肿瘤及其周围的房间隔或心房壁,注意保护心脏的完整性和维护心肌功能,特别注意保护房室瓣叶、腱索、瓣环、传导系统和乳头肌等重要结构,可应用心包修补切除肿瘤后的缺损。但大部分心脏恶性肿瘤患者,在手术时肿瘤已广泛转移,仅能行姑息性手术、减症手术,解除肿瘤对心脏的压迫,改善血流梗阻,在短期可延长患者生命,提高生活质量。心脏肿瘤的放疗及化疗对提高恶性肿瘤治疗的疗效无明显效果,只有对能完整切除的及低度恶性肿瘤辅助治疗有帮助。因此,对原发性心脏恶性肿瘤患者,早期及时准确诊断,尽可能地完整切除肿瘤,术后加强围手术期治疗及护理,延长患者的生存期。

(兰州大学第一医院　乔　慧)

第十二章　病例分析部分

第一节　肺癌病例分析

【非小细胞肺癌病例 1】　可切除非小细胞肺癌

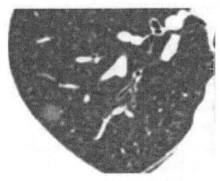

图 12-1　2019 年 1 月 12 日胸部 CT

患者，女，48 岁，因"发现肺部结节 1 月"入院。患者于 2019 年 1 月因"血糖升高"就诊于某医院，行胸腹部 CT 平扫示：①右肺下叶外侧段磨玻璃样结节（ground glass opacity，GGO）；②肝、胆、脾、胰断位 CT 平扫未见明显异常。当时患者无发热、寒战，无咳嗽、咳痰，无胸闷、心悸、气短等不适，患者及家属为行进一步诊治就诊于我科，入院后肿瘤标志物提示：CEA 15ng/ml；胸部增强 CT 示：右肺下叶外侧段结节，大小约为 10mm×8mm（图 12-1）；全身骨扫描示：腰 2 椎体骨代谢活跃，建议进一步检查。头颅增强 MRI 未见明显异常。

既往史：无特殊。

入院查体：神志清，精神可，PS 评分为 0 分，心肺腹未查及明显异常。

MDT 讨论：该患者为中年女性，体检发现肺部单发结节，伴肿瘤标志物 CEA 升高，因结节较小，无明显肺部症状，目前诊断肺部 GGO。因病变为磨玻璃样，纵隔窗未见明显显示，无法行穿刺活检。但结合影像学特点，肿块边缘不规则，伴有毛刺，恶性病变可能性大。且患者为女性，外周型肿块，入院肿瘤标志物 CEA 高于正常，多考虑肺腺癌可能性大。全身骨扫描提示腰 2 椎体骨代谢活跃，建议进一步行腰椎 MRI 明确有无骨质破坏。

GGO 在胸部 CT 表现为密度轻度增高的云雾状淡薄影/圆形结节，样子像磨砂玻璃一样，所以叫磨玻璃样结节。GGO 可以是弥漫性散在生长，也可以仅聚集在局部，看起来像一个小磨玻璃样结节。一般而言，弥漫性生长的多数是良性病变，局灶性生长的可能为恶性病变。GGO 的诊断主要依靠常规剂量胸部薄层（1～3mm）横轴位及冠状位肺窗 CT，GGO 至少在这两个方位均能看到，若只能在横轴位或冠状位看到，另外一个方位看到为条状（纤维灶，扁扁的影子），则是假的 GGO（图 12-2、图 12-3）。层厚较厚（>3mm）时，CT 会漏诊误诊 GGO。低剂量 CT 亦有可能漏诊 GGO，故不建议用低剂量 CT 筛查 GGO。胸片不能显示 GGO，100%漏诊 GGO。那么能不能直接一步到位用 PET-CT 检查呢？答案是否定的。由于 GGO 葡萄糖代谢极低，因此几乎所有 GGO 的标准摄取值（standard uptake value，SUV）不高，很容易让核医学医生报告为良性或炎性结节，很多人因为其检查费昂贵对报告深信不疑，从而放松警惕，长期对 GGO 不理不睬，等到有症状时 GGO 已发展为晚期肺癌。因此 PET 在筛查 GGO 时容易贻误病情，不建议使用来诊断 GGO。故发现和诊断 GGO 的检查为薄层（1～3mm）横轴位及冠状位肺窗 CT。

通过对比定期复查的胸部 CT 可以发现 GGO 大小及内部成分的变化，从而判断 GGO 是否为肺癌，因此胸部 CT 定期复查很重要。但持续存在、内部有实性成分、空泡的 GGO 或周围有毛刺的 GGO 是早期肺腺癌的概率极大（95%以上概率），因此应尽早手术切除，这时有手术指征。

表现为 GGO 的不典型腺瘤样增生、原位癌和微浸润腺癌的术后效果很好（前两者 10 年生存率为 100%、后者 10 年生存率也超过 95%），因此术后无须化疗，回到无瘤的常人状态。

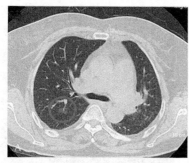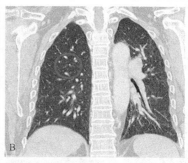

图 12-2　横轴位（A）显示右上肺后段一个"GGO"，但冠状位（B）显示该"GGO"为扁平的局部增厚的斜裂（叶间胸膜），不是真正的 GGO

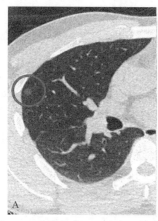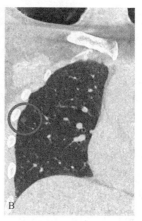

图 12-3　真正的 GGO 在横轴位（A）和冠状位（B）均看到结节，即左右径和上下径相符

MDT 讨论后诊疗实施：

1. 腰椎 MRI 未见明显异常，骨转移癌暂不考虑。

2. 于 2019 年 1 月 28 日行胸腔镜下右肺下叶肿块切除术，术后病理提示：低分化腺癌，第 4、7、10、11、12 组淋巴结未见转移。术后明确诊断为 $pT_1aN_0M_0IA$ I 期。

3. 根据肺癌 NCCN 治疗指南，根治性术后 I A 期患者不需化疗，嘱患者密切随访观察。

【非小细胞肺癌病例 2】　不可切除非小细胞肺癌

患者，女，56 岁，主因"间断咳嗽、咳痰半年，加重一周"收住。患者于 2017 年 7 月受凉后出现咳嗽、咳痰，为白色泡沫样痰，无发热、寒战，无痰中带血，无胸闷、心悸、气短等不适，自行服用止咳糖浆等症状未见明显改善。2018 年 1 月中旬患者上述症状较前加重，偶有咽喉疼痛不适，就诊于当地县医院行支气管镜检查示：右下叶前基底支外压性改变，外后基底支可见坏死物质覆盖管腔，支气管镜不能通过。患者及家属为行进一步诊治遂就诊于我科，行胸部增强 CT 示（图 12-4）：右肺下叶基底段占位（大小约为 60mm×55mm），考虑恶性占位，建议穿刺活检，纵隔淋巴结部分融合，双肺多发小结节，左侧第 7 肋骨骨质破坏，余未见异常。于 2018 年 1 月 28 日行 CT 引导下经皮肺穿刺活检，病理回报为分化差的癌，结合免疫组化，符合腺癌，免疫组化：CK（＋），TTF-1（＋），NapsinA（－），P63（－），CK5/6（－），P40（－），Syn（－），Ki-67（阳性率为 40%），送检组织基因检测示 *EGFR-19* 外显子缺失、*K-Ras*（－）、*ALK*（－）、*ROS1*（－）。全身骨扫描示：左侧第 4、第 7 肋骨及左侧髂骨代谢异常，结合病史，考虑转移。头颅 MRI 未见明显转移性病变。

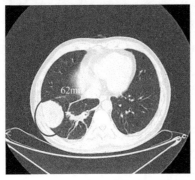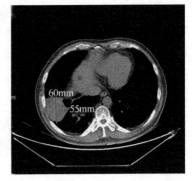

图12-4　2018年1月25日胸部CT

既往史：无特殊。

入院查体：神志清，精神可，PS 评分 1 分，右肺呼吸音略低，未闻及明显干湿啰音，心腹未查及明显异常。

MDT 讨论：该患者为中年女性，既往有咳嗽、咳痰病史，无吸烟史，病理提示为肺腺癌，送检组织基因检测提示 19 外显子缺失，符合 EGFR 突变规律。同时存在纵隔淋巴结融合，双肺多发小结节，骨转移病变，故为Ⅳ期患者，无手术治疗机会，以全身治疗为主。初诊诊断：肺癌（左肺低分化腺癌 $cT_2N_2M_1$ Ⅳ期 19del），肺内转移癌骨转移癌（左 7 肋），淋巴结转移癌（纵隔）。

该因患者为 19 外显子缺失，该突变为经典突变，根据肺癌 NCCN 治疗指南，一、二、三代表皮生长因子受体酪氨酸激酶抑制剂 EGFR-TKI 均可选择。吉非替尼泛亚洲研究开启了靶向治疗的新时代，该试验随机筛选了 1000 多例未经治疗的Ⅳ期非小细胞肺癌患者，观察单用吉非替尼（试验组）与卡铂＋紫杉醇联用（对照组）的治疗效果差异。结果发现，吉非替尼组患者与两药联用组（卡铂＋紫杉醇）患者的 12 个月无进展生存（progression-free，PFS）率分别为 24.9% 和 6.7%，而对于 EGFR 基因阳性，尤其是在亚洲非吸烟或轻度吸烟的女性肺腺癌患者的治疗中，吉非替尼的治疗效果明显优于传统化疗手段。阿法替尼是第二代不可逆的 EGFR-TKI，作用于 EGFR 和 ErbB2，来自 LUX-Lung3 和 LUX-Lung6 的研究分别比较了阿法替尼与培美曲塞＋顺铂及阿法替尼和吉西他滨＋顺铂联合化疗作为一线治疗的效果，EGFR 突变患者的中位 PFS 显示分别为：13.6 个月（阿法替尼组）vs 6.9 个月（培美曲塞＋顺铂组），11.0 个月（阿法替尼组）vs 5.6 个月（吉西他滨＋顺铂组）；完全缓解率分别是阿法替尼组 56% vs 培美曲塞＋顺铂组 23%，阿法替尼组 66.9% vs 吉西他滨＋顺铂组 23.0%，从而证明了阿法替尼可以作为 EGFR 突变肺腺癌一线治疗的合理选择。FLAURA 研究对比一线应用标准一代 EGFR-TKI 与应用三代 EGFR-TKI 的疗效差异。入组标准为：①≥18 岁；②PS 评分为 0～1；③EGFR19 外显子缺失或 21 外显子 L858R 突变阳性的晚期非小细胞肺癌；④既往未接受系统性抗肿瘤治疗或 EGFR-TKI 靶向治疗；⑤如患者存在疾病稳定的中枢神经系统转移，可以入组。研究共入组 556 例患者，经 EGFR 突变状态（19 外显子缺失 vs 21 外显子 L858R 突变）和种族（亚裔 vs 非亚裔人群）分层后，随机进入奥希替尼组（80mg，口服，每天 1 次）或标准 EGFR-TKI 治疗组（吉非替尼 250mg 或厄洛替尼 150mg，口服，每天 1 次），两组分别纳入 279 例和 277 例患者。治疗期间，根据 RECIST1.1，每 6 周评估一次疾病状态，直至疾病进展。FLAURA 研究的首要终点为 PFS，次要研究终点包括客观缓解率、疾病持续应答时间（duration of response，DOR）、应答情况、总生存时间（overall survival，OS）、药物毒性等。结果显示：入组 556 例患者中，出现 342 个事件数，数据成熟度为 62%；其中，奥希替尼组为 136 个事件数（49%），标准 TKI 治疗组 206 个事件数（74%）。两组的中位 PFS 分别为 18.9 个月（95% CI，15.2～21.4）、10.2 个月（95% CI，9.6～11.1）[危险比（risk ratio，HR），0.46，95%CI，0.37～0.57]（$P<0.0001$）。从研究亚组分析可以看出，

即使以不同年龄、性别、种族、吸烟状态、PS 评分、是否存在中枢神经系统转移、*EGFR* 突变类型、cDNA 监测 *EGFR* 突变状态等因素分组，奥希替尼均显示了与标准 EGFR-TKI 治疗相比，更佳有效延长 PFS 的优势。

近年来，靶向药物蓬勃发展，存在基因突变的患者应用相应的靶向药物治疗效果较好，有望真正将晚期非小细胞肺癌变成慢性病。在腺癌不同组织学亚型中 *EGFR* 突变发生率各不相同，*EGFR* 突变发生率较高的微浸润性腺癌和以伏壁生长方式为主的浸润性腺癌拥有较好的预后；*EGFR* 突变发生率较低的以实体及黏液成分为主的肺腺癌病例预后较差；而 *EGFR* 突变发生率较高的微乳头状腺癌患者的预后极差。因此，结合 *EGFR* 在肺腺癌组织学亚型中的突变倾向，根据肺腺癌新分类标准准确判断不同腺癌组织学亚型对肺腺瘤的治疗计划和方案的制订、实施具有一定的指导意义。目前，EGFR-TKI 已被推荐应用于术后 N_2 的 III 期肺腺癌的辅助治疗，EGFR-TKI 能否应用于新辅助，以及能否与最新的免疫治疗联合，起到强强联合、一加一大于二的效果，我们期待更多的临床试验进一步证实。

MDT 讨论后诊疗实施：

1. 2018 年 2 月 3 日开始服用吉非替尼靶向治疗，即吉非替尼 250mg，1 天一次，同时予以唑来膦酸骨保护治疗，即唑来膦酸 4mg 静脉滴注 28 天 1 次，服药期间患者无皮疹、腹泻等特殊不适。2018 年 3 月复查胸腹部 CT 示（图 12-5）：右肺下叶肿物较前缩小（大小约为 39.93mm×35.33mm），双肺多发结节较前减少减小，按 RECIST 评价标准，肿瘤缩小 33.4%，疗效评价为部分缓解。2018 年 6 月复查胸腹部 CT 示（图 12-6）：右肺下叶物较前略有缩小（大小约为 31mm×36mm），余较前未见明显变化，疗效评价为稳定。后患者定期复查均提示病情稳定。

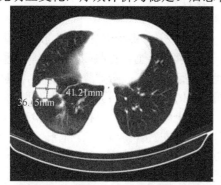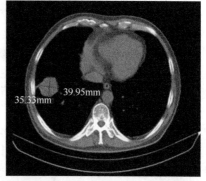

图 12-5　2018 年 3 月 1 日胸部 CT

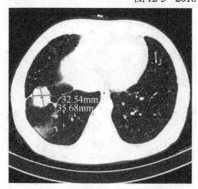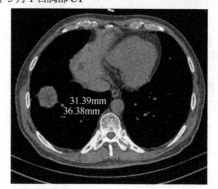

图 12-6　2018 年 6 月 1 日胸部 CT

2. 2019 年 2 月 18 日患者自觉偶有头晕，无恶心、呕吐等不适，为进一步明确病情再次就诊，查体未见明显异常，复查胸腹部增强 CT 与前片对比未见明显变化，头颅 MRI 示（图 12-7）：颅内多发结节样、环形强化信号影，结合病史，考虑转移。全身骨扫描示：左侧第 4、第 7 肋骨，左侧髂骨、坐骨及椎体多发代谢异常，结合病史，以上均考虑转移。

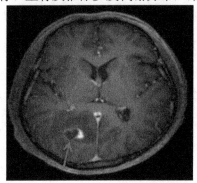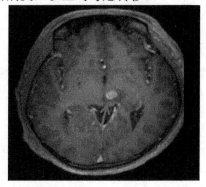

图12-7 2019年2月头颅MRI

3. 患者服用吉非替尼 1 年后病情进展，符合一代 EGFR-TKI 疾病进展规律（中位 PFS 约为 10 个月），因一代 EGFR-TKI 疾病进展多为患者出现 *T790M* 突变耐药所致，故建议患者再次行基因检测，若基因检测为阳性，可换用三代 EGFR-TKI 奥希替尼；若基因检测为阴性，则推荐予以全身化疗，同时可联合抗血管生成药物贝伐珠单抗。患者于 2019 年 2 月 28 日再次行 CT 引导下肺穿刺活检，病理回报为：低分化腺癌。再次送检基因检测，同时口服叶酸准备。

4. 患者二次检测结果示 *EGFR*、*ALK*、*ROS1* 等均未见突变。遂于 2019 年 3 月 10 日予以贝伐珠单抗＋PC 方案全身化疗，即贝伐珠单抗 400mg 静脉滴注 d1＋培美曲塞 800mg 静脉滴注 d1＋卡铂 500mg 静脉滴注 d1，过程顺利。现拟行第二次化疗。

【非小细胞肺癌病例3】 潜在可切除非小细胞肺癌

患者，男，59 岁，主因"肺癌新辅助化疗后术后 20 天，拟行全身化疗"收住。患者于 2018 年 9 月无明显诱因出现咳嗽、咳痰，为白色黏痰，偶有痰中带血，伴胸闷、气短等不适，无发热、寒战，无头晕、头痛，无心悸、呼吸困难等，遂就诊，行胸片示：两肺散在纤维灶，斑片灶，两下肺支气管炎，请结合临床。予以甘草片等口服药物治疗 1 周后较前有所好转，但仍间断有痰中带血。2019 年 1 月患者就诊于某医院，行胸部 CT 示：①右肺上叶不张，建议行支气管检查；②双肺散在小结节，伴钙化；③脂肪肝。于 2019 年 1 月 14 日行电子支气管镜检查示：右肺恶性肿瘤，待病检证实。后病理回报：肺鳞状细胞癌。2019 年 1 月 19 日患者就诊于我科，胸部增强 CT 示（图 12-8）：①右肺上叶支气管闭塞并软组织肿物形成（大小约为 45mm×30mm），周围阻塞性肺不张，考虑肺癌；②右侧纵隔、右侧肺门多发增大异常强化淋巴结，考虑转移；③脂肪肝；④副脾。病理科医生会诊当地免疫组织化学（免疫组化）染色诊断：（右肺病变组织）形态学及免疫组化支持为中分化鳞状细胞癌。完善各项检查，全身骨扫描及头颅增强 MRI 未见明显转移性病变。

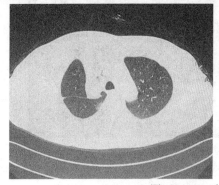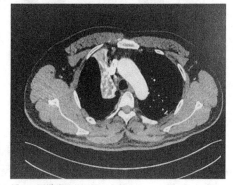

图12-8 2019年1月19日胸部CT

既往史：30 年前曾患结核，有长期吸烟史。

入院查体：神志清，精神可，PS 评分为 1 分，右肺呼吸音略低，未闻及明显干湿啰音，心腹未查及明显异常。

MDT 讨论：患者为中年男性，长期吸烟史，既往有咳嗽、咯血病史，影像学检查提示为中央型肺癌，符合鳞癌发病特点，同时右侧纵隔、肺门淋巴结存在强化，多考虑为转移性淋巴结癌，支气管镜明确诊断为肺鳞癌，故明确诊断为：肺癌（右肺 $cT_2N_2M_0$ ⅢA 期）。该患者有右肺上叶支气管闭塞、周围阻塞性肺不张、纵隔及肺门多发增大异常强化淋巴结，手术效果较差，建议先行 2 周期新辅助化疗后评价疗效。

ⅢA 期患者具有较大的异质性，包括一些 T_3 或 T_4 胸壁、心包浸润和同侧纵隔或隆嵴下淋巴结转移（N_2）的患者，部分经过选择的患者可以从手术治疗中获益。虽然ⅢA 期非小细胞肺癌患者的首选治疗是手术，但是一些ⅢA 期非小细胞肺癌临床病例并不适合手术（T_4 广泛累及重要或不能切除结构），或出现纵隔淋巴结转移（N_2），手术效果较差，达不到 R0 切除。目前认为Ⅲ期患者手术治疗失败的原因主要是远处转移和局部肿瘤复发，因此给予有效的全身治疗，从而提高手术的完全性切除率，减少肿瘤的复发与转移是非常必要的。从机制上讲，新辅助化疗可能具有消除微小转移灶并降低肿瘤细胞的活力，从而减少术后复发和远处转移，提高生存率，对局部肿瘤和转移淋巴结的细胞减灭作用，可以控制并缩小病灶，改变病期，扩大外科手术适应证，增加根治性手术的机会的特点。

新辅助化疗可提高ⅢA-N_2 期 NSCLC 的 R0 切除率，明显提高 5 年生存率，同时并未增加手术并发症和死亡率，疗效满意，值得进一步临床上研究推广。根治术后辅助放疗尚缺乏改善生存的有力证据，需谨慎选择，对于术后切缘阳性的 N2 患者，术后辅助放疗是肯定的推荐；对于真正达到 R0 切除的患者，推荐进行更多的相关临床试验。

MDT 讨论后诊疗实施：

1. 患者于 2019 年 1 月 21 日、2 月 2 日接受 GP 方案新辅助化疗 2 周期，即吉西他滨 1.6g 静脉滴注 d1，d8，顺铂 120mg 静脉滴注 d1，胃肠道反应为 0 度，骨髓抑制Ⅱ度（白细胞计数为 $2.6×10^9/L$）。

2. 2019 年 2 月 24 日复查胸腹 CT 示（图 12-9）：右肺上叶软组织肿物较前明显缩小（大小约为 28mm×15mm），肺不张较前改善，余较前未见明显变化，成功降期。遂于 2019 年 2 月 28 日于胸外科在全麻下行单孔胸腔镜下右肺上叶袖式切除术，术后病检提示：①（右肺上叶）形态学及免疫组化结果支持中分化腺鳞癌，部分癌细胞向神经内分泌癌方向分化；②支气管上切缘及下切缘冰冻，未见癌组织；③支气管切缘及肺切缘，未见癌组织；④检出支气管旁淋巴结可见转移癌（1/3），另送第 2 组淋巴结未见转移癌（0/10），第 4 组淋巴结未见转移癌（0/18），第 7 组淋巴结未见转移癌（0/23），第 10 组淋巴结未见转移癌（0/2），第 11 组淋巴结未见转移癌（0/6）。免疫组化结果：CK8/18（3＋），CK1（3＋），TTF-1（－），NapsinA（－），p40（灶＋），CK5/6（灶＋），CD56（2＋），yn（－），Ki-67（60%），CD31（血管内未见瘤栓），D2-40（淋巴管内未见瘤栓）。

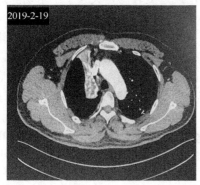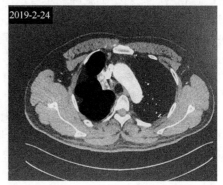

图 12-9　新辅助化疗前后对比 CT

3. 现患者术后 20 天，拟行术后辅助化疗。

【**小细胞肺癌病例**】

患者，男，53 岁，主因"右侧肩胛部疼痛半年，胸闷气短 2 月余"就诊。半年前无明显诱因出现右侧肩胛部疼痛，无咳嗽、咳痰，未就医。此后疼痛持续存在，2 月前出现胸闷气短症状，轻微活动后气短症状即加重。就诊于当地医院，2018 年 12 月 17 日行胸片示：右上肺门区团块状高密度影，外围肺野透亮度降低。胸部 CT 示：右上肺纵隔旁不规则软组织团块影，多考虑肺癌（图 12-10）。支气管镜下气管黏膜刷片查见癌细胞，符合鳞状细胞癌。现精神状况差，饮食较差，大小便正常，夜间睡眠欠佳，体重减轻 5kg。吸烟 30 余年，戒烟 1 月。

既往史：体健无特殊。家族中无肿瘤病史。

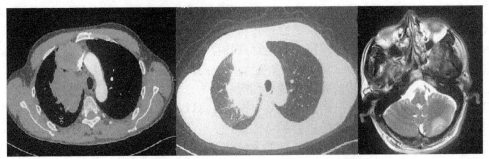

图 12-10　2018 年 12 月 23 日胸部 CT 和头颅核磁

入院查体：KPS 70 分，NRS 3 分；心肺腹未见明显异常。

入院后行胸部 CT 示：右上肺纵隔旁不规则软组织团块影，右肺上叶支气管开口略狭窄，右肺上叶阻塞性炎症，右侧少量胸腔积液，多考虑肿瘤性病变，肺癌可能性大。行支气管镜检查后病检提示（右肺）：①形态学支持恶性小细胞肿瘤；②经过五批次免疫组化检查，均未发现明确肿瘤细胞来源；③依据 CD117（＋）、CD56（灶＋），不完全排除小细胞肺癌。头颅 MRI 示：左侧小脑半球异常信号并周围水肿，多考虑转移。ECT 示：右侧肩胛骨可见异常核浓聚，考虑骨转移。肿瘤标志物检测：NSE 28.5ng/ml，pro-GRP 105.1U/ml，均显著升高。血、尿、粪常规及生化全项和心电图大致正常。

既往史：体健。

临床诊断：肺癌（右肺 SCLC $cT_3N_2M_1c$ ⅣB 期）、脑转移、骨转移。

MDT 讨论：该患者为中年男性，有长期吸烟史。右侧肩胛骨疼痛、胸闷、气短，影像学检查中胸片和 CT 均提示右肺占位性病变，考虑原发性肺癌，头颅 MRI 和骨扫描检查均提示局部转移。肿瘤标志物 NSE 及 pro-GRP 升高，均支持肺癌脑转移骨转移诊断。

胸外科：患者为广泛期小细胞肺癌患者，已经出现远处转移，失去了手术切除的机会，建议患者以内科放化疗为主，目前无手术指征。

放疗科：患者病变已经播散，应以全身治疗为主，广泛期不主张起始治疗行放化同步，针对脑转移病灶可行全脑放疗，但是由于小脑转移部位特殊，在病灶控制率方面立体定向放疗要高于全脑放疗，并且较为安全。患者虽然没有明显的脑转移症状，但是小细胞肺癌脑转移发生率高，引起的危害和对患者的生活质量影响很大，应给以积极处理。右侧肩胛部为骨转移部位，疼痛明显，可以先行止痛治疗，如果效果不理想，也可以考虑局部放疗。

肿瘤内科：小细胞肺癌的典型表现为肺门大肿块和纵隔巨大淋巴结，引起咳嗽和呼吸困难。患者常出现广泛的转移性疾病症状，如体重减轻、乏力、骨痛和神经损害。原发性小细胞肺癌并远处转移首选全身化疗。目前，EP 方案是小细胞肺癌化疗的金标准，相对其他方案，EP 方案疗效较好，不良反应低，患者的耐受性良好。针对右侧肩胛部局部转移引起的轻度疼痛，可给予一阶梯止疼药控制，改善生活质量。

MDT 讨论后诊疗实施：

1. EP 方案全身化疗：依托泊苷 0.1g 静脉滴注 d1～d5，顺铂 70mg 静脉滴注 d1～d2，共 4 周期，同时予以止吐、水化治疗。

2. 针对脑转移行全脑放疗，剂量为 30Gy/10f，每天 1 次。

3. 给予非甾体类药物止痛治疗，同时给予唑来膦酸和钙片修复破坏的骨组织。

4. 对症支持治疗。

根据 RECIST1.1 疗效评价标准：经 4 周期化疗患者肺部的肿块稳定（治疗前直径=12.0cm，治疗后直径=12.2cm），放疗后小脑肿块明显缩小达部分缓解（治疗前直径=2.8cm，治疗后直径=1.7cm，缩小 39.2%）（图 12-11）。根据 CTCAE4.03，患者出现化疗不良反应，胃肠反应为 Ⅱ度，骨髓抑制为Ⅱ度。

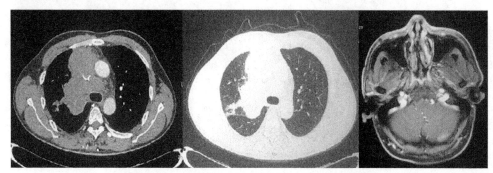

图 12-11 2019 年 4 月 17 日胸部 CT 和头颅 MRI

经验教训：本患者疗效评价较为理想，病情基本得到控制。在根据相关指南的规范治疗下，4 个月肿瘤无进展，患者不良反应尚可耐受，生活质量得到明显提高，总体符合指南的治疗疗效。但是，广泛期小细胞肺癌单纯联合化疗可获得 60%～70% 的高有效率。令人遗憾的是，广泛期患者的中位生存期只有 9～11 个月。在合理治疗后，广泛期患者的 2 年生存率不到 5%。我们应该尝试联合免疫检验点抑制剂，已取得更好的疗效。

疾病预后：一般情况差（PS 评分为 3～4 分）、广泛期疾病、体重减轻、病变过大及相关的标志物（LDH）高是最重要的不良预后因素。在局限期患者中，女性、年龄＜70 岁、LDH 正常、Ⅰ 期疾病与预后更好有关。而较年轻、一般情况良好、肌酐水平正常、LDH 正常及单一转移部位是广泛期疾病患者预后良好的因素。

【肺癌介入治疗病例】

患者，男，61 岁，主因"间断咯血 2 月，加重 4 天"入院。最早就诊于外院，考虑肺占位性病变，电子支气管镜检查未能成功行活检，遂来我院。

既往史：无特殊。

入院查体：神志清，精神差，PS 评分为 0 分，听诊呼吸音未查及明显异常，患者间断咯血，主要为鲜红色血痰，每天约 50ml。入院后行胸部增强 CT 检查（图 12-12）可见右肺门部占位性病变，肺动脉受侵，纵隔淋巴结增大并部分融合。为进一步明确诊断遂行经皮经肺穿刺活检（图 12-13）证实肺腺鳞癌（图 12-14）。

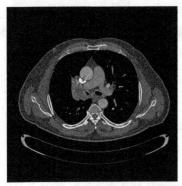

图 12-12　第一次胸部增强 CT 提示右肺门部占位
性病变

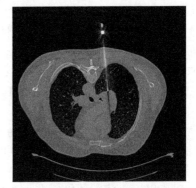

图 12-13　CT 引导下行经皮经肺穿刺活检

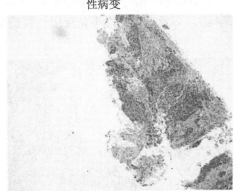

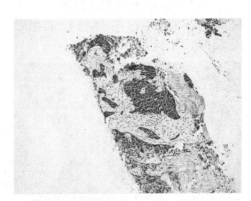

图 12-14　经皮经肺穿刺活检证实为肺腺鳞癌

　　MDT 讨论：肺癌是发病率和死亡率增长最快，对人群健康和生命威胁最大的恶性肿瘤之一。肺癌的病因至今尚不完全明确，大量资料表明，长期大量吸烟与肺癌的发生有非常密切的关系。城市居民肺癌的发病率比农村居民高，这可能与城市大气污染和烟尘中含有致癌物质有关。病因主要有吸烟、职业和空气污染、特别是工业废气、电离辐射、长期慢性肺部感染、遗传因素、大气污染等。临床主要表现为咳嗽、痰中带血或咯血、胸痛、胸闷、气急、声音嘶哑、发热、消瘦和恶病质等。根据临床症状、体征、影像学检查和组织病理学检查可做出诊断。肺癌的早期诊断具有重要意义，只有在病变早期得到诊断和治疗，才能获得较好的疗效。肺癌早期缺乏典型症状，对出现肺癌原发症状或转移症状者及时做胸部 X 线检查或胸部 CT 检查，发现肺部有肿块阴影时，应首先考虑到肺癌的诊断，应做进一步检查，经过组织病理学检查明确诊断。需要和肺结核、肺部感染、肺部良性肿瘤、纵隔恶性淋巴瘤等鉴别。

　　肺癌的治疗包括化疗、放疗、手术治疗，近几年出现的介入治疗已经取得很好的临床治疗效果，尤其无法手术并合并咯血的患者既可以行支气管动脉栓塞达到止血的目的，又可经支气管动脉注入化疗药物使肿瘤瘤体中的化疗药物浓度明显升高，达到更好的治疗效果。

　　MDT 讨论后诊疗实施：入院后各项化验检查结果包括肿瘤标志物均无明显异常，经 CT 引导下经皮经肺组织穿刺活检病理明确诊断，并请胸外科医生会诊后明确无法行外科手术治疗后行肺部肿物支气管动脉灌注化疗栓塞术（图 12-15），术中所用化疗药物为吉西他滨和顺铂，栓塞剂为 300～500μm PVA 颗粒，术中患者有轻度咳嗽及术后再无新鲜咯血，间断咳痰，均为黑色陈旧血痰，持续 1 天。术后出现轻度恶心，考虑由术中所用化疗药物所致，根据 CTCAE 不良事件分级为 2 级，经对症处理后明显缓解。疲乏无力持续近 1 周，根据 CTCAE 不良事件分级为 1 级，未给予特殊处理，后自行缓解。

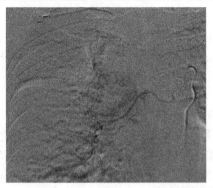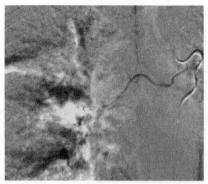

图 12-15 肺部肿物支气管动脉灌注化疗栓塞术

支气管动脉造影可见右肺门明显肿瘤病理性血管影并形成明显的肿瘤染色，动脉期可见支气管动脉肺动脉瘘存在。遂行支气管动脉灌注化疗栓塞术，术后再次造影肿瘤病理性血管影及肿瘤染色均消失。

术后 1 月再次行胸部增强 CT 检查（图 12-16）可见瘤体缩小，根据 RECIST 评价标准评价治疗后局部病变部分缓解。

第二节　乳腺癌病例分析

图 12-16　术后 1 月复查胸部增强 CT

【老年性 Luminal A 早期乳腺癌病例】

患者，女，81 岁，已绝经。发现左乳外下约 2cm×2cm 肿物 2 年，质硬，活动度尚可，无肿胀及触痛，乳头无凹陷及溢液，皮肤未见酒窝征。因无明显不适，未行进一步治疗。后肿物逐渐增大，现约 4cm×4cm，质硬，活动度差，边界不清，肿瘤局部粘连皮肤。于 2019 年 5 月 15 日就诊，行乳腺彩超检查：左乳 4 点距离乳头 18mm，距离皮肤 8mm 处探及 21mm×11mm 低回声区，边界不清晰，形态不规则，呈蟹足样改变，彩色多普勒超声（color Doppler flow imaging，CDFI）：内可见血流信号。双侧腋下未见明显肿大淋巴结。2019 年 5 月 15 日行左乳肿物穿刺术，术后病理：（左乳）浸润性癌（非特殊类型）。免疫组化：ER（80%，+），PR（80%，+），HER-2（-），Ki-67（10%），P63（-），GATA-3（2+），CK5/6（-），CD31（血管内未见明显癌栓），D2-40（淋巴管内未见明显癌栓）。骨扫描：右侧第 4 前肋局部骨代谢异常，骨转移瘤可能，余骨质未见明显异常。乳腺钼靶检查发现左乳腺不规则占位，多考虑乳腺癌（图 12-17）。胸部 CT 示双侧肋骨骨质未见明显异常（图 12-18）。头部 CT：双侧多发陈旧性腔隙性脑梗灶，脑白质脱髓鞘，双侧镜内动脉虹吸段硬化。骨密度：骨量轻度减少。余辅助检查未见肿瘤远处转移。

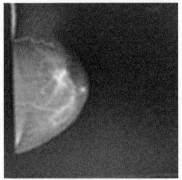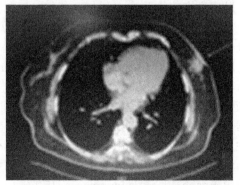

图 12-17　乳腺钼靶检查　　　　　图 12-18　胸部 CT 未发现肋骨异常改变

既往史:高血压病史 5 年余,最高为 170～180/80～90mmHg,规律口服非洛地平缓释片 5mg/d,现血压控制为 110～120/60～70mmHg。自述糖尿病史 16 年,给予甘精胰岛素 16～22U,院外未规律监测血糖。入院后监测血糖,空腹血糖为 15mmol/L,餐前 30min 血糖为 20mmol/L,餐后 2h 血糖为 25mmol/L,睡前血糖为 17mmol/L。

肿瘤家族史:无。

入院查体:神志清,精神可,PS 评分为 1 分,心肺腹未查及明显异常。

MDT 讨论:该患者骨扫描提示右侧第 4 肋骨骨转移可能,骨扫描对于骨转移敏感度高但可能存在假阳性可能,结合胸部 CT 结果,暂不能诊断乳腺癌骨转移。该患者属于老年 Luminal A 乳腺癌患者,可推测乳腺癌病史较长,虽未积极进行抗肿瘤治疗,但患者肿瘤未见明显远处转移。如可行手术治疗,根据 NCCN 指南,患者属于复发低位患者,暂无明显化疗指征,后期患者口服芳香化酶抑制剂将可长期获益。但患者高龄,合并高血压及糖尿病,且患者血糖控制差,如全麻下行乳腺癌根治性手术,则患者手术风险大,手术相关性并发症出现概率高,手术切口延期愈合可能性高。如患者暂不行手术治疗,可推荐使用芳香化酶抑制剂行新辅助内分泌治疗,密切关注治疗疗效。芳香化酶抑制剂常见致骨质疏松的副作用,且绝经后女性钙质流失明显,故用药过程中要随访患者骨量变化,积极补钙,预防骨相关事件的发生。

MDT 讨论后诊疗实施:

1. 患者高龄,合并症较多,手术风险大,且患者属于 Luminal A 乳腺癌患者,与患者及家属沟通后使用芳香化酶抑制剂行新辅助内分泌治疗。

2. 密切关注患者病情变化,评估治疗疗效。

3. 关注骨量变化,积极补钙,预防骨相关事件的发生。

【局部晚期 Luminal B HER-2/HR（＋）型乳腺癌病例】

患者,女,55 岁,未绝经。于 2018 年 4 月无意中发现左乳下方皮肤青紫,进一步发现左乳下方 5cm×6cm 肿物,质中,活动度欠佳,无肿胀及触痛,乳头无凹陷及溢液,皮肤未见酒窝征。因无明显不适,未行进一步治疗。2018 年 5 月,患者右乳肿物表面破溃,遂就诊于外院,建议行手术治疗,患者因畏惧手术,拒绝行手术治疗。2018 年 8 月 28 日患者于外院行左乳肿物穿刺术,术后病理:左乳浸润性导管癌。免疫组化:ER（－）,PR（1＋）,HER-2（3＋）,Ki-67（50%）,P120（膜＋）,P63（－）,Calponin（肌上皮＋）。左腋下触及约 3cm×3cm 肿大淋巴结,质硬,似融合,较难推动,考虑转移性淋巴结。余辅助检查未见肿瘤远处转移。患者于外院行 AC 方案（吡柔比星 90mg,环磷酰胺 0.9g）,新辅助化疗 4 疗程后,左乳肿物略有减小,约为 4.5cm×5cm,肿瘤表面皮肤未完全结痂,触碰可见出血。患者为行进一步治疗,就诊于我科。

既往史:无特殊。

肿瘤家族史:无。

入院查体:神志清,精神可,PS 评分为 0 分,心肺腹未查及明显异常。化疗前行胸部 CT 检查（图 12-19）。

MDT 讨论:该患者属于局部晚期 Luminal B HER-2（＋）乳腺癌患者,经过 4 周期 AC 方案新辅助化疗后虽然肿物呈现缩小趋势,但临床治疗总体评估基本为疾病稳定。且患者属于复发高危的乳腺癌患者,总体预后相对较差,建议继续行新辅助化疗,带瘤评估新辅助化疗疗效。根据 NCCN 指南,HER-2（＋）的乳腺癌患者应尽早行抗 HER-2（＋）治疗,且对于激素受体阴性及淋巴结转移的 HER-2（＋）乳腺癌患者,应尽早给予曲妥珠单抗联合帕妥珠单抗的"双靶向治疗"。患者原发肿块＞5cm,且考虑存在淋巴结转移,术后需行放疗治疗。患者 55 岁,目前尚未绝经,且属于 Luminal B HER-2（＋）高复发风险患者,术后内分泌治疗建议行卵巢去势治疗联合芳香化酶抑制剂。

MDT 讨论后诊疗实施：

1. 因患者经济原因，给予多西他赛 140mg（T）联合赫赛汀（H）（首次 8mg/kg，后续 6mg/kg）方案治疗 4 疗程，患者左乳肿物明显减小，约达 3cm×3cm，质软，肿瘤表面皮肤结痂并愈合，腋窝淋巴结体表不可触及（图 12-20）。临床治疗评估：部分缓解。遂于 2019 年 3 月 12 日行左乳癌改良根治术，术后病理：左乳浸润性癌化疗后改变，瘤床可见少量浸润性导管癌，部分为导管原位癌。乳头、皮肤、乳房各切缘及基底未见肿瘤细胞。淋巴结（0/6）。免疫组化：ER（40%），PR（＞1%），HER-2（－），Ki-67（＜5%），CK5/6（2＋），CK8/18（2＋），P63（局灶＋），Calponin（局灶＋）。

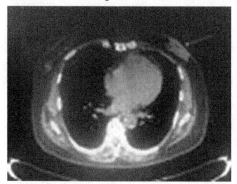 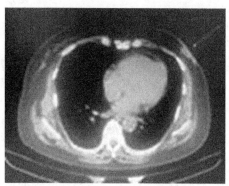

图 12-19　化疗前　　　　　　　　　　　　　　　图 12-20　化疗后

2. 根据 NCCN 指南，术后需行左侧胸壁及左锁骨上下区放疗 1 疗程，并继续赫赛汀分子靶向治疗至 1 年。因经济原因，患者口服他莫昔芬内分泌治疗 5～10 年，监测激素水平，必要时换药。定期复查、随访。

【**HR（＋）/HER-2（－）转移性乳腺癌（MBC）病例**】

患者，李某，女，32 岁，主因"乳腺癌综合治疗后 2 年余，间断性咳嗽 2 周"收住入院。患者 2013 年 7 月 17 日因"发现左乳肿物 7 月"就诊，行左侧乳腺肿物粗针穿刺术，病理示：左乳浸润性癌（非特殊型）。免疫组化：ER（3＋），PR（2＋），HER-2（1＋），Ki-67（80%）；B 超行引导下行左侧腋窝淋巴结穿刺活检术，病理回报：（左腋下淋巴结穿刺组织）结合临床符合乳腺癌转移。2013 年 7 月至 2013 年 9 月在乳腺病科行 TAC 方案新辅助化疗（3 周方案）×4 周期，即环磷酰胺 0.8g 静脉滴注 d1，表柔比星 110mg 静脉滴注 d1；多西他赛 100mg 静脉滴注 d2；胃肠反应为 2 级，骨髓抑制为 2 级，肿块明显缩小，2013 年 10 月 17 日在全麻下行左乳癌保乳＋左腋淋巴结清扫术，术后病理回报：左乳浸润性导管癌，大小为 4.5cm×1.5cm，皮肤及内、外、上、下、基底切缘均未见癌组织，手术残腔未见癌组织，腋窝淋巴结可见转移癌（9/13），ER（3＋），PR（2＋），HER-2（1＋），Ki-67（60%）。2013 年 10 月 31 日至 2014 年 1 月 2 日，给予 TAC 方案辅助化疗 2 周期，剂量同前；2014 年 1 月至 2014 年 2 月进行全乳及锁骨上下放疗 DT50Gy/25f/5w；2014 年 1 月开始用托瑞米芬 60mg 每天 1 次进行内分泌治疗，患者服药半年因感觉发胖自行停止服药（体重增长 5kg）。2017 年 7 月患者间断性咳嗽两周，为行复查再次就诊。

行血常规、生化、肿瘤标志物 CA153 检查、粪常规、尿常规（未见明显异常）；头颅＋胸腹部 CT（图 12-21）示：①右肺及左肺上叶多发软组织结节，考虑转移；②脑实质＋鞍区 CT 平扫未见明显异常。腹部 CT、全身骨扫描未见明显异常。

临床诊断：左乳腺癌综合治疗后复发肺转移癌（$rT_0N_0M_1$）。

既往史：无特殊。

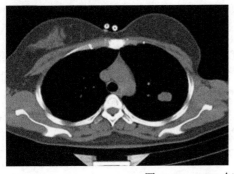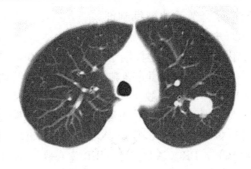

图 12-21　2017 年 7 月化疗前胸部 CT

月经史：12 岁初潮，周期为 28～30 天，经期为 3～4 天，末次月经 2017 年 7 月 3 日，既往月经正常，无痛经及异常白带史。

家族史：母亲于 2017 年 5 月诊断为右乳腺癌，余否认传染病、其他遗传病及肿瘤病史。

入院查体：神志清，精神可，PS 评分为 0 分，左乳外上可见一长约 4cm 手术瘢痕，愈合良好，心肺复未查及明显异常。

临床诊断：乳腺癌（左乳浸润性导管癌 $ypT_2N_2M_0$ ⅢA 期 HER-2（＋）型）肺转移癌。

MDT 讨论结论：分析病情，该患者为年轻女性，未绝经，乳腺癌综合治疗后 3 年复发，激素受体阳性，患者未规律服用内分泌治疗药及进行复查，目前出现肺转移，再次活检获取激素受体、HER-2 状态，复发转移乳腺癌的治愈很难，需要采取"细水长流、延年益寿"的策略，最佳的治疗选择，可以是内分泌治疗、化疗（或联合分子靶向治疗），有效患者可以考虑合理的维持治疗。依据分子分型具体选择。

（一）晚期乳腺癌内分泌治疗依据

1. 初始治疗或复发转移后病理证实为激素受体阳性；尽量于治疗前复发或转移部位进行活检，评估 ER、PR、HER-2 状态。

2. 肿瘤缓慢进展。

3. 无内脏危象的患者。

（二）HR（＋）的绝经前晚期患者内分泌治疗

可采取卵巢手术切除，或其他有效的卵巢功能抑制治疗（卵巢功能抑制药物包括戈舍瑞林、亮丙瑞林），随后遵循绝经后患者内分泌治疗指南。

（三）HR（＋）绝经后晚期患者内分泌治疗药物选择

1. 未经内分泌治疗

Ⅰ级推荐：①芳香化酶抑制剂（aromatase inhibitor，AI）（1A）；②氟维司群（1A）。

Ⅱ级推荐：AI 联合 CDK4/6 抑制剂（1B）。

Ⅲ级推荐：他莫昔芬（TAM）（2B）。

2. TAM 治疗失败

Ⅰ级推荐：①AI（1A）；②氟维司群（1A）。

Ⅱ级推荐：AI 联合 CDK4/6 抑制剂（1B）。

3. AI 治疗失败

Ⅰ级推荐：氟维司群（2A）。

Ⅱ级推荐：①甾体类 AI＋依维莫司，限非甾体 AI 治疗失败患者（1B）；②氟维司群＋CDK4/6 抑制剂（1B）。

Ⅲ级推荐：①另一作用机制 AI（2B）；②TAM 或托瑞米芬（2B）；③孕激素（2B）。

（四）北美试验、TARGET 试验等研究

北美试验、TARGET 试验等研究结果证实在晚期乳腺癌的一线内分泌治疗中，第三代 AI 较 TAM 延长了 PFS，提高了客观缓解率。对于绝经后、激素受体阳性晚期未经内分泌治疗的患者，或 TAM 辅助内分泌治疗失败的患者，晚期一线内分泌治疗基本策略选择为第三代 AI。

MDT 讨论后诊疗实施：

1. 建议行肺部肿块穿刺活检，再次评价激素受体、HER-2 状态，患者拒绝。

2. 建议化疗，患者拒绝，患者要求不影响正常生活及工作的治疗，排外化疗后选用内分泌治疗。

3. 选用戈舍瑞林＋来曲唑内分泌治疗，于 2017 年 7 月开始使用戈舍瑞林 3.6mg 28 天 1 次皮下注射抑制卵巢功能，治疗 3 月复查（图 12-22），肿瘤缩小 40%，疗效评价为部分缓解；6 月后复查（图 12-23）肿瘤缩小 46%，疗效评价为部分缓解，1 年复查（图 12-24）肿瘤消失，评价为完全缓解。于 2018 年 8 月 1 日开始给予来曲唑 2.5mg 每天 1 次内分泌治疗至今。

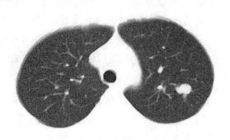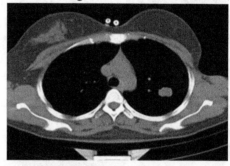

图 12-22　2017 年 10 月内分泌治疗后胸部 CT

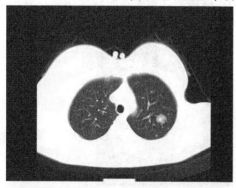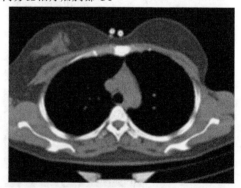

图 12-23　2018 年 1 月治疗 6 个月后胸部 CT

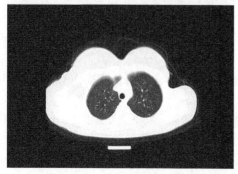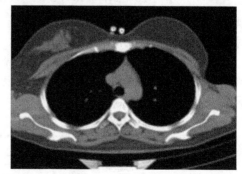

图 12-24　2018 年 7 月治疗 1 年后胸部 CT

【HR（＋）/HER-2（＋）转移性乳腺癌病例分析】

患者，女，40岁，主因"乳腺癌综合治疗后内分泌治疗1年余，脑转移瘤放疗后2月，头痛、恶心、呕吐2天"入院。患者于2015年11月30日发现左侧乳房外下有一红枣大小肿块，就诊，行乳腺钼靶检查提示左乳高密度占位，于2015年12月5日于全麻下行左乳改良根治术，术中见肿块大小为3cm×2cm×2cm，术中冰冻示：左乳浸润性导管癌，Ⅱ级，部分伴有鳞形细胞分化。术后病检示：左乳浸润性导管癌，脉管癌栓，腋窝淋巴结癌转移率为15/28。免疫组化提示：ER（＋）、PR（＋），HER-2（＋＋＋），CK5/6部分细胞（＋），P53（−），Ki-67（＋）细胞占50%。于2015年12月至2016年2月行AC方案化疗4周期，2016年3月至5月行TH方案化疗4周期。化疗结束后于放疗科给予胸壁及锁骨上放疗，剂量为50Gy/200cGy/25f。放疗时开始口服三苯氧胺内分泌治疗，2016年6月至2017年3月行曲妥珠单抗分子靶向治疗1年，其间定期复查评价疗效稳定。患者于2017年3月行双侧卵巢去势术，术后换用来曲唑2.5mg每天1次内分泌治疗，定期复查病情稳定。2017年12月20日出现头晕、恶心、

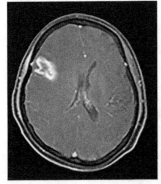

图12-25　2017年12月22日治疗前头颅MRI，行射波刀治疗

呕吐，2017年12月22日头颅MRI（图12-25）：右侧额叶团块状异常强化肿物影，周围大片状水肿，考虑乳癌转移。胸腹部CT平扫示：①左肺上叶见条索状及云雾状高密度影；②双侧胸膜下见散在多发小结节影。行脑转移瘤射波刀放疗，35Gy/700cGy/5f，继续来曲唑内分泌治疗，患者症状缓解，定期复查病情稳定。患者于2018年10月26日再次出现头痛、恶心、呕吐，于2018年10月28日就诊。入院查生化提示：氨基转移酶及三酰甘油升高，余未见明显异常；行腹部＋胸部CT平扫示：①左乳腺影缺如，术区未见明显肿物形成；②右肺下叶胸膜下线增厚，可见多发索条影，较前片索条增多。头颅增强MRI（图12-26）：与前片对照，右额叶环形强化肿物较前增大、周围水肿较前明显；骨扫描未见明显异常。

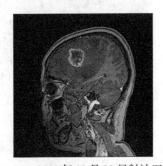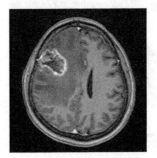

图12-26　2018年10月28日射波刀治疗并内分泌治疗后头颅增强MRI

既往史：无特殊。

月经史：14岁月经初潮，周期为28～30天，经期为3～5天，2017年3月行双侧卵巢去势术，平素月经周期规律，无痛经，经量正常。

家族史：父亲患有糖尿病，母亲体健，兄弟姐妹5人均体健，否认家族中有其他肿瘤病史、传染病及遗传病病史。

入院查体：神志清，精神可，PS评分为2分，左乳缺如，可见一长约15cm的陈旧性手术瘢痕，愈合良好，右乳未查及明显异常，心肺腹未查及明显异常。

临床诊断：①乳腺癌综合治疗后复发（左侧浸润性导管癌；$pT_2N_3M_0$ ⅢC期；Luminal B型）脑转移瘤放疗后（$rT_2N_3M_1$ Ⅳ期）；②高脂血症；③肝功能异常。

MDT 讨论：患者为年轻女性，激素受体阳性、HER-2（＋）乳腺癌综合治疗后复发，患者辅助治疗时正规使用赫赛汀1年，12个月内出现脑转移，在全身治疗的基础上，进行针对脑转移的治疗，如果颅外病灶未进展，经有效的局部治疗后，可考虑继续使用原靶向治疗方案，患者脑转移瘤放疗后再次进展。HER-2（＋）乳腺癌脑转移发生率为25%～40%，高于乳腺癌的平均脑转移发生率，这可能因为曲妥珠单抗的应用使 HER-2（＋）乳腺癌患者生存期延长，使得肿瘤在颅内这一"庇护所"生长的机会增加，另外，曲妥珠单抗的血脑屏障通透性差也是原因之一。

化疗方案选择证据：

1. 对于既往未接受过曲妥珠单抗辅助治疗的 HER-2（＋）复发转移乳腺癌，以曲妥珠单抗为基础联合化疗的方案是这部分患者晚期一线治疗标准方案。

2. 对辅助阶段曲妥珠单抗治疗进展后的患者，需要根据疾病复发的时间和治疗情况考虑后进行治疗决策。如果患者在完成以曲妥珠单抗为基础的辅助治疗12个月内复发或在曲妥珠单抗辅助治疗期间复发，临床医生应遵循晚期二线抗 HER-2 的治疗；如果患者在 12 个月后复发，临床医生应该遵循晚期一线抗 HER-2 治疗，继续以曲妥珠单抗为基础的治疗。

3. HER-2（＋）晚期乳腺癌药物选择

a. 抗 HER-2 一线治疗

Ⅰ级推荐：①TXH（1A）；②NH（1A）。

Ⅱ级推荐：①TH（1B）；②THP（1B）；③XH（2A）。

Ⅲ级推荐：TCbH（1B）。

b. 抗 HER-2 二线治疗

Ⅰ级推荐：LX（1A）。

Ⅱ级推荐：①H＋更换化疗药（2A）；②T-DM1（1B）。

Ⅲ级推荐：①HL（2B）；②L＋其他化疗药（2B）。

注：H，曲妥珠单抗；L，拉帕替尼；P，帕妥珠单抗；T，紫杉类，如多西他赛、紫杉醇、白蛋白紫杉醇；X，卡培他滨；N，长春瑞滨；Cb，卡铂。

MDT 讨论后实施：2018 年 11 月 7 日至 2018 年 12 月 18 日给予卡培他滨＋拉帕替尼解救化疗3周期，即卡培他滨 1.5g 口服每天 2 次 d1～d14；拉帕替尼 1250mg 口服每天 1 次 d1～d21；间断性出现腹泻，口服蒙脱石散后缓解，未明显出现皮疹，胃肠反应为 2 级，骨髓抑制为 1 级。

2019 年 1 月 9 日复查头颅增强 MRI（图 12-27），疗效评价为稳定，水肿减轻，患者症状好转，PS 评分为 1 分。

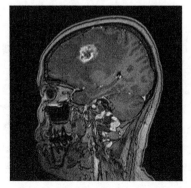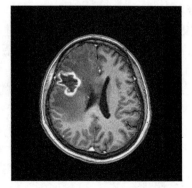

图 12-27 2019 年 1 月 9 日头颅增强 MRI，疗效评价为稳定，水肿减轻

【晚期三阴性乳腺癌病例】

患者，女，34 岁，未绝经，以"乳腺癌保乳术后化放疗后维持治疗 6 个月，发现转移 1 天"收住我科。患者于 2017 年 3 月发现右乳外上方约 3.5cm×3cm 大小肿物，就诊，于 2017 年 3 月 25 日行右乳肿物空心针穿刺术，病理示：右乳浸润型癌（Ⅱ～Ⅲ级），免疫组化示：ER（0），PR（0），HER-2（1+），Ki-67（50%），CD31（1+），D2-40（−）。于 2017 年 4 月 12 日至 2017 年 6 月 17 日给予 CA 方案（环磷酰胺＋阿霉素）新辅助化疗 4 周期，疗效评价为部分缓解，于 2017 年 7 月 13 日在全麻下行右乳腺癌保乳术＋左腋窝淋巴结清扫术，术后病理：①右乳，浸润型癌（非特殊类型，Ⅲ级）。皮肤、上、下、内侧、外侧、底切缘未见癌组织；②送检右腋窝淋巴结未见转移癌（0/20）。免疫组化：癌组织 ER（0），PR（0），HER-2（0），Ki-67（60%），CD31（1+），D2-40（0）。于 2017 年 7 月 25 日至 2017 年 10 月 8 日给予多西他赛序贯化疗 4 周期，即多西他赛 160mg 静脉滴注 d1；化疗结束后于 2017 年 11～12 月于放疗科行适形调强放疗，50Gy / 200cGy/25f，并同时口服卡培他滨 1.5g 每天 2 次，共 3 周维持化疗至 2018 年 4 月，其间疗效评价稳定。患者于 2018 年 4 月 20 日于乳腺科复查，胸部 CT 平扫（图 12-28）：较前比较，右肺及胸膜下多发结节影，考虑转移。于 2018 年 4 月 21 日就诊我科。检查提示：三酰甘油升高，余未见明显异常。骨扫描未见骨转移。腹部增强 CT：未见明显异常。头颅 MRI 示：左侧额叶、右侧枕叶皮层下及双侧基底节区多发腔隙性脱髓鞘灶。检测 *brca1/2* 基因未突变。查体：神志清，精神可，PS 评分为 0 分，右侧胸壁外上可见一长约 5cm 手术瘢痕，愈合良好，心肺复未查及明显异常。

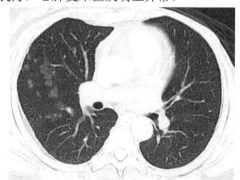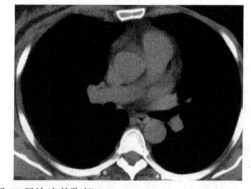

图 12-28　2018 年 4 月 20 日治疗前胸部 CT

既往史：无特殊。

月经史：15 岁月经初潮，周期为 24～26 天，经期为 3～5 天，末次月经时间为 2018 年 3 月 23 日，平素月经规律，无痛经史。

家族史：父母健在，否认家族传染病、遗传病及肿瘤病史。

临床诊断：①右乳癌保乳术后综合治疗后（浸润性癌 $pT_2N_0M_0$ ⅡA 期三阴型）肺转移癌（$rT_2N_0M_1$ Ⅳ期）；②高脂血症。

MDT 讨论：三阴性乳腺癌占全部乳腺癌的 1/5，更常见于年轻乳腺癌患者，而且接近 20% 的三阴性乳腺癌患者存在 *brca1/2* 基因的突变。对于突变的患者，铂类和紫杉类药合用可能会取得更好的效果，PARP（poly ADP-ribose polymerase）抑制剂有效，患者 *brca1/2* 基因未突变，既往蒽环类、紫杉类、卡培他滨治疗失败，从发病到出现肺转移有 1 年时间，卡培他滨维持期间进展，预后相对较差，肺部多发结节较小，穿刺活检困难，无法明确转移灶的激素受体、HER-2 状态，继续按照三阴性治疗。

一线解救化疗方案选择证据，具备以下 1 个因素即可考虑首选化疗：

1. 激素受体阴性。

2. 有症状的内脏转移。

3. 激素受体阳性但对内分泌治疗耐药。

表 12-1 中国抗癌协会乳腺癌专业委员会指南用药推荐

分层	I 级推荐	II 级推荐	III 级推荐
既往蒽环类 治疗失败	1. 单药紫杉类（1A） 多西他赛、紫杉醇、 白蛋白紫杉醇 2. 联合化疗 TX 方案（1A） GT 方案（1A） TP 方案（2A）	1. 单药化疗 卡培他滨（2A） 长春瑞滨（2A） 吉西他滨（2A） 依托泊苷（2B） 2. 联合化疗 紫杉类＋贝伐珠单抗（2B）	阿霉素脂质体 （2B）
既往蒽环类和 紫杉类治疗失败	1. 单药方案 卡培他滨、长春瑞滨、吉西他滨 2. 联合方案 （1）NP 方案（2A） （2）GP 方案（2A） （3）NX 方案（2A）	1. 单药化疗 另一类紫杉类药（2B） 依托泊苷（2B） 2. 联合化疗 贝伐珠单抗＋卡培他滨（2B） 铂类＋另一类紫杉类药（2B）	阿霉素脂质体 （2B）

注：G. 吉西他滨。1A、1B、2A 和 2B 均为推荐级别。1A. 证据级别高，严谨的荟萃分析、大型随机对照临床研究，专家一致共识（支持意见≥80%）；1B. 证据级别高，严谨的荟萃分析、大型随机对照临床研究，专家基本一致共识，但争议小支持意见为60%～80%；2A. 证据稍低，一般质量的荟萃分析、小型随机对照研究、设计良好的大型回顾性研究、病例一对照研究，专家一致共识（支持意见≥80%）；2B. 证据稍低，一般质量的荟萃分析、小型随机对照研究、设计良好的大型回顾性研究、病例一对照研究，专家基本一致共识，但争议小（支持意见≥60%）

三阴性乳腺癌化疗药物选择：CBCSG006 研究、TNT 研究均提示，铂类在三阴性乳腺癌中具有较高的有效率，因此，中国抗癌协会乳腺癌专业委员会指南推荐含铂类方案（表 12-1）可作为三阴性乳腺癌解救化疗的选择之一，特别是对于 *brca1/2* 突变的患者。

MDT 讨论后实施：2018 年 4 月 24 日至 6 月 24 日给予 GP 方案解救化疗 4 周期，即吉西他滨 1.8g 静脉滴注，d8，顺铂 60mg 静脉滴注 d1～d2；胃肠反应为 3 级。每 2 周期进行疗效评价，2018 年 6 月 5 日胸部 CT（图 12-29）提示右肺及胸膜下多发结节影，较前 2018 年 4 月 20 号的明显减少，疗效评价为部分缓解。第 4 周期血常规回报骨髓抑制为 4 级，给予重组人粒细胞刺激因子升白细胞治疗。2018 年 7 月 15 日胸部 CT（图 12-30）：右肺及胸膜下多发结节影消失，疗效评价为完全缓解。胃肠道毒副反应 III 级，于 2018 年 7 月 15 至 8 月 5 日给予吉西他滨单药巩固化疗 2 周期即吉西他滨 1.8g 静脉滴注 d1，d8；胃肠反应为 1 级，骨髓抑制为 2 级。后暂停化疗，随访至 2019 年 5 月，病情依然稳定。

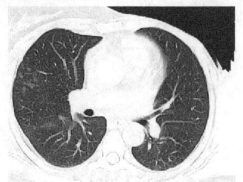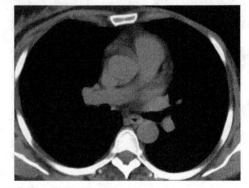

图 12-29 2018 年 6 月 5 日化疗 6 周期后胸部 CT

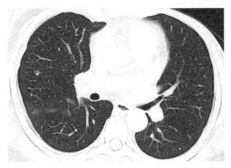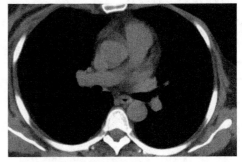

图 12-30 2018 年 7 月 15 日胸部 CT 疗效评价为完全缓解

第三节 食管癌、胃癌典型病例分析

【食管癌病例】

患者，男性，72 岁，主因"进食哽噎感伴进行性吞咽困难半年余，加重 3 个月"入院。

病史：患者于 2018 年 2 月无明显诱因出现进食哽噎感伴吞咽困难，近 3 月上述症状逐渐加重，伴进食后轻微腹胀；伴嗳气；伴咳嗽咳白色黏痰；体重下降 3kg；高血压病史 10 年，最高为 160/90mmHg，服用氨氯地平；心肌缺血半年余，口服辛伐他汀、阿司匹林；14 年前行胆囊切除术。

体格检查：呼吸 83bpm，血压 130/66mmHg，KPS 评分为 90 分。营养中等，皮肤巩膜无黄染，全身浅表淋巴结未触及肿大，心肺腹未查及异常。

入院检查：血尿便常规、肝肾功能、电解质、凝血功能、肿瘤标志物、血脂、血气分析等检查发现如下异常，K 3.4mmol/L，TC 3.32mmol/L，pH 7.48，A-aDO2 57mmol/L，BEecf 3.2mmol/L，$PaCO_2$ 46mmHg。

电子胃镜（图 12-31）：距门齿 28～34cm 处见一巨大肿物，似有亚蒂，表面溃烂，内镜窄带成像术（narrow band imaging，NBI）示不均匀深染，细微结构欠清，取活检，考虑：食管肿物性质待查，慢性胃炎。活检病理提示：（食管）鳞状细胞癌（图 12-32）。

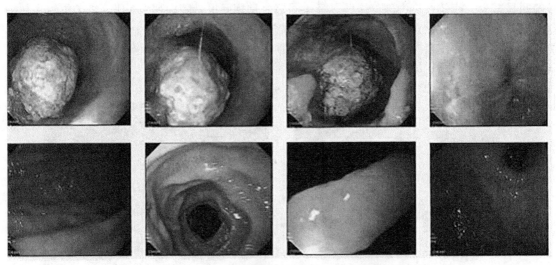

图 12-31 电子胃镜，考虑：食管肿物性质待查，慢性胃炎

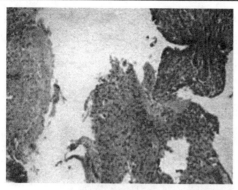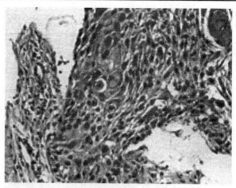

图 12-32　活检病理提示：（食管）鳞状细胞癌

　　影像学评估：上消化道造影（双重），食管中段类圆形充盈缺损，考虑肿瘤性病变，可能来自食管黏膜下肌层；慢性胃炎；十二指肠升段憩室（图 12-33）。

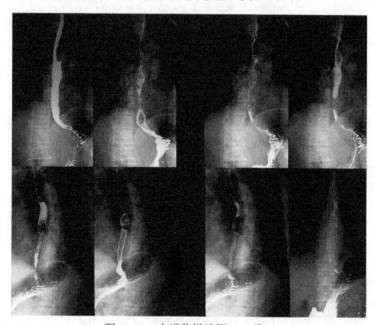

图 12-33　上消化道造影（双重）

　　胸部增强 CT 示：食管胸段增厚，左心房水平食管腔内结节，考虑肿瘤性病变；纵隔内多发淋巴结，部分饱满；双侧胸膜增厚；两肺间质纹理增多，两肺气肿（图 12-34）。

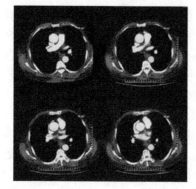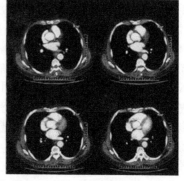

图 12-34　胸部增强 CT

上腹部增强 CT 示：食管胸段增厚，左心房水平食管内软组织结节，局部管腔变窄；胆囊未见显示；双侧肾上腺外侧支稍饱满，十二指肠憩室，肝胃韧带区及腹主动脉旁多发小淋巴结部分稍饱满（图 12-35）。

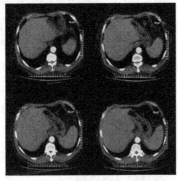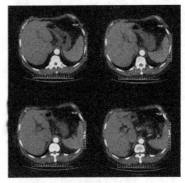

图 12-35　上腹部增强 CT 示：食管胸段增厚

超声心动图：左心室射血分数为 59.8%，左心房增大，主动脉瓣退行性变，三尖瓣轻度反流，肺动脉轻度高压，左心室舒张功能降低。

肺功能：肺通气及弥散功能正常。

临床诊断：食管鳞状细胞癌

MDT 讨论：该患者下一步的治疗方案及依据；危险因素评估。

患者目前诊断考虑为，食管中下段鳞状细胞癌，因淋巴结状态未知，分期可考虑为 $cT_1N_1M_0$ ⅢA 期或 $cT_2N_2M_0$ Ⅲ B 期，总之为局部晚期。首先可考虑行 PET-CT 检查评估患者全身肿瘤情况，得到更准确的临床分期。根据 2017 版 NCCN 指南，结合相关临床研究可考虑行 2 周期新辅助化疗或新辅助放化疗后评估患者疗效，如有手术指征可行手术治疗。

目前针对中国患者特点，中国抗癌协会食管癌专业委员会正在进行食管癌新辅助化疗临床研究。入组时间为 2 年，新辅助化疗方案为 TP 方案。纵观目前的临床研究结果，食管癌新辅助治疗能否获益仍存在争议，但这些研究均有一定的局限性，需要根据实际情况谨慎应用。

由英国医学研究协会食管癌工作组进行的 MRC 研究显示新辅助化疗组比单纯手术组有显著生存获益，但生存获益来源于腺癌而非鳞癌（Lancet，2002）。而 JCOG9907 这项随机对照研究，比较了 Ⅱ 或 Ⅲ 期胸段食管癌新辅助化疗联合手术与术后化疗的生存差异，化疗方案选用 cisplatin＋5-Fu，结果显示新辅助化疗有显著的生存优势。与之类似的有荷兰 CROSS 研究提示术前放化疗联合手术比单纯手术有显著的生存获益（中位生存期为 49.4 个月 vs 20.0 个月，$P=0.003$）。由澳大利亚学者进行的 AGITG 荟萃分析也显示以顺铂为基础新辅助化疗方案显著改善了患者生存，获益倾向腺癌（Lancet，2007）。

FFCD9901 研究对同样以胸段食管鳞癌为主的我国可能更具指导意义。法国 FFCD9901 研究指出术前放化疗联合手术组与单纯手术组的 3 年生存率无显著差异（47.5% vs 53.0%，$P=0.94$），但前者术后在院死亡率更高（11.3% vs 3.4%，$P=0.049$）。但该研究也存在着一些不足，尚不足确定新辅助化疗和放化疗在食管癌治疗中的地位。一方面该项研究发现其纳入的 70% 病例为 Ⅰ 或 Ⅱ 期食管鳞癌患者，另一方面放疗对下段食管病变毒副作用较小，而对胸中上段肿瘤行同期放化疗则可能产生较大放射性呼吸道损伤，加之食管鳞癌淋巴结转移常涵盖颈胸交界部至胃食管交界部较大范围，对引流区域的照射可能进一步加重放射性肺炎，导致术后死亡率大幅度升高，抵消了诱导治疗的可能生存益处。因此对局部晚期的食管癌患者，术前行新辅助化疗可能会优于新辅助放化疗（表 12-2）。目前有两项随机对照试验美国的 8891 研究和英国的 OEO2 研究两者结果是相互矛盾的。

表 12-2　新辅助放化疗两项临床研究对比

研究名称	美国 8891 研究（无生存获益）	英国 OEO2 研究（生存获益）
研究对象	可切除食管癌（腺癌＋鳞癌）	可切除食管癌（腺癌＋鳞癌）
研究结果分析	R_0 切除率 CS 组为 63%，S 组为 59%（$P=0.5173$）	R_0 切除率 CS 组为 60%，S 组为 54%（$P<0.0001$）
	5 年生存率 CS 组为 32%，S 组为 115%	术后并发症发生率 CS 组为 41%，S 组为 42%
	中位生存期 CS 组为 14.9 个月，S 组为 16.1 个月（$P=0.53$）	总生存（HR 为 0.79，95% CI 为 $0.67\sim0.93$，$P=0.004$）
研究特点分析	术前 3 疗程化疗	术前 2 疗程化疗
	入组历时 5 年 4 个月	入组历时 6 年
	参加中心为 123 个	参加中心为 42 个
	无术式及淋巴结清扫范围具体信息	无术式及淋巴结清扫范围具体信息

注：CS 组. 化疗＋手术；S 组. 手术组；RO. 切缘无癌细胞

这两项研究因其时代局限性均存在着一定缺陷，化疗方案均采取 CF 方案（氟尿嘧啶＋顺铂）。入组时间长，参加中心众多，手术的一致性难以保证，这两个研究的局部复发率是日本 9907 研究的两倍，因此说服力非常有限。

综合来看局部晚期食管癌患者首选新辅助治疗包括新辅助化疗和新辅助放化疗。化疗联合放疗可能导致更多的毒副反应并增加肿瘤组织周围瘢痕的形成，从而增加后续手术难度和术后并发症发生率。为了尽可能地增加患者获益，降低毒副反应优先考虑新辅助化疗（图 12-36）。

1940 年，吴英恺教授在北京协和医院首次成功切除胸下段食管癌并行食管胃弓下吻合术，开创了中国食管癌外科治疗的先河。此后，随着手术技巧、

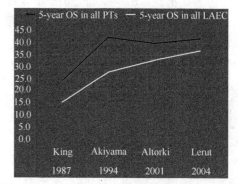

图 12-36　单纯手术治疗整体食管癌与局部晚期食管癌的 5 年生存率比较

注：横坐标为四项不同的研究；纵坐标为 5 年生存率，单位为%；上方折线为手术治疗整体食管癌的 5 年生存率；下方折线为手术治疗局部晚期食管癌的 5 年生存率

麻醉技术的提高及围手术期管理的不断完善，我国食管癌外科治疗在近30年来取得长足进步。目前，经胸/上腹/颈"三切口"食管次全切除及扩大淋巴结清扫逐步成为食管癌的标准术式。然而，通过大范围切除而达到根治性疗效，围手术期并发症及远期生活质量，一直以来是业内关注的争议所在。因此，对于食管癌患者的术前评估，既需要准确评价其临床分期，并根据分期进行相应的综合治疗；又需要明确患者基础身体状况及治疗风险，依此进行治疗方案的个体化调整。

依据该患者术前评估资料，大致可将该患者诊断为胸中段食管鳞癌（cT_2NxM_0）。遗憾的是，患者未行超声内镜检查，也没有提供上纵隔 CT 扫描层面，无法了解双侧喉返神经旁淋巴结（食管癌最为重要的淋巴结引流区）的转移状态。在仅有的 CT 层面，观察到患者的隆嵴下、胸中段食管旁、胸下段食管旁、贲门旁及胃左动脉旁等淋巴结未见明显转移征象。根据 CROSS 临床研究的经验，该患者属于局部晚期食管癌。既往经验表明，单纯手术治疗局部晚期食管癌效果不尽如人意。

为此，以日本学者为代表，进行了一系列术后辅助化疗模式的探讨，如 JCOG8703、JCOG8806、JCOG9204 等，仅发现有无病生存期延长的优势，只在伴有淋巴结转移亚组存在一定生存获益。而以欧美学者为代表的学者，则热衷于新辅助（放）化疗联合手术模式的探讨，如 CALGB9781、FFCD9901、CROSS 等，在局部晚期食管癌患者中发现有一定的生存获益。当然，来自澳大利亚的研究组 Gebski 和 Sjoquist 分别在不同时期将食管癌综合治疗进行系统性荟萃分析，均认为新辅助放化疗联合手术的治疗模式最令人满意。

然而，具体结合这位患者的情况，进行新辅助治疗并非为最佳方案。患者，男性，72岁，为老年食管癌患者，有高血压病史10年，合并心肌缺血病史，长期服用阿司匹林治疗。另外，患者曾行腹腔手术（胆囊切除术），对二次开腹手术有一定影响。根据ACCP指南，该患者为高风险开胸手术病例，需在围手术期中密切监测凝血功能的情况下，进行积极抗凝治疗。近期，复旦大学附属肿瘤医院陈海泉教授公布了一项不同进胸路径手术治疗胸中下段食管癌的随机对照研究，其发现标准的经右胸手术可以获得更长的总生存与无疾病生存期，但是在亚组分析中，这种优势仅限于伴发淋巴结转移与残端阳性的患者。因此，传统的经左胸食管次全切除术仍然在特定患者群体中具有一定的治疗价值。当然，对于此例患者，还需在进一步完善检查（超声内镜或PET-CT），排除纵隔淋巴结（双侧喉返神经旁淋巴结）转移的情况下，再考虑是否进行经左胸手术治疗。

【不可手术食管癌病例】

患者，男性，62岁，于2018年4月出现喉部不适，似有物体堵住，因不除外胃食管反流病给予泮托拉唑治疗，但病情无改善。患者述有吞咽困难、饭后呕吐、进食减少，过去2个月内体重减轻9kg。患者既往患有高血压、高胆固醇血症、退行性椎间盘病、11岁时因阑尾切除后小肠梗阻切除部分小肠而引起的腹泻。曾有短暂的缺血发作、拔牙、椎板切除术和膝关节成

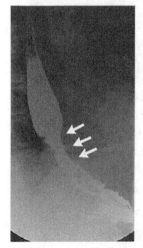

形术。使用的药物有阿司匹林、双嘧达莫、阿替洛尔、考来烯胺、赖诺普利、双氢克尿噻、复方地芬诺酯、二甲苯氧戊酸和曲马多。

无过敏史，吸烟45包/年，适量饮酒，未使用非法药物。与妻子、女儿和孙子生活，其父45岁时死于心脏病，其母85岁时死于转移癌（原发灶不明），没有胃肠道疾病史。体格检查见生命体征正常，体重为111kg，余检查皆正常，曾使用过羟考酮和安非他酮。

2018年6月15日再次评估，患者称有慢性阵发性胃灼热感，并感觉食物似乎停留在胸部，同时有进食减少和间断呕吐。

2018年6月22日吞钡检查（图12-37）显示远端食管和胃食管结合部环周狭窄，长为3～4cm，黏膜轮廓不规则，提示食管癌。2018年6月24日行PET-CT检查（图12-38）发现肿块伴FDG摄取明显增高，累及远端食管和胃食管结合部，纵隔、隔角后和后腹膜均有肿大淋巴结伴明显FDG摄取增高。左腋下、肺门、气管旁、气管隆嵴下和心包周围均有淋巴结肿大伴FDG摄取中度增高。

图12-37 吞钡影像学

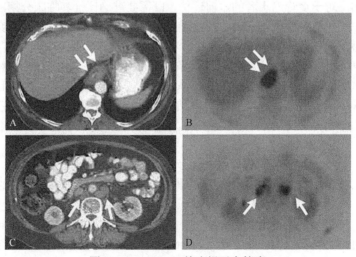

图12-38 PET-CT检查提示食管癌

　　白细胞计数为 $14.5 \times 10^9/L$，血容积为 37.2%，血红蛋白 132g/L，AFP 42.3ng/ml，CA199 为 383U/L，血小板计数、红细胞、凝血功能、肝肾功能正常。

　　2018 年 6 月 26 日上消化道内镜（图 12-39A）显示远端食管溃疡性管腔狭窄，并延伸至胃食管结合部，累及范围距门齿 39～44cm，溃疡基底部有结节状组织聚集。狭窄经球囊扩张后直径达 12mm（图 12-39B），内镜进入胃和十二指肠，外观正常。食管内镜超声显示透壁低回声肿块和多个增大的圆形食管周围淋巴结，直径为 6～19mm（图 12-39C），另有一圆形胃周淋巴结（直径为 20mm）均质低回声，高度考虑为癌侵犯（图 12-39D），未发现肝损害、腹水和胰腺胆管损害。根据内镜超声结果，临床分期为 $T_3N_2M_x$，行细针活检。食管肿块活检和细针活检增大的胃周淋巴结（图 12-40），病理显示分化差的腺癌，有淋巴结转移，根据病理结果患者的病理分期至少为 $pT_1N_1M_x$。

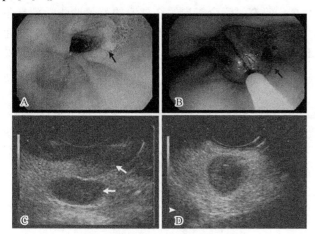

图 12-39　上消化道内镜考虑食管癌

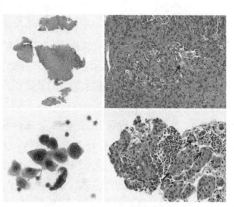

图 12-40　病检结果

　　MDT 讨论治疗：首先，该患为远端食管癌并延伸至胃食管交界处，有淋巴结受累，为不可手术食管癌。根据 REAL-2 研究，进展期食管胃底结合部癌随机接受表阿霉素＋奥沙利铂＋氟尿嘧啶/卡培他滨或表阿霉素＋顺铂＋氟尿嘧啶/卡培他滨治疗。结果显示 4 个方案疗效相近，但 EOX 方案（表阿霉素＋奥沙利铂＋卡培他滨）副作用较少，中位总生存期更长，不过 EOX 方案需要持续化疗。另一化疗方案是氟尿嘧啶＋四氢叶酸＋奥沙利铂（FOLFOX 方案），该方案通常用于胃肠道癌，包括结肠和食管胃结合部。一项 Ⅱ 期研究比较了 3 个含西妥昔单抗的化疗方案（ECF 方案、FOLFOX 方案和顺铂＋伊立替康），FOLFOX 方案的副作用和中位总生存结果最好。与这些研究结果一致的是 FOLFOX 方案广泛用于一线治疗食管胃结合部癌。其次，该患有吞咽困难，需要放疗缓解症状。研究显示联合化疗和放疗对局部进展期不能手术的食管胃结合癌的局部控制率较高，并有可能获长期生存。多个化疗方案可与放疗联合使用，蒽环类药物，如表阿霉素通常不与放疗联合，EOX 方案对该患并不是特别合适。顺铂和氟尿嘧啶联合是研究中最常采用的方案，但是有较高的早期死亡率或由于毒副作用导致的死亡。欧洲临床研究中，患者均为不可手术食管癌，随机接受放疗，剂量为 50Gy＋FOLFOX 方案或顺铂＋氟尿嘧啶，两组的中位总生存相似，但 FOLFOX 方案组早期死亡和毒副作用引起的死亡较少。根据这项结果，FOLFOX 方案联合放疗有效且毒副作用可接受，因此该患接受了 FOLFOX 方案化疗。2 个疗程 FOLFOX 方案治疗后，吞咽困难加重，加入三维适形放疗，靶向原发灶和受累的腹部淋巴结。因为放射区域较大，且缺少高剂量放疗的明确获益，故计划给予 45Gy 放疗剂量。尽管放疗剂量适中，患者仍出现3级食管炎，经住院治疗症状缓解。FOLFOX 方案化疗联合局部放疗后再行胸、腹和盆腔 CT 检查，结果显示食管壁厚度较前下降，纵隔和后腹膜淋巴结消失，提示治疗有效果。

　　2018 年 9 月（治疗后 3 个月）随访 PET-CT 显示疾病进展，包括多个肝、肺和肾上腺转移，锁骨上淋巴结、双侧肺门、纵隔、后腹膜和盆腔淋巴结转移（图 12-41）。患者接下来应接受二

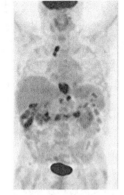

线治疗。一项Ⅲ期研究中纳入一线化疗进展后的胃癌患者，给予多西他赛或伊立替康与最佳支持治疗比较，结果显示治疗组生存增加，不过获益只是中等程度，中位生存增加1.5个月，实际上没有患者生存超过 12 个月。对初始化疗和放疗拮抗的食管胃结合部癌的二线化疗作用有限，雷莫芦单抗是血管内皮生长因子受体 2 抑制剂，FDA 批准其与紫杉醇联合用于二线治疗，生存可提高 2 个月，该患者疾病进展时该药还未上市。

　　另外，早期 ToGA 研究显示食管胃结合部癌的分子遗传学靶点在治疗中非常重要，决定曲妥珠单抗是否有效。该研究中对患者前瞻性筛查是否存在 HER-2 表达，HER-2（＋）者采用化疗或化疗联合曲妥珠单抗，联合组结果明显优于单纯化疗组，因此 HER-2 检测成为标准治疗的组成部分。

图12-41　治疗3个月后复查 PET-CT

　　对该患者肿瘤标本进行多基因分子筛查。分子遗传学（图 12-42）检查中采用福尔马林固定、石蜡包埋肿瘤标本进行突变拷贝数评估，提取肿瘤 DNA 对 15 个基因的 72 个热点进行分析，为评估拷贝数变化，行荧光原位杂交联合染色体计数探针，共检查了 *MET*、*EGFR*、*HER-2* 3 个基因。*EGFR* 和 *MET* 均位于 7 号染色体，*HER-2* 位于 17 号染色体，二次杂交就足以评估拷贝数。

　　该患者的单核苷酸多态性分析显示*PIK3CA*存在突变[c.1624G→A(p.Glu542Lys)]（图 12-42A），其他评估的热点均为野生型。荧光原位杂交显示 *HER-2* 和 *EGFR*（图 12-42B）没有扩增，但 *MET*（图 12-42C）有扩增，比例为 25∶1。

　　分子遗传学研究显示 2 个遗传学异常，第一个是 *PIK3CA* 的 c.1624G→A，导致氨基酸变化（p.Glu542Lys），这个突变影响了 PIK 家族的辅助区域，特别是 PIK 和 p85 蛋白调节亚单位 SH2 区 N 末端的交界处，导致对 p85 抑制作用减少。c.1624G→A（p.Glu542Lys）突变是致癌突变。

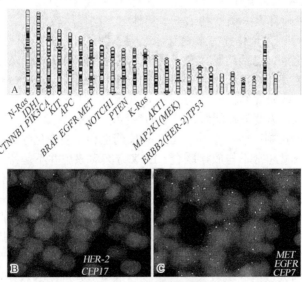

图 12-42　分子遗传学检查

　　两项研究描述了胃癌的 *PIK3CA* 突变，不过该突变在乳腺癌中报道最多，与较好预后有

关，影响曲妥珠单抗的治疗反应。还有研究发现小部分*EGFR*突变肺癌患者也有该突变，因此对 EGFR 抑制剂治疗拮抗。有报道显示食管癌中 *PIK3CA* 突变发生率为 6%～10%，不过当时还没有 PIK-3 激酶治疗食管癌的数据。

第二个发现是原癌基因 *MET* 扩增，该基因编码受体酪氨酸激酶。MET 的分子异常很多，基因扩增是最常见引起结构性活化的机制，导致癌细胞增殖和生存。伴有 *MET* 扩增的癌症，特别是食管胃结合部癌，通常是高级别腺癌，具有高度侵袭性。几个因素可能影响分子遗传学的临床应用：首先需有足够的组织用于分子遗传学研究，如分化差腺癌的诊断可能需要特殊染色，这会花费大量组织，导致最终无足够组织用于遗传学检查；其次固定的质量和核酸质量需满足分子检测的要求；再者检测时可能要求几种技术联合使用；最后原发肿瘤与转移灶间存在遗传学异质性，这可能会影响治疗反应。

该患者采用化疗疗效有限，因此考虑研究性治疗手段。该患肿瘤组织中发现 *MET* 扩增，因此考虑 MET 抑制剂治疗。小分子MET 抑制剂能杀死伴有 *MET* 扩增的胃癌细胞株，说明 *MET* 扩增是驱动癌症发生的分子改变；采用 MET-ALK-活性氧抑制剂克唑替尼，可降低肿瘤大小。虽然该患者同时有 *PIK3CA* 突变和 *MET* 扩增，但目前尚无 *PIK3CA* 突变作为预测标志的数据，故患者参加了 MET 小分子酪氨酸激酶抑制剂治疗的临床研究。采用 MET 抑制剂治疗后，随访 PET-CT 显示明显的治疗反应，肝脏、肾上腺、肺和淋巴结转移消失（图 12-43）。

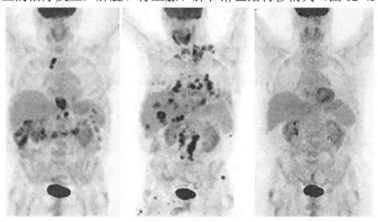

图 12-43 PET-CT 显示肝脏、肾上腺、肺转移和淋巴结转移均消失

治疗总结，既往研究提示食管胃结合部癌患者中位生存期不足 1 年，该患接受 MET 抑制剂治疗 4 年，影像学显示自治疗的第 8 个月起病情完全缓解。

很惊奇的是 *PIK3CA* 突变对治疗反应没有任何影响。该患者治疗过程中平均多长时间检测继发突变，是否这些继发突变影响治疗反应，有待进一步研究。

目前该患者是我们这里唯一的一个同时有 *MET* 扩增和 *PIK3CA* 突变的食管胃结合部癌患者。曾担心 *PIK3CA* 突变会影响 MET 抑制剂的疗效，因为有些乳腺癌研究的报道称突变影响曲妥珠单抗疗效，但没有其他肿瘤的相关报道。不过该例患者的 *PIK3CA* 突变没有影响治疗反应。

胃癌患者的 *PIK3CA* 突变与预后差无关，这说明 *PIK3CA* 突变可能是过客突变。而且该患对MET抑制剂治疗反应的模式提示转移性疾病无须获得其他突变就能维持肿瘤生长，因为 *MET* 本身就是关键的癌症驱动基因。

第四节 肝胆胰腺恶性肿瘤典型病例分析

【原发性肝癌病例】

患者，男，28 岁，主因"上腹隐痛 10 天"于 2015 年 11 月 28 日收住。患者于 2015 年 11

月 18 日无明显诱因出现上腹痛，可自行缓解，当地医院 B 超检查发现肝内占位性病变，2011年 11 月 28 日在当地医院行 CT 检查示：肝左叶占位性病变，考虑肝癌可能性大。前来就诊，患者病程中无剧烈腹痛发作、无腹胀、无恶心、无呕吐、无呕血黑便、无畏寒、无发热、无皮肤瘙痒等不适，为进一步诊治收入我科。否认既往乙肝病史，否认嗜烟、饮酒史，无化学毒物接触史，无食"生鱼"史。

婚育史、家族史、过敏史均无特殊。

入院后检查：血常规，WBC $7.6×10^9$/L，Hb 155g/L，PLT $200×10^9$/L；生化，ALT 41.1U/L，AST 34.3U/L，白蛋白 46.5g/L，TBIL 13.3μmol/L，BUN 4mmol/L，CRE 73μmol/L。乙肝三系统检查，HBsAg（−），HBeAb（＋），HBcAb（＋）。AFP 2985ng/ml。上腹部 CT（图 12-44）示：肝左叶巨大肿物（大小为 11cm×10cm×10cm），考虑肝癌。门静脉左支及其分支有癌栓。脾大。胸部 CT，胸部扫描未见明显肿物。

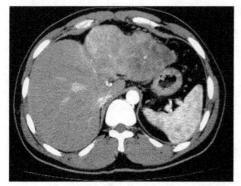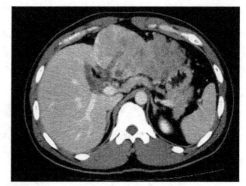

图 12-44　上腹部 CT

MDT 讨论：该患者于 2015 年 12 月 9 日行左半肝切除＋胆囊切除术。取"人"字形切口逐层开腹后探查腹腔，无腹水，盆腹腔未见明显种植转移灶，肿瘤与胃小弯、网膜有轻度粘连，胆囊萎缩变小，肝脏质软，色暗红，肿瘤位于左半肝，表面可见，诊断为肝癌，切开肝周韧带，充分游离暴露肝脏，切除胆囊，游离松解肿瘤与周边的粘连，切除左半肝及门静脉切开取栓。术中阻断肝门 2 次，共（26+6）min，充分止血后于肝断面下放置引流管一条，逐层关腹。术中患者生命体征平稳，失血约 700ml，未输血。

标本解剖（图 12-45）：肿瘤大小为 11cm×10cm×6cm，切面呈鱼肉状，部分缺血坏死，未见子灶。门静脉断端可见癌栓，呈灰白色条状，延续至主瘤内。术后病理报告：原发性肝癌。

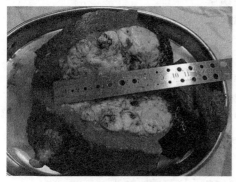

图 12-45　标本解剖

病理诊断回报：①（肝大体）送检肝组织大小为 15cm×12cm×7cm，肝被膜下见一肿物大小约为 15cm×10cm×7cm，切面灰黄，质中，可见出血，侵犯肝被膜，未见卫星结节。镜检为中分化肝细胞性肝癌，梁索型，可见肿瘤侵犯肝被膜及血管；肿瘤未见明显包膜；癌旁肝组织汇管区见多量慢性炎症细胞浸润。②（癌栓）送检组织大小为 1.2cm×1.2cm×0.5cm，灰黄，质中。镜检为肝细胞性肝癌。③（胆囊）送检胆囊大小为 6cm×2.5cm×2cm，黏膜粗糙，未见明显结石。镜下：胆囊黏膜慢性炎。

于 2016 年 1 月 9 日术后 1 个月复查上腹部 CT（图 12-46）：肝癌术后，肝左叶部分缺失，术区不规则低密度灶，考虑术后改变。肝 S4、S8 结节灶，考虑肝内播散灶可能性大。

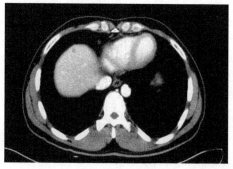
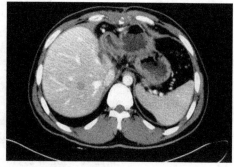

图 12-46　2016 年 1 月 9 日术后 1 个月复查上腹部 CT

　　于 2016 年 1 月 17 日在局麻下行 TACE，常规消毒铺巾，取右股动脉穿刺点，行股动脉穿刺，造影见肝动脉起源于腹腔动脉，肿瘤位于肝右叶，数目多个，血管一般，边界清楚，经肝右动脉注入表阿霉素 50mg，丝裂霉素 6mg，洛铂 50mg，碘化油 4ml，术后平片示碘油于肿瘤组织充盈完全。术毕，局部压迫穿刺点止血包扎。过程顺利。术后行抑酸、护肝及对症治疗。2012 年 1 月 17 日行肝动脉 TACE 术（图 12-47）。

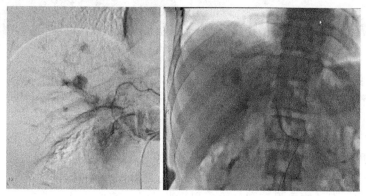

图 12-47　2012 年 1 月 17 日行肝动脉 TACE

　　术后定期复查：2016 年 2 月 16 日肝癌术后复查、TACE 治疗后 1 个月复查（图 12-48），与 2016 年 1 月 9 日片对比：肝 S4、S8 病灶呈 TACE 治疗后改变。门静脉右前支内充盈缺损。并于 2016 年 3 月开始索拉非尼治疗。于 2016 年 5 月 7 日复查 MRI（图 12-49）：肝癌术后复查、TACE 治疗后，术区周围片状强化，考虑灌注异常，较前未见明显变化。肝 S4、S8 病灶呈 TACE 治疗后改变，未见明显活性区，较前未见明显变化。门静脉右前支内充盈缺损，较前未见明显变化。2016 年 5 月 31 日复查 CT：肝 S4、S8 病灶呈 TACE 治疗后改变，未见明显活性区，较前未见明显变化。门静脉右前支内充盈缺损较前未见明显变化。肝 S8、S5 低密度灶，局限性胆管扩张？胆汁瘤？左侧腹膜多个结节，为新发病灶，转移灶？胸部未见异常征象。

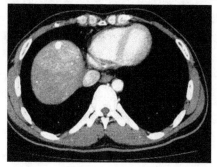
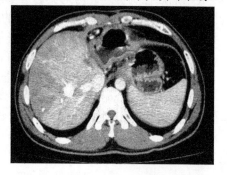

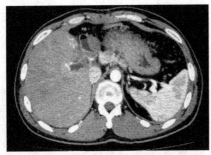
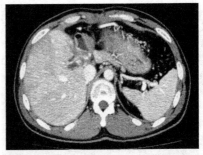

图 12-48　2016年2月16日TACE 治疗后 1 个月复查

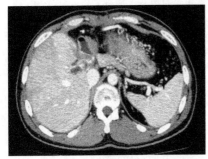
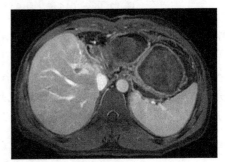

图 12-49　2016年5月7日TACE 治疗后 4 个月复查

分析该患者的诊疗过程：

1. 临床诊断　原发性肝癌（$cT_3bN_0M_0$ ⅢB 期/BCLCC 期）门静脉癌栓形成，Child-Pugh 肝功能分级为 A 级。

2. 病例特点　青年男性，隐匿起病，确诊晚期肝癌，治疗根据 BCLC 分期及治疗策略，则方案为给予索拉非尼。然而，结合国情及病例特点，以姑息性手术为主的综合治疗仍然是首选方案。根据《原发性肝癌诊疗规范（2017 年版）》，对于ⅢA 期肝癌，如有以下情况也可考虑手术切除，如肿瘤数目＞3 枚，但肿瘤局限在同一段或同侧半肝者，或可同时行术中射频消融处理切除范围外的病灶；合并门静脉主干或分支癌栓者，若肿瘤局限于半肝，且预期术中癌栓可完整切除或取净，可考虑手术切除肿瘤并经门静脉取栓，术后再结合 TACE、门静脉化疗或其他全身治疗措施。本例患者较为年轻，肝功能较好，治疗意愿强烈，遂知情同意之后行姑息性手术。

3. 关于姑息性手术的后续治疗　截至目前，姑息性手术后的辅助治疗未有统一意见，有研究表明，辅助性肝动脉栓塞化疗或给予靶向治疗能延长复发时间，改善预后。对于高危复发者，有临床研究证实术后给予 TACE 治疗有一定的效果，能发现并控制术后肝内微小残癌（证据等级 4），但该结论需要进一步证实。此外，对于伴有门静脉癌栓患者，术后经门静脉置管化疗联合 TACE，也可延长患者生存。对本例患者术后 1 月行 TACE 发现患者早期复发，行介入治疗后复查，肝内病灶控制良好。考虑到患者多点复发可能性大，未直接行射频消融治疗。

4. 介入治疗后复查发现门静脉充盈缺损的处理　门静脉充盈缺损需要鉴别癌栓或血栓，超声造影提示门静脉栓子略有强化，考虑癌栓可能性大，多吉美治疗后病情稳定，孤立癌栓，根据患者当时身体状况，肝内肿瘤总体控制良好，针对单独的癌栓，放疗也是选择之一。

5. 多吉美治疗期间出现肿瘤进展，在肝脏肿瘤控制满意的情况下，可以继续进一步观察疗效，不应急于判断患者出现耐药进行更换药物，因为可供选择的药物目前仅有瑞戈非尼一种，且有效率不高。尝试其他药物，如乐伐替尼或 PD-1 抗体。该患者首次疾病进展后，继续用药，肿瘤稳定。

6. 抗病毒治疗在本病例治疗期间未曾提及，患者入院时 HBV-DNA 为 0，NCCN 指南针对慢性乙肝合并肝癌患者建议进行抗病毒治疗，本患者应全程联合抗病毒治疗。

【原发性肝癌 TACE 治疗病例】

患者，男，48 岁，于 2014 年 7 月出现上腹部闷痛并进行性加重，于 2014 年 7 月 27 日行超声检查示：①考虑肝硬化并多发性结节；②中量腹水；③脾大。于 2017 年 7 月 28 日就诊于某医院，实验室结果：ADP 2155ng/ml，CA1 25484.8U/ml，CA199 16.08U/ml，HB 108g/L，PLT 93×10⁹/L。CT 示：①肝内弥漫性病变，门静脉癌栓；②腹水；③脾大。既往乙肝病史近20 年，父母皆病故，一弟因"肝癌"病故。患者为求进一步诊疗来我科。临床诊断：原发性肝癌。BCLC 分为 C 期：肝内多发肝癌病灶≥3 个，直径总和≥10cm，门静脉受侵犯。Child-Pugh 评分为 6 分，A 级。于 2014 年 8 月 11 日行 TACE（图 12-50），术中见肝右动脉主干及分支与门脉瘘明显，使用钢圈栓塞，灌注法玛新 40mg，奈达铂 40mg。患者术后开始服用多吉美治疗。

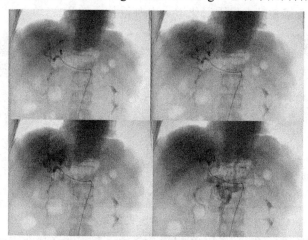

图 12-50　2014 年 8 月 11 日行 TACE 术

于 2014 年 9 月 9 日行 DSA 术，同时行皮下药盒埋置术，术后给予经埋置药盒肝动脉导管继续行 FOLFOX4 方案化疗。

2014 年 9 月 22 日患者表情淡漠，嗜睡，提问不对答，查体：皮肤稍黄染。ALT 464U/L，AST 434U/L，血氨 134μmol/L，出现肝性脑病，予以积极护肝、扩微循环、降氨等对症支持治疗后逐渐恢复出院。出院时 BCLC 分期为 D 期，Child-Pugh 评分为 C 级。

2014 年 11 月 15 日复查：①肝 S4 病灶仍可见血供，肝内碘油聚集不良（肝 S4 及肝门区金属伪影较多，观察不良）；门静脉主干及左右支癌栓形成，肝门区及腹膜后多个肿大淋巴结；②肝硬化，腹水，脾大，食管下段、胃底及脾门周围静脉曲张；③胆囊炎。肝功能 Child-Pugh 分级为B 级。

2014 年 11 月 18 日经留置药盒肝动脉内注入重组人 5 型腺病毒注射液 2 支，中午开始出现发热，最高体温达 41℃，不伴畏寒寒战，无其他不适，予以降温对症治疗。患者症状逐渐有所改善。2015 年 1 月 6 日经药盒注入重组人 5 型腺病毒注射液 4 支进行治疗。

2015 年 2 月 11 日复查，与 2014 年 11 月 15 日对比：①肝 S4 低密度灶范围较前缩小，血供较前减少，肝内碘油聚集不良（肝S4 及肝门区金属伪影较多，观察不良）；门静脉主干及左右支癌栓形成；肝门区及腹膜后多个肿大淋巴结，大致同前；②肝硬化、腹水（与 2014 年 11 月 15日片对比明显增多），脾大，食管下段、胃底及脾门周围静脉曲张；③肝内、外胆管扩张；④胆囊炎。

2015 年 2 月 15 日给予重组人 5 型腺病毒注射液 4 支经皮下药盒注射。2015 年 3 月 23 日给予重组人 5 型腺病毒注射液 4 支经皮下药盒注射。2015 年 4 月 13 日片与 2015 年 2 月 11 日片比较大致相仿。继续给予重组人 5 型腺病毒注射液 4 支经皮下药盒注射。2015 年 5 月 09 日给予重组人 5 型腺病毒注射液 4 支经皮下药盒注射。2015 年 6 月 12 日经药盒内注入重组人 5 型腺病毒注射液 4 支，因营养状况差行皮下药盒拔除术并清创缝合术。

2015 年 6 月 24 日（图 12-51）复查，与 2015 年 4 月 13 日片（图 12-52）对比：①肝 S4～S8 见较多病灶，考虑肝内癌灶及肝硬化结节；肝右后叶内碘油已基本廓清，仅见少许碘油沉积，肝 S4 及肝门区伪影较多，观察稍差，门静主干及左右支癌栓形成；肝门区及腹膜后多个肿大淋巴结；②肝硬化、脾大、腹水、食管-胃底及脾门周围静脉曲张；③肝内胆管扩张；④胆囊炎，胆囊内密影考虑胆囊息肉；⑤双下肺纤维灶及少许炎症。

2015 年 7 月 4 日入院评价 BCLC 分期为 D 期，Chid-Pugh 分级为 B 级。入院后抽出暗红色腹水，多次反复抽液后腹腔内注射重组人 5 型腺病毒注射液治疗顽固性腹水或腹腔内注入铜绿假单胞菌治疗。2015 年 8 月 1 日因消化道大出血抢救无效死亡。

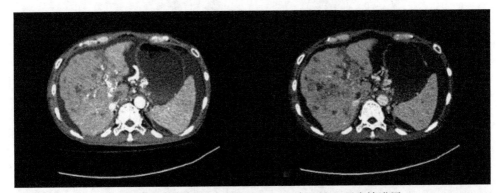

图 12-51　2015 年 6 月 24 日复查比 2015 年 4 月 13 日病情进展

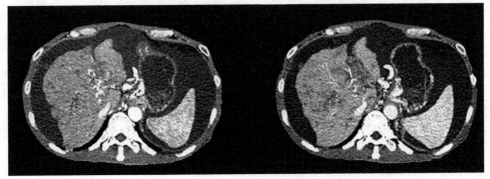

图 12-52　2015 年 4 月 13 日上腹部 CT 检查示：肝脏多发结节

【不可切除原发性肝癌介入治疗病例】

患者，男，75 岁，因无明显诱因出现剑突下腹痛，伴呕吐，腹痛吐后无缓解，外院 B 超示：肝脏占位性实质病变，来我院就诊，门诊以"原发性肝癌"收住入院。入院后查肿瘤标志物：CA 199 172.2U/ml，PT 13s，AST 102U/L，ALT 128U/L；TBIL 66.5μmol/L；DNIL 28μmol/L；IBIL 38.5μmol/L；ALP 337U/L；γ-谷氨酰基转移酶 293U/L；TBA 94.6μmol/L；Urea 8.02mmol/L。余检查结果未见明显异常。上腹部增强 CT 及特异性增强 MRI 检查临床诊断为原发性肝癌。

既往史：否认慢性乙型肝炎及丙型肝炎病史，亦无自体免疫型肝炎等肝脏病史。

家族史：否认家族性遗传学疾病病史及恶性肿瘤患病病史。

入院查体：神志清，精神可，PS 评分为 0 分，心肺未查及明显异常，上腹部增强 CT（图 12-53）及特异性 MRI 扫描（图 12-54）进一步明确诊断为原发性肝癌。

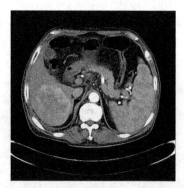

图 12-53　上腹部增强 CT 提示肝癌

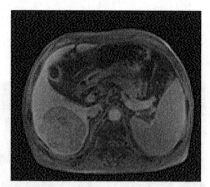

图 12-54　肝脏特异性 MRI 扫描提示肝癌

MDT 讨论：肝癌是发生于肝脏的恶性肿瘤，包括原发性与继发性肝癌两种。我们常说的肝癌为原发性肝癌。发病因素主要有病毒性肝炎，大量饮酒，长期进食霉变食物，接触化学致癌物质，如亚硝胺、化学农药等，近期的研究表明肝癌具有遗传的生物学基础。常见的临床类型包括结节型、块状型、弥漫型等。常见症状包括食欲缺乏、右上腹疼痛、乏力、消瘦、黄疸等，随着病情进展可出现腹水、消化道出血、肝性脑病等一系列严重的临床症状和体征。绝大多数中晚期肝癌患者以肝区疼痛为首发症状，发生率超过 50%。肝区疼痛一般位于右肋部或剑突下，疼痛性质为间歇性或持续性隐痛、钝痛或刺痛，疼痛前一段时间内，患者可感到右上腹不适。疼痛时轻时重或短期自行缓解。疼痛产生的原因主要是肿瘤迅速增大，压迫肝包膜，产生牵拉痛，也可由肿瘤的坏死物刺激肝包膜所致。

肝癌治疗方法目前主要为外科手术治疗和综合介入治疗，其中介入治疗包括经皮选择性肝动脉灌注化疗栓塞、热消融、冷消融、化学消融、反射性粒子植入等。其中经皮选择性肝动脉灌注化疗栓塞术为基础治疗方法。

MDT 讨论后诊疗实施：入院后行上腹部增强 CT 及特异性增强 MRI 检查，临床诊断为原发性肝癌。经皮选择性肝动脉造影可见肝内肿瘤病理性血管并形成明显的肿瘤染色，诊断进一步明确，后遂行经导管灌注化疗栓塞术（图 12-55）。术后再次造影示肿瘤病理性血管和肿瘤染色消失。术中所用药物为吡柔比星和奥沙利铂，栓塞剂为超液化碘化油及 300～500μm PVA 颗粒。术中无明显不适，术后肝区疼痛明显，术后即刻给予吗啡注射液肌内注射后疼痛明显缓解。根据 CTCAE 不良事件分级标准，胃肠道反应为 1 级。

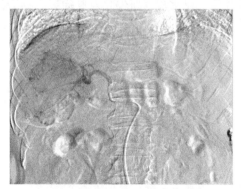
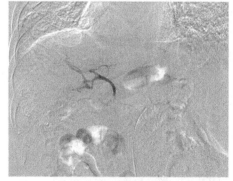

图 12-55　肝动脉造影可见肝内肿瘤病理性血管并形成明显的肿瘤染色

介入治疗后 1 个月行上腹部 CT 检查可见肝右叶病灶内部分碘油沉积密实，部分无碘化油沉积，考虑可能为 PVA 栓塞颗粒沉积所致，增强三期均无明显强化。遂行腹部 MRI 检查（图 12-56）提示肿瘤体积略有缩小，肿瘤内部部分失活，根据 RECIST 评价标准符合部分缓解。

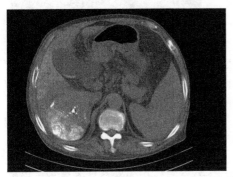
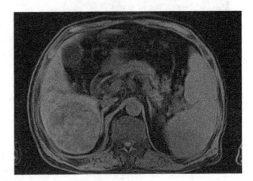

图 12-56　介入术后腹部特异性 MRI 扫描提示肝癌

第五节　大肠癌典型病例分析

【早期直肠癌的手术治疗病例】

患者，女性，52 岁。主因"间断便血 2 个月，加重伴里急后重 1 周"于 2015 年 3 月就诊。患者于 2015 年 1 月无明显诱因间断出现大便带血，呈鲜红色，伴里急后重，大便次数 2～3 次。住院前 1 周患者里急后重感明显加重，大便次数 5～6 次，门诊以"大便带血原因待查"收住。患者既往无特殊手术病史；无药物过敏史；否认肝炎、结核病史，无吸烟、饮酒史。

入院查体：神清，精神尚可，生命体征稳定，浅表淋巴结未触及肿大，心肺腹（－）。

直肠指检：患者取胸膝位，于距肛门 6cm 直肠前壁触及一菜花样肿物，大小约为 4cm×3cm，质硬，固定，占据肠管 3/4，肛门括约肌张力可，退指指套无染血。

辅助检查：结肠镜检查提示，进镜达回盲部，黏膜光滑，盲肠未见明显隆起物，升结肠、横结肠、降结肠、乙状结肠见 0.3cm×0.5cm 大小息肉，黏膜均光滑，未见明显隆起物。直肠距肛门 9～12cm 肠腔 1/3 周见结节样新生物，表面糜烂，质脆，出血明显（图 12-57）。取活组织病理检查提示直肠腺癌（图 12-58）。盆腔 MRI 检查提示，直肠区肠管壁增厚，最厚处约 1.7cm，考虑直肠癌，有侵犯肌层的可能；直肠系膜、两侧髂血管区多发小淋巴结肿（图 12-59）。胸部 X 线及腹部彩超未见明显异常，心电图未见明显异常，血常规、血生化及肿瘤标志物未见明显异常。

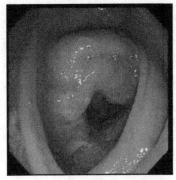
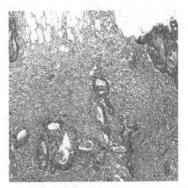

图 12-57　肠镜检查提示肠癌　　　　　　图 12-58　取活组织病理检查提示直肠腺癌

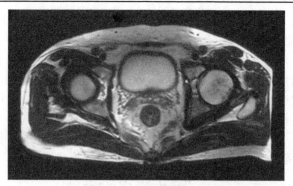

图 12-59　盆腔 MRI 检查提示直肠癌侵犯肌层

MDT 讨论结论：该患者肿瘤主要位于直肠左侧壁，腹膜反折上方1cm，肠壁明显增厚，侵犯浅肌层，直肠周围系膜未见明显肿大淋巴结，与双侧精囊、膀胱界限清楚，腹腔彩超未见明显异常，胸部 X 线未见明显异常，初步诊断为早期直肠癌（$cT_2N_0M_0$），该患者为早期直肠癌（$cT_2N_0M_0$），无心肺功能不全及血液系统疾病导致的凝血功能障碍。直肠癌根治术的金标准是全直肠系膜切除（total mesorectal excision，TME），TME的实质是保证盆底筋膜脏层的完整性。

临床外科按照病变解剖部位将直肠癌分为上、中、下段（亦称为高位、中位和低位直肠癌）。一般认为病变距肛缘 7cm 以内为低位直肠癌，距肛缘 7～12cm 为中位直肠癌，距肛缘 12cm 以上为高位直肠癌。直肠癌根治术应该遵循以下原则：①足够的原发灶切除；②合理的淋巴结清扫；③TME；④尽可能地保留盆腔自主神经。近年来，吻合器的普遍使用使得保肛率有所增加。临床上最常见的直肠癌手术包括直肠癌腹会阴联合切除术（Miles 手术）和直肠癌低切除术（Dixon 术）。

一、TME 原则

TME 是英国的 BillHeald 医生于1982年提出的。经过 30 多年的实践，目前TME已成为中低位直肠癌手术必须遵循的标准原则，可将肿瘤局部复发率控制在 3%～7%，显著提高患者的总生存率。目前我国许多地区的外科工作者正在积极地开展 TME 手术。正确认识直肠系膜的解剖学基础，对开展规范化的 TME 手术，提高我国直肠癌的诊治水平有重要意义。

1. TME 的解剖学基础　人们普遍认为直肠不存在系膜，肠系膜在人们的观念中是呈扇形的充满血管网络的结构。通过研究发现，直肠系膜与传统的解剖学对肠系膜的描述有所不同，它是指直肠周围所有的脏腹膜和壁腹膜之间的脂肪结缔组织、血管神经、淋巴组织。

2. 下腹神经和骨盆内脏神经　下腹神经位于腹主动脉的前面、左右髂总血管分叉处的前方，呈网状分布，主干在第 5 腰椎前方分为左右下腹神经。左右下腹神经沿骨盆侧壁走行，逐渐变细。下腹神经主要负责射精。盆腔内脏神经主要负责阴茎的勃起，从骶 2、3、4 前孔发出，沿骨盆侧壁走行，分支细小。盆腔内脏神经的分支在男性直肠、精囊、前列腺及膀胱后部的两侧（侧韧带内）形成次级神经丛。通常骨盆内脏神经在活体组织上难以辨认。

3. 直肠系膜中的血管　直肠中动脉位于前列腺和阴道穹隆水平，由髂内动脉分出，向直肠方向走行，跨过第 3 骶神经的近侧，由于直肠中动脉与第 3 骶神经的固定解剖关系，它可以作为寻找该神经的标志。脂肪和纤维结缔组织包绕直肠中动静脉和骶神经，构成直肠侧韧带。

4. 直肠侧韧带　包括的界限并不清楚，位于直肠的下 1/3 段外侧。在腹膜与肛提肌之间，周围充满纤维、脂肪组织，此纤维成分是盆筋膜的一部分，从直肠外侧壁连至盆壁形成直肠侧韧带。它是使直肠固定于骨盆的最坚固的支持物。在女性，此韧带分两层，一层在直肠后方，另一层在直肠与阴道之间；在男性，直肠侧韧带包绕直肠、前列腺和膀胱。发自髂内动脉的直肠中动脉走行其中，进入直肠。TME 强调锐性分离直肠侧韧带。

5. Denonvillier 筋膜 为一层纤维性强韧筋膜，前方有来自前列腺、精囊被膜的疏松结缔组织，有时与筋膜融合，后方也有由直肠肌层一部分延伸的结缔组织，有时也与筋膜、薄的直肠系膜和直肠壁。在女性叫作直肠阴道筋膜（通称为 Denonvillier fascia，DF）。在 TME 操作中应认真辨认。解剖层次有误，常会导致出血，层次过深会穿破肠壁，分离过浅会损伤女性阴道壁，在男性会伤及前列腺和精囊腺。

6. 直肠骶骨筋膜 在直肠后方，覆盖骶骨的盆筋膜称为 Waldeyer 筋膜。此筋膜深面走行着骶前静脉。TME 强调在此间隙进行锐性分离。

二、TME 的理论基础

直肠癌 TME 的理论建立在盆腔脏层和壁层之间有一个外科平面的基础上，这一平面为直肠癌完整切除设定了切除范围，并且直肠癌浸润通常局限于此范围内。直肠癌中 65%～80% 病例存在直肠周围的局部病变，包括直肠周围直接浸润和肠周淋巴结转移或直肠血管周围淋巴结转移，所有这些局部病变均在盆腔脏层筋膜范围之内。Hida 的资料表明低位直肠癌中 19% 的直肠系膜内有淋巴结转移，其扩散范围为 3cm。因而，TME 的手术原则是合理的，能够切除直肠肿瘤及其局部浸润病灶。

三、适 应 证

TME 主要适用于无远处转移的直肠中下部的 T_1～T_3 期直肠肿瘤，且癌肿未浸出脏层筋膜，大多数适合低位前切除者基本上均适用于 TME。对于癌肿较大且侵及壁层筋膜或周围器官、骶骨的患者，TME 已经失去了原有的意义。Lopez-Kostner 等认为高位直肠癌应和乙状结肠癌同等对待，不必行 TME。

四、手 术 要 点

1. TME 的手术原则 直视下在骶前间隙中进行锐性分离；保持盆筋膜脏层的完整、无破损；肿瘤远端直肠系膜的切除不得少于 5cm，肠管切除至少距肿瘤远端 2cm。凡不能达到上述要求者，均不能称为 TME。

2. 术中先从左侧游离乙状结肠解剖出肠系膜下静脉，分别在距主动脉和脾静脉 1cm 处结扎肠系膜下动静脉，完成淋巴结清扫。随后在直视下用剪刀或电刀于盆腔脏层、壁层筋膜之间将左右腹下神经内侧的脏层筋膜、肿瘤及直肠周围系膜完全游离，直至肛提肌平面，注意保持脏层筋膜的完整性，这样可以避免损伤盆筋膜而保护自主神经丛。术中尽量避免牵拉、挤压肿瘤，防止脏层筋膜在分离中发生破损。如果分离的层次正确，除直肠侧血管外，并无其他大的血管，不会导致严重的出血。

3. TME 与传统的手术方式有很大的不同。首先，分离直肠系膜时采用剪刀或电刀锐性分离，沿直肠系膜周围的脏层筋膜之间的无血管区进行，直至全部游离直肠系膜及直肠，避免了传统手术中钳夹、剪开、结扎的方式，有利于骨盆神经丛的保护；其次，TME 强调的是环绕剥离直肠系膜，包括直肠及肿瘤，肿瘤远端的直肠系膜切除应达 5cm 或全部直肠系膜，而直肠距切缘肿瘤 2cm 已经足够，与传统手术只注重切缘瘤距离不同。另外，TME 对直肠侧韧带的分离也采用锐性分离。

五、注 意 事 项

TME 需要更低位的吻合，使 TME 后容易发生吻合口漏。临时性预防性结肠造口可以预防吻合口漏的发生。TME 要求手术过程中精细解剖，因此势必增加手术的时间，并可能造成过多的出血。通过娴熟地掌握 TME 的操作技巧，完全可能缩短手术时间。

从提出 TME 至今不过 30 余年的时间，人们对 TME 尚处于研究、探索阶段，对其也存在各种争议。可以认为，直肠系膜全切除在降低直肠癌根治性切除术后局部复发率方面是极为重要的环节，但并不是唯一的因素，早期诊断、早期手术及强调综合治疗仍是目前肠癌治疗发展的趋势。

对局限性直肠癌，选择开腹手术还是腹腔镜手术呢？CLASSICO 研究率先证实腹腔镜手术同样可安全应用于直肠癌，且与开腹手术疗效相同。韩国的 COREAN 研究报道腹腔镜组与开腹组术后短期随访结果，提示两组术式在手术时间、术中失血量、淋巴结清扫数量方面无统计学差异，但腹腔镜组术后患者肠道功能恢复更快。2015 年 NCCN 指出腹腔镜可用于直肠癌根治术，但需由有经验的外科医生操作。本例患者病期较早，为 T1 期肿瘤，腹腔镜手术能达到与开腹手术相同的疗效，而且在某些方面可能比开腹手术有更明显的优势：①术中精细操作，出血少。高清放大的视野对盆腔自主神经丛的识别和保护作用更确切，术中对血管的辨认更精确，出血更少；②术后胃肠道功能恢复快，明显缩短了住院时间；③腹腔镜手术并发症较少，切口感染及肠梗阻发生率明显低于开腹手术。回顾性研究显示，腹腔镜直肠癌根治术较传统开腹手术术后患者胃肠功能恢复时间明显缩短；④对术后排尿功能及性功能的影响更小，欧洲一项回顾性研究显示，腹腔镜手术与开腹手术局部复发率及长期生存期差异无统计学意义，但腹腔镜组术后排尿功能障碍及术后性功能障碍发生率明显低于开腹手术组。

第二次 MDT 讨论后决策：完善相关术前准备后，限期行腹腔镜下直肠癌根治术。探查腹盆腔，腹盆腔及肝脏未见明显转移，术中见肿瘤位于腹膜反折上方约 2cm，在腹腔镜下行 TME；术后标本肉眼可见：肿瘤距离下切缘 2cm，距离上切缘 10cm（图 12-60）。手术过程顺利，手术时间为 90min，术中出血量为 20ml，术后病理检查，直肠中分化腺癌，侵犯浅肌层（图 12-61），术后标本肿瘤距上切缘 10cm，距下切缘 2cm，上下切缘净，环周切缘净，系膜根部淋巴结 1 枚及系膜淋巴结 19 枚未见癌转移，脉管癌栓（−），神经侵犯（−）。术后患者恢复良好，进食后肛门排气排便通畅，腹部伤口愈合良好。术后病理分期 $pT_2N_0M_0$，依据 NCCN2015 年第 2 版及中国结直肠癌诊疗规范（2015 版），该患者无须行术后辅助治疗。

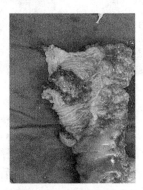

图 12-60　手术后标本

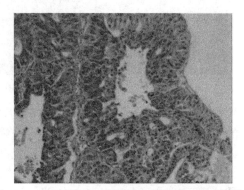

图 12-61　术后病检：直肠中分化腺癌，侵犯浅肌层

六、随访情况

术后患者每 3~6 个月定期复查肿瘤标志物未见明显异常，盆腔 MRI 检查及腹部彩超未见明显肿瘤复发及转移征象，每年结肠镜检查均正常。现患者已随访 4 年，无肿瘤影像学及生化复发及转移证据。

【cT$_3$N$_1$M$_0$直肠癌的诊疗】

患者，男，62岁，已婚。患者2014年8月25日因"大便次数增多伴大便带血1年"入院。既往体健，否认家族结直肠癌病史。

入院体检：PS评分为0～1分，双锁骨上、腹股沟区未触及肿大淋巴结，心肺腹（−）。肛诊，肛门指检距肛门5cm直肠后壁可触及大小约为3cm×3cm的肿块，质硬、活动度差，指套带血。结直肠内镜，距肛门5～8cm处见环形隆起，表面糜烂。活检病理示直肠腺癌（图12-62）。盆腔MRI，直肠MRI可见直肠肿瘤临近肛缘约4cm，肿瘤侵犯后壁为主，肠壁肌层连续性消失，外侵<5mm，直肠系膜可见2枚淋巴结转移（图12-63）。腹部及胸部CT未见肿瘤转移。肿瘤标志物：CEA 1.75g/L，CA-199 11.87U/ml。

综合各项检查资料，患者诊断为直肠腺癌，cT$_3$N$_1$M$_0$。我院MDT讨论结果治疗方案为先行术前放化疗，再行手术治疗。

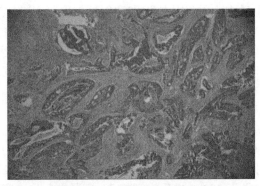

图12-62 活检病理示直肠腺癌

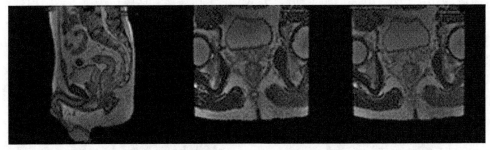

图12-63 盆腔MRI

术前放疗对局部晚期直肠癌的作用确切。相对于术后放化疗，术前放化疗有其临床和生物学上的优点，主要包括：放疗后肿瘤降期退缩，通过放疗，肿瘤缩小，与周围组织分离，活动度增大，对局部晚期或不能切除的患者可提高切除率；对低位直肠肿瘤，肿瘤的退缩可能增加保留肛门括约肌的机会；减少术中肿瘤细胞的播散；肿瘤乏氧细胞少，对放疗较术后放疗敏感；小肠的蠕动度较术后大，未坠入盆腔，治疗的不良反应较低。目前欧洲较多的肿瘤中心对T$_3$N$_{1-2}$M$_0$或T$_4$N$_{0-2}$M$_0$的患者采取术前新辅助放疗或放化疗。

目前，术前放化疗，又称新辅助治疗，作为直肠癌综合治疗的一种治疗方法，在局部晚期直肠癌的治疗中已得到越来越多的关注，相对于术后放化疗，新辅助治疗有一定的优势，其原因为：①手术前肿瘤血供未被破坏，富氧的肿瘤细胞对放射线敏感；②术前小肠未降至盆底，受照射容积小，且小肠活动性好，不会造成小肠局部受量过高；③在损伤肿瘤的血供之前，化疗药物能达到肿瘤局部，起到高剂量杀伤作用；④术前联合放化疗能协同增效，增加治疗的敏感性；⑤能使肿瘤缩小、降期，使局部晚期的病灶增加手术切除的机会，提高低位直肠癌的保肛率；⑥杀灭原发肿瘤周围的转移灶，减少术中肿瘤种植，防止远处转移。田庆中等采用术前放化疗联合手术治疗低位局部晚期直肠癌 19 例，经过术前放化疗治疗，原发灶平均直径由 4.6cm 缩短为 2.5cm；57.9%的病例 t（肿瘤）降期，58.3%的病例 n（淋巴结）降期，全组 74%的病例采用保肛手术，术后病理手术标本呈轻度反应的有 2 例，呈中度反应的有 2 例，呈重度反应的有 11 例，肿瘤消失的有 2 例。Crane 等比较新辅助放化疗与单纯术前放疗的效果，两者的肿瘤降级比例分别为 62%和 42%，保肛率为 39%和 13%。Klautke 等报道 5-fu 联合伊立替康化疗，同时放疗 45Gy，局部加量 5.4Gy，获得 22%的病理消失，28%的病例仅有镜下残留，4 年总生存率为 66%，局部复发率为 7%。至于术前放疗和手术的时间间隔，法国的研究显示：在间隔分别为 2 周和 6 周的两组中，后者的临床有效率、病理降期率和保存了括约肌患者的比例都高于前者，因此推荐放疗后手术的间歇期为 4~6 周，以达到最大限度降低肿瘤分期和促进正常组织的修复。

术前放疗有不同的照射剂量和照射方式，最常用的术前放疗剂量为 45~50Gy，每次 1.8~2Gy，持续 4~5 周，但是这种治疗方法的疗程太长，直接影响手术的时间，不易被外科医生接受。研究已经证实，术前联合氟尿嘧啶为主的放化疗较单纯放疗能显著改善局部控制率。目前术前单纯应用长程放疗极少，而多数以长程放化疗为主。其中里程碑式的研究是德国 CAO/ARO/AIO-94 研究。研究证实术前放化疗提高了保肛率、5 年局部控制率，并具有更低的 3~4 度毒性反应（含急性和后期反应）及吻合口狭窄。另外术前组还获得了 8%的病理学完全缓解（pathological complete response，pCR）率。在长期生存方面，两组生存情况差异无统计学意义。局部控制率的获益一直延续到 11 年的长期随访，而无疾病生存期（disease free survival，DFS）和 OS 差异无统计学意义。

术前短程大分割放疗在北欧国家开展较多，北欧国家进行的多项随机临床研究，多数采用短程快速放疗。在广泛采用标准 TME 之前，瑞典开展了两项短程放疗的前瞻性随机对照研究，比较单纯手术与 25.0Gy/5 次术前放疗联合手术的价值。两项研究均证实了术前放疗明显提高了无复发生存率和局部控制率，瑞典研究Ⅱ甚至显示了 OS 的延长。在 TME 成为直肠癌手术的标准治疗原则后，荷兰研究和 MRCCR07 研究均比较了术前放疗联合 TME 手术与 TME 或 TME 手术联合术后选择性放疗的疗效差异，均证实了术前放疗联合 TME 较单纯 TME 进一步改善局部复发率。荷兰研究和 MRCCR07 研究也发现术前放疗联合 TME 手术与 TME 或 TME 手术联合术后选择性放疗对侵犯肠壁外、合并淋巴结转移或环切缘阳性的患者疗效最好，但对生存获益的证据尚不肯定。

2006 年波兰开展了术前采用不同分割剂量的临床Ⅲ期随机对照研究，共 $T_{3-4}N_x$ 可切除直肠癌，随机分为短程快速放疗组和长程放化疗组。结果发现，环切缘阳性率、肿瘤退缩率在长程放化疗组明显较低，但两组具有相同的保肛率。与短程放疗相比，长程放化疗也没有提高局部控制率和生存率，也没有降低后期不良反应。澳大利亚的一项比较术前短程放疗和长程化放疗的头对头临床Ⅲ期研究，3 年局部复发率、5 年远处转移率、OS 及不良反应在短程放疗组和长程放化疗组中差异均无统计学意义。

对于局部进展期直肠癌选择术前治疗策略时，短程放疗及长程放化疗均是可选择的标准治疗策略，现有研究比较发现两者在局部控制率及长期生存方面的差异无统计学意义。在选择放疗方式时，更多地需要依据治疗目标，初始肿瘤负荷较大、肿瘤外侵较明显时，长程放化疗降期效果更好，能够提供更高的肿瘤退缩及更高环切缘阴性率；放化疗耐受性较差的患者或肿瘤局部外侵较不明显时，短程放疗费用低、时间短、耐受性更好，能够提高治疗的依从性。另外，考虑到长程放化疗肿瘤退缩程度更高，将获得更高的 pCR 率，因此如果在获得 pCR 的治疗目标下可更多地考虑长程放化疗治疗。

对于接受新辅助放化疗或放疗局部进展期直肠癌患者而言，新辅助治疗结束后与实施手术的时间间隔一直存在争议。国际上推荐接受常规分割新辅助放化疗的患者间隔时间为6～8周（欧洲肿瘤内科学会推荐）或5～12周（NCCN指南推荐），接受短程放疗的患者间隔时间为放疗结束后7～10天，采用该时间间隔的主要依据来源于几个证明新辅助放化疗价值的前瞻性随机对照临床试验。近年来局部进展期直肠癌患者放化疗后的非手术治疗和局部切除的应用，使得术前治疗与手术的间隔时间显得尤为重要。在欧洲和美国的几个来源于癌症数据库大样本的回顾性研究发现，新辅助治疗结束后10～12周进行手术的患者有更高的机会在术后达到pCR，同时也发现10～12周之后再延长等待时间pCR率不再提高，甚至对切除满意度及OS有负面影响。但是这些结果仍然需要在前瞻性临床研究中进一步证实，因此对于接受常规分割放化疗的患者，目前新辅助治疗与手术的间隔仍然以6～8周为主，在部分有获得pCR希望或期望肿瘤进一步退缩以提高保肛机会的患者中至多可以延长至12～14周。

对于采用短程放疗的直肠癌患者而言，大部分仍然采用放疗结束后7～10天内进行手术切除的时间间隔，尽管目前有部分研究（Stockholm Ⅲ研究）发现，短程放疗后延长手术时间间隔亦进一步改善肿瘤退缩、提高pCR率，但仍然缺乏更多的数据。

MDT讨论后诊治实施：术前同步放化疗，2014年8月8日至2014年9月10日行盆腔常规分割放疗，剂量为：25次50Gy，具体如下，卡培他滨825mg/m^2，每天2次，5天/周，同步放疗×5周。治疗后评估，放化疗后7周，复查MRI显示直肠肿块较前明显缩小（图12-64）。手术前肛诊示，距肛门5cm直肠后壁可触及大小约为2cm×2cm的肿块。

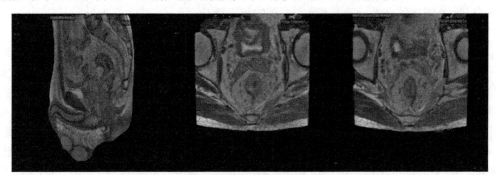

图12-64 复查MRI显示直肠肿块较前明显缩小

MDT讨论后诊治实施：于2014年10月20日（放化疗后41天）行低位前直肠癌切除术＋末端回肠预防性造瘘术。手术中见，直肠后壁肿块大小为2cm×2cm，质韧，活动可，与周围组织边界清晰无明显粘连。直肠系膜组织脆性增加，并且盆腔内组织水肿明显。术后病检（图12-65），（直肠）经广泛取材，见肠壁肌层内多处黏液湖（倾向于肿瘤性残留）未见癌细胞；两切端及环周切缘净；结肠系膜淋巴结4枚、直肠系膜淋巴结8枚呈反应性增生，治疗后评估。直肠病检显示，肠壁肌层肿瘤性残留；两切端及环周切缘净；结肠系膜淋巴结4枚、直肠系膜淋巴结8枚呈反应性增生。再次分期为ypT$_2$N$_0$M$_0$，新辅助治疗效果明显，手术成功。

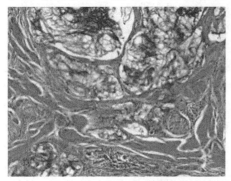

图12-65 术后病检

患者手术标本的病理表现符合直肠癌新辅助放化疗后的病理表现，见肠壁肌层内多处黏液湖，未见癌细胞。肿瘤退缩分级（tumor regression grade，TRG）分级为3级，新辅助治疗效果较为明显。术后病理诊断为：直肠癌ypT$_2$N$_0$M$_0$。直肠癌患者在接受放化后病理性完全缓解率仅为 15%左右，但大部分患者能够获得程度不等的肿瘤退缩。直肠癌患者治疗后肿瘤退缩程度不同，直肠肿瘤对于放化疗的反应的差异始终存在。因此，对于这种差异需给予评估。目前，对于治疗反应的评价一般采用 TRG 来评价。多项研究显示患者接受术前放化疗后无论是完全病理级缓解（TRG4）还是部分病理反应（TRG2＋3），均能延长无病生存期，并且较好的肿瘤退缩预示着较好的预后。本例患者治疗后病理标本 TRG 分级为 3 级，提示此患者预后可能较好。该患者术前同期放化疗＋根治性手术，肿瘤明显缩小、尚未达到完全缓解。NCCN 指南推荐无论新辅助放化疗＋手术后最终病理分期如何，一律推荐围手术期的治疗，总疗程一共 6 个月。为提高患者远期生存建议进行行术后辅助化疗。根据中国结直肠癌诊疗规范（2014 版）及 NCCN2014 版指南，化疗方案采用 mFOLFOX6 方案。但应该也同时注意到：评价直肠癌患者术后辅助化疗的研究非常少，用于直肠癌辅助化疗的多数支持证据都来自结肠癌已知数据的外推。奥沙利铂为第三代铂类药物，与氟尿嘧啶联合应用有协同作用。目前结肠癌术后辅助化疗的临床证据主要来自于 MOSAIC 试验和 NSABPC07 试验的报告，提示在氟尿嘧啶方案基础上加用奥沙利铂提高了Ⅱ期或Ⅲ期结肠癌患者的 3 年和 4 年 DFS。比较 MOSAIC 试验和 NSABPC07 试验，FLOX 组的 3/4 度腹泻发生率大大高于FOLFOX组。NCCN 专家组认为 FOLFOX 方案的选择应首选 mFOLFOX6 方案。

2014 年 11 月 6 日（术后16 天）起行辅助化疗，具体方案如下：奥沙利铂 85mg/m^2 静脉滴注 2h 以上，d1；亚叶酸钙 200mg/m^2 静脉滴注 2h 以上，d1；氟尿嘧啶 1200mg／（m^2·d）持续静脉灌注 2 天（46～48h 内总量为 2400mg/m^2）。每 2 周重复，共 12 疗程，辅助化疗至 2015 年 5 月 10 日完成。辅助化疗期间恶心、呕吐为Ⅱ度，骨髓抑制为Ⅲ度，神经毒性为Ⅱ度，经对症治疗好转。2015 年 1 月 10 日行末端回肠还纳术。体力恢复良好，末端回肠还纳术成功，尚未有疾病复发的转移表现。每 3 个月复查直肠 MRI、肿瘤标志物，每半年复查肠镜及胸腹 CT，至 2018 年 12 月未见肿瘤转移及复发征象，无尿频尿急症状，肠道功能可。

【晚期结肠癌分子靶向联合化疗病例】

患者，女性，49 岁，因"大便性状改变 1 年，腹部包块 3 月，消瘦 1 月"入院，患者于 2016 年 6 月因上述不适就诊于我院消化科，2016 年 6 月 12 日全腹部增强 CT 示（图 12-66）：乙状结肠管壁不均匀增厚并异常强化，多考虑结肠癌并周围脂肪间隙多发淋巴结增大、肝脏多发转移，腹盆腔积液。肠镜示：距肛缘约 10cm 处见一结节状隆起性病变，触之易出血，隆起物偏心性生长，占据大部管腔。病理示：中分化腺癌。头颅＋胸部 CT 未见明显异常。基因检测示：K-Ras 野生型，N-Ras 野生型，BRAF 野生型。该患者明确诊断为直肠癌（腺癌，cT$_4$N$^+$M$_{1a}$，ⅣA 期），Ras 野生，BRAF 野生，pMMR 肝转移癌（同时性）。

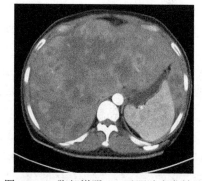

图 12-66 腹部增强 CT 示肝脏多发转移

既往史：无特殊。

入院查体：查体，神志清，精神可，PS 评分为 2 分，心肺无异常，腹膨隆，肝肋缘下 13cm 压痛（＋），移动性浊音（－）。

肿瘤标志物：CEA＞1000ng/ml；CA199 736U/ml；肝肾功能及血常规正常。

MDT 讨论结论：病例特点，年轻女性，PS 评分为 2 分，肝肾功能及血常规正常；直肠癌，Ras、BRAF 均野生，原发灶无出血、穿孔、梗阻症状；转移灶症状明显，严重影响患者生活质量。

肝内病灶弥漫性病变，为转移病灶，无肝外转移。结论，肝转移灶无法切除，转移灶引起的症状重，原发病灶可切除，无症状，暂不处理，患者腹胀明显，应以全身治疗为主，迅速控制缩小肿瘤，提高生活质量，根据 2016 年欧洲肿瘤内科学会指南患者的临床分类适合强烈治疗，目标疾病控制。应以西妥昔单抗＋XELOX 方案化疗。

结直肠癌内科治疗中，化疗的作用已得到充分肯定，但是化疗药物在杀伤肿瘤细胞的同时，也抑制了机体部分正常细胞的功能，引起不良反应，进而限制了其临床应用与治疗效果。因此，寻找新的特异性强的、对机体正常细胞影响小且毒性低的药物是近年来研究的热点。

已有大量研究表明，恶性肿瘤的发生、发展是一个多因素、多步骤的复杂过程，癌基因和抑癌基因的突变、细胞信号转导机制的异常及肿瘤的免疫逃逸机制等共同参与了肿瘤的恶性进程。随着分子生物学技术的进步，我们已发现在结直肠癌的发生、发展过程中，多个信号转导通路包括 EGF 及其受体通路、VEGF 及其受体通路等发挥了重要作用。采用分子靶向药物选择性地作用上述关键靶点，可使转移性结直肠癌的疗效得到进一步提高。

自 2004 年 2 月 13 日美国 FDA 批准了西妥昔单抗应用于转移性结直肠癌的治疗以来，以 EGFR 或 VEGFR 为靶点的分子靶向药物也被批准用于转移性结直肠癌的治疗，使不可切除的转移性结直肠癌的 OS 延长至 29 个月。分子靶向药物具有特异性高、对正常组织细胞毒性低、患者耐受良好等特点而备受关注，也使结直肠癌的治疗理念发生了巨大变化。

七、药物作用机制简介

（一）抑制 EGF 及其受体系统

20 世纪 50 年代，Cohen 等发现并分离出一种能直接刺激表皮生长与角化的活性分子，命名为 EGF。随后，其受体 EGFR 被发现，EGFR 以位于细胞膜上的跨膜单体形式存在，由 1186 个氨基酸残基组成，通过与小分子配体结合，其三维构象发生改变形成二聚体，结合一个 ATP 分子，随后二聚体发生自身酪氨酸残基磷酸化，识别并激活 SH2 蛋白的底物酶，将活化信号传入细胞内，刺激细胞生长增殖。

EGFR 激活后激活 Src、PKC、STAT、Ras、PI3K 等信号转导通路，上调细胞增殖、血管生成、浸润和转移及抑制细胞凋亡等，因此被称为驱动基因。因其对细胞生物学的多方面影响，EGFR 的异常表达常与肿瘤进展、对传统细胞毒药物耐药的产生有关。大量研究已证实，EGFR 过表达与肿瘤细胞分化程度低、期别晚密切相关。

EGFR 异常表达对肿瘤细胞生物学行为的影响使 EGF 及其受体通路成为肿瘤治疗中的靶点。很多研究已显示，特异性地阻断 EGFR 可抑制肿瘤生长。目前常用的 EGFR 抑制剂包括常见的单抗，如西妥昔单抗、帕尼丹抗及 EGFR 的小分子酪氨酸激酶抑制剂。

（二）西妥昔单抗

西妥昔单抗（erbitux，爱必妥）是抗 EGFR IgG1 人/鼠嵌合单抗，由鼠抗 EGFR 抗体和人 IgG1 的重链和轻链恒定区域组成。一方面通过高效结合于 EGFR 的胞外段竞争性抑制 EGF 等配体与 EGFR 的结合，抑制受体磷酸化，通过阻断 EGFR 的下游细胞信号转导通路，直接抑制肿瘤生长、诱导细胞凋亡。另一方面可通过激发补体介导的细胞杀伤效应（complement dependent cytotoxicity，CDC）和抗体依赖细胞介导的细胞毒作用（antibody-dependent cell-mediated cytotoxicity，ADCC）发挥间接抗肿瘤作用。目前西妥昔单抗已被美国 FDA 批准用于 K-Ras 野生型转移性结直肠癌患者的一线和非一线治疗。

临床上，西妥昔单抗主要与 FOLFOX 或 FORFIRI 方案合用。CRYSTAL 研究比较了西妥昔单抗及 FOLFIRI 合用与单纯使用 FOLFIRI 方案作为一线治疗对晚期结直肠癌的疗效，结果显示联合方案可以提高患者的 ORR 和 PFS。2008 年美国临床肿瘤学会（American Society of Clinical Oncology，ASCO）会议上，对该研究的 540 例标本回顾性进行了 *K-Ras* 基因检测，其中突变型占35.6%，这类患者中，西妥昔单抗联合FORFIRI组与单纯FORFIRI组客观缓解率（36%vs 40%，P=0.46）和PFS（7.6个月 vs 8.1个月，P=0.75）无显著性差异。而K-Ras野生型的患者可以从联合治疗中得到PFS及OS的获益，PFS提高到9.9个月，OS显著延长至23.5个月，这一研究证明了西妥昔单抗疗效与K-Ras基因状态的相关性。Ⅱ期临床试验OPUS研究提示，西妥昔单抗与FOLFOX合用，可显著延长K-Ras野生型患者的ORR和PFS，但对OS的影响并无统计学意义。另有多项临床试验结果显示，西妥昔单抗作为一线治疗与FOLX、FOLFOX或XELOX联用，并不能显著延长转移性结直肠癌患者的生存期，反而增加Ⅲ～Ⅳ度不良反应的发生率。New EPOC研究比较化疗与西妥昔单抗联合治疗K-Ras野生型初始可切/边界可切结直肠癌肝转移患者的疗效，治疗的模式为：内科治疗（化疗或化疗联合西妥昔单抗12周）、手术（肝脏手术）、术后治疗（化疗或化疗联合西妥昔单抗治疗12周）。化疗方案原为FOLFOX4、XELOX或FOLFIRI，后因COIN研究中XELOX与西妥昔单抗联合的阴性结果，于2010年7月排除了XELOX方案。初步结果于2013年ASCO会议上报告，单纯化疗组比联合治疗组有更长的PFS（20.5个月 vs 14.1个月，P=0.03），联合化疗组的中位OS为39.1个月，而单纯化疗组的中位OS超出试验预期，该研究由于无效分析的结果提前终止，因数据不成熟，目前认为New EPOC的结果不应该改变临床实践。

研究表明，K-Ras的基因突变在结直肠癌中的发生率为41%，常见突变方式为位于2号外显子的第12、13密码子（两者约占90%）和3号外显子的第61密码子点突变。该突变使K-Ras基因持续激活，导致K-Ras/Raf/MAPK信号通路不再依赖EGFR上游信号的调控而持续激活，因而对EGFR抑制剂治疗不敏感。近来更多的证据显示K-Ras第2外显子以外的突变及N-Ras突变也可以预测对西妥昔单抗和帕尼单抗的治疗无效。故在西妥昔单抗的临床应用中，推荐选择K-Ras/N-Ras野生型的转移性结直肠癌患者。BRAF基因状态的检测可能可提示西妥昔单抗治疗获益，但仅推荐对K-Ras/N-Ras野生型的患者进行检测。强烈推荐对于转移性结直肠癌患者，对原发或转移病灶进行K-Ras/N-Ras基因检测，为系统治疗方案的选择提供重要依据。

2016年6月12日起对该患者行6周期西妥昔单抗＋mFOLFOX6方案治疗，具体为：西妥昔单抗400mg静脉滴注每周1次，奥沙利铂85mg/m²静脉滴注2h以上d1，亚叶酸钙200mg/m²静脉滴注2h以上 d1，氟尿嘧啶 1200mg/（m²·d）持续静脉灌注 2 天（46～48h 内总量为2400mg/m²），每2周重复，2017年1月6日滴注奥沙利铂后出现过敏反应，2017年1～10月予以西妥昔单抗＋亚叶酸钙＋氟尿嘧啶方案治疗，共10周期。

亚叶酸钙200mg/m²静脉滴注2h以上 d1，氟尿嘧啶1200mg/（m²·d）持续静脉灌注2天（46～48h 内总量为2400mg/m²），每2周重复，西妥昔单抗400mg静脉滴注，1周1次。

MDT讨论后诊治实施：

1. 一线化疗根据MDT讨论结果，与患者及家属沟通后，拟行西妥昔单抗＋mFOLFOX6单抗治疗。于2016年6～12月行西妥昔单抗＋mFOLFOX6方案化疗12次（6周期），其中出现Ⅱ级骨髓抑制和Ⅰ级胃肠反应。治疗期间间断复查：2016年8月23日复查CT（图12-67）示肝脏病灶大者长径约为46cm，与2016年6月12日肝脏CT对比评估疗效为部分缓解，并且出现钙化，2016年10月17日上腹部复查CT（图12-68）对比2016年8月23日的CT显示，肝脏病灶大小无明显变化，疗效评价依然部分缓解。CEA水平由>1000ng/ml，渐降至122ng/ml。患者一线化疗2017年7月28日结肠镜检查（化疗1年）示原发病灶消失（图12-69和图12-70）。

2. 继续给予西妥昔单抗＋mFOLFOX6化疗，于2018年3月5日患者复查CEA升至340g/m1，2018年3月7日（图12-71）腹部MRI示肝转移癌，肝内仍见多发转移瘤，与2017年10月12日（图12-72）腹部MRI相比肿瘤明显增大，疗效评价进展。

3. 二线患者拒绝静脉化疗，患者及家属沟通后，2018年3月12日给予瑞戈非尼120mg1天

1次口服 d1～d21，每4周给药1次，2018年5月20日患者复查 CEA＞1000g/m1，2018年5月22日（图12-73）腹部 MRI 示肝转移癌，肝内仍见多发转移瘤与2018年3月7日腹部 MRI 相比肿瘤明显增大，疗效评价为疾病进展。

4. 患者拒绝继续治疗，于2018年10月去世，OS 为27个月。

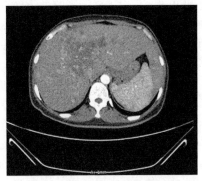

图 12-67　2016年8月23日治疗后复查 CT 评价为部分缓解

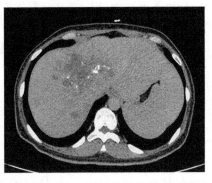

图 12-68　2016年10月17日治疗后复查 CT 评价为部分缓解

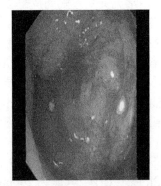

图 12-69　2017年7月28日结肠镜检查

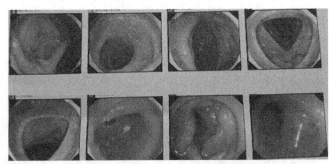

图 12-70　2017年7月28日结肠镜检查

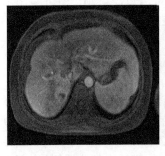

图 12-71　2018年3月7日腹部 MRI 示肝转移癌疾病进展

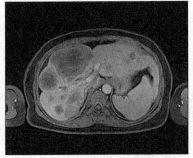

图 12-72　2017年10月12日腹部 MRI

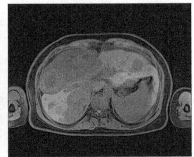

图 12-73　2018年5月22日腹部 MRI 示肝转移癌继续增大,评价为疾病进展

第六节　泌尿系肿瘤病例分析

【肾癌病例 1（新辅助治疗）】

患者，男性，52岁，因"体检发现右肾占位1周"入院。患者于2018年5月体检 B 超提

示右肾占位，无尿急、尿痛及排尿困难，无尿线变细、尿流中断，无腰痛等不适。患者为明确诊断就诊我院。入院后完善腹部增强 CT（图 12-74）示：右肾实质内可见一巨大囊实性肿物，侵透肾周筋膜至同侧肾上腺，考虑肾癌。下腔静脉内可见充盈缺损，结合病史，多考虑瘤栓可能。胸部 CT 未见明显异常。

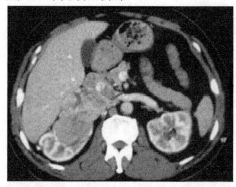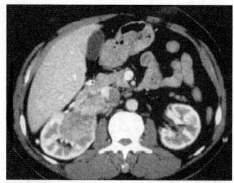

图 12-74　腹部增强 CT

既往史无特殊。

家族史无特殊。

入院查体：神清，精神可，PS 评分为 0 分，心、肺、腹未查及明显异常。

MDT 讨论：肾癌合并腔静脉癌栓的手术属于泌尿外科复杂性及危险性较大的手术。4%～15%肾细胞癌会侵犯肾静脉或下腔静脉，同时有报道指出多达 10%肾细胞癌患者在初诊时可能伴有癌栓。临床中主要通过 B 超、CT 及 MRI 明确肾癌分期，了解肾癌患者是否存在癌栓，判定癌栓的长度、累及范围及程度，并进行临床分级分期。随着泌尿外科技术的发展，肾癌根治术联合腔静脉癌栓取出术已成为肾癌合并下腔静癌栓治疗的主要手段。

肾癌对放化疗均不敏感，分子靶向药物为晚期肾癌的患者带来了巨大的生存获益。SURTIME研究已经初步证明靶向药物治疗后再序贯进行减瘤性肾切除可改善总生存，并能降低直接手术造成的相关并发症发生率和死亡率，而近年来将其应用于局限晚期，如肾癌合并癌栓或是转移性肾癌患者的术前治疗，可能使原发肿瘤或远处转移灶缩小或得到控制而进一步行手术治疗。

新辅助治疗的优势在于：①缩小肿瘤原发灶，降低肿瘤分期，减少手术并发症；②增加保肾手术机会，缩小手术范围，保留更多肾组织，可能消除亚临床转移灶；③改善患者的术后康复，术前用药的疗效可为术后选择用药方案提供指导。

潜在风险：①肿瘤在靶向治疗期间迅速进展，失去手术机会；②增加围手术期出血风险，影响伤口愈合；③因药物副作用导致手术延误；④影响术后病理检查的准确性。

结合该名患者，肿瘤已侵犯肾窦且合并下腔静脉癌栓，建议行新辅助治疗，以达到缩小肿瘤和癌栓，降低手术风险，增加术后生存获益机会的目的。舒尼替尼是多靶点受体酪氨酸激酶抑制剂，主要作用靶点为 VEGFR、PDGFR-α、PDGFR-β、c-Kit 及 Flt-3，具有抗肿瘤血管生成、抑制肿瘤细胞增殖的作用。2007 年《新英格兰医学杂志》报道了舒尼替尼与 α 干扰素 1∶1 对比一线治疗转移性肾透明细胞癌Ⅲ期临床研究，共入组 750 例患者，90%患者为纪念斯隆凯特琳癌症中心中低度风险，中位 PFS 分别为 11 个月和 5 个月（HR，0.42；95%CI，0.32～0.54；$P<0.001$），客观缓解率分别为 31%和 6%（$P<0.001$），中位生存期分别为 26.4 个月和 21.8 个月（$P=0.051$），从而奠定了舒尼替尼一线治疗肾透明细胞癌的地位。舒尼替尼一线治疗中国转移性肾细胞癌患者的多中心Ⅳ期临床研究结果显示客观有效率为 31.1%，其中位 PFS 为 14.2 个月，中位 OS 为 30.7 个月。

MDT 讨论后诊疗实施：

1. 给予患者苹果酸舒尼替尼 50mg，每天 1 次，口服，2/1 方案（服药 2 周，停药 1 周）新辅助治疗。

2. 服药 4 周期后，出现的不良反应有：乏力 2 级，食欲下降 1 级，腹泻 1 级，皮肤色素减少 1 级，可耐受。复查腹部增强 CT（图 12-75），疗效评价为部分缓解。

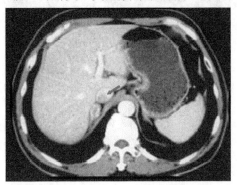
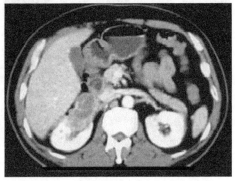

图 12-75　服药 4 周期后复查腹部增强 CT 疗效评价为部分缓解

3. 服药 8 周期后，出现的不良反应有：乏力 2 级，食欲下降 1 级，腹泻 2 级，皮肤色素减少 1 级。复查腹部增强 CT（图 12-76），腔静脉内充盈缺损长度缩短。

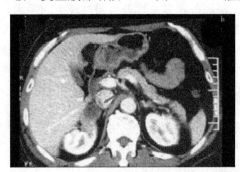
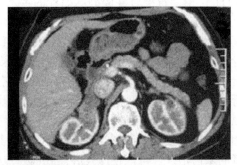

图 12-76　服药 8 周期治疗后复查腹部增强 CT 疗效评价为部分缓解

通过新辅助靶向治疗，肿瘤体积退缩明显，疗效评价为部分缓解，达到了降低癌栓和手术难度的作用，建议手术治疗。

4. 患者转诊外院，行右肾癌根治术＋下腔静脉取栓术。术后病理：（右肾）透明细胞癌，国际泌尿病理协会（International Society of Urological Pathology，ISUP）分级为 3 级，肾周脂肪侵犯（＋），纤维被膜侵犯（＋）。

5. 外院建议继续口服苹果酸舒尼替尼靶向治疗。

【肾癌病例 2（晚期/转移性肾癌）】

患者，男性，55 岁，因"右肾透明细胞癌术后 7 年，发现左肺占位 1 周"入院。患者于 2008 年 11 月因"右肾占位"行右肾肿瘤切除术。术后病理：（患者自述，未见明确报告单）肿块包膜完整，大小约为 38mm×40mm，提示（右肾）透明细胞癌。术后未予以特殊处理。2016 年 5 月，因"反复高热、咳嗽"外院复查胸部 CT（图 12-77）示：双肺见数个结节影，部分病灶呈分叶状不规则形不均匀强化，左肺上叶前段支气管内见异常强化密度影，考虑肾癌术后转移。患者为行后续治疗就诊。

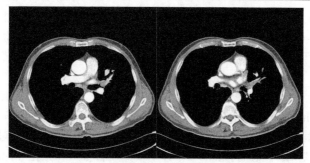

图 12-77 胸部 CT 考虑肾癌术后肺转移

既往史无特殊。

家族史无特殊。

入院查体：神清、精神可，PS 评分为 0 分，心、肺、腹未查及明显异常。

MDT 讨论：晚期/转移性肾癌指肿瘤已突破肾筋膜，伴区域外淋巴结转移或远处转移，包括 TNM 分期为 $T_4N_{0-1}M_0/T_{1-4}N_{0-1}M_1$ 期，临床分期为Ⅳ期的肾癌。晚期肾癌以全身药物治疗为主，辅以原发灶或转移灶的姑息性手术或放疗。转移性肾癌的治疗需全面考虑原发灶及转移灶的情况、肿瘤危险因素评分及患者的 PS 评分，选择恰当的综合治疗方案。

对根治性肾切除术后出现的孤立性转移瘤及肾癌伴发孤立性转移、行为状态良好的患者，可选择外科手术切除转移灶。肺是肾癌最常见的转移部位，单发肺转移或转移灶位于一叶肺，手术切除可能有助于延长患者的生存期。骨也是肾癌常见的转移部位，外科手术可用于切除转移灶，或预防和治疗骨相关事件。对原发病灶已切除或可切除，且只有单一骨转移的患者，应进行积极的外科治疗。对承重骨伴有骨折风险的患者首选外科治疗，应进行预防性内固定，避免骨相关事件的出现。已出现病理性骨折或脊髓的压迫症状的患者，若预计患者存活期>3 个月、体能状态良好、手术能改善生活质量，也应行手术治疗。转移灶切除的有利因素包括肾切除至转移灶发现≥1 年、单发转移、转移灶能完全切除、单纯肺转移、年龄≤60 岁。综合评估，患者无转移灶切除指征。

肾透明细胞癌的一线治疗首选分子靶向治疗。研究发现大部分肾透明细胞癌中细胞存在 *VHL* 基因缺失或失活，从而引起 *HIF* 基因上调，导致 *PDGF*、*VEGF*、*CaIX* 等基因过度表达，这些肿瘤发生、发展的生物学机制有可能是肾透明细胞癌分子靶向治疗的应用基础。

索拉非尼是最早上市用于转移性肾癌的多靶点受体酪氨酸酶抑制剂，具有双重抗肿瘤作用：一方面抑制 RAF/MEK/ERK 信号传导通路，另一方面作用于 VEGFR、PDGFR，以及 c-Kit、Flt-3、MET 等靶点，抑制肿瘤生长。

2009 年《临床肿瘤学杂志》报道索拉非尼与 α 干扰素 1∶1 对比一线治疗转移性肾透明细胞癌的Ⅱ期临床研究，共入组 189 例患者，索拉非尼 400mg，每天 2 次，α 干扰素 900 万 U 每周 3 次，索拉非尼组进展后可以加量至 600mg，每天 2 次，干扰素组进展后可以交叉到索拉非尼组。索拉非尼与 α 干扰素中位 PFS 分别为 5.7 个月和 5.6 个月，两组出现肿瘤缩小的比例分别为 68.2% 和 39.0%，索拉非尼组有着更好的生活质量评分，耐受性更好。后续一项将索拉非尼作为对照用于转移性肾癌一线治疗的国际多中心Ⅲ期临床试验（TIVO-1 研究）显示索拉非尼客观有效率为 24%，中位 PFS 为 9.1 个月，中位 OS 为 29.3 个月。国内索拉非尼的注册临床研究为一项来自研究者发起的多中心临床研究（ⅡT 研究），共纳入 62 例患者，结果显示客观有效率为 19.4%，疾病控制率为 77.4%，中位 PFS 为 9.6 个月。由于索拉非尼一线治疗缺乏有效的大型研究结果且替代药物越来越多，目前NCCN 指南不推荐索拉非尼用于一线治疗肾透明细胞癌。

近年一项国内多中心研究对 845 例晚期肾癌患者一线采用索拉非尼或舒尼替尼治疗后的生

存和预后因素进行了回顾性分析，结果显示索拉非尼组与舒尼替尼组的中位 PFS 分别为 11.1 个月和 10.0 个月（P=0.028），两组的中位 OS 无差异，均为 24 个月。索拉非尼具有良好的耐受性及在亚洲人群显示了较高的有效率，因此目前在国内索拉非尼仍在部分肾癌患者中被推荐为一线治疗方案。

舒尼替尼是多靶点受体酪氨酸激酶抑制剂，主要作用靶点为VEGFR1、VEGFR2、PDGFR-α、PDGFR-β、c-Kit 及 Flt-3，具有抗肿瘤血管生成、抑制肿瘤细胞增殖的作用。

2011 年《柳叶刀》杂志报道随机对照Ⅲ期临床研究（AXIS 研究），针对一线治疗失败的晚期肾细胞癌二线治疗，共 723 例患者按照 1∶1 分别接受阿昔替尼和索拉非尼治疗，中位 PFS 分别为 6.7 个月和 4.7 个月（HR，0.665；95%CI，0.544～0.812；P＜0.0001），有效率分别为 19%和 9%（P=0.0001），一线为细胞因子治疗的中位 PFS 分别为 12.1 个月和 6.5 个月（P＜0.0001），一线为舒尼替尼治疗的中位 PFS 分别为 4.8 个月和 3.4 个月（P=0.01），中位生存期分别为 20.1 个月和 19.3 个月。一项亚洲转移性肾癌患者二线接受阿昔替尼治疗的注册临床研究，其中大部分为中国患者，结果显示阿昔替尼中位 PFS 为 6.5 个月，客观有效率为 23.7%。亚组分析显示既往接受舒尼替尼治疗患者二线接受阿昔替尼治疗的中位 PFS 时间为 4.7 个月。基于上述临床试验结果，推荐阿昔替尼作为转移性肾癌的二线治疗，具体用法为阿昔替尼 5mg，每天 2 次。

依维莫司为口服给药的 mTOR 抑制剂，其用于转移性肾癌的临床数据主要来自于 2008 年《柳叶刀》杂志报道的一项国际性多中心随机对照Ⅲ期临床研究（RECORD-1 研究）。经舒尼替尼或索拉非尼治疗进展的晚期肾细胞癌患者按照 2∶1 比例分别接受依维莫司和安慰剂治疗，最终统计中位 PFS 分别为 4.9 个月和 1.9 个月（HR，0.33；P＜0.001），安慰剂组患者进展后有 80%交叉到依维莫司组，故两组中位生存期无明显差异，分别为 14.8 个月和 14.4 个月。依维莫司常见的不良反应为胃炎、皮疹和乏力。一项国内患者接受依维莫司治疗的多中心注册临床研究（L2101 研究），证实了依维莫司作为酪氨酸激酶抑制剂治疗失败后二线靶向治疗的疗效及安全性，疾病控制率为 61%，中位 PFS 为 6.9 个月，临床获益率为 66%，1 年生存率为 56%，1 年 PFS 率为 36%。

基于上述临床试验结果，推荐依维莫司作为转移性肾癌酪氨酸激酶抑制剂治疗失败后的二线治疗药物，具体用法为依维莫司 10mg，每天 1 次。

MDT 讨论后诊疗实施：

1. 患者因经济原因，选择索拉非尼 400mg 每天 2 次分子靶向治疗。同时于外院行氩气刀治疗。服药期间，1 级乏力，1 级腹泻，疗效评价病情稳定。

2. 2017 年 3 月 13 日复查胸部 CT（图 12-78）示左肺上叶舌段不张范围较前增大，支气管镜（图 12-79）示左肺上叶开口处见肿物基本阻塞管腔。病检回报：（左肺上叶）形态学支持肾透明细胞癌，结合临床考虑可能来自肾组织。疗效评价为疾病进展。PFS 为 28 个月。

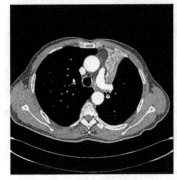
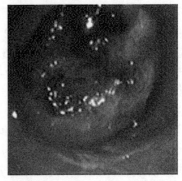

图 12-78　复查胸部 CT　　　　图 12-79　支气管镜示：左肺上叶开口处见肿物基本阻塞管腔

3. 依照 NCCN 指南，二线给予苹果酸舒尼替尼 50mg，每天 1 次，d1～d4（休 7 天）分子靶向治疗。针对左肺上叶不张，再次行支气管镜下局部治疗。服药期间，1 级乏力，1 级食欲下降，2 级皮肤色素减少。患者于 2019 年 7 月随访仍健在，继续服药治疗中。

【前列腺癌病例 1（新辅助内分泌治疗）】

患者男性，61 岁，因"间断尿频、尿急 2 年余，发现前列腺特异性抗原升高 1 周"入院。患者于 2012 年起无明显诱因出现尿急、尿频，夜尿 2～3 次，无尿痛。2014 年 8 月外院查前列腺特异性抗原（prostate specific antigen，PSA）示：60ng/ml。患者为明确诊断就诊我科。入院行盆腔 CT 示（图 12-80）：膀胱形态如常，膀胱壁不厚，膀胱内未见异常密度病灶。前列腺增大，大小约为 6cm×5cm×5cm，其内见斑点状致密影。精囊腺形态如常，密度均匀，膀胱精囊角呈锐角。盆腔内肠管可见积气积粪，肠管无明显扩张，肠壁无明显增厚。盆腔内脂肪间隙清晰，盆腔左侧见结节样致密影；腰 5、骶 1 椎体骨桥形成。考虑前列腺癌突破包膜，膀胱后壁及左侧精囊腺受侵，并双侧髂血管旁多发淋巴结转移。骨扫描示：胺 5 及双侧肘、腕、趾关节良性病变。

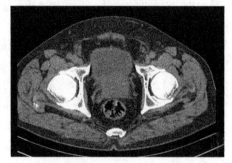

图 12-80　盆腔 CT

既往史：吸烟 50 余年，平均 20 支/天。

家族史：1 妹罹患乳腺癌。

MDT 讨论：患者老年男性，PSA 升高，首先考虑前列腺癌可能。通常，前列腺癌的发病率与年龄密切相关，发病年龄在 55 岁前处于较低水平，55 岁后逐渐升高，发病率随着年龄的增长而增长，危险性随年龄增长而增加，80 岁的男性中有 70%组织学上可证实有前列腺癌病灶存在。同时前列腺癌的发生也存在种族差异，美国黑人的发病率明显高于白人。

PSA 检测：直肠指诊联合血清 PSA 检查是目前公认的早期发现前列腺癌的最佳初筛方法。美国泌尿外科学会和 ASCO 建议 50 岁以上男性每年应接受例行直肠指诊、PSA 检查。对 50 岁以上有下尿路症状的男性进行常规 PSA 和直肠指诊检查。对于有前列腺癌家族史的男性人群，应该从 45 岁开始进行每年一次的定期检查、随访。对直肠指诊异常、有临床征象（如骨痛、骨折等）或影像学异常等的患者应进行 PSA 检查。PSA 检查应在前列腺按摩后 1 周、直肠指检、膀胱镜检查、导尿等操作 48h 后、射精 24h 后、前列腺穿刺 1 个月后进行。PSA 检查时应无急性前列腺炎、尿潴留等疾病。

PSA 结果的判定：目前国内外比较一致的观点认为，血清总 PSA＞4.0ng/ml 为异常。对初次异常者建议复查。当血清总 PSA 为 4～10mg/ml 时，发生前列腺癌的可能性＞25%。中国人前列腺癌发病率低，国内一组数据显示血清总 PSA 为 4～10ng/ml 时，前列腺癌穿刺阳性率为 15.9%，这构成了进行前列腺癌判定的灰区，在这一灰区内应参考以下 PSA 相关变数。

游离 PSA（free PSA，f-PSA）和总 PSA（total PSA，t-PSA）作为常规应用检测。f-PSA 被多数学者认为是提高 PSA 水平处于灰区的前列腺癌检出率的有效方法。当血清 t-PSA 为 4～10mg/ml 时，f-PSA 水平与前列腺癌的发生率可能呈负相关。国外研究表明，如患者 t-PSA 在上述范围，f-PSA/t-PSA＜0.1，该患者发生前列腺癌的可能性高达 56%；相反，如 f-PSA/t-PSA＞0.25，发生前列腺癌的可能性只有 8%。国内推荐 f-PSA/t-PSA＞0.16 为正常值。

PSA 密度（PSA density，PSAD）即血清总 PSA 值与前列腺体积的比值。前列腺体积经直肠超声测定计算得出。PSAD 正常域值＜0.15，PSAD 可有助于区分前列腺增生症和前列腺癌。当患者 PSAD 在正常值高限或轻度增高时，PSAD 可指导医生决定是否进行活检或随访。PSAD 可作为临床参考指标之一。

PSA 速率（PSA velocity，PSAV）即连续观察血清 PSA 水平的变化，前列腺癌的 PSA 速率显著高于前列腺增生和正常组。其正常值为<0.75ng/（ml·a）。PSA 速率>0.75ng/（ml·a），怀疑前列腺癌可能。PSA速率比较适用于PSA值较低的年轻患者,这些患者在 2 年内至少检测 3 次 PSA。

前列腺系统性穿刺活检是诊断前列腺癌最可靠的检查。

1. 前列腺穿刺时机：因前列腺穿刺出血影响影像学临床分期。因此，前列腺穿刺活检需在 MRI 之后在 B 超引导下进行。

2. 前列腺穿刺指征：①直肠指诊发现前列腺可疑结节，任何PSA值；②经直肠前列腺超声或 MRI 发现可疑病灶，任何 PSA 值；③PSA>10ng/ml；④PSA 4~10ng/ml，f/tPSA 可疑或 PSAD 值可疑。

3. 前列腺穿刺针数：直肠指诊或超声发现结节，应在超声引导下直接穿刺活检，没有结节则行系统性穿刺活检。建议前列腺体积为 30~40ml 的患者，需接受不少于 8 针的穿刺活检，推荐 10~12 针系统穿刺作为基线（初次）前列腺穿刺策略。研究结果表明，10 针以上的阳性率明显高于 10 针以下，并不明显增加并发症。

重复穿刺：当第 1 次前列腺穿刺结果为阴性，但直肠指诊、复查 PSA 或其他衍生物水平提示可疑前列腺癌时，可考虑再次行前列腺穿刺。如具有以下情况需要重复穿刺：①首次穿刺病理发现非典型性增生或高级别前列腺上皮内瘤，尤其是多针病理结果如上；②复查 PSA>10ng/ml；③复查 PSA 为 4~10ng/ml、%fPSA、PSAD 值、直肠指诊或影像学表现异常，如经直肠超声检查或MRI检查提示可疑癌灶，可在影像融合技术下行兴趣点的靶向穿刺；④PSA 为 4~10ng/ml，%fPSA、PSAD 值、直肠指诊、影像学表现均正常的情况下，每 3 个月复查 PSA。如 PSA 连续 2 次>10ng/ml，或 PSAV>0.75ng/ml，需要重复穿刺。

重复穿刺前除常规检查外，推荐行多参数 MRI 检查，基于多参数 MRI 的靶向穿刺可显著提高重复穿刺阳性率并避免漏诊高危前列腺癌。关于重复穿刺的时机，两次穿刺间隔时间尚有争议，建议 3 个月或更长，待组织结构完全恢复。重复穿刺前如影像学发现可疑灶，应对可疑灶行靶向穿刺。

患者术前 MRI 提示肿瘤局部向膀胱内突入，与膀胱壁分界不清，膀胱后壁不均匀增厚，局部侵犯可能性大，因此，建议行新辅助治疗。根治术前新辅助内分泌治疗（neoadjuvant hormonal therapy，NHT），其目的是缩小肿瘤体积、降低临床分期、降低前列腺切缘肿瘤阳性率，进而延长生存率。方法主要采用促黄体素释放激素（luteinizing hormone releasing hormone，LHRH）-A 和抗雄激素药物的最大限度雄激素阻断疗法，也可单用 LHRH-A、抗雄激素药物，或雌二醇氮芥，但最大限度雄激素阻断疗法疗效更为可靠。时间为 3~9 个月。新辅助治疗可能降低临床分期，可以降低前列腺切缘肿瘤的阳性率，降低局部复发率，长于 3 个月的治疗可以延长无 PSA 复发的存活期，而对总存活期的作用需更长时间的随访。新辅助治疗不能降低淋巴结和精囊的浸润。

根治性前列腺切除术是治疗局限性前列腺癌最有效的方法之一，其目的是彻底清除肿瘤，同时保留控尿功能，尽可能地保留勃起功能。手术可以采用开放、腹腔镜及机器人辅助腹腔镜等方式。根治性前列腺切除术的适应证包括：①患者一般情况好，预期寿命在 10 年以上；②前列腺穿刺活检阳性或经尿道前列腺切除术及前列腺摘除术后病理为前列腺癌，推断临床分期为 T1b、T2a、T2b 期及年龄<60 岁的或低分化的 T1a 期前列腺癌；③临床无骨及脏器转移，盆腔淋巴结阴性。有条件的医院可在麻醉后先经腹腔镜行盆腔淋巴结活检，病理证实淋巴结阴性者行根治性前列腺切除术。手术禁忌证：①患有严重的心血管疾病、肺功能严重异常等；②患有严重出血倾向或血液凝固型疾病；③淋巴结转移（术前通过影像学或淋巴结活检诊断）或骨转移；④预期寿命不足 10 年。

手术原则：

1. 无瘤原则 术中避免挤压肿瘤及切除时避免肿瘤破溃。

2. 切除范围　前列腺癌根治术手术范围包括整块切除前列腺及其包膜、两侧精囊、输精管壶腹部及膀胱颈部。

3. 安全的切缘　完整切除前列腺尖部，对于前列腺癌同侧包膜侵犯者，应同时切除神经血管束。

4. 淋巴结的清扫　标准的前列腺癌根治术应包括盆腔淋巴结清扫。盆腔淋巴结清扫术可分为扩大淋巴结清扫和局限淋巴结清扫。扩大淋巴结清扫范围包括腹主动脉分叉以下和髂总血管周围、髂内、髂外、闭孔、骶前淋巴组织。局限淋巴结清扫的范围为髂总血管分叉水平以下，主要包括髂内、髂外、闭孔淋巴结等。

目前对于盆腔淋巴结清扫的范围没有完全统一，倾向于在行前列腺癌根治术时同时行扩大淋巴结清扫。因为从目前的资料看，盆腔淋巴结清扫的范围及清除的淋巴结数量与淋巴结转移检出率呈正相关，扩大的淋巴结清扫，能更准确判断肿瘤分期，指导术后治疗，而且可最大限度地清除体内的转移灶，带来治疗上的获益。虽然没有前瞻性的研究证实，扩大的盆腔淋巴结清扫能带来患者的生存期的获益，但回顾性资料表明，对潜在淋巴结受累的患者行清扫术后对部分前列腺癌患者能带来生存上的益处。因此，盆腔的扩大淋巴结清扫较局限淋巴结清扫，在前列腺癌的分期与预后方面有明显的优点。

MDT 讨论后诊疗实施：

1. 行 B 超引导下前列腺穿刺活检。病理回报（图 12-81）：（前列腺）中分化腺癌。Gleason 计分为 2+3=6 分。免疫组化：p504s（＋＋），P63（－），CKH（－），Ki-67＞60%。

2. 患者术前 MRI 提示肿瘤局部向膀胱内突入，与膀胱壁分界不清，膀胱后壁不均匀增厚，局部侵犯可能性大，建议行新辅助治疗。给予比卡鲁胺 50mg 口服 每天 1 次，戈舍瑞林 3.6mg 每月 1 次内分泌治疗。治疗期间定期复查，病情稳定。治疗期间，无特殊不适。治疗 6 个月后，复查盆腔 CT（图 12-82），局部病灶缩小明显，疗效评价为部分缓解。

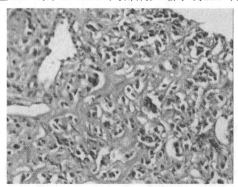
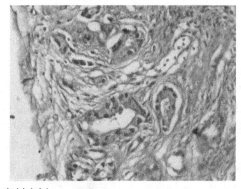

图 12-81　穿刺病例

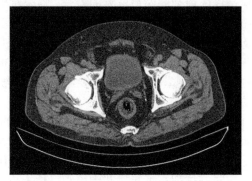

图 12-82　新辅助治疗 6 个月后盆腔 CT

3. 2015 年 4 月 14 日于兰州军区总医院行腔镜下前列腺癌根治性切除术＋睾丸切除术。术后病理：（前列腺）腺癌。Gleason 计分为 2＋3=5 分。免疫组化：CKp（3＋），p504s（－），P63（2＋），PSA（－），PSAP（－），Ki-67（100%）。术后肿瘤标志物：t-PSA 0.000g/L，f-PSA＜0.010g/L。

4. 术后继续给予比卡鲁胺内分泌治疗至 2016 年 7 月停药。

5. 现定期复查，病情稳定。

【前列腺癌病例 2（晚期前列腺癌）】

患者，男性，70 岁，因"发现 PSA 升高 1 月余"入院。患者于 2016 年 3 月受凉后出现全身乏力、四肢酸痛，伴夜尿增多、尿等待、尿无力，门诊肿瘤标志物示：t-PSA 60.75ng/ml，f-PSA 16.5ng/ml。患者为明确诊断就诊。入院后完善全椎体＋盆腔 MRI 示（图 12-83）：①前列腺增大并信号混杂，外周带不规则异常信号，局部与直肠壁分界不清，考虑前列腺癌，直肠受侵可能；②全脊柱椎体信号弥漫性异常、骨盆诸骨及双侧股骨多发斑片状信号异常，考虑转移；③腰 4/5 椎间盘突出。骨扫描（图 12-84）示：颅骨、柱、肋骨、胸骨、肩胛骨、肱骨、锁骨、骨盆、股骨、胫骨、腓骨、肱骨及桡骨见多发异常不规则放射性核素浓聚区，考虑全身多发骨转移瘤。

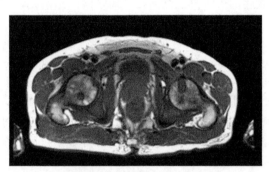
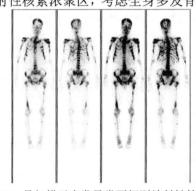

图 12-83　盆腔 MRI 示前列腺增大并信号混杂，局部与直肠壁分界不清，考虑前列腺癌　　图 12-84　骨扫描示多发异常不规则放射性核素浓聚区，考虑全身多发骨转移瘤

既往史无特殊。

家族史无特殊。

入院查体：神清，精神可，PS 评分为 0 分，心、肺、腹未查及明显异常。

MDT 讨论：前列腺癌主要好发于前列腺外周带，发生于前列腺外周带的约占 70%，15%～25%起源于移行带，其余 5%～10%起源于中央带，其中 85%前列腺癌呈多灶性生长。2016 年 WHO 出版的《泌尿系统及男性生殖器官肿瘤病理学和遗传学》中，前列腺癌病理类型包括腺癌（腺泡腺癌）、导管内癌、导管腺癌、尿路上皮癌、鳞状细胞癌、基底细胞癌及神经内分泌肿瘤等。其中前列腺腺癌占主要部分，因此通常我们所说的前列腺癌是指前列腺腺癌。

前列腺系统性穿刺活检是诊断前列腺癌最可靠的检查。临床对于 PSA 升高的可疑前列腺癌患者，应尽早行前列腺系统性穿刺活检。

前列腺腺癌的病理分级推荐使用 Gleason 评分系统。该评分系统把前列腺癌组织分为主要分级区和次要分级区，每区按 5 级评分，主要分级区和次要分级区的 Gleason 分级值相加得到总评分即为其分化程度。评分=主要结构类型（级别）＋次要结构类型（级别），其范围为 2～10 分，最低的为 1＋1=2 分，最高的为 5＋5=10 分。

Gleason 评分系统是目前世界范围内应用最广泛的前列腺腺癌的分级方法，自 2004 版发布以来经历了几次修改，新版 WHO 分类中对其进行了详细介绍具体如下：

Gleason 1 级，癌肿极为罕见，其边界很清楚，膨胀性生长，几乎不侵犯基质，癌腺泡很简单，多为圆形，中度大小，紧密排列在一起，其胞质和良性上皮细胞胞质极为相近。

Gleason 2 级，癌肿很少见，多发生在前列腺移行区，癌肿边界不是很清楚，癌腺泡被基质分开，呈简单圆形，大小可不同，可不规则，疏松排列在一起。

Gleason 3 级，癌肿最常见，多发生在前列腺外周区，最重要的特征是浸润性生长，癌腺泡大小不一，形状各异，核仁大而红，胞质多呈碱性染色。

Gleason 4 级，癌肿分化差，浸润性生长，癌腺泡不规则融合在一起，形成微乳头状或筛状，核仁大而红，胞质可为碱性或灰色反应。

Gleason 5 级，癌肿分化极差，边界可为规则圆形或不规则状，伴有浸润性生长，生长形式为片状、单一细胞型或是粉刺状癌型，伴有坏死，癌细胞核大，核仁大而红，胞质染色可有变化。

Gleason 评分≤6 分，相当于高分化。

Gleason 评分=7 分，相当于中分化。

Gleason 评分为 8～10 分，相当于低分化腺癌或未分化癌。

Gleason 评分还需遵守以下原则：①Gleason 评分为 2～5 分不适用于穿刺活检标本诊断，且在其他方式切除标本中也应慎用；②筛状腺体归为 Gleason4 级；③肾小球样结构的腺体应为 Gleason 4 级；④黏液腺癌的分级应根据其生长方式进行判断，而不是均归为 Gleason 4 级；⑤Gleason 4 级除包括筛状结构和肾小球样结构外，一些分化较差的腺体和融合的腺体也应归为 Gleason 4 级；⑥出现粉刺样坏死即可归为 Gleason 5 级；⑦导管腺癌中的筛状和乳头状为 Gleason 4 级，PIN 样导管腺癌则归入 Gleason 3 级，伴有坏死者为 Gleason 5 级；⑧在高级别腺癌中，如果低级别成分<5%，可以被忽视。相反，在穿刺活检标本中，若有高级别成分存在，无论其比例多少，均应计入评分；⑨在根治标本中，如按之前标准在 Gleason 评分为 7 分（4+3）的组织中发现>5%的 Gleason 5 级的成分，最终评分应为 Gleason 9 分（4+5）；仅出现少量 5 级成分时，报第三位评分为 5 级；⑩经治后的肿瘤形态改变明显，可以不评分。

内科治疗：

1. 内分泌治疗 前列腺癌细胞的生长和分化依赖于雄激素，睾丸 Leydig 细胞产生的睾酮在前列腺组织中经 5α 还原酶作用转化为双氯睾酮，双氯睾酮与雄激素受体结合后促进目标基因的表达。任何抑制雄激素活性的治疗均可被称为雄激素剥夺治疗。自从 20 世纪 40 年代 Huggins 和 Hodges 首先提出雄激素剥夺治疗（androgen deprivation therapy，ADT）能够缓解前列腺癌骨转移导致的骨痛和降低血清碱性磷酸酶水平以来，ADT 一直是转移性前列腺癌的最有效治疗手段。雄激素去除主要通过以下策略①抑制睾酮分泌，手术去势或药物去势（黄体生成素释放激素类似物，LHRH-A）；②阻断雄激素与受体结合，应用抗雄激素药物竞争性封闭雄激素与前列腺细胞雄激素受体的结合。两者联合应用可达到最大限度雄激素阻断的目的。其他策略包括抑制肾上腺来源雄激素的合成及抑制睾酮转化为双氢睾酮等。

（1）目的：降低体内雄激素浓度、抑制肾上腺来源雄激素的合成、抑制睾酮转化为双氢睾酮，或阻断雄激素与其受体的结合，以抑制或控制前列腺癌细胞的生长。

（2）方法：①去势治疗；②最大限度雄激素阻断；③间歇内分泌治疗；④根治性治疗前新辅助内分泌治疗；⑤辅助内分泌治疗。

1）去势治疗（castration）

a. 手术去势：手术去势可使睾酮迅速且持续下降至极低水平（去势水平）。主要的不良反应是对患者心理的影响。

b. 药物去势：LHRH-A 是人工合成的黄体生成素释放激素，已上市的制品有亮丙瑞林（leuprorelin）、戈舍瑞林（goserelin）、曲普瑞林（triptorelin），其作用机制为作用于下丘脑-垂体-性腺轴，通过反馈性抑制，使睾酮达到去势水平。在注射 LHRH-A 后，睾酮逐渐升高，在 1 周时达到最高点（睾酮一过性升高），然后逐渐下降，至 3～4 周时可达到去势水平，但有 10%

的患者睾酮不能达到去势水平。LHRH-A 已成为雄激素去除的标准治疗方法。

由于初次注射 LHRH-A 时有睾酮一过性升高，故应在注射当日开始给予抗雄激素药物 2 周，以对抗睾酮一过性升高所导致的病情加剧（flare-up）。已有骨转移脊髓压迫的患者，应慎用 LHRH-A，可选择迅速降低睾酮水平的手术去势。

c. 雌激素：作用于前列腺的机制包括下调 LHRH 的分泌、抑制雄激素活性、直接抑制睾丸 Leydig 细胞功能，以及对前列腺细胞的直接毒性。最常见的雌激素是乙烯雌酚。口服乙烯雌酚 1mg/d、3mg/d 或 5mg/d，可以达到与去势相同的效果，但心血管方面的不良反应明显增加。尽管应用小剂量乙烯雌酚（如 1mg/d），且同时应用低剂量华法林（1mg/d），或低剂量阿司匹林（75～100gyd）预防，心血管方面的不良反应仍较高。雌激素是经典的内分泌治疗方法之一，但是潜在的心血管不良反应和 LHRH-A 的出现，使得其已不再被推荐用于前列腺癌的常规治疗。

手术去势、药物去势或雌激素治疗的患者肿瘤相关的生存率、无进展生存率基本相同。

2）最大限度雄激素阻断（maximal androgen blockade，MAB）

a. 目的：应用手术或药物治疗，同时去除或阻断睾丸来源和肾上腺来源的雄激素。

b. 方法：常用的方法为去势加抗雄激素药物。抗雄激素药物主要有三大类，第一类是类固醇类药物，其代表为醋酸甲地孕酮；第二类是非类固醇药物，主要有比卡鲁胺和氟他胺；第三类为新型雄激素抑制剂，主要有醋酸阿比特龙和恩杂鲁胺。

比卡鲁胺（康士得）属于非甾体类抗雄激素药物，没有其他激素的作用，它与雄激素受体结合而使其无有效的基因表达，从而抑制了雄激素的刺激，导致前列腺肿瘤的萎缩。与 LHRH 类似物或外科睾丸切除术联合应用于晚期前列腺癌的治疗。服用方法为：成人男性包括老年人每天 1 片（50mg），每天 1 次。比卡鲁胺治疗应与 LHRH 类似物或外科睾丸切除术治疗同时开始。主要不良反应包括面色潮红、瘙痒、乳房触痛、男性乳房女性化、腹泻、恶心、呕吐、乏力、暂时性肝功改变（转氨酶升高，黄疸）等。

阿比特龙（ZYTIGA）：醋酸阿比特龙是一种 CYP17 抑制剂。2011 年 4 月，FDA 批准了雄激素合成抑制剂醋酸阿比特龙联合低剂量泼尼松用于治疗存在转移性去势抵抗性前列腺癌（castration-resistant prostate cancer，CRPC）的患者，这些患者之前曾接受含有多西他赛的化疗方案。FDA 批准阿比特龙用于多西他赛治疗后的患者，基于在先前曾接受含多西他赛方案化疗的转移性 CRPC 患者中实施的一项Ⅲ期随机安慰剂对照临床试验（COU-AA-301）的结果。患者随机分组接受每天 1 次口服 1000mg 阿比特龙（$n=797$）或每天 1 次安慰剂（$n=398$），且两组每天均接受泼尼松治疗。在最后的分析中，阿比特龙和安慰剂组的中位生存期分别为 15.8 个月 vs 11.2 个月（HR，0.74；95%CI，0.64～0.86；$P<0.0001$）。阿比特龙组在影像学进展时间、PSA 下降程度和疼痛缓解方面也有所改善。

2012 年 12 月 10 日，FDA 批准对多西他赛化疗前应用阿比特龙，这基于在无症状性或轻度症状转移性 CRPC 患者中实施阿比特龙和泼尼松（$n=546$）对比单纯泼尼松（$n=542$）的一项Ⅲ期随机 COU-AA-302 试验的结果，这个试验中大部分患者不使用麻醉药物缓解癌症疼痛，并且无内脏转移，未接受过酮康唑治疗。治疗后，共同主要终点影像学无进展生存期由 8.3 个月增加至 16.5 个月（HR，0.53；$P<0.001$）。中位随访 49.2 个月时，最后分析的总体生存期得到改善（34.7 个月 vs 30.3 个月；HR，0.81；95%CI，0.70～0.93；$P=0.003$）。症状恶化的时间、化疗开始的时间、疼痛进展的时间和 PFS 无进展生存期等关键次要终点在阿比特龙治疗后显著改善，PSA 降低（62% vs 24%，>50%降低）和影像学缓解（36% vs 16%，RECIST 缓解）更常见。

阿比特龙 1000mg 口服给药每天 1 次与泼尼松 5mg 口服给药每天 2 次联用。必须空胃给药！服用阿比特龙前至少 2h 和服用阿比特龙后至少 1h 不应消耗食物。应用水吞服整片。

阿比特龙/泼尼松最常见的不良反应是疲劳（39%）；背部或关节不适（28%～32%）；外周

性水肿（28%）；腹泻、恶心或便秘（22%）；低血钾（17%）；低血磷（24%）；房颤（4%）；肌肉不适（14%）；热潮红（22%）；尿路感染；咳嗽；高血压（22%，4%出现严重高血压）；尿频和夜尿增多；消化不良；上呼吸道感染。导致停药的最常见药物不良反应包括谷草转氨酶和（或）谷丙转氨酶水平升高（11%～12%）或心脏疾病（19%，6%为严重）。因此，在阿比特龙/泼尼松治疗期间，至少初始仍需按月监测肝功能、血钾和血磷水平及血压。也需对心脏疾病进行对症评估，尤其是对既往存在心血管疾病的患者。

恩杂鲁胺（MDV3100）是雄激素受体拮抗剂，能够竞争性地抑制雄激素与受体的结合，并且能抑制雄激素受体的核转运及该受体与 DNA 的相互作用。2012 年 8 月 31 日，FDA 批准恩杂鲁胺用于治疗转移性 CRPC 患者，这些患者之前曾接受含有多西他赛的化疗方案。该批准基于一项Ⅲ期随机安慰剂对照试验（AFFIRM）的结果。AFFIRM 按 2∶1 的比例随机将 1199 例患者分为恩杂鲁胺组和安慰剂组，并且主要终点是总体生存期。恩杂鲁胺治疗后，中位生存期从 13.6 个月增加至 18.4 个月（HR，0.63；$P<0.001$）。生存期在所有被分析的亚组中均得到改善。次要终点也显著改善，包括 PSA 降低>50%的患者比例（54% vs 2%）、影像学缓解（29% vs 4%）、影像学无进展生存期（8.3 个月 vs 2.9 个月）和至首次骨髓相关事件时间（16.7 个月 vs 13.3 个月）。生活质量使用验证过的调查进行评估，恩杂鲁胺与安慰剂相比在生活质量上出现改善。不良事件为轻度，包括疲劳（34% vs 29%）、腹泻（21% vs 18%）、潮热（20% vs 10%）、头痛（12% vs 6%）和癫痫（0.6% vs 0%）。两组间的心脏疾病发生率没有差异。

恩杂鲁胺的剂量为每天160mg。AFFIRM 研究中的患者维持 GnRH 激动剂/拮抗剂治疗，并且可以接受骨骼支持治疗药物。

另一项Ⅲ期试验在化疗开始前研究了恩杂鲁胺的作用。PREVAIL 研究将 1717 例化疗初治的转移性前列腺患者随机分配接受恩杂鲁胺或安慰剂。该研究由于治疗组中显示的获益而提前终止。与安慰剂组相比，恩杂鲁胺组显示中位 PFS（20.0 个月 vs 5.4 个月）和中位总生存期（35.3 个月 vs 31.3 个月）改善。同样观察到了所有次要终点的改善（如直到开始化疗或首次骨髓相关事件的时间）。

另外两项随机临床试验报告，恩杂鲁胺对转移性 CRPC 患者的控制可能优于比卡鲁胺。TERRAIN 研究中，375 例初治的转移性 CRPC 患者被按 1∶1 随机分配至恩杂鲁胺 160mg/d 或比卡鲁胺 50mg/d 组。与比卡鲁胺相比，恩杂鲁胺组的 PFS（定义为 PFS、软组织进展或发生另外的骨转移）显著优于比卡鲁胺组（至进展中位时间为 15.7 vs 5.8 个月；HR，0.44；95%CI，0.34～0.57）。STRivE 研究中，396 例初治的 M_0 或 M_1 CRPC 患者被按 1∶1 随机分配至恩杂鲁胺 160mg/d 或比卡鲁胺 50mg/d 组。本研究的主要终点是无进展生存期，与比卡鲁胺相比，恩杂鲁胺使进展或死亡风险降低了 76%（HR，0.24；95%CI，0.18～0.32）。这些研究表明，在选择抗雄激素作为二线激素治疗 CRPC 患者中，恩杂鲁胺延长无进展生存期的作用优于比卡鲁胺。鉴于药剂的不同副作用特征和恩杂鲁胺的成本更高，一些患者仍可考虑比卡鲁胺。

因此，恩杂鲁胺成为多西他赛治疗前和治疗后转移 CRPC 患者的一种治疗选择，并且是不适合进行化疗患者的一个合理的选择。

c. 结果：合用非类固醇类抗雄激素药物的 MAB 方法与单纯去势相比可延长总生存期 3～6 个月，平均 5 年生存率提高 2.9%，对于局限性前列腺癌，应用 MAB 疗法时间越长，PSA 复发率越低。而合用比卡鲁胺的 MAB 疗法，相对于单独去势可使死亡风险降低 20%，并可相应延长无进展生存期。

MDT 讨论后诊疗实施：

1. 行 B 超引导下前列腺穿刺活检。病理回报（图 12-85）：（右尖、右中、右底）前列腺：低分化腺癌，Gleason 评分为 4+4=8 分。给予比卡鲁胺 50mg 1 次/天、戈舍瑞林 3.6mg 1 次/月内分泌治疗。针对骨转移癌，给予唑来膦酸 4mg 1 次/28 天静脉滴注骨保护治疗。其间疗效评价为稳定（图 12-86）。

2. 2017 年 1 月肿瘤标志物示：F-PSA 8.0ng/ml，T-PSA 31.5ng/ml。激素水平示：睾酮 18.5ng/dl，促黄体生成素 0.2mU/ml。盆腔 MRI（图 12-87）示对比前片：①前列腺体积及外周带内异常信号结节略有增大；②骨盆诸骨及双侧股骨多发斑片状异常信号灶，部分病灶范围明显增大，骶骨为著。疗效评价为疾病进展，PFS 期约为 12 个月。

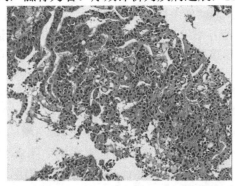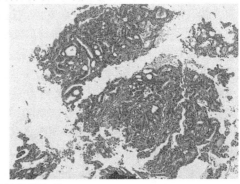

图 12-85　穿刺病理检查

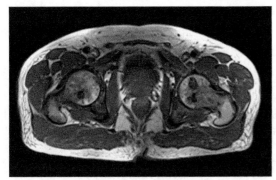

图 12-86　疗效评价

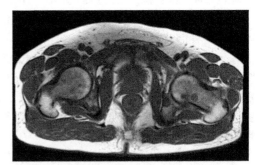

图 12-87　盆腔 MRI

3. 依照 NCCN 指南，2017 年 5 月起给予阿比特龙联合戈舍瑞林二线内分泌治疗。

4. 2018 年 3 月，唑来膦酸使用满 2 年后，更改为每 3 月使用 1 次。

5. 现定期复查，病情稳定。

第七节　妇科肿瘤病例分析

【宫颈癌病例 1】　局部晚期不可手术宫颈癌

患者，女，49 岁，主因"腰痛 4 月余，阴道流血 1 月余"入院。患者于 2018 年 10 月出现持续性腰痛不适，未予以重视，2019 年 1 月出现异常阴道流血，故就诊于兰州市第一人民医院，行妇科 B 超示：①宫颈肥厚，多发纳氏囊肿；②双侧附件区未见明显异常。宫颈活检病理报告：子宫颈浸润性鳞状细胞癌，非角化型。患者为行进一步治疗，于 2019 年 2 月 10 日就诊于甘肃省妇幼保健院，行 MR 盆腔平扫＋增强示：①宫颈占位，考虑为宫颈癌，宫颈间质环 4～12 点钟方向节段性缺失，右侧宫旁脂肪间隙受侵不除外，阴道后穹窿壁受侵；②双侧腹股沟区、髂内外血管旁、骶前多发淋巴结显示；③腰 4～5、腰 5～骶 1 椎间盘变性、腰 4～5 椎间隙变窄、腰 4、5 椎体终板炎，建议行腰椎 MRI 扫描。胸部＋全腹 CT 示：①双肺散在纤维化灶（右肺为著）；②右肺上叶肺大泡；③双肾多发小囊肿；④肝脏、胆囊、胰腺及脾脏 CT 平扫＋增强未见明显异常；⑤腹膜后、肠系膜及其根部、大网膜多发淋巴结显示。光电一体阴道镜检查示：

宫颈表面呈不规则改变，可见大量异形血管，浓厚醋白上皮未脱皮。左右侧穹窿、后穹窿消失，病灶累及。病灶达阴道右侧壁。阴道左侧壁上 1/3，后壁上 1/2 病灶累及。阴道镜拟诊：宫颈癌。病理：（宫颈）浸润性鳞状细胞癌，非角化型。

既往史：无特殊。

月经生育史：13 岁初潮，周期 28～30 天，经期 5～7 天，末次月经 47 岁，无痛经史。孕 2 产 2，1 子 1 女体健。

入院查体：神志清，精神可，心肺查体无特殊。妇科检查，外阴已婚经产式，阴道畅，左右侧穹窿、后穹窿消失，宫颈肥大，表面约 3cm×3.5cm 范围呈菜花状增生，触血阳性，无举摆痛，宫体前位，活动，质中，大小正常，无压痛，双附件区未扪及明显包块，无压痛。

MDT 讨论：宫颈癌既往多依赖国际妇产科联盟（Federation International of Gynecology and Obstetrics，FIGO）分期，但近年来多项研究证实 FIGO 分期对 20%～60%宫颈癌的病情可能低估，这就是同一分期的宫颈癌治疗失败率和存活率有很大差异的原因。尽管 FIGO 分期系统有局限性，但仍然是现在临床实践的标准，CT 和 MRI 特别是功能影像，可弥补分期的不足，在治疗前准确评估病变范围，设计更个体化有效的治疗方案，就该例患者而言，FIGO 分期依靠妇科检查，无法发现宫旁受侵，进而低估病情。该患者妇科检查见宫颈肿物，未触及明显宫旁肿物，但 MRI 提示右侧宫旁浸润可能性大，病理诊断宫颈鳞癌。患者宫颈癌诊断明确，依据相关检查结果，临床分期为ⅡB 期，对于ⅡB～ⅣA 期的宫颈癌，目前各国指南均不建议行手术治疗，同步放化疗为标准治疗方案。

MDT 讨论后诊疗实施：治疗方案，根治性同步放化疗（依据 NCCN 宫颈癌指南及国家卫生健康委员会（卫健委）《宫颈癌诊疗规范（2018 年版）》。

放疗（图 12-88），调强放疗，定位 CT 勾画靶区，CTV 包括髂总、髂内、髂外、骶前、闭孔淋巴引流区，宫体，宫旁组织，CTV 外放 0.5～1cm 为 PTV。剂量为 PTV 给予 DT 4500～5040cGy/25～28f；后装腔内治疗剂量为 3500～4200cGy/5～7f。正常器官剂量为膀胱 V50＜40%，股骨头 V50＜10%、V40＜40%，直肠 V50＜40%，脊髓 PRV$_{max}$＜45Gy。

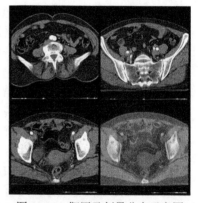

化疗，顺铂 30～40mg/m^2，放疗第 1、8、15、22、29 和 36 天执行。

图 12-88 靶区及剂量分布示意图

疗效评价，按 RECIST1.1 版评价标准进行，同步放化疗后妇科检查，外阴已婚经产式，阴道畅，左右侧穹窿、后穹窿略浅，宫颈略肥大，肿物完全消退，宫体前位，活动，质中，大小正常，无压痛，双附件区未扪及明显包块，无压痛。结合 CT 及 MRI 检查，疗效评价为完全缓解（图 12-89）。

毒副反应，患者治疗中出现Ⅱ度胃肠道反应及Ⅱ度骨髓抑制，给予对症处理后好转。

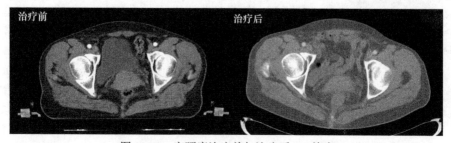

图 12-89 宫颈癌治疗前与治疗后 CT 检查

【宫颈癌病例 2】

患者，女，49 岁，阴道流血 1 年余。患者平素月经规律，于 2018 年 04 月无明显诱因出现异常阴道流血，色暗红，有血凝块，无异常流液，无恶心、呕吐，无腹痛、腹泻，无尿频、尿急、尿痛，就诊于兰大一院门诊，行血常规检查：WBC 7.12×10^9/L，RBC 3.98×10^{12}/L，HGB77 g/L。腹股沟淋巴结及双下肢超声：①双侧腹股沟区多发肿大淋巴结；②左侧肌间静脉曲张；③双下肢动脉、双下肢深静脉及浅静脉未见明显异常。妇科超声：①宫颈肥厚，宫颈异常回声区（建议进一步检查）；②双侧附件未见明显异常。遂行阴道镜检查提示：可疑宫颈浸润癌？宫颈组织活检病理回报：（宫颈）中分化鳞状细胞癌，非角化型。于 2018 年 12 月 17 日入住我院妇科，完善检查，胸部正位片：双肺间质性改变；右肺中下野多发结节，考虑硬结灶。2018 年 12 月 20 日盆腔 MRI：①子宫颈肿物，宫腔及阴道下 1/3 受累，肿物与膀胱后壁分界不清，符合宫颈癌表现；②双侧髂血管旁、腹股沟区多发淋巴结肿大，考虑淋巴结转移可能。2018 年 12 月 21 日行 DL 方案化疗 1 周期（多西他赛 120mg ＋洛铂 45mg），治疗过程顺利，请我科医生会诊，建议同步放化疗，于 2018 年 12 月 27 日由妇科转入我科，全腹 CT 提示：①宫颈肿物，肿物与膀胱后壁分界不清，符合宫颈癌，膀胱后壁受侵可疑；②双侧髂血管旁及腹膜后多发淋巴结肿大，考虑淋巴结转移可能。

既往史：无特殊。

月经生育史：13 岁初潮，周期 28～30 天，经期 5～8 天，末次月经 48 岁，无痛经史。孕 3 产 3，1 子 2 女体健。

专科查体：外阴发育正常，已婚已产型，无白斑，阴道畅，各穹窿消失，宫颈可见约 4cm×5cm 菜花样肿物，子宫正常大小，质地中，活动欠，双侧宫旁间距短，弹性欠，三合诊直肠未扪及异常，指套无血，肛门口可见痔疮。双侧腹股沟区可触及多个肿大淋巴结，质硬，活动度差，压痛阴性。

MDT 讨论：诊断，宫颈癌ⅣA 期（膀胱受侵）。诊断依据：妇科检查、MRI 及病理学检查。

对于中晚期宫颈癌，在过去传统治疗中公认的首选方法是放疗。近年来，随着国内外大量的有关宫颈癌同步放化疗与单纯放疗的随机分组临床研究的开展，结果表明以顺铂为基础的同步放化疗较单纯放疗提高了生存率、降低了死亡风险，同步放化疗已成为中晚期宫颈癌治疗的标准模式。ⅠB2 和ⅡA2 以及ⅡB～Ⅳ期患者以放疗和同步化疗为主。尤其是ⅡB～ⅣA 期宫颈癌，应以放疗和同步化疗作为首选治疗，顺铂是宫颈癌同步放化疗的主要药物。化疗主要用于放疗的同步增敏治疗，可作为手术或放疗的辅助治疗，也可以作为复发和全身转移患者的主要治疗方法。

MDT 讨论意见：患者宫颈癌膀胱受侵，局部晚期，无手术指征，建议行根治性放化疗。

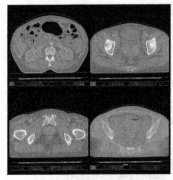

图 12-90　调强放疗，定位 CT 勾画靶区及剂量分布示意图

MDT 讨论后诊疗实施：治疗方案，根治性同步放化疗（依据 NCCN 宫颈癌指南及卫健委《宫颈癌诊疗规范（2018 年版）》。

放疗（图 12-90），调强放疗，定位 CT 勾画靶区，GTVnd 包括髂血管旁及腹股沟肿大淋巴结，CTV 包括髂总、髂内、髂外、骶前、闭孔、腹股沟淋巴引流区，宫体，宫旁组织及可疑受侵的膀胱后壁，GTVnd 外放 0.5cm 为 PTVnd，CTV 外放 0.5～1cm 为 PTV。剂量为 PTVnd 给予 DT 5600cGy/28f，PTV 给予 DT 5040cGy/28f，同步加量；后装腔内治疗剂量为 3500～4200cGy/5～7f。正常器官剂量为膀胱 V50＜50%，股骨头 V50＜10%、V40＜40%，直肠 V50＜40%，脊髓 PRV_{max} ＜45Gy。

化疗，顺铂＋紫杉醇方案即顺铂 50～70mg/m², 紫杉醇 135～175mg/m², 放疗在第 1 和 29 天。

疗效评价，按 RECIST1.1 版评价标准进行，同步放化疗后妇科检查，外阴发育正常，已婚已产型，无白斑，阴道畅，各穹窿变浅，宫颈可见约 1cm×1.5cm 菜花样肿物，子宫正常大小，质地中，活动欠，双侧宫旁间距短，弹性欠，三合诊直肠未扪及异常，指套无血，肛门口可见痔疮。双侧腹股沟区可触及多个肿大淋巴结，质硬，活动度差，较前缩小，压痛阴性。结合患者 CT 及 MRI 结果，疗效评价为部分缓解（图 12-91）。

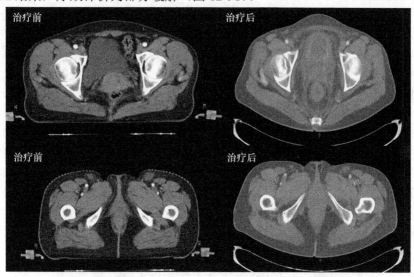

图 12-91　治疗前后疗效评价病灶明显缩小，为部分缓解

毒副反应，患者治疗中出现Ⅱ度胃肠道反应、Ⅰ度膀胱反应及Ⅲ度骨髓抑制，给予对症处理后好转。

同步放化疗后继续行辅助化疗。

【宫颈癌病例 3】　宫颈癌术后放疗

患者，女，55 岁，宫颈癌术后 1 月余。患者于 2011 年绝经，绝经后白带量增多，色黄，味臭，未夹杂血丝，无下腹部疼痛、阴道流血及接触性出血等特殊不适，就诊于私人诊所给予口服药物治疗后，白带量减少，臭味消失，停药后 1～3 月，复发，间断性就诊于私人诊所，给予口服药物治疗，上述症状反反复复，未就诊于医院行任何检查及治疗。2016 年开始无明显诱因出现阴道流血，量多，色淡红，味臭，自行口服消炎药物治疗后，无明显效果，未重视，近 1 年出现左侧髂窝部疼痛不适，2018 年 11 月 5 日就诊于酒泉市肃州区城关医院行彩超检查示：①子宫内膜回声不均匀（建议进一步检查）；②双侧附件区未见明显异常。行妇科检查示：宫颈病变。遂就诊于定西市人民医院，2018 年 11 月 29 日行腹腔镜下子宫全切术＋右侧附件切除术＋阴道后壁活检术＋盆腔淋巴结清扫术＋膀胱镜检查＋左侧输尿管双"J"管置入术。术后病理：①子宫颈高分化鳞状细胞癌（疣状癌），肿瘤大小约 4.1cm×4.5cm，侵及宫颈间质浅层，宫颈外口切缘、左、右宫旁均未见癌浸润，另送"阴道壁"未见癌浸润；②一侧输卵管化脓性炎症，卵巢呈退化性改变。左侧盆腔淋巴结 4 枚及右侧盆腔淋巴结 11 枚均为反应性增生。

既往史：无特殊。

月经生育史：16 岁初潮，周期 28 天，经期 5～7 天，末次月经 47 岁，无痛经史。孕 2 产 2，2 子体健。

术前查体：外阴已婚经产式，阴道畅，穹窿正常，宫颈肥大，表面约 4cm×3.5cm 范围呈菜花状增生，触血阳性，无举摆痛，宫体前位，活动，质中，大小正常，无压痛，双附件区未扪及明显包块，无压痛。

术后查体：外阴已婚经产式，阴道畅，残端愈合良好，未见明显出血、糜烂等异常。

MDT 讨论：淋巴结转移、切缘阳性、宫旁浸润均为宫颈癌手术后复发的高危因素，应该行术后行辅助放疗或放化疗。对于存在其他危险因素的患者，如肿瘤大小（TS）、浸润深度、宫旁浸润，美国妇科肿瘤协作组制订了术后放疗的指征，即 GOG92 标准为①淋巴血管间隙受侵（lymph-vascular space invasion，LVSI）（＋）、病变侵犯宫颈深度（depth of invasion，DI）＞2/3、任意 TS；②LVSI（＋）、1/3＜DI＜2/3、TS≥2cm；③LVSI（＋）、DI＜1/3、TS≥5cm；④LVSI（−）、DI＞1/3、肿瘤≥4cm，具备上述 4 种组合之一者，建议术后放疗。该患者原发肿瘤瘤体＞4cm，需行术后放疗，可显著降低复发率。该患者诊断为宫颈癌术后 IB2 期。患者宫颈癌术后，因局部肿瘤＞4cm，建议行术后放疗，以降低局部复发率。

MDT 讨论后诊疗实施：治疗方案，术后预防放疗（依据卫健委《宫颈癌诊疗规范（2018 年版）》）。

放疗（图 12-92），调强放疗，定位 CT 勾画靶区，CTV 包括髂内、髂外、骶前、闭孔淋巴引流区，宫旁组织及阴道残端上 1/2，PTV 为 CTV 外放 0.5～1cm。剂量为 PTV 给予 DT 4500cGy/25f；正常器官剂量为膀胱 V40＜40%，股骨头 V45＜10%、V40＜40%，直肠 V45＜40%，脊髓 PRV_{max}＜45Gy。

疗效评价，放疗后复查未见肿瘤复发及远处转移。

毒副反应，患者治疗中出现Ⅰ度胃肠道反应、Ⅰ度膀胱反应，给予对症处理后好转。

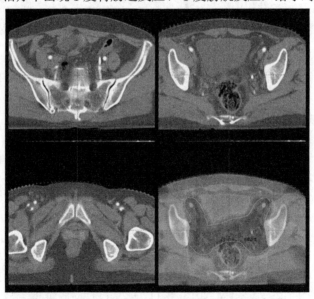

图 12-92 宫颈癌术后放疗靶区及剂量分布示意图

【卵巢癌病例】

患者，女，47 岁，因"腹胀、下腹坠痛 4 天"来院就诊。门诊行 B 超示：子宫体积增大，子宫肌瘤（后壁肌层间探及大小约为 54mm×33mm 的低回声区），左侧附件区囊实性占位（子宫左右侧分别探及大小约为 135mm×78mm×93mm、50mm×28mm 低回声区，内见强光带分隔及不规则稍强回声），腹水，肝胆胰脾、双肾声像图未见明显异常。盆腔 MRI 示（图 12-93）：①左附件区多发囊实性占位（大小约为 13.5mm×6.7mm），多考虑囊腺瘤，建议增强检查排除其他；②盆腔大量积液；③子宫肌瘤（位于子宫左侧壁，大小约为 4.6cm×4.1cm）；④宫颈多发纳氏囊肿；⑤右附件区多发小囊肿，多考虑生殖性卵泡，建议随访。肿瘤标志物：CA125 602.5ku/L。

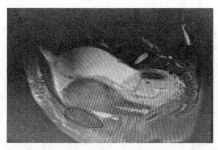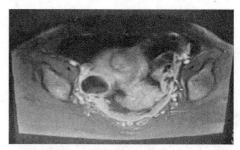

图 12-93 盆腔 MRI 示左侧附件区多发囊实性占位多考虑囊腺瘤

既往史：无特殊。

月经生育史：16 岁初潮，周期 28 天，经期 5～7 天，末次月经 47 岁，无痛经史。孕 2 产 2，2 子体健。

入院妇科查体：外阴发育正常，已婚已产型，阴道畅，宫颈肥大，子宫前位，宫体初诊不清，盆腔可触及巨大肿物，上界达脐下 2 指，两侧达侧腹壁，固定，形态不规则，右侧附件初诊不满意。

MDT 讨论：妇科，根据患者病史、临床表现、专科查体、实验室及影像学检查，患者目前诊断考虑为卵巢恶性肿瘤。患者目前各项辅助检查未见远处转移的证据，NCCN 指南卵巢癌诊疗规范要求，对考虑为早期（影像学检查无盆腔外远处转移）卵巢恶性肿瘤者，应行全面的分期手术。分期有赖于术后的病理。建议先行外科开腹探查，根据术中情况决定后续治疗方案。肿瘤内科，患者目前诊断考虑为卵巢恶性肿瘤，其中卵巢癌可能性大。目前相关辅助检查并未见远处转移证据，根据 NCCN 指南精神，应首先行全面分期手术。术后根据病理决定分期，从而指导后续治疗方案的制订及预后的评估。患者同意先由外科行开腹探查术，根据术中冰冻情况决定后续治疗策略。放疗科，患者临床诊断考虑卵巢恶性肿瘤可能性大，但无病理诊断。患者同意先由外科处理，取得病理组织明确诊断后制订后续治疗方案。

MDT 讨论后诊疗实施：根据 MDT 讨论的意见，制订治疗方案为先由外科行开腹探查术，根据术中冰冻病理情况决定后续治疗方案。

治疗：开腹探查术中见子宫增大如孕 40 天大小，左附件可见 14cm×8cm 大小菜花样肿物，与子宫肠管粘连紧密，表面及部分肠管、肠系膜表面可见散在米粒样结节，直肠可见一大小约 5cm×4cm 癌结节，腹膜可见一 2cm×1cm 大小癌结节。右侧附件可见多个囊性肿物，探查双侧盆腔淋巴结无肿大和硬结，肝胆胃脾及横膈未见明显癌结节。大网膜挛缩，似可触及质硬结节。术中取左附件送冰冻。冰冻病理回报左附件肿物，恶性病变。

术中冰冻病理回报为恶性病变，诊断明确为卵巢恶性肿瘤。NCCN 指南卵巢癌诊疗规范要求，对无盆腔外远处转移的卵巢恶性肿瘤应行全面分期手术。

与家属沟通病情后，行全麻下全子宫切除术＋双侧附件切除术＋盆腔淋巴结清扫术＋阑尾切除术＋大网膜切除术＋直肠前壁肿物切除术＋腹腔引流术，术程顺利。术后病理回报：①左侧卵巢形态学及免疫组化支持中低分化浆液性腺癌。右卵巢及大网膜可见相同类型癌组织，输卵管可见癌组织。②慢性宫颈炎，那氏囊肿，宫颈上皮内瘤变 I 级。③子宫肌壁间平滑肌瘤。④子宫内膜增生紊乱。⑤淋巴结转移率为左盆腔淋巴结 1/10，右盆腔淋巴结 4/15。⑥阑尾充血水肿。

术后病理分期：患者病理明确为卵巢浆液性腺癌。卵巢癌分期主要使用国际妇产科联盟的 FIGO 分期。因患者术中肉眼可见腹膜（盆腔外）有癌结节（最大径≤2cm），淋巴结有癌转移（5/25），故分期为 $T_3bN_1M_0$，G3，ⅢB 期。诊断：卵巢癌（浆液性腺癌，$T_3bN_1M_0$，G3，ⅢB 期）。术后 MRI 如下（图 12-94）：

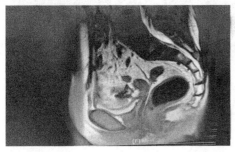 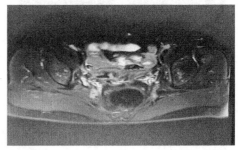

图 12-94　术后 MRI

术后 MDT 讨论：妇科，患者已行卵巢癌全面分期手术，术后病理分期为ⅢB 期。根据分期情况，参照 NCCN 指南，术后应常规行辅助化疗。建议于肿瘤内科行术后辅助化疗。肿瘤内科，患者诊断明确为卵巢癌，术后病理分期为ⅢB 期，NCCN 指南卵巢癌诊疗规范规定，所有Ⅱ期及以上的患者都应该接受辅助化疗。卵巢癌首选化疗方案为紫杉类联合铂类的两药方案。紫杉类药物中首选紫杉醇（或多西紫杉醇），铂类药物中首选卡铂。对中晚期（Ⅱ～Ⅳ期）病例推荐给予 6～8 周期化疗。建议患者术后行 6 周期紫杉醇联合铂类两药方案化疗。放疗科，患者诊断明确为卵巢癌（浆液性腺癌，$T_3bN_1M_0$，G3，ⅢB 期）。长期以来，放疗是卵巢癌的重要治疗手段，但由于靶区照射范围较大（盆腔±全腹），毒副反应较大，且卵巢癌的生物学特点，易出现腹盆腔广泛转移，以铂类为基础的化疗取得了较好的效果，紫杉醇联合铂类二联化疗已成为卵巢癌术后标准治疗。基于此，目前放疗在卵巢癌中的应用明显减少，不再用于术后辅助治疗，仅用于复发肿瘤的挽救姑息性治疗。该患者分期为局部中晚期，建议术后行常规辅助化疗。

MDT 讨论后诊疗实施：根据 MDT 讨论的意见，术后患者应行 6 周期紫杉醇联合铂类方案化疗。

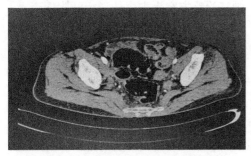

图 12-95　化疗后复查 CT/MRI 病情稳定

治疗：多西他赛（75mg/m² 静脉滴注 d1）＋卡铂（AUC=5 静脉滴注 d1）方案化疗，21 天为 1 周期，每周期治疗 1 次，共 6 周期。

疗效评价：每 2 周期化疗后复查 CT/MRI 等评估病情均稳定（R0 手术，无靶病灶）（图 12-95）。

毒副反应：化疗第 5、6 周期中，患者出现Ⅱ级消化道毒副反应（恶心、呕吐等）、Ⅱ级血液学毒副反应（白细胞、血小板减少），经对症处理后能良好耐受全程治疗。

第八节　恶性淋巴瘤典型病例分析

【霍奇金淋巴瘤病例】

患者，男性，21 岁，因"发现乙肝表面抗原阳性 8 年，腹胀半月"入院。患者于 2011 年 11 月 7 日因有乙肝病史，且腹胀不适，无发热，近 3 月体重明显下降，遂就诊于肝病科，行腹部增强 CT 检查发现：①腹膜后占位（图 12-96），腹腔干、肝总动脉、下腔静脉及门静脉受压变扁移位（图 12-97），胆道周围静脉迂曲扩张；②腹膜后多发淋巴结增大；③肝左叶多发类圆形略低密度影；④脾大、腹水（图 12-98）；⑤双侧胸腔积液（图 12-99）；⑥马蹄肾（图 12-100）。

查体：全身皮肤无黄染，双侧颈部可触及肿大淋巴结，杏核大小，质韧，活动可。脾脏肋下可触及。诊断考虑淋巴瘤，未明确诊断，需行淋巴结病理活检。遂行颈部、腋窝、腹股沟 B 超，发现左颈部淋巴结肿大，取左颈部淋巴结活检：淋巴结结构消失，见数个大结节，相互融合，结内散在 RS 细胞（reed-sternberg cell），背景见较多淋巴细胞。免疫组化：CD30 阳性；PAX-5、MUM-1 阳性；CD15、CD3、CD20 阴性。诊断为：霍奇金淋巴瘤（混合细胞型）。诊断明确后，需对淋巴瘤进行分期，遂行头、颈、胸部增强 CT 示：双侧颈部淋巴结肿大，纵隔淋巴结肿大。骨髓穿刺＋活检未见淋巴瘤细胞浸润。

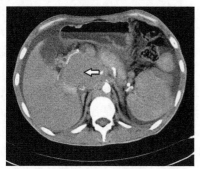

图 12-96　初诊时腹膜后包块

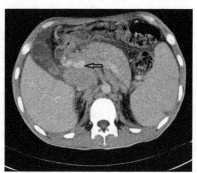

图 12-97　肿块压迫腹腔干

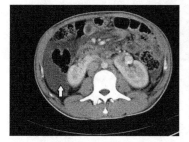

图 12-98　腹水

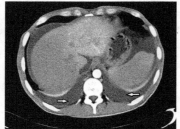

图 12-99　胸腔积液

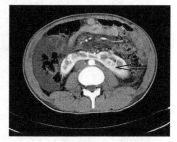

图 12-100　腹部增强 CT 马蹄肾

既往史：无特殊。

家族史：无恶性肿瘤家族史。

诊断为：霍奇金淋巴瘤（混合细胞型Ⅳ期 B 组）。

MDT 讨论后诊疗实施：给予 ABVD 方案化疗 6 周期，具体用药为吡柔比星 30mg d1、d15；博来霉素 15mg d1、d15；长春地辛 5mg d1、d15；达卡巴嗪 600mg d1、d15。

6 周期 ABVD 方案治疗后为评估疗效，行全身 PET-CT 检查，结果提示：①与 2011 年 10 月 9 日腹部增强 CT 比较，肝门部及腹膜后淋巴结数目有所减少，病变体积明显缩小（图 12-101），FDG 代谢稍增高（SUV_{max} 为 2.81），符合霍奇金淋巴瘤化疗后缓解期改变；②左颌下淋巴结（SUV_{max} 为 2.13）、双侧腋窝淋巴结（SUV_{max} 为 2.17）、肠系膜根部及双侧腹股沟区多发小淋巴结 FDG

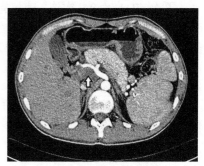

图 12-101　化疗 6 周期腹部增强 CT 示腹腔干旁肿大淋巴结明显缩小

代谢轻度增高（SUV_{max}为2.15）；③脾脏增大，FDG代谢未见增高；④慢性咽炎；⑤脂肪肝；⑥马蹄肾；⑦胸9～腰1椎体许莫结节形成；⑧脑FDG代谢未见明显异常。骨髓穿刺+活检：正常。考虑为部分缓解。

患者临床分期为Ⅳ期，年轻，当时建议自体移植治疗，患者因经济等原因未行移植治疗，也未定期来医院复查。

于2018年8月16日因"乏力、腰背部疼痛1月"再次就诊，查体：全身皮肤无苍白，左颈部多个浅表淋巴结肿大，约蚕豆大小，质韧，活动可。脾脏肋下未触及。LDH为485U/L。颈部、胸部、全腹增强CT：①与2018年5月9日腹部CT对比骶前软组织较前增厚，直肠系膜及其筋膜周围多发淋巴结增大，双侧髂血管旁多发淋巴结较前肿大，肝胃间隙、肝胰间隙、肝门部及腹膜后淋巴结变化不大；②双侧颈部及腋窝多发淋巴结显示，左侧部分淋巴结增大；③右肺下叶钙化灶；纵隔多发淋巴结显示；双侧胸膜局限性增厚；④左侧髂骨翼局限性骨质破坏，颈椎及腰椎椎体多发斑片状骨质密度增高及骨质破坏；⑤腰4/5、腰5/骶1椎间盘膨出。血β₂微球蛋白为5740ng/ml（参考值为125～240ng/ml）。骨髓穿刺：未见明显异常。骨髓活检：骨髓增生活跃，三系细胞可见，未见淋巴瘤侵犯证据。骨髓染色体：46，XY。考虑淋巴瘤复发，为明确患者淋巴瘤病理类型是否转变，再次行左颈部淋巴结活检，病理回报：淋巴结被膜轻度纤维化，小淋巴细胞浸润。边缘窦开放，淋巴滤泡不明显。混合细胞增生，散在大细胞，单核或双核，部分见大、红核仁（图12-102）。免疫组化：CD3（-）、CD20（-）、PAX-5（弱+）、Ki-67（+）、CD30（+）（图12-103）、CD15（-）、MUM1（+）、LCA（-）；原位杂交：EBV-EBER（-）。

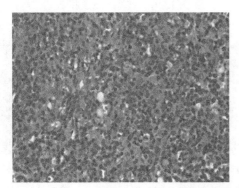

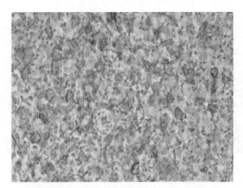

图12-102 复发后左颈部淋巴结病理活检(HE染色)　　图12-103 免疫组化（CD30+）

诊断：（左颈部）淋巴结经典霍奇金淋巴瘤，混合细胞型。

再次MDT讨论并实施：建议完善检查，规范淋巴瘤临床分期后规范治疗。进一步完善全身PET-CT（图12-104）明确分期，结果回报为①脾脏增大，全身多区域淋巴结及结外器官（全身多发骨骼及骨盆部分骨周围软组织）FDG代谢异常增高，考虑淋巴瘤Ⅳ期；②慢性咽炎；③马蹄肾；④乙状结肠及直肠条形FDG代谢异常增高，考虑：炎症，建议肠镜检查；⑤脑实质内FDG代谢未见明显异常。

脾脏增大，全身多区域淋巴结及结外器官（全身多发骨骼及骨盆部分骨周围软组织）FDG代谢异常增高，考虑：淋巴瘤Ⅳ期。

诊断为：霍奇金淋巴瘤复发（混合细胞型Ⅳ期B组）。

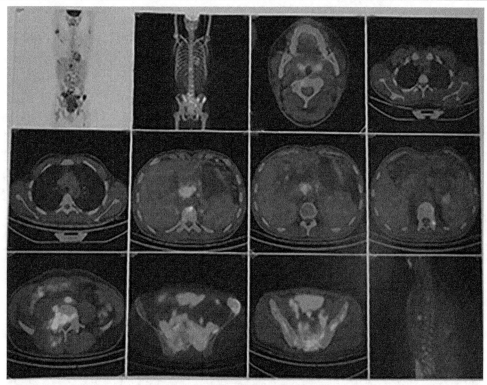

图 12-104 复发后 PET-CT

于 2018 年 9 月 7 日给予挽救性化疗 GEV 方案，具体用药：异环磷酰胺 3.75g d1～d4；吉西他滨 1.5g d1、d4；长春地辛 5mg d1；泼尼松 100mg d1～d4。2018 年 11 月 5 日给予 GDP 方案，具体用药：吉西他滨 1.9g d1、d8；顺铂 140mg d1；地塞米松 40mg d1～d4。挽救治疗 2 周期后行全身增强 CT：左颈部、肝胃间隙、肝门部、腹膜后淋巴结较复发时缩小。评估疗效为部分缓解。2018 年 12 月 19 日改良方案（GDP＋DICE），具体用药：吉西他滨 1.9g d1；顺铂 140mg d1；地塞米松 20mg d1～d2；10mg d3～d4；异环磷酰胺 1.5g d2～d5。并拟行自体造血干细胞移植治疗。于 2019 年 1 月 13 日在 G-CSF 5～10μg/（kg·d）动员下 d4、d5 采干，共采集外周血造血干细胞 795ml，单个核细胞 $6.16×10^8$/kg，CD34（＋）$2.712×10^6$/kg。

于 2019 年 2 月入院准备行自体移植，移植前行全身 PET-CT（图 12-105）评估病情，提示复发：①全身多区域淋巴结及结外器官 FDG 代谢增高（DPS 评分为 5 分）；②右侧睾丸 FDG 代谢轻度增高；③肝脏及脾脏增大；④脑实质内 FDG 未见明显异常。

建议临床试验用药，于是患者就诊于北京大学肿瘤医院，拟行 PD-1 治疗，如能达到缓解状态，随后拟行自体造血干细胞移植。

讨论分析：

1. 患者腹膜后多发性淋巴结肿大，并压迫腹腔干、肝总动脉、下腔静脉及门静脉，高度怀疑淋巴瘤，故行浅表淋巴结 B 超检查，明确是否可行浅表淋巴结活检。B 超提示颈部淋巴结肿大，遂取活检，诊断为霍奇金淋巴瘤，从 HE 染色切片上可以看到 RS 细胞，免疫组化 CD30（＋）、CD20（－），支持诊断。

2. 疾病累积范围包括腹膜后淋巴结、肝脏、脾脏、纵隔淋巴结，且患者出现腹水，故分期为Ⅳ期。从全身症状来看，患者有体重下降，分组为 B 组。

3. 治疗给予 ABVD 方案 6 周期，随后 PET-CT 评估疗效为部分缓解，对于晚期患者一线治疗未达到完全缓解，则建议行自体造血干细胞移植治疗。但患者因个人原因未进一步治疗，也未随访。

4. 7年后患者淋巴瘤复发。晚期复发的患者，临床应该重新取淋巴结活检，明确诊断及病理类型。晚期复发患者行挽救性化疗±放疗，如果可达完全缓解则可随访；仅部分缓解，仍应行造血干细胞移植。

5. 患者在挽救化疗过程中疾病进展，建议行免疫治疗后桥接移植。

6. 小结：经典霍奇金淋巴瘤（classical Hodgkin lymphoma，cHL）通常预后较好，但复发/难治经典霍奇金淋巴瘤（relapsed/refractory classical Hodgkin lymphoma，R/RcHL）患者仍难以获得长期缓解和生存。cHL 的 RS 细胞存在 9p24.1 染色体异常，导致 PD-L1 和 PD-L2 过表达，与 T 细胞表面 PD-1 结合，诱导免疫耐受。PD-1 或 PD-L1 抗体可阻断 PD-1/PD-L1 通路，逆转免疫耐受，发挥抗肿瘤作用。目前已有多种抗 PD-1/PD-L1 抗体用于治疗 R/RcHL，在单药及联合治疗时显示出良好的耐受性和治疗效果。

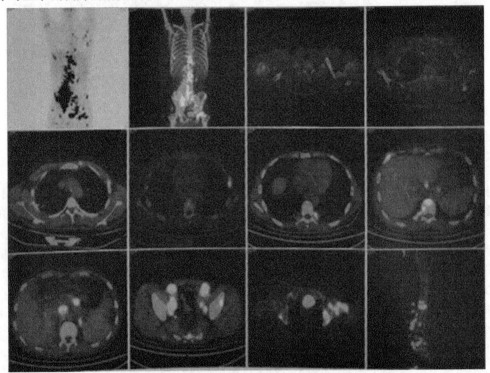

图 12-105　挽救化疗 4 周期 PET-CT 评估提示复发

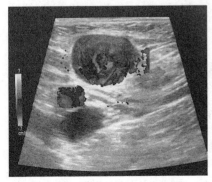

图 12-106　左腹股沟淋巴结肿大

【弥漫大 B 细胞淋巴瘤病例】

患者，男性，58 岁，因"发现左侧腹股沟肿物 1 月"入院。患者于入院前 1 月在洗澡时发现左侧腹股沟肿物，质韧，活动度可。无发热、盗汗、体重下降。行包块 B 超提示：左侧腹股沟区可探及 25mm×15mm 淋巴结样回声，边界清，形态尚规则，淋巴门消失，内部可见丰富的血流信号（图 12-106）。

既往史：无特殊。

家族史：家族中无恶性肿瘤患病史。

入院后查血常规：白细胞 $6.77×10^9$/L，淋巴细胞 43.7%，中性粒细胞50.2%，血红蛋白169g/L，血小板191×10⁹/L。LDH 155U/L（参考值为125～240U/L）。EBV-IgM 抗体（－）。左侧腹股沟淋巴结活检：淋巴结结构被破坏，瘤细胞中等大小，淋巴细胞样，大小较一致，核分裂相多见，弥漫成片排列，可见周围软组织浸润（图 12-107）。免疫组化：CD20（＋＋），CD3（－），CD21（＋），Ki-67 40%～50%，CD68（－），ALK（－），EMA（－），ckp（－），S-100（－），CKpan（－），HMB45（－），vimentin（＋），Bcl-2（＋＋），Bcl-6（＋），CD10（＋），MUM-1（＋）。病理诊断：非霍奇金淋巴瘤、弥漫大 B 细胞淋巴瘤，生发中心来源，侵袭性。荧光原位杂交（淋巴瘤）：无 myc、Bcl-2、Bcl-6 重排。全身 PET-CT：①左侧腹股沟淋巴瘤切除术，术区 FDG 代谢轻度增高（SUV_max 为 1.31），左侧腹股沟区数枚小淋巴结，边界清，大者短径约为6mm，代谢未见增高。骨髓穿刺：骨髓增生活跃，成熟淋巴细胞占 24.5%，未见异常。骨髓活检：未见淋巴瘤骨髓浸润。骨髓染色体正常。诊断为：非霍奇金淋巴瘤、弥漫大 B 细胞淋巴瘤（Ⅰ期A组，生发中心 B 细胞样，国际预后指数评分为 0 分，低危）。给予 R-CHOP 方案化疗，具体用药：利妥昔单抗700mg d0；环磷酰胺 1.5g d1；表柔比星 140mg d1；长春地辛 5mg d1；泼尼松 120mg d1～d5。化疗 4 周期后评估疗效，全身增强 CT：颈部、腋窝、腹股沟多发小淋巴结显示（图 12-108）。继续完成 6 周期 R-CHOP 方案化疗。

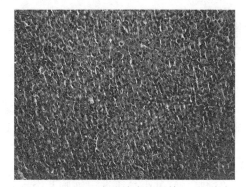

图 12-107 左腹股沟巴结病理活检（HE 染色）

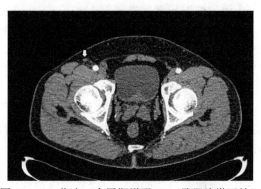

图 12-108 化疗 4 个周期增强 CT（腹股沟淋巴结）

讨论分析：

1. 患者左侧腹股沟肿物，未明确性质，需要行包块病理活检，对于考虑为淋巴瘤的活检，应尽量取完整淋巴结。

2. 活检提示为淋巴瘤，应进一步对疾病进行分期及分组。该患者行全身 PET-CT 明确分期，仅有术区代谢轻度增高，另外，数枚小淋巴结，边界清，大者短径约为 6mm，代谢未见增高，考虑反应性增生。骨穿及活检对于淋巴瘤的分期也是至关重要的，如果累及骨髓则分期应该为Ⅳ期。该患者仅累及左侧腹股沟区，根据 2014 版 Lugano 分期，该患者分期为Ⅰ期。患者在发病过程中无发热、盗汗、体重下降，分组为 A 组。

3. 2016 版 WHO 分类根据瘤细胞表面抗原表达谱不同，弥漫大 B 细胞淋巴瘤（diffuse large B cell lymphoma，DLBCL）按细胞起源（COO）分为 3 类：生发中心 B 细胞样（germinal center B-cell-like，GCB）、活化 B 细胞样（activated B-cell-like，ABC）和第三型 DLBCL（type3 DLBCL），瘤细胞的起源是影响DLBCL预后的重要因素。患者淋巴结活检免疫组化提示 CD10（＋）、Bcl-6（＋）、MUM-1（－），该患者为生发中心 B 细胞样亚型，即 GCB。

4. 5%～15% DLBCL 具有 myc 重排，可与 Bcl-2 重排同时发生，也可与 BCL-6 重排同时发生，称为"双打击"或"三打击"淋巴瘤，提示预后不良。该患者淋巴瘤活检组织荧光原位杂交未见 myc、BCL-2、BCL-6 重排，故不属于高级别淋巴瘤。

5. 根据国际预后指数（international prognostic index，IPI）评分：患者年龄＜60 岁，Ⅰ期，

体能状况好，ECOG 评分为 0 分，无结外病变，LDH 正常，IPI 积分为 0 分，划入低危组。

6. 患者为低危组患者，且年龄＜60 岁，无大肿块，2018 年V1 中国临床肿瘤学会淋巴瘤诊疗指南治疗推荐 3R-CHOP21＋受累部位/受累淋巴结放疗或 6R-CHOP21±受累部位/受累淋巴结放疗，故该患者选择 6R-CHOP21 方案化疗。

7. 中期疗效评估，采用 2014 年 Lugano 会议修订标准，行全身增强 CT 评估疗效，对比初诊时 PET-CT，颈部、腋窝、腹股沟虽然有多发小淋巴结显示，但考虑反应性增生，故患者中期评估应该为完全缓解。待 6 周期化疗结束 8 周后，行 PET-CT 检查，评估总体疗效。

8. 小结：DLBCL 是成年人发生率最高的淋巴瘤亚型，在西方国家约占非霍奇金淋巴瘤的 25%～30%，在我国占 40%～50%。DLBCL 是一组高度异质性的肿瘤，不同亚型有不同的生物学特征、临床表现及治疗反应等，患者预后差别很大。50%～70%的DLBCL患者可以通过免疫化疗后获得治愈，但仍有部分患者对现有R-CHOP方案显示耐药，或治疗缓解后出现复发，预后差。WHO 对淋巴系统肿瘤 2016 年的修订确定了 DLBCL 的分子异质性，并强调需要在病理学报告中清楚地确定亚组，准确的分子分型对指导治疗越来越重要。DLBCL 新的分子分型、新靶点药物的研发、复发难治患者的治疗等是近年研究的热点。

【滤泡性淋巴瘤复发病例】

患者，男性，42 岁，因"头晕、乏力、视物模糊 1 周"入院。患者于 2016 年 10 月 10 日因感冒后出现头晕、乏力，伴视物模糊 1 周入院，无发热、寒战，无盗汗，无体重下降。

既往史：无特殊。

家族史：家族中无恶性肿瘤患病史。

查血常规：白细胞 108.78×10^9/L，血红蛋白 182g/L，血小板 222×10^9/L。血细胞质量：白细胞分类淋巴比例偏高，占 86%，其中幼稚淋巴细胞占 3%，其余均为成熟淋巴细胞。LDH 266U/L↑（参考值为 125～240U/L）。

骨髓细胞形态学：骨髓增生明显活跃；粒红两系明显受抑，成熟红细胞大小基本一致，填充尚可；淋巴系异常增生，以成熟小淋巴细胞为主，占 84%，可见少量大淋巴细胞及个别分类不明细胞占 2%；血小板散在成簇分布。意见：淋巴细胞增殖性疾病，待排淋巴瘤？白血病免疫分型（骨髓）（图 12-109）：淋巴细胞约占有核细胞的 94.2%，其中 CD19（＋）的细胞约占有核细胞的 92.1%，表达 CD19、CD22（dim）、κ，部分细胞表达 HLA-DR、CD20、CD23，不表达 FMC-7；考虑为成熟 B 细胞增殖性疾病，不似典型慢性淋巴细胞白血病。

慢性淋巴细胞白血病荧光原位杂交检测（骨髓）：GLPD13S25/GLPATM/GLPP53 位点特异性探针及 CSP12 染色体着丝粒特异性探针均未显示异常检测结果。骨髓活检：造血组织增生活跃，其容量约占小梁间隙 50%，造血细胞与脂肪细胞比值大致正常；淋巴细胞增生明显活跃，呈间质样增生，小梁旁可见结节灶，其胞体小，胞质量少，核仁隐匿；粒、红系减少，巨核细胞偶见；无纤维化及其他明显异常。免疫组化：CD3 散在少量（＋），CD20 广泛（＋）（图 12-110），CD10 广泛（＋）（图 12-111），CD23 广泛（＋），CD5 局部些许（＋），CD138（－），Ki-67 少部分（＋）；cyclinD-1（－）。结论：不除外滤泡性淋巴瘤。头＋颈＋胸＋全腹增强 CT：①双侧颈部、腋下及腹股沟多发肿大淋巴结（图 12-112、图 12-113、图 12-114）；②纵隔多发淋巴结显示（图 12-115）。右侧锁骨下淋巴结活检：淋巴组织增生伴不典型增生，以 B 细胞增生为主。免疫组化：Bcl-2（1+），Bcl-6（0），CD3（2+），CD20（3+）CD21（1+），CD10（10%），cyclin D1（0），CD5（2+），CD23（1+），MPO（0），Ki-67（10%）。形态学及免疫组化结果支持为淋巴组织不典型增生，以 B 细胞增生为主，考虑滤泡性淋巴瘤 I 级。血 β$_2$ 微球蛋白为 1615.4ng/ml（参考值为 0～2286ng/ml）。

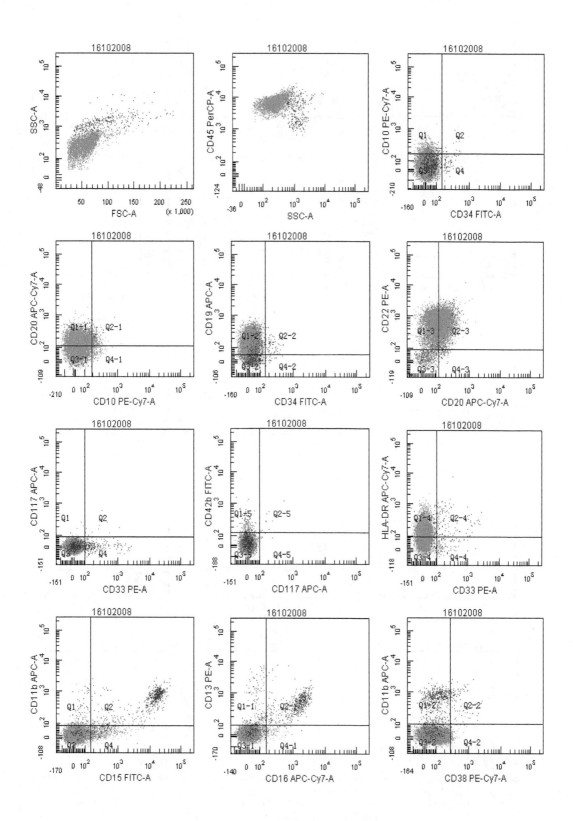

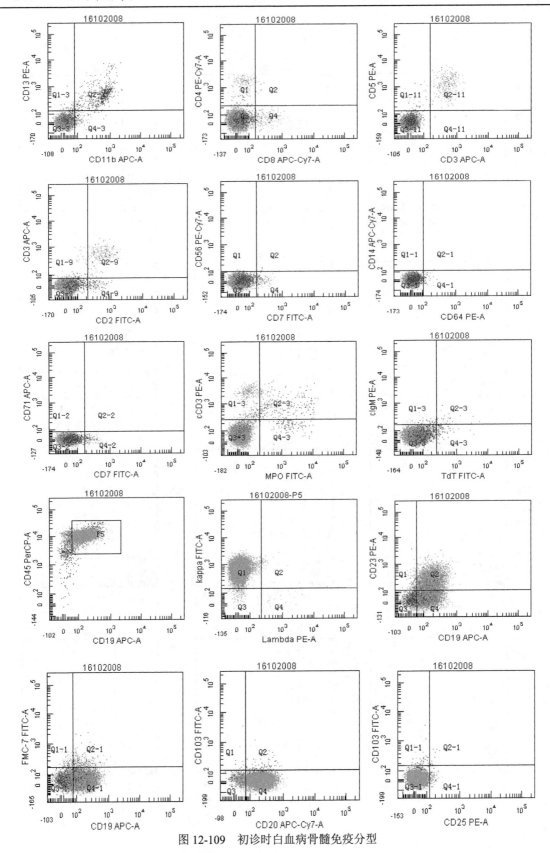

图 12-109 初诊时白血病骨髓免疫分型

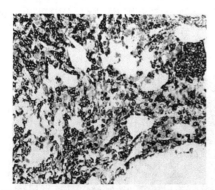

图 12-110 骨髓活检免疫组化 CD20（+）

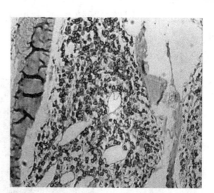

图 12-111 骨髓活检免疫组化 CD10（+）

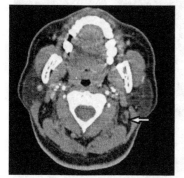

图 12-112 初诊时增强 CT：颈部淋巴结肿大

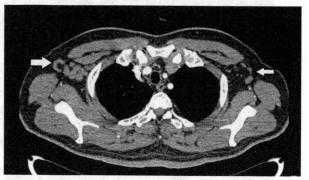

图 12-113 初诊时增强 CT：腋窝淋巴结肿大

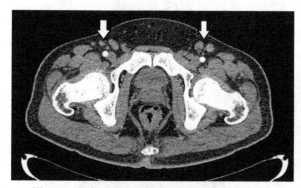

图 12-114 初诊时增强 CT：腹股沟淋巴结肿大

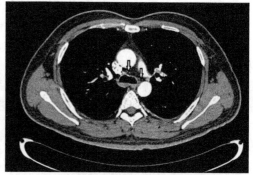

图 12-115 初诊时增强 CT：纵隔淋巴结肿大

诊断为非霍奇金淋巴瘤滤泡性淋巴瘤（Ⅳ期 A 组）

经 MDT 讨论和实施：给予经典治疗方案 R-CHOP 方案化疗，具体用药：利妥昔单抗 700mg d0；环磷酰胺 1.5g d1；表柔比星 180mg d1；长春地辛 4mg d1；泼尼松 100mg d1～d5。4 周期后行全身增强 CT 中期评估：双侧颈部、腋窝、腹股沟多发肿大淋巴结较前缩小，纵隔淋巴结显示。

6 周期化疗结束后行全身 PET-CT（图 12-116）：①右侧锁骨下区淋巴瘤化疗后，双侧锁骨上、下区 PDG 代谢未见增高；②左侧斜裂稍增厚；③双肺门及纵隔多发小淋巴结钙化；④胃贲门及胃角 FDG 代谢轻度增高（SUV_{max} 为 4.17）；⑤中腹部分小肠管条形 FDG 代谢轻度增高

（SUV~max~为 6.14）。胃镜、肠镜检查未见明显异常。评估疗效为完全缓解，随后用美罗华 700mg 维持治疗，每 2 月 1 次，化疗结束后半年（2017 年 11 月）复查全身增强 CT：颈部及双侧腋下、双侧腹股沟区大淋巴结较前缩小并减少。

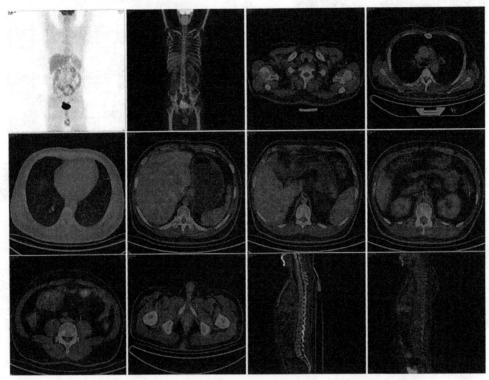

图 12-116　6 周期化疗后 PET-CT 未见明显病灶，评估疗效为完全缓解

骨髓穿刺及活检无异常（图 12-117）。骨髓染色体正常。

随后再未复查增强 CT 及 PET-CT。2018 年 11 月患者复查血常规：白细胞 17.62×10^9/L，淋巴细胞占 74%，血红蛋白 175g/L，血小板 140×10^9/L。LDH 266U/L（参考值为 125～240U/L）。颈＋胸部＋全腹增强 CT：（对比化疗结束后 CT 片）双侧颈部、双侧腋窝、肝胃间隙及双侧腹股沟区多发淋巴结较前增大（图 12-118、图 12-119、图 12-120、图 12-121）。

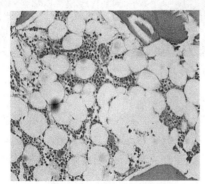

图 12-117　周期化疗结束后骨髓活检：未见淋巴瘤细胞侵犯

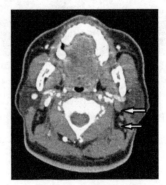

图 12-118　2018 年 11 月复查颈＋胸部＋全腹增强 CT 示颈部淋巴结增大

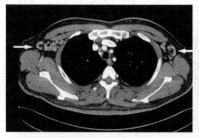
图12-119　2018年11月复查颈＋胸部＋全腹增强CT示腋窝淋巴结增大

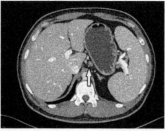
图12-120　2018年11月复查肝胃间隙淋巴结增大

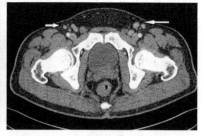
图12-121　2018年11月复查腹股沟淋巴结增大

左颈淋巴结活检：淋巴组织增殖性病变。免疫组化：肿瘤细胞 CD3（－）、CD20（＋）、Pax-5（＋）、Bcl-2（＋）、CD23（＋）、Ki-67（60%）、CD10（＋）、Bcl-6（＋）、Mum-1（＋）、CD5（－）、cyclin D-1（－）。结合 HE 切片及免疫组化结果：（左颈淋巴结）非霍奇金淋巴瘤，滤泡性淋巴瘤，Ⅱ级。骨髓细胞形态学：骨髓增生活跃，粒红比为2.92∶1；粒系各阶段比例及形态大致正常；红系比例正常，以中晚幼红为主，成熟红细胞大小基本一致，填充尚好；淋巴细胞增生异常，异常淋巴细胞占15%，单核细胞未见异常；全片见巨核细胞55个，分类25个，其中幼稚巨核细胞2个，其余为成熟颗粒巨核细胞，血小板散在成簇；可见骨小粒，以粒、红细胞等造血细胞为主组成。意见：淋巴细胞增生异常，考虑淋巴瘤细胞骨髓侵犯。免疫分型（骨髓）：淋巴细胞约占有核细胞的30%，其中B细胞约占淋巴细胞的89.5%，主要表达 HLA-DR、CD10、CD19、CD20、CD22、sκ、Bcl-2，部分表达 CD23，提示成熟 B 细胞增殖性疾病。骨髓活检：骨髓增生活跃（60%），粒红比例大致正常，粒系各阶段细胞可见，以中幼及以下阶段细胞为主，红系各阶段细胞可见，以中幼及以下阶段细胞为主，见异型淋巴细胞，胞体中等，胞质量少，染色质粗，巨核细胞可见，以分叶核为主：网状纤维（MF-0）。免疫组化：CD20（＋），PAX5（＋），CD3（－），CD5（－），CD10（＋）Bcl-2（＋）。结论：CD5-CD10＋淋巴瘤侵犯骨髓。LDH 为 226U/L（参考值为 125～240）。血 β_2 微球蛋白为1951ng/ml（参考值为 0～2286ng/ml）。

诊断：非霍奇金淋巴瘤（滤泡性淋巴瘤Ⅱ级Ⅳ期 A 组复发）。

复发后给予 R-CHOP＋来那度胺方案挽救化疗，具体用药：利妥昔单抗 700mg d0；环磷酰胺 1.5g d1；表柔比星 140mg d1；长春地辛 5mg d1；泼尼松 100mg d1～d5；来那度胺 25mg d1～d14。21 天重复。

4 周期挽救化疗后，行全身 PET-CT（图 12-122）：①右侧锁骨下区小淋巴结 FDG 代谢未见增高；②双肺门及纵隔多发小淋巴结钙化；③右侧腋窝小淋巴结 FDG 代谢未见增高；④脑 FDG 代谢未见明显异常。骨髓细胞形态学：淋巴细胞未见异常。骨髓活检：未见淋巴瘤证据。

骨髓微小残留病（minimal residual disease，MRD）<10^{-4}。评估疗效为完全缓解。随后，环磷酰胺 1.9g d1～d2＋G-CSF＋TPO 方案动员采干，共采集外周血造血干细胞 718ml，MNC 4.48×10^8/kg，CD34（＋）8.86×10^6/kg。目前患者正入仓行自体造血干细胞移植，预处理方案为 BEAC 方案：司莫司汀 450mg d6；依托泊苷 175mg 12h 1 次 d2～d5；Ara-C 190mg 12h 1 次 d2～d5；环磷酰胺 1900mg d2～d5。d0 输注造血干细胞，待血常规恢复。

讨论分析：

1. 患者初诊时白细胞明显升高，以成熟淋巴细胞为主，可疑慢性淋巴细胞白血病，流式细胞仪检测白血病免疫分型，不似典型慢淋，CD5（－），CD23 部分（＋），CD10 部分（＋）。骨髓活检不排外滤泡性淋巴瘤（follicular lymphoma，FL）。故进一步考虑淋巴增殖性疾病，取右锁骨下淋巴结活检，诊断为 FL。

2. 因淋巴瘤累及骨髓，分期为Ⅳ期。患者无全身症状，分组为 A 组。

3. 根据 FL IPI 计算该患者预后指数：年龄<60 岁，积 0 分；LDH 高于正常，积 1 分；分期为Ⅳ期，积 1 分；Hb>120g/L，积 0 分；累及淋巴结区 5 个，颈部、腋窝、腹股沟、纵隔、脾脏，积 1 分；总计 3 分，属高危组。

4. 根据 2018.V1 中国临床肿瘤学会淋巴瘤诊疗指南治疗推荐 R-CHOP21 方案。

5. 6 周期化疗结束后，评估病情为部分缓解，建议自体移植，患者强烈要求利妥昔单抗维持治疗，1 年后复发。对于复发的患者，淋巴结重新活检定性。据报道，FL 的患者每年有 2%～3% 转化为更具侵袭性的淋巴瘤，如 DLBCL，15 年内约有 30% 的 FL 发生转化。

小结：FL 是一种起源于滤泡生发中心的惰性非霍奇金淋巴瘤，是非霍奇金淋巴瘤中除 DLBCL 之外的常见淋巴瘤之一，也是目前药物治疗获得较好疗效的淋巴瘤亚型。根据高倍显微镜下滤泡中心母细胞数，可分为Ⅰ、Ⅱ、ⅢA 和ⅢB 级。其中ⅢA 级 FL 具有类似于Ⅰ～Ⅱ级 FL 的生物学和临床特征，而ⅢB 级 FL 具有类似于 DLBCL 的临床表现和治疗效果。目前 FL 的初始疗效较好，但大多数患者仍会复发，需接受进一步治疗。进一步治疗包括造血干细胞移植及一些新药的应用，如 PI3K 抑制剂、PD-1 抑制剂、90Y 替伊莫单抗（90Y-IT）联合利妥昔单抗等。此外，骨髓是 FL 常见淋巴结外受累部位，约占 FL 患者一半，骨髓受累为 FL 患者不良的预后因素。目前 R-CHOP 方案是 FL 患者的标准治疗方案，除病理分级Ⅲb 级的患者按 DLBCL 治疗外，其他患者的治疗并未进一步细分。熊文婕等研究认为伴有骨髓侵犯的 FL 患者普遍较年轻，FL IPI 评分中、高危及肝大、脾大的患者比例较高，提示伴有骨髓受累的 FL 患者疾病侵袭性更强，淋巴结外受累的可能性更大。

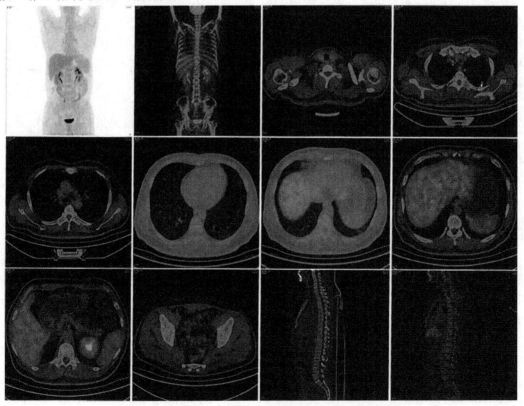

图 12-122　挽救化疗 4 周期（移植前）PET-CT 评估疗效

第九节　恶性黑色素瘤典型病例分析

【皮肤恶性黑色素瘤病例 1】　活检＋肢体隔离热灌注化疗保肢＋局部病变切除＋术后综合治疗

患者，女性，66 岁，主因"右足底皮肤黑褐色色素沉着 1 年，破溃渗液伴隐痛 1 周"于2018 年 9 月 13 日就诊入院。患者 1 年前发现右足跟部约黄豆大小黑褐色皮肤色素沉着，偶有瘙痒、隐痛不适，患足活动未受限，未予以重视。近 1 年病灶缓慢增大，局部有隆起型肿物，未积极诊治。10 天前患者休息发现足跟肿物出现破溃、渗液，局部疼痛，行走时疼痛症状明显，休息后缓解不明显。患者来我院就诊，门诊以"右足跟皮肤恶性黑色素瘤？"收住。患者自发病以来，精神可，睡眠良好，无胸闷、气急，无发热、寒战，无腹痛、腹泻，饮食可，二便如常，病程中未见体重明显下降，全身其他部位未发现类似肿块。入院相关检查，淋巴结超声：右侧腹股沟区肿大淋巴结，长径为 24mm，淋巴门结构消失，双侧腹股沟区可见多个直径为 5～10mm 不等淋巴结，淋巴门结构存在。胸部肝肾等检查未发现重要脏器转移（图 12-123）。

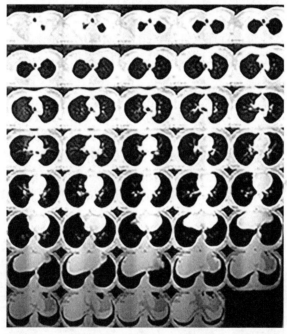

图 12-123　胸部 CT 排除转移

既往史无特殊。

专科体查：脊柱、四肢无畸形，右侧足底可见约 3.0cm×3.5cm 大小黑褐色皮肤病损，病变形状不规则，色素沉着深浅不一，局部皮肤破溃渗液，渗脓血性液、少许，压痛（图 12-124）。右侧腹股沟区可及约 2.0cm×1.5cm 大小质实结节，界限尚清，活动度可，压痛。余未查及异常。

MDT 讨论：患者，66 岁，女性，病灶位于肢体末梢即右足跟皮肤痣样病损 1 年（痣起源病变？）。患者病程发展较快，1 年内进行性增大，色素不均匀、形状不规则、非对称性生长，局部有隆起肿物。近 10 天肿物出现溃疡、渗液。上述病史及

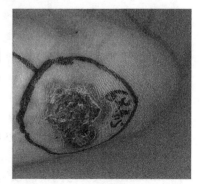

图 12-124　肢端型恶性黑色素瘤

进展特征符合黑色素瘤的特征性诊断要点。患者体查右侧腹股沟淋巴结质实性、长径约 2.0cm，多考虑转移，有待进一步检查。

本病例需与掌跖交界痣鉴别：形态损害＜4mm，对称，界限清楚。组织学为主要依据，表皮内痣细胞以巢状排列为主，少数单个散在。圆形或卵圆形，仅少数有融合倾向。角质层内可有少数黑素细胞团，但较小，少于 5 个细胞，并有散在黑素沉积。黑素细胞无异型及核丝分裂象。

诊疗计划：依据恶性黑色素瘤诊疗规范（2018 版）/《中国黑色素瘤治疗指南》（临床肿瘤学协作专业委员会，2013 年），Ⅱc～Ⅲ期病例，扩大 1～3cm 切除，达皮下或更深；加做同侧肢体隔离热灌注化疗术和（或）加做同侧区域淋巴结清扫，（1800 万 U～2100 万 U）×（1～3）个月，600 万 U×9 个月。拟定活检＋肢体隔离热灌注化疗保肢＋局部病变切除＋术后综合治疗。肢体隔离热灌注化疗术后临床常见并发症的预防与处理措施，术后 48h 内出现肢体肿胀、皮温升高，给予消肿利尿及患肢抬高、冷敷、气压脉冲治疗等对症处理后肿胀消退，术后出现患肢疼痛，给予止痛对症处理后症状缓解；术后复查生化出现氨基转移酶升高，但最高值未超过正常上限值的 4 倍，给予保肝等对症处理；出现淋巴积液，行手术清创缝合高负压引流管持续吸引；极少出现腋动脉断裂，给予紧急残端缝合；出现跟腱挛缩，行跟腱延长术，恢复良好。

恶性黑色素瘤的疗效评价：近期评价观察指标，术后观察原发病灶及卫星病灶的疗效、局部复发、转移、并发症及化疗毒性反应等情况。远期观察指标，观察 5 年无瘤生存、带瘤生存时间。

MDT 讨论后治疗经过：

1. 患者于 2018 年 9 月 14 日行右足跟病变切取活检术，病理回报（图 12-125）ICD-10：M87200/3 右足跟病变活检标本，肿瘤细胞 Vimentin（＋），HMB45（＋），S-100（＋），SOX-10（＋），melan A（＋），CK5/6（－），P63（－），Ki-67（60%），右足恶性黑色素瘤，核分裂象＜5/mm²。

2. 患者于 2018 年 9 月 18 日行右侧腹股沟淋巴结清扫术＋右下肢肢体隔离热灌注化疗保肢手术（肿瘤坏死因子＋顺铂）（图 12-126），术后 1 周患者右下肢肿胀消退，于术后 10 天复查患者各项指标恢复。

 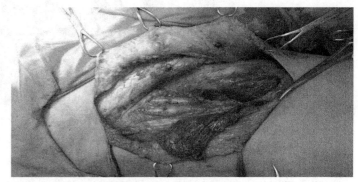

图 12-125　右足跟活检病理回报恶性黑色素瘤　　图 12-126　腹股沟淋巴结清扫照片＋灌注后血管吻合再通照片

3. 患者于 2018 年 10 月 30 日行右足跟病灶广泛切除＋足底皮瓣转移修复术（图 12-127）。术后切口一期愈合，植皮及皮瓣成活（图 12-128）。

4. 二次术后病理（图 12-129）：Breslow 厚度为 0.3cm，Clark 分级为Ⅳ级，炎性细胞反应（＋＋），四周及底切缘（－）。

5. *BRAFA* 突变基因检测报告：15 外显子–*V600E* 未检出突变。

6. 术后给予大剂量干扰素 1800 万 U 冲击治疗 1 月，小剂量 900 万 U，3 次/周，连续 3 月。

7. 患者综合治疗后第一次随访结束，患肢及区域无复发、转移，胸部 CT（图 12-130）未见转移性病灶。

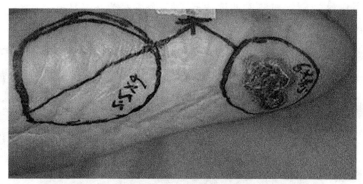

图 12-127　灌注后二次手术局部切除设计

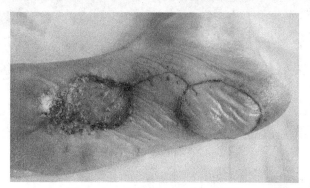

图 12-128　切除修复重建术后外观

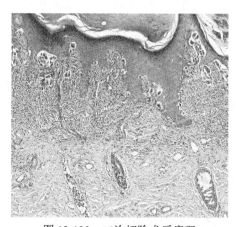

图 12-129　二次切除术后病理

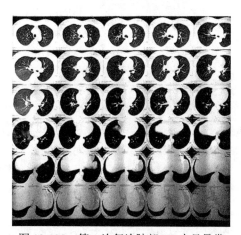

图 12-130　第一次复诊肺部 CT 未见异常

【皮肤恶性黑色素瘤病例 2】　活检＋局部病变切除＋术后综合治疗

患者，男，35 岁，主因"左侧足跟皮肤黑色素沉着 19 年，伴破溃渗液 1 年"，于 2016 年 12 月 12 日就诊入院。19 年前患者因左足跟皮肤外伤致局部出现针尖样大小色素沉着，色黑，无瘙痒及疼痛，未予以重视。病程中肿物缓慢增大，无特殊不适症状，未行进一步治疗。入院 1 年前患侧足跟局部黑色素沉着区较前明显增大，色变淡，中央可见隆起肿物、破溃、渗液。患者在当地医院就诊，未能明确诊断。现为行进一步诊治来我院就诊，门诊以"左足跟皮肤恶性黑色素瘤？"收住。患者自发病以来，精神可，睡眠良好，无胸闷、气急，无发热、寒战，无腹痛、腹泻，饮食可，两便如常，病程中未见体重明显下降，全身其他部位未发现类似肿块。入院相关检查，淋巴结超声：双侧腹股沟区可见多个直径为 6～18mm 大小不等淋巴结、淋巴门结构存在。胸部肝肾等器官检查，无重要脏器转移（图 12-131）。

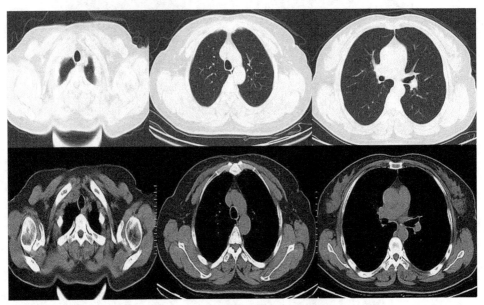

图 12-131　胸部 CT 检查排除肺转移

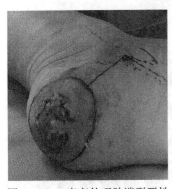

图 12-132　病变外观肢端型恶性黑色素瘤并色素脱失

既往无特殊病史。

骨软科体查：脊柱、四肢无畸形，左足跟后正中可见一 3.0cm×2.0cm 大小病变，周围见色素沉着，中央见脱色素肿物，局部渗液，边缘不规则，周围皮肤红肿，浅静脉无扩张（图 12-132）。双侧腹股沟区可及直径约 5～10mm 大小质软结节、界限尚清，活动度可，无压痛。余未查及异常。

MDT 讨论：患者系青年男性，左足跟外伤后出现皮肤色素性病变，19 年病史（外伤刺破出现色素性改变）。患者病程时间长，1 年内快速进展，色素脱失、质地不均匀、形状不规则、非对称性生长，中央有隆起肿物。溃疡、渗液。上述病史及进展特征符合黑色素瘤的特征性诊断要点，且局部形成肿物后出现色素脱失征象。患者体查双侧腹股沟淋巴结质软，多考虑反应性增生，临床需要影像学资料进一步排查。

本病例需与掌跖交界痣鉴别：形态损害＜4mm，对称，界限清楚。组织学为主要依据，表皮内痣细胞以巢状排列为主，少数单个散在，呈圆形或卵圆形，仅少数有融合倾向。角质层内可有少数黑素细胞团，但较小，少于 5 个细胞，并有散在黑素沉积。黑素细胞无异型及核丝分裂象。

诊疗计划：依据《恶性黑色素瘤诊疗规范（2018 版）》/《中国黑色素瘤治疗指南》（临床肿瘤学协作专业委员会，2013 年）Ⅱb、Ⅱc 期病例（Ⅱc 期病例加做灌注），扩大 1～3cm 切除，达皮下或更深；IFNα1b：1800 万 U，每天 1 次，5 天 1 周，连用 1～3 个月，600 万 U×3～6 个月，隔天 1 次皮下或肌内注射。选择拟定治疗方案为部分切取活检明确诊断＋保肢治疗。

疗效观察评价：术后观察原发病灶及卫星病灶的疗效、局部复发、转移、并发症及化疗毒性反应、5 年生存时间等指标。需特别关注区域淋巴结、肺、脑等部位器官转移。

MDT 讨论后治疗经过：

1. 患者于 2016 年 12 月 15 日行左足跟病变切取活检术，病理回报：左足跟恶性黑色素瘤。免疫组化结果：肿瘤细胞 Vimentin（＋＋），CK（H）（－），P63（－），HMB45（灶状＋），S-100（＋），SOX-10（＋），melan-A（＋），Ki-67（30%），瘤组织浸润间质。

2. 患者于 2016 年 12 月 22 日行左足跟病灶广泛切除＋足底皮瓣转移修复术（图 12-133）。术后切口一期愈合，植皮及皮瓣成活（图 12-134）。

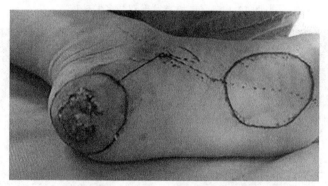

图 12-133 二次手术局部切除设计

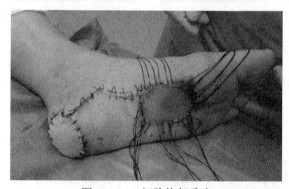

图 12-134 切除修复重建

3. 二次术后病理：术后病理结果（2016 年 12 月 23 日病理号：133350）回报（图 12-135），左足跟皮肤恶性黑色素瘤术后，Breslow 厚度为 5mm，Clark 分级为Ⅳ级，表面糜烂，核分裂象＞6 个/10HPF，脉管内见癌栓，间质及脂肪浸润。四周及底切缘阴性。术后给予大剂量干扰素冲击治疗 1 月，建议患者小剂量 3 次/周，连续半年。后患者治疗中断，病情快速进展，2018 年 3 月 12 日因咳嗽、头痛不适就诊，检查发现双肺（图 12-136）及脑部转移（图 12-137），患者及家属放弃治疗。

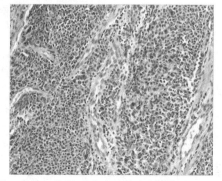

图 12-135 左足跟皮肤恶性黑色素瘤术后病理

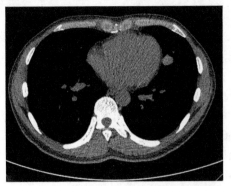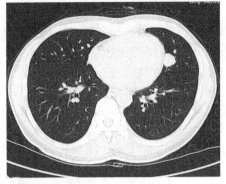

图 12-136　CT 检查发现双肺多发转移

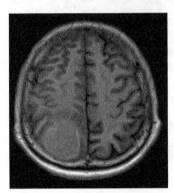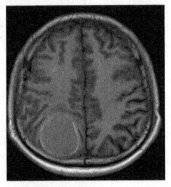

图 12-137　头颅 MRI 检查发现脑转移

第十节　肉瘤典型病例分析

【髋部皮肤鳞状细胞癌手术病例】　阔筋膜张肌皮瓣

患者，男性，79 岁。左髋部肿物 8 年并进行性增大。近半年来反复破溃。血常规、生化及凝血检查未见明显异常。胸部 CT 提示未见肿瘤转移迹象。行咬取活检，病理活检证实为鳞状细胞癌。

既往史：无特殊。

入院查体：神志清，精神可，PS 评分为 0 分，心肺腹未查及明显异常。左髋部可见一菜花状肿物，质韧，活动度差，大小约为 7×8cm，表面破溃，有少量脓性分泌物。

MDT 讨论意见：患者高龄，左髋部肿物缓慢增大，病史较长，体征为外生性菜花状肿物，结合患者病史、体征及病理活检结果，可以明确诊断为右髋部鳞状细胞癌。鳞状细胞癌（squamous cell carcinoma）简称鳞癌，为第 2 个最常见的皮肤恶性肿瘤，起源于皮肤表皮及其附属器（毛囊漏斗、皮脂腺导管、末端汗管）角质形成细胞，好发于头皮、面部、颈和手背等暴露部位。早期即可呈溃疡，常继发于慢性溃疡或慢性窦道开口，或瘢痕部的溃疡经久不愈而癌变。临床可呈菜花状，边缘隆起不规则，底部不平，易出血，常伴感染致恶臭。可有局部浸润及区域淋巴结转移。在下肢者常伴骨髓炎或骨膜炎。本病多发生于平均年龄60岁的老年人，好发部位为颜面、耳部、下唇和手背等曝光部皮肤，亦见于口腔黏膜、唇部、舌部及外阴等部位。早期鳞癌和基癌无明显差别，但鳞癌多继发于原有皮损处，如瘢痕、慢性溃疡、砷剂角化病和 X 射线角化病等。根据 NCCN 指南，皮肤鳞状细胞癌治疗主要以手术广切为主。术后并发症主要为手术切口愈合不良、不愈合，以及术后局部复发等，需向患者及其家属交代。

MDT 讨论后诊疗实施：

1. 经积极准备后于 2018 年 3 月 2 日在全麻下行左髋部皮肤肿瘤广泛切除并转移皮瓣创面修复术，术中将肿物连同周围 2cm 以上的正常组织一并切除（图 12-138，图 12-139）。

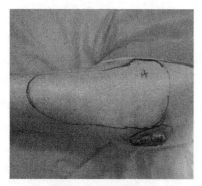

图 12-138　皮瓣设计

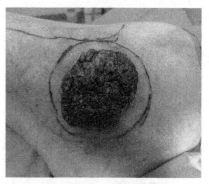

图 12-139　左髋部肿物

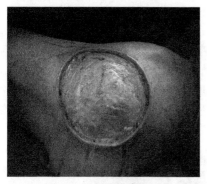

图 12-140　肿物广切后

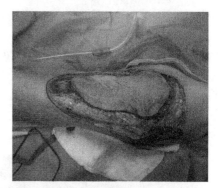

图 12-141　准备皮瓣覆盖

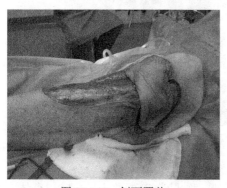

图 12-142　创面覆盖

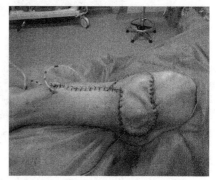

图 12-143　皮瓣缝合修复

2. 由于患者高龄，年龄较大，且肺部无明显转移病灶，故不考虑行化疗，嘱患者密切随访观察。

经验及教训：老年人，双侧髋部皮肤病变，呈菜花状，溃烂出血，多考虑鳞癌可能。手术广泛切除，创面直径＞8cm，多难直接缝合（图 12-140）。切除后创面基底即为骨质，植皮易坏死且不耐磨，所以需行皮瓣转移（图 12-141，图 12-142）。要注意皮瓣切取时的比例宽度，不可太宽，一般超过 8cm 后缝合张力较大，此例患者由于皮瓣切取稍宽，所以切除后供区缝合张力稍大，经皮下游离后缝合（图 12-143）。

前景及展望：阔筋膜张肌皮瓣为稳定型皮瓣，血供恒定少变异，皮瓣切取范围大，覆盖面广，可作为多处缺损的修复皮瓣，且供区可直接缝合，无须植皮，为很好的皮瓣供区。

（一）皮瓣设计

在髂前上棘下 8cm 处标明皮瓣的旋转中心（即血管蒂位置），从旋转中心至皮瓣最远端的距离应稍大于至创面的距离，按照创面大小和形状绘出皮瓣轮廓。在皮瓣前上方连接一个小三角形皮瓣，形成双叶阔筋膜张肌肌皮瓣，以便转移后能较好地闭合供区上部创面。

（二）皮瓣切取

按照设计先做皮瓣远端切口。切开皮肤、皮下组织及阔筋膜，掀起皮瓣远端，在阔筋膜深面由远至近分离皮瓣。沿皮瓣前缘寻找和分离阔筋膜张肌与股直肌间隙，在髂前上棘下 8cm 处可见旋股外侧动脉升支横过该间隙进入肌肉深面，小心保护，勿予损伤。继续向上解剖直至完全游离皮瓣。

（三）皮瓣转移

将整个皮瓣按设计切开并掀起，转移到受区进行缝合。供皮瓣区可直接无张力缝合。

【右股外侧肌纤维肉瘤手术病例】

患者，男性，54 岁。患者主诉 1 年前发现右大腿外侧肿物并进行性增大。在当地医院行手术切除后半年复发，第一次手术诊断为皮下囊肿，未行病理学检查。二次手术后病理提示隆突性皮肤纤维肉瘤。未行后续治疗。近半年来手术区域再次肿胀，且增大明显。血常规、生化及凝血检查未见明显异常。胸部 CT 提示未见肿瘤转移迹象。MRI 检查提示肿瘤位于股外侧肌远端偏后侧，侵及股外侧肌部分及股中间肌部分（图 12-144）。骨扫描未见明显异常。

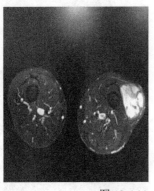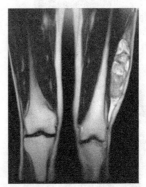

图 12-144　MRI 检查

既往史：无特殊。

入院查体：神志清，精神可，查体合作，回答切题。心肺腹未查及明显异常。查体，右股外侧可触及一大小约为10cm×6cm的肿物，位置较深，质韧，活动度差，皮温不高，无表浅静脉曲张，压痛（−）。

MDT 讨论：该患者为中年男性，右股外侧肿物进行性增大 1 年，切除后半年复发，第一次术后未行病理检查，由手术医生诊断为皮下囊肿。二次术后病理提示隆突性皮肤纤维肉瘤。我院行病理会诊，诊断符合右股外侧纤维肉瘤。近半年来手术区域再次肿胀，增大明显，体征提示肿物位置深在，直径＞5cm，活动度差，质韧，高度怀疑局部复发。结合患者病史、体征、影像及病理会诊结果，可以明确诊断为：纤维肉瘤术后复发。纤维肉瘤为高度恶性软组织肉瘤，治疗为以手术广泛切除为主，辅以化疗等的综合治疗。纤维肉瘤是纤维细胞及其纤维构成的恶性肿瘤，其形态相对单一并具人字形结构，其并不多见（约占所有软组织肉瘤的 10%），可在任何性别及年龄中发病，但一般在 30～70 岁发病率较高，平均发病年龄为 45岁左右，很少在 10 岁前发病，部分为先天性发病者，可继发于烧伤瘢痕，潜伏期长达 30～40 年，亦可继发于放疗区，潜伏期为 4～15 年。纤维肉瘤最常发病的部位为大腿，其次顺序为躯干及其他四肢骨，肢体的远侧部位，包括手部和足部可能是儿童纤维肉瘤的好发部位，但在成人却罕见。肿瘤绝大多数位于浅筋膜的深层，表现为单一的球形肿块，有时呈分叶状，通常生长较快（但并非都很快），可有外伤史，生长速度快慢不一，有时，肿瘤在几周内倍增。穿刺或局部外伤后生长可突然加速，在数周内增倍。某些属于先天性类型的肿瘤在出生时其形体即已相当大，质地较硬，边缘相当清楚，在晚期，可能与骨骼粘连，也可使皮肤溃烂向外呈蘑菇状生长，有时可压迫神经干，但绝大多数病例几乎或完全无疼痛症状（神经干受压者除外）。根据 NCCN 指南，手术切除是纤维肉瘤首选治疗方式，根治性切除或屏障性切除，各方向切缘阴性为手术原则。术后并发症主要为手术切口愈合不良、不愈合，以及术后局部复发、远处转移等，需向患者及其家属交代。根据术前 MRI 提示，手术需切除股前间室外侧半，切除后还需行膝关节动力重建手术，否则会因股四头肌肌力不平衡导致膝关节失稳，影响患者行动。术后还需予以化疗、放疗等综合治疗。

MDT 讨论后诊疗实施：

1. 经积极准备后于全麻下行右股前间室外侧半切除并股二头肌转位动力重建术，术中将肿物连同周围 1cm 以上的正常组织一并切除，并行同侧股二头肌肌瓣转移及膝关节动力重建术（图 12-145～图 12-152）。

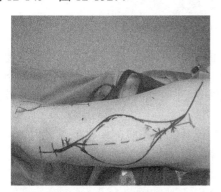

图 12-145　右股外侧术区

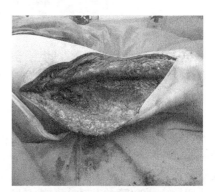

图 12-146　手术广泛切除后

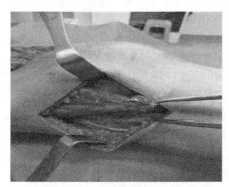

图 12-147　准备股二头肌肌瓣

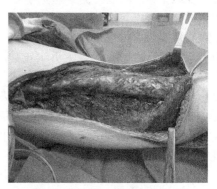

图 12-148　股二头肌肌瓣转移

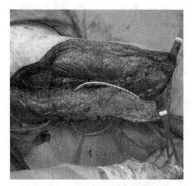

图 12-149　肌瓣转移修复

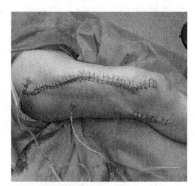

图 12-150　缝合切口

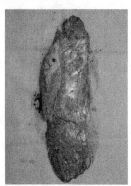

图 12-151　手术后标本 1

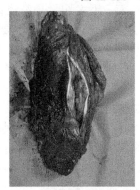

图 12-152　手术后标本 2

2. 根据 NCCN 治疗指南，对组织学分级高的纤维肉瘤患者在广泛切除术后建议行化疗延长生存期，行 6 周期全身化疗，方案同骨肉瘤，并予以保肝、止吐等对症治疗。因纤维肉瘤对放疗不敏感，不建议行局部放疗，除非术中怀疑切缘未达到 R0 或术后病理回报切缘阳性，可酌情给予局部放疗。或术前瘤体巨大者可予以放疗。

经验及教训：肿物位于间室内，可行间室切除。但此肿物位于股前间室外侧半内，侵及部分股外侧肌，在解剖上，股外侧肌在股部远端已与股中间肌无明显界限，若做全间室切除，即股前间室全切除，手术过大，会造成明显下肢功能障碍，所以可以行前间室外侧半切除，并转移股二头肌肌腱重建膝关节动力，维持膝关节平衡。

前景及展望：前间室外侧半切除手术为屏障手术，既可以手术广泛切除肿物又可以最大程度地保留肢体功能，可在临床广泛应用。

【跟腱侵袭性纤维瘤手术病例】

患者，女性，29 岁。患者主诉半年前因"左小腿进行性肿胀"就诊我院，行活检证实为左小腿骨外间叶性软骨肉瘤，因肿物较大，为保肢行左侧腹股沟淋巴结清扫并左下肢区域隔离热灌注化疗术，术后 2 周行左小腿巨大软骨肉瘤切除术，术后病情恢复良好，后局部行放疗，30f，6000cGy。出院后 3 月无明显诱因于左侧跟腱处出现肿物并进行性增大，无静息疼痛，活动后无疼痛。近 1 月来肿物逐渐增大。胸部 CT 提示未见肿瘤转移迹象。

既往史：无特殊。

入院查体：神志清，精神佳，查体合作，回答切题。心肺腹未查及明显异常。查体，左小腿远端跟腱中部可触及一大小约为 3cm×2cm 的肿物，质韧，活动度差，皮温不高，无表浅静脉曲张，压痛（-）。血常规、生化及凝血检查未见明显异常。

MDT 讨论：患者为年轻女性，既往有患肢软骨肉瘤病史，且已行手术切除，现同侧跟腱部位出现肿物，无症状性增大，边界清楚，活动度差，结合既往病史及临床症状，多考虑软骨肉瘤术后复发。手术治疗仍为主要治疗方式。间叶性软骨肉瘤是一种罕见的恶性软骨性肿瘤，多发生于青壮年。大多起源于骨组织，少数起源于软组织。密集的圆形细胞增生，类似于尤文肉瘤、淋巴瘤和血管外皮细胞瘤。细胞为圆形或卵圆形，这些小细胞有血管外皮细胞瘤样或小泡样结构，在组织中有或大或小的软骨岛，这些软骨样区域可无恶性特点，常趋于钙化——骨化。该病持续数月至数年的疼痛、肿胀、肿块及关节僵直是主要临床症状，侵犯骨骼依次为骨盆、股骨、肱骨、椎体、下颌骨及颅骨。偶尔亦有骨膜及骨骼多中心性肿瘤生长的报道。骨骼外组织以脑脊膜、下肢及眼眶的受累为主。该肿瘤的大小不一，外形可呈分叶状，表面有纤维膜包裹。组织学上该肿瘤以透明软骨岛和恶性小细胞互相混合为特征，大多起源于骨组织，少数起源于软组织，为低分化肿瘤，恶性程度高，手术为主要治疗方式。根治性手术切除是治疗间充质软骨肉瘤的主要方法。放疗和（或）化疗是非手术治疗的主要措施，但并无明显肯定的疗效。局部充分的根治性治疗对预防复发和远处转移有重要意义。本例患者既往有软骨肉瘤病史，现同侧跟腱部位出现肿物，且呈进行性增大，临床多考虑肿瘤局部复发，可考虑再次行手术广泛切除，但肿瘤位于跟腱腱性部分，广泛切除后为防止肢体残疾、行走障碍，需行跟腱重建，如何重建跟腱并保持一定功能？可考虑行带线锚钉结合组织补片修复重建术。

MDT 讨论后诊疗实施：

1. 经积极准备后行腰麻下行左足跟腱软组织肿瘤广泛切除并带线锚钉结合组织补片修复重建术，术中见肿瘤组织位于跟腱组织内，触之质韧，于跟腱粘连。遂沿跟骨结节表面切除跟腱远端，向近端牵开，于小腿三头肌腱腹联合处正常组织内切断跟腱，选择 4.5mm 带线锚钉 2 枚，平行拧入跟骨结节固定，近端与残存肌腱组织缝合，调整张力保持足部于中立位，组织补片包裹肌腱及修复材料（图 12-153）。术后病理：左足跟腱复发病灶切除标本，韧带样纤维瘤病，瘤组织浸润周围脂肪及横纹肌组织，另送切缘（−）。

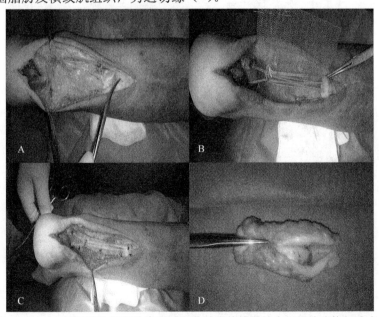

图 12-153　左足跟腱软组织肿瘤广泛切除并带线锚钉结合组织补片修复重建术
A. 跟腱肿瘤切除术后；B. 带线锚钉缝合固定；C. 锚钉结合组织补片固定；D. 切除标本

2. 韧带样纤维瘤病为局部恶性肿瘤，本例患者已行手术广泛切除，但为防止局部复发，经与放疗科沟通，行局部放疗。

经验及教训：对病例考虑欠充分，按照常规思维考虑跟腱部位肿瘤为同源性肿瘤局部复发，实际并不是，为多源性肿瘤，因此二次手术前应再次局部活检，明确诊断。但治疗方式上是正确的，侵袭性纤维瘤手术方式也为广泛切除，与恶性肿瘤手术切除原则一样。放疗已经被证明可以提高局部控制率，使肿瘤获得长期缓解。故而对于肿瘤无法彻底切除，即切缘不理想者，追加放疗可促进肿瘤消退及保持肿瘤稳定。但在预后来说，位于肢体的肿瘤较位于躯干的肿瘤预后差。

前景及展望：跟腱切除术后重建跟腱功能，采用带线锚钉结合组织补片（图 12-154），不失为一种前景可行的办法，而且经过临床实践后发现患者行走功能并未出现明显障碍，步行自如，生活自理。

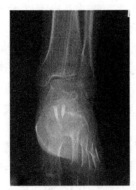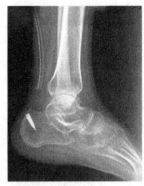

图 12-154 正位 X 片，侧位 X 片

（兰州大学第一医院 袁芳芸 陈 蕊 李 明 席亚明 段 玲 刘小军 付来华
潘东升 宋建民 马 岩 陈小华 王丽娜 王 松 苏洪新 马守成）

参 考 文 献

包兴才，张惠然，1998. 肿瘤急症的诊断与治疗[M]. 北京：人民军医出版社.

车宁，2016. 唑来膦酸的作用机制及临床应用[J]. 首都食品与医药，23（18）：75-76.

陈胜基，冯柳，张大波，等，2016. 消化道穿孔的 X 线、CT 检查的临床影像表现分析[J]. 临床医学工程，23（3）：274-275.

陈万青，孙可欣，张思维，等，2018. 2014 年中国分地区恶性肿瘤发病和死亡分析[J]. 中国肿瘤，27（1）：1-14.

陈卓，蒋常春，唐小川，2012. 紫杉醇不良反应及合理用药探析[J]. 肿瘤药学，2（1）：73-80.

程宇峰，2017. 肺癌所致上腔静脉综合征的外科治疗进展[J]. 心血管外科杂志（电子版），6（2）：180.

崔云鹏，施学东，2018. 脊柱转移瘤治疗进展[J]. 肿瘤防治研究，45（5）：337-342.

代艳伟，张磊，张博，等，2013. 肿瘤合并恶性脊髓压迫症 33 例诊治分析[J]. 中华实用诊断与治疗杂志，27（3）：86-88.

董志伟，谷铣之，2002. 临床肿瘤学[M]. 北京：人民卫生出版社.

杜君，杨益挺，刘艳群，等，2018. 表现为周围神经病和低钠血症的小细胞肺癌 1 例报告[J]. 中风与神经疾病杂志，35（9）：836-837.

冯宁远，1998. 实用放射治疗物理学[M]. 北京：北京医科大学、中国协和医科大学联合出版社.

冯顺乔，2015. 肿瘤溶解综合征的诊治[J]. 中国社区医师，31（23）：7-8，17.

冯长伟，任昌明，张丽，2013. 肿瘤细胞溶解综合征 11 例临床分析[J]. 现代实用医学，25（1）：92-93.

傅相平，李安民，赵明，等，2011. 颅内压增高视神经乳头改变的临床观察[J]. 临床军医杂志，39（1）：67-69.

葛婷雯，崔久嵬，2017. 肿瘤与肿瘤炎症微环境相互促进机制研究进展[J]. 临床检验杂志，35（11）：832-835.

韩睿，林洪生，2013. 高尿酸血症与恶性肿瘤的关系与治疗概述[J]. 中国医药导报，10（27）：37-38，42.

韩文先，2017. 以低钠血症为首发症状的肺癌[J]. 世界最新医学信息文摘，17（5）：121.

何振辉，2004. 肿瘤血管生成机制与抗肿瘤血管生成[J]. 国外医学. 临床生物化学与检验学分册，（1）：20-22.

胡华成，过中方，1984. 恶性肿瘤的心脏转移[J]. 国外医学（肿瘤学分册），（3）：151-153.

胡立宽，魏奉才，2002. 头颈部肿瘤放射治疗学[M]. 上海第二军医大学出版社.

胡汪来，吴缅，2017. p53 在肿瘤发生过程中的功能研究及进展[J]. 中国科学，47（1）：52-58.

胡逸民，1999. 肿瘤放射物理学[M]. 北京：原子能出版社.

黄寅，2016. 肿瘤溶解综合征的护理体会[J]. 世界最新医学信息文摘（电子版），16（46）：263.

康成兰，2014. 恶性血液病并发高乳酸血症 84 例临床分析[D]. 长春：吉林大学.

李爱丽，李会媛，于挺敏，2008. 脊髓压迫症的临床诊治[J]. 中国社区医师：医学专业，（10）：7.

李金山，郑卫星，王艳君，2016. 椎体转移瘤引起脊髓压迫症治疗分析[J]. 世界最新医学信息文摘（电子版），16（88）：182.

李娟，石锐，余萍，2010. 恶性脊髓压迫症的治疗策略[J]. 华西医学，25（12）：2286-2290.

李佩文，赵建成，1995. 恶性肿瘤并发症实用疗法[M]. 北京：中国中医药出版社.

李启松，崔玉宝，2015. 炎症促进肿瘤发生发展的研究进展[J]. 医学综述，21（16）：44-46.

李想，2019. 肿瘤免疫中的"猫鼠游戏"——浅析 2018 年诺贝尔生理学或医学奖的发现[J]. 生物学杂志，36（1）：7-10.

李旭，胡雪晴，张子瑾，等，2016. 肺癌合并中重度低钠血症的预后分析[J]. 中华肿瘤防治杂志，23（10）：672-676.

李晔雄，2018. 肿瘤放射治疗学[M]. 北京：中国协和医科大学出版社.

李银英，邱磊，王淑亮，2017. 抗利尿激素分泌失调综合征临床研究现状[J]. 继续医学教育，31（6）：84-86.

林桐榆，于世英，焦顺昌，2016. 恶性肿瘤靶向治疗[M]. 北京：人民卫生出版社.

林珍，常花蕾，吴小枫，等，2017. 羟基脲致肿瘤溶解综合征、骨髓抑制 1 例[J]. 药物流行病学杂志，26（7）：71-73.

刘基巍，王阿曼，2016. 小细胞肺癌相关的常见副瘤综合征[J]. 大连医科大学学报，38（2）：105-108.

刘亭亭，柴荣飞，郑兆娣，等，2018. SIRT1 介导的 K-Ras、FoxOs 和 DLC1 的表达及翻译后修饰调控癌细胞的增殖和凋亡[J]. 生命科学，30（1）：74-81.

刘雪梅，1999. 颅内肿瘤并发颅内压增高症的观察与护理[J]. 广西医学，（6）：1291-1292.

刘耀升，何其臻，刘蜀彬，等，2016. 脊柱转移瘤脊髓压迫症的治疗进展[J]. 中国骨伤，00（1）：94-98.

刘悦欣, 王联群, 刘玉洁, 2011. 原发性心脏肿瘤破裂致心包填塞抢救成功一例[J]. 中华老年心脑血管病杂志, 13（4）: 375.

陆健, 2017. 125I 放射性粒子组织间近距离放射治疗转移瘤硬膜外脊髓压迫症的研究[C]//中国中西医结合学会医学影像专业委员会. 第十五次全国学术大会暨上海市中西医结合学会医学影像专业委员会 2017 年学术年会暨医学影像新技术的临床应用国家级继续教育学习班资料汇编.

陆健, 张丽云, 王忠敏, 等, 2015. 组织间近距离 I 放射性粒子治疗转移瘤硬膜外脊髓压迫症 16 例[J]. 介入放射学杂志, 24（8）: 693-697.

罗斌, 田建辉, 刘嘉湘, 2015.循环肿瘤细胞免疫逃逸的研究进展[J].中华肿瘤防治杂志, 22（23）: 1856-1860.

罗森春, 2017. 多层螺旋 CT 与腹部平片在胃肠道穿孔诊断中的临床价值[J]. 医疗装备, 30（8）: 158-159.

明昊, 代小微, 包毅刚, 等, 2018. 高钙血症型卵巢小细胞癌的研究进展[J]. 中国实验诊断学, 22（3）: 555-557.

欧洁, 王顺超, 吴红艳, 2018. 肿瘤血管生成拟态形成的机制[J].中国组织化学与细胞化学杂志, 27（5）: 87-91.

彭志敏, 2018. 上腔静脉综合征的诊治[J]. 中国城乡企业卫生, 33（3）: 65-67.

齐少春, 项葆, 段陶丽, 等, 2018. 上腔静脉阻塞综合征介入治疗的护理[J]. 世界最新医学信息文摘, 18（53）: 234-235.

钱小红, 2018. 肺癌合并上腔静脉综合征的治疗新进展与护理[J]. 实用临床护理学电子杂志, 3（39）: 77+79.

申文江, 王绿化, 2001. 放射治疗损伤[M]. 北京: 中国医药科技出版社.

沈瑜, 糜福顺, 2002. 肿瘤放射生物学[M]. 北京: 中国医药科技出版社.

施银, 冯晓兰, 谢李芬, 等, 2018. PI3K/AKT 信号通路在肿瘤中的研究进展[J].生命的化学, 38（3）: 421-426.

孙燕, 周际昌, 2004. 临床肿瘤内科手册[M]. 4 版. 北京: 人民卫生出版社.

孙燕, 2004. 肿瘤药物治疗百年回顾与展望[J]. 中华肿瘤杂志, 26（11）: 701-703.

孙燕, 石远凯, 2007. 临床肿瘤内科手册[M]. 5 版.北京: 人民卫生出版社.

孙玉萍, 2009. 常见肿瘤急症及其处理[A]. 德州: 山东省第四届"CSCO—— 山东"首届肿瘤化疗学习班汇编[C].

汤钊猷, 1993. 现代肿瘤学[M]. 上海: 上海医科大学出版社.

汤小玲, 马建秀, 钟建斌, 等, 2016. 抑癌基因 RB-蛋白与肿瘤相关的研究进展[J]. 中国医院药学杂志, 36（21）: 1931-1935.

唐琪, 布文奂, 王丹丹, 等, 2015. 自噬与凋亡的相互作用及其对肿瘤发展过程影响的研究进展[J]. 吉林大学学报（医学版）, 00（6）: 1303-1306.

唐亚尼, 孙洋, 叶茂, 2015. 炎症反应促进肿瘤的侵袭和转移的研究进展[J]. 生命科学研究, 19（2）: 160-164.

田云鹏, 赵鹏伟, 任明姬, 2013. P53 基因与肿瘤的研究进展[J]. 疾病监测与控制, 7（12）: 740-741, 736.

王参智, 罗林, 2012. 非颅内占位病变性肿瘤病人颅内压增高的原因及治疗探讨[J]. 云南医药, 33（6）: 560-562.

王凤岚, 冯万周, 2015. 肿瘤性高钙血症患者血浆离子钙及总钙检测的诊断意义[J]. 医学综述, 21（5）: 881-883.

王会刚, 1998. 脑肿瘤与颅内压增高[J]. 中国农村医学, （11）: 16-17.

王景东, 刘耀升, 刘蜀彬, 2011. 转移瘤硬膜外脊髓压迫症运动功能障碍与影像学及临床特征相关性分析[J]. 中国骨伤, 24（11）: 943-947.

王骏飞, 柴慈婧, 李罡, 等, 2012. 吡拉西坦和甘露醇治疗颅内肿瘤术后颅内压增高的临床观察[J]. 中国肿瘤临床与康复, 19（4）: 77-78.

王莲子, 李涛, 徐恩君, 等, 2016. 肿瘤细胞凋亡研究进展[A]//第十一届全国免疫学学术大会摘要汇编[C].

王梦迪, 李静, 田文艳, 等, 2017. 以颅内压增高为主要表现的 2 例肺癌病例报告[J]. 中国实用神经疾病杂志, 20（9）: 142-144.

王向鹏, 左百乐, 王冠玉, 等, 2019. 嵌合抗原受体修饰 T 细胞治疗实体肿瘤的研究现状[J]. 新乡医学院学报, 36（2）: 101-105.

王玉梅, 2010. 紫杉醇致过敏反应的分析及预防[J]. 工企医刊, 23（3）: 72-73.

魏智民, 孙玉发, 李刚, 等, 2018. 癌症相关性炎症与肿瘤微环境相关研究进展[J]. 中国肿瘤临床, 45（21）: 45-49.

肖燕, 王欢, 王淑敏, 等, 2017. 肺癌并发抗利尿激素不适当分泌综合征 2 例报告及文献复习[J]. 吉林大学学报: 医学版, 43（3）: 643-645.

熊正平, 2004. 血管生成的调控[J]. 国外医学. 临床放射学分册, （1）: 61-64.

徐云峰, 刘松坚, 2014. Bcl-2 家族的研究进展[J]. 中国疗养医学, 23（10）: 884-886.

许林, 2018. 恶性胸腺瘤侵犯上腔静脉的外科治疗[J]. 中国肺癌杂志, 21（4）: 265-268.

许书添, 李世军, 2018. 乳酸酸中毒的诊断和治疗[J]. 肾脏病与透析肾移植杂志, 27（1）: 79-83.

严旭亮，王蕾，李红娟，2018. 抗肿瘤药的药品不良反应及防治措施[J]. 中国医院用药评价与分析，18（7）：146-149.

杨晓宇，苏秀兰，2018. 炎症与肿瘤微环境在肿瘤发生中的作用[J]. 医学研究杂志，47（6）：6-10.

杨阳，陈公琰，2016. 肿瘤溶解综合征[J]. 肿瘤代谢与营养电子杂志，3（2）：88-90.

杨玉鹏，陈曦，张志勇，2018. 帕米磷酸二钠治疗恶性肿瘤骨转移高钙血症的价值[J]. 中国现代药物应用，12（17）：10-11.

杨跃梅，张伯彦，黎燕，等，2014. 靶向抗肿瘤抗体-药物偶联物研究进展[J]. 国际药学研究杂志，41（1）：45-50.

杨长良，张爽，柳菁菁，等，2018. 新型免疫检查点——恶性肿瘤免疫治疗研究进展[J]. 肿瘤防治研究，45（12）：1027-1035.

叶启翔，王嘉怡，2017. 肿瘤溶解综合征在儿童恶性肿瘤的诊治进展[J]. 中国小儿血液与肿瘤杂志，22（5）：59-62.

殷蔚伯，谷铣之，2002. 肿瘤放射治疗学[M]. 3 版. 北京：中国协和医科大学出版社.

银正民，2000. 临床肿瘤急症学[M]. 北京：人民卫生出版社.

于金明，殷蔚伯，李宝生，2004. 肿瘤精确放射治疗学[M]. 济南：山东科学技术出版社.

余永晟，李金，黄海，等，2016. 坏死性凋亡在恶性肿瘤中的研究进展[J]. 岭南现代临床外科，16（1）：111-114.

张丹英，周俊，2011. 恶性心包积液并发心包填塞的救治[J]. 现代中西医结合杂志，20（10）：1200-1201.

张建，2006. 脊髓压迫症[J]. 中国实用儿科杂志，（8）：565-567.

张丽，2016. 抗肿瘤药物的不良反应[J]. 世界最新医学信息文摘，16（31）：106.

张宁芳，高鹏飞，成志敏，等，2018.Wnt 信号通路对细胞增殖的调控[J]. 生命科学，30（5）：551-558.

张宇，王林，2015. 低钠血症研究进展[J]. 中华老年病研究电子杂志，0（2）：32-39.

张跃平，2018. 高钙血症的病因、诊断及治疗[J]. 现代医学与健康研究电子杂志，2（14）：200-201.

张震，张毅，2019. 记忆性 T 细胞在肿瘤免疫治疗中的研究进展[J]. 中国免疫学杂志，35（3）：7-12.

赵巴根那，董华，董清平，2012. 纳米中药对急性痛风性关节炎 IL−1β、IL−6，IL−8 影响的实验研究[J]. 中医药信息，29（1）：117-119.

赵丽杰，吴红杰，2018. 抗肿瘤药紫杉醇的不良反应及临床合理用药分析[J]. 中国医药指南，16（9）：148-149.

赵玲，刘士新，何若吉，2004. 恶性肿瘤所致脊髓压迫症的放射治疗[J]. 实用肿瘤学杂志，（4）：295-296.

郑鹏，杨卫，张文青，2011. 乳酸中毒 12 例临床分析[A]//中华医学会第五次全国重症医学大会论文汇编[C].

郑荣寿，孙可欣，张思维等，2019.2015 年中国恶性肿瘤流行情况分析[J]. 中华肿瘤杂志，41：19-28.

郑文，朱军，勇威本，等，2007. 非霍奇金淋巴瘤伴胃肠道穿孔 8 例报告[J]. 实用癌症杂志，（5）：503-505.

周斌，张毅，2017. 慢性炎症微环境与肿瘤[J]. 临床检验杂志，35（11）：840-843.

Abiko K，Matsumura N，Hamanishi J，et al，2015. IFN-γ from lymphocytes induces PD-L1 expression and promotes progression of ovarian Cancer[J]. British Journal of Cancer，112（9）：1501-1509.

Amiri F S，2015. Concurrent acute spontaneous tumor lysis syndrome complicated with multiple organ failure in a patient with pre-existing undiagnosed lung cancer[J]. CEN Case Reports，4（2）：233-237.

Angle J F，Nemcek A A Jr，Cohen A M, et al，2008.Quality improvement guidelines for preventing wrong site，wrong procedure，and wrong person errors：application of the joint commission "Universal Protocol for Preventing Wrong Site，Wrong Procedure，Wrong Person Surgery" to the practice of interventional radiology[J]. Journal of Vascular and Interventional Radiology，19（8）：1145-1151.

Antoniou D，Soutis M，Christopoulos-Geroulanos G，2010. Anastomotic strictures following esophageal atresia repair：a 20-year experience with endoscopic balloon dilatation[J]. Journal of Pediatric Gastroenterology and Nutrition，51（4）：464-467.

Artandi S E，DePinho R A，2010. Telomeres and telomerase in cancer[J]. Carcinogenesis，31（1）：9-18.

Batihan G，Usluer O，Kaya SO，2018. Rare cause of superior vena cava syndrome：a giant bulla[J]. BMJ Case Reports CP，11（1）：bcr-2018-226477.

Bauman M，Krause M，Hill R，2008. Exploring the role of cancer stemcells in radioresistance[J]. Nat Rev Cancer，8（7）：545-554.

Bertuch A A，Lundblad V，2006. The maintenance and masking of chromosome termini[J]. Curr Opin Cell Biol，18（3）：247-253.

Bhatt A P，Redinbo M R，Bultman S J，2017. The role of the microbiome in cancer development and therapy[J]. CA：A Cancer Journal for Clinicians，67（4）：326-344.

Blasco M A，2005. Telomeres and human disease：ageing，cancer and beyond[J]. Nat Rev Genet，6（8）：611-622.

Boffetta P，Nordenvall C，Nyrén O，et al，2009. A prospective study of gout and cancer[J]. European Journal of Cancer Prevention，18（2）：127-132.

Boškoski I，Tringali A，Familiari P，et al，2010. Self-expandable metallic stents for malignant gastric outlet obstruction[J]. Advances in Therapy，27（10）：691-703.

Bruix J，Sherman M，2005. AASLD practice guideline：management of hepatocellular carcinoma[J]. Hepatology，42：1208-1236.

Buchbinder E I，Desai A，2016. CTLA-4 and PD-1 pathways：similarities，differences，and implications of their inhibition[J]. American Journal of Clinical Oncology，39（1）：98-106.

Bulliard Y，Jolicoeur R，Zhang J，et al，2014. OX40 engagement depletes intratumoral Tregs via activating FcγRs，leading to antitumor efficacy[J]. Immunology and Cell Biology，92（6）：475-480.

Bullman S，Pedamallu C S，Sicinska E，et al，2017. Analysis of Fusobacterium persistence and antibiotic response in colorectal cancer[J]. Science，358（6369）：1443-1448.

Carbone D P，Reck M，Paz-Ares L，et al，2017. First-line nivolumab in stage Ⅳ or recurrent non–small-cell lung cancer[J]. New England Journal of Medicine，376（25）：2415-2426.

Carrano A V，1973. Chromosome aberrations and radiation-induced cell death：Ⅱ. Predicted and observed cell survival[J]. Mutat Res，17（3）：355-366.

Caturelli E，Pompili M，Bartolucci F，et al，2001. Hemangioma-like lesions in chronic liver disease：diagnostic evaluation in patients[J]. Radiology，220：337-342.

Cavallaro U，Christoforin G，2004.Cell adhesion and signalling by cadherins and Ig-CAMs in cancer[J]. Nat Rev Cancer，4（2）：118-132.

Chak A，Singh R，Linden P A，2011. Covered stents for the treatment of life-threatening cervical esophageal anastomotic leaks[J]. The Journal of Thoracic and Cardiovascular Surgery，141（3）：843-844.

Chak A，Singh R，Linden P，2011. Covered stents for the treatment of life-threatening cervical esophageal anastomotic leaks. J Thorac Cardiovasc Surg，141：843.

Chambers A F，Groom A C，MacDonald I C，2002.Dissemination and growth of cancer cells in metastatic sites[J]. Nat Rev Cancer，2（8）：563-572.

Chen W，Sun K，Zheng R，et al，2018. Cancer incidence and mortality in China，2014. [J]. Chinese Journal of Cancer Research，30（1）：1-12.

Chester C，Chang S，Kurland J F，et al，2014. Biomarker characterization using mass cytometry in a phase 1 trial of urelumab（BMS-663513）in subjects with advanced solid tumors and relapsed/refractory B-cell non-Hodgkin lymphoma[J]. 3017.

Chin C G，Yeh J S，Lin Y K，et al，2017. Superior vena cava syndrome complicated with acute pulmonary thromboembolism in a patient with lung cancer[J]. Journal of Cardiology Cases，17（1）：9-11.

Christofori G，2006.New signals from the invasive front[J]. Nature，441（7092）：444-450.

Coiffier B，2010. Acute tumor lysis syndrome-a rare complication in the treatment of solid tumors[J]. Oncology Research and Treatment，33（10）：498-499.

Collins K，2006. The biogenesis and regulation of telomerase holoenzymes[J]. Nat Rev Mol Cell Biol，7（7）：484-494.

Colombo M，2009. Screening and diagnosis of hepatocellular carcinoma[J]. Liver International，29：143-147.

Cornforth M N，Bedford J S，1983. X-ray——induced breakage and rejoining of human interphase chromosomes[J]. Science，222（4628）：1141-1143.

Cornforth M N，Bedford J S，1987. A quantitative comparison of potentially lethal damage repair and the rejoining of interphase chromosome breaks in low passage normal human fibroblasts[J]. Radiat Res，111（3）：385-405.

Davidson M B，Thakkar S，Hix J K，et al，2004. Pathophysiology，clinical consequences，and treatment of tumor lysis syndrome[J]. The American Journal of Medicine，116（8）：546-554.

De Potter B，Huyskens J，Hiddinga B，et al，2018. Imaging of urgencies and emergencies in the lung cancer patient[J]. Insights into Imaging，9（4）：463-476.

De Ruysscher D, Dingemans A C, Praag J, et al, 2018. Prophylactic cranial irradiation versus observation in radically treated stage III non-small-cell lung cancer: A randomized phase III NVALT-11/DLCRG-02 study[J]. Journal of Clinical Oncology, 36 (23): 2366-2377.

Dembo A J, 1985. Abdominopelvic radiotherapy in ovarian cancer. A 10-year experience[J]. Cancer, 55 (S9): 2285-2290.

Derré L, Rivals J P, Jandus C, et al, 2010. BTLA mediates inhibition of human tumor-specific CD8+ T cells that can be partially reversed by vaccination[J]. The Journal of Clinical Investigation, 120 (1): 157-167.

Diehn M, Cho R W, Clarke M F, 2009. Therapeutic implications of the cancer stem cell hypothesis[J]. Semin Radiat Oncol, 19 (2): 78-86.

Ding G X, Coffey C W, 2009. Radiation dose from kilovoltage cone beam computed tomography in an image-guided radiotherapy procedure[J]. International Journal of Radiation Oncology, Biology, Physics, 73 (2): 610-617.

Dupuy D E, Shulman M, 2010. Current status of thermal ablation treatments for lung malignancies[J]. Seminars in Interventional Radiology, 27 (3): 268-275.

Dupuy D E, Shulman M, 2010. Current status of thermal ablation treatments for lung malignancies. Semin Intervent Radiol, 27: 268.

Erinjeri J P, Clark T W, 2010. Cryoablation: mechanism of action and devices[J]. Journal of Vascular and Interventional Radiology, 21 (8 Suppl): S187-S191.

Erinjeri J P, Clark T W, 2010. Cryoablation: mechanism of action and devices. J Vasc Interv Radiol, 21: S187.

Evans H J, 1962. Chromosome aberrations induced by ionizing radiations[J] International Review of Cytology, 13: 221-321.

Fan X, Quezada S A, Sepulveda M A, et al, 2014. Engagement of the ICOS pathway markedly enhances efficacy of CTLA-4 blockade in cancer immunotherapy[J]. Journal of Experimental Medicine, 211 (4): 715-725.

Feng Y, Jiang T, Wang L, 2014. Hyperuricemia and acute kidney injury secondary to spontaneous tumor lysis syndrome in low risk myelodysplastic syndrome[J]. BMC Nephrology, 15 (1): 164.

Ferrucci P F, Gandini S, Cocorocchio E, et al, 2017. Baseline relative eosinophil count as a predictive biomarker for ipilimumab treatment in advanced melanoma[J]. Oncotarget, 8 (45): 79809-79815.

Fidler I J, 2003. The pathogenesis of cancer metastasis: the'seed and soil'hypothesis revisited[J]. Nat Rev Cancer, 3 (6): 453-458.

Fielding L, 2006. Current imaging strategies of primary and secondary neoplasms of the liver[J]. Semin Interv Radiol, 23: 3-12.

Fodde R, Brabletz T, 2007. Wnt/β-catenin signaling in cancer stemness and malignant behavior[J]. Current Opinion in Cell Biology, 19 (2): 150-158.

Funakoshi T, Latif A, Galsky M D, 2014. Safety and efficacy of addition of VEGFR and EGFR-family oral small-molecule tyrosine kinase inhibitors to cytotoxic chemotherapy in solid cancers: a systematic review and meta-analysis of randomized controlled trials[J]. Cancer Treat Rev, 40 (5): 636-647.

Fyles A W, Dembo A J, Bush R S, et al, 1992. Analysis of complications in patients treated with abdominopelvic radiation therapy for ovarian carcinoma[J]. International Journal of Radiation Oncology, Biology, Physics, 22 (5): 847-851.

Gao J, Shi L Z, Zhao H, et al, 2016. Loss of IFN-γ pathway genes in tumor cells as a mechanism of resistance to anti-CTLA-4 therapy[J].Cell, 167 (2): 397-404.

Garin E, Rolland Y, Boucher E, et al, 2010. First experience of hepatic radioembolization using microspheres labelled with yttrium-90 (TheraSphere): practical aspects concerning its implementation[J]. European Journal of Nuclear Medicine and Molecular Imaging, 37 (3): 453-461.

Garin E, Rolland Y, Boucher E, et al, 2010. First experience of hepatic radioembolization using microspheres labeled with yttrium-90 (TheraSphere): practical aspects concerning its implementation. Eur J Nucl Med Mol Imaging, 37: 453.

Geard C R, 1982. Effects of radiation on chromosomes. [A]//Pizzarello D. Radiation Biology. Boca Raton: CRC Press: 83-109.

Gertler F, Condeelis J, 2011. Metastasis: tumor cells becoming MENAcing. Trends Cell Biol, 21 (2): 81-90.

Gross G, Waks T, Eshhar Z, 1989. Expression of immunoglobulin-T-cell receptor chimeric molecules as functional receptors with antibody-type specificity[J]. Proceedings of the National Academy of Sciences, 86 (24): 10024-10028.

Haas B, Chittams J L, Trerotola S O, 2010. Large-bore tunneled central venous catheter insertion in patients with coagulopathy[J]. Journal of Vascular and Interventional Radiology, 21 (2): 212-217.

Haas B，Chittams J L，Trerotola S O，2010. Large-bore tunneled central venous catheter insertion in patients with coagulopathy. J Vasc Interv Radiol，21：212.

Hanahan D，Weinberg R A，2000. The Hallmarks of Cancer[J]. Cell，100（1）：50-70.

Hanahan D，Weinberg R A，2011. Hallmarks of cancer：the next generation[J]. Cell，144（5）：646-674.

Hans E C，Dudley R M，Watson A T，et al，2018. Long-term outcome following surgical and radiation treatment of vertebral angiomatosis in a cat[J]. Journal of the American Veterinary Medical Association，253（12）：1604-1609.

Higdon M L，Atkinson C J，Lawrence K V，2018.Oncologic Emergencies：Recognition and Initial Management[J]. American Family Physician，97（11）：741-748.

Hong K，Georgiades C，2010. Radiofrequency ablation：mechanism of action and devices[J]. Journal of Vascular and Interventional Radiology，21（8 Suppl）：S179-S186.

Hong K，Georgiades C，2010. Radiofrequency ablation：mechanism of action and devices. J Vasc Interv Radiol，21：S179.

Hwang G J，Kim M J，Yoo H S，et al，1997. Nodular hepatocellular carcinomas：detection with arterial-，portal-，and delayed phase images at spiral CT[J]. Radiology，202：383-388.

Iiina O，Friedl P，2009. Mechanisms of collective cell migration at a glance[J]. Cell Sci，122（Pt18）：3203-3208.

Jackson S P，Jeggo P A，1995. DNA double-strand break repair and V（D）J recombination：involvement of DNA-PK[J]. Trends in Biochemical Sciences，20（10）：412-415.

Jemal A，Bray F，Center M M，et al，2011. Global cancer statistics 2011[J]. CA Cancer J Clin，61：69.

Kalra M，Sen I，Gloviczki P，2018. Endovenous and Operative Treatment of Superior Vena Cava Syndrome[J]. Surgical Clinics，98（2）：321-335.

Kamphorst A O，Pillai R N，Yang S，et al，2017. Proliferation of PD-1＋ CD8 T cells in peripheral blood after PD-1–targeted therapy in lung cancer patients[J]. Proceedings of the National Academy of Sciences，114（19）：4993-4998.

Kang C W，Dutta A，Chang L Y，et al，2015.Apoptosis of tumor infiltrating effector TIM-3＋ CD8＋ T cells in colon cancer[J]. Scientific Reports，5：15659.

Katzberg R W，Newhouse J H，2010. Intravenous contrast medium-induced nephrotoxicity：is the medical risk really as great as we have come to believe?[J]. Radiology，256（1）：21-28.

Katzberg R W，Newhouse J H，2010. Intravenous contrast medium induced nephrotoxicity：is the medical risk really as great as we have come to believe. Radiology，256：21.

Kim Y J，Kim J H，Kim K，et al，2019. The feasibility of spinal stereotactic radiosurgery for spinal metastasis with epidural cord compression[J]. Cancer Research and Treatment，51（4）：1324-1335.

Kishton R J，Sukumar M，Restifo N P，2017. Metabolic regulation of T cell longevity and function in tumor immunotherapy[J]. Cell Metabolism，26（1）：94-109.

Kobayashi T，Kuwai T，Yamamoto S，et al，2012. Acute tumor lysis syndrome in the setting of advanced gastric cancer[J]. Nihon Shokakibyo Gakkai Zasshi＝The Japanese Journal of Gastro-nterology，109（8）：1372-1378.

Kolonel L N，Yoshizawa C，Nomura A M，et al，1994. Relationship of serum uric acid to cancer occurrence in a prospective male cohort[J]. Cancer Epidemiology and Prevention Biomarkers，3（3）：225-228.

Kooby D A，Egnatashvili V，Srinivasan S，et al，2010. Comparison of yttrium-90 radioembolization and transcatheter arterial chemoembolization for the treatment of unresectable hepatocellular carcinoma[J]. J Vasc Interv Radiol，21：224-230.

Koyama S，Akbay E A，Li Y Y，et al，2016. Adaptive resistance to therapeutic PD-1 blockade is associated with upregulation of alternative immune checkpoints[J]. Nature Communications，7：10501.

Kranz P G，Amrhein T J，2019. Imaging approach to myelopathy：Acute，Subacute，and Chronic[J]. Radiologic Clinics，57（2）：257-279.

Lieber S，Reinartz S，Raifer H，et al，2018. Prognosis of ovarian cancer is associated with effector memory CD8＋ T cell accumulation in ascites，CXCL9 levels and activation-triggered signal transduction in T cells[J]. Oncoimmunology，7（5）：e1424672.

Liu S, Zhou X, Song A, et al, 2019. Surgical management of spinal metastases of thymic carcinoma: a case report and literature review[J]. Medicine, 98 (3): e14198.

Llovet J M, Bru C, Bruix J, 1999. Prognosis of hepatocellular carcinoma: the BCLC staging classification[J]. Semin Liver Dis, 19: 329-338.

Lu J, Huang W, Wang Z, et al, 2018. The safety and efficacy of interstitial 125I seed implantation brachytherapy for metastatic epidural spinal cord compression[J]. Journal of Cancer Research and Therapeutics, 14 (7): 1549-1555.

Lu X, Kang Y, 2010. Hypoxia and hypoxia-inducible factors: master regulators of metastasis[J]. Clin Cancer Res, 16 (24): 5928-5935.

Lubner M G, Brace C L, Hinshaw J L, et al, 2010. Microwave tumor ablation: mechanism of action, clinical results, and devices[J]. Journal of Vascular and Interventional Radiology, 21 (8Suppl): S192-S203.

Lubner M G, Brace C L, Hinshaw J L, et al, 2010. Microwave tumor ablation: mechanisms of action, clinical results, and devices. J Vasc Interv Radiol, 21: S192.

Marcy P Y, Bondiau P Y, Brunner P, 2005. Percutaneous treatment in patients presenting with malignant cardiac tamponade[J]. European Radiology, 15 (9): 2000-2009.

Mathews T, Bring R, Khan A, et al, 2019. A stepwise diagnostic approach to superior vena cava syndrome[J]. European Heart Journal-Cardiovascular Imaging, 20 (3): 367.

Matson V, Fessler J, Bao R, et al, 2018. The commensal microbiome is associated with anti–PD-1 efficacy in metastatic melanoma patients[J]. Science, 359 (6371): 104-108.

Maybody M, 2010. An overview of image-guided percutaneous ablation of renal tumors[J]. Seminars in Interventional Radiology, 27 (3): 261-267.

Maybody M, 2010. An overview of image-guided percutaneous ablation of renal tumors. Semin Interv Radiol, 27: 261.

McCurdy M T, Shanholtz C B, 2012. Oncologic emergencies[J]. Critical Care Medicine, 40 (7): 2212-2222.

Melosky B, 2014. Review of EGFR TKIs in metastatic NSCLC, including ongoing trials[J]. Front Oncol, 4: 244.

Morgan R A, Yang J C, Kitano M, et al, 2010. Case report of a serious adverse event following the administration of T cells transduced with a chimeric antigen receptor recognizing ERBB2[J]. Molecular Therapy, 18 (4): 843-851.

Nagai Y, Inamine M, Hirakawa M, et al, 2007. Postoperative whole abdominal radiotherapy in clear cell adenocarcinoma of the ovary[J]. Gynecologic Oncology, 107 (3): 469-473.

Nagpal S, Riess J, Wakelee H, 2012. Treatment of leptomeningeal spread of NSCLC: a continuing challenge[J]. Current Treatment Options in Oncology, 13 (4): 491-504.

Nanda R, Chow L Q, Dees E C, et al, 2016. Pembrolizumab in patients with advanced triple-negative breast cancer: phase Ib KEYNOTE-012 study[J]. Journal of Clinical Oncology, 34 (21): 2460-2467.

Nieder C, 2019. Patients with metastatic spinal cord compression profit from rapid multidisciplinary diagnostics and treatment[J]. Strahlentherapie und Onkologie, 195 (4): 367-368.

Oida T, Mimatsu K, Kano H, et al, 2010. Pericardiocentesis with cisplatin for malignant pericardial effusion and tamponade[J]. World Journal of Gastroenterology, 16 (6): 740-744.

Parkin D M, Bray F, Ferlay J, et al, 2005. Global cancer statistics, 2002[J]. CA Cancer J Clin, 55: 74.

Paulsen E E, Kilvaer T, Khanehkenari M R, et al, 2015. CD45RO＋ Memory T Lymphocytes—a Candidate Marker for TNM-Immunoscore in Squamous Non–Small Cell Lung Cancer[J]. Neoplasia, 17 (11): 839-848.

Perry L J, Stokes K R, Lewis W D, et al, 1995. Biliary intervention by means of percutaneous puncture of the antecolic jejunal loop[J]. Radiology, 195 (1): 163-167.

Perry L, Stokes K, Lewis W, et al, 1995. Biliary intervention by means of percutaneous puncture of the antecolic jejunal loop. Radiology, 195: 163.

Peterson M S, Baron R L, 2001. Radiologic diagnosis of hepatocellular carcinoma[J]. Clin Liver Dis, 5: 123-144.

Petersson B，Trell E，Henningsen N C，et al，1984. Risk factors for premature death in middle aged men[J]. Br Med J（Clin Res Ed），288（6426）：1264-1268.

Piskac P，Wasiková S，Hnízdil L，et al，2010. Buried bumper syndrome（BBS）as a complication of percutaneous endoscopic gastrostomy[J]. Rozhledy v Chirurgii：Mesicnik Ceskoslovenske Chirurgicke Spolecnosti，89（5）：298-299.

Piskac P，Wasikovc Surgeazdil L，et al，2010. Buried bumper syndrome (BBS) as a complication of percutaneous endoscopic gastrostomy. Rozhl Chir，89：298.

Pollard J W，2004. Tumour-educated macrophages promote tumour progression and metastasis[J]. Nat Rev Cancer，4（1）：71-78.

Pollizzi K N，Powell J D，2014. Integrating canonical and metabolic signalling programmes in the regulation of T cell responses[J]. Nature Reviews Immunology，14（7）：435-446.

Porter D L，Levine B L，Kalos M，et al，2011. Chimeric antigen receptor–modified T cells in chronic lymphoid leukemia[J]. New England Journal of Medicine，365（8）：725-733.

Practice Guideline for Interventional Clinical Practice. American College of Radiology；American Society of Interventional and Therapeutic Neuroradiology；Society of Interventional Radiology. J Vasc Interv Radiol. 2005；16：149.

Reck M，Rodríguez-Abreu D，Robinson A G，et al，2016. Pembrolizumab versus chemotherapy for PD-L1–positive non–small-cell lung cancer[J]. New England Journal of Medicine，375（19）：1823-1833.

Reinfuss M，Kojs Z，Skolyszewski J，1993. External beam radiotherapy in the management of ovarian carcinoma[J]. Radiotherapy and Oncology，26（1）：26-32.

Ritchie M，Tchistiakova L，Scott N，2013. Implications of receptor-mediated endocytosis and intracellular trafficking dynamics in the development of antibody drug conjugates[J]. MAbs，5（1）：13-21.

Sade-Feldman M，Jiao Y J，Chen J H，et al，2017. Resistance to checkpoint blockade therapy through inactivation of antigen presentation[J]. Nature Communications，8（1）：1136.

Saldanha D F，Khiatani V L，Carrillo T C，et al，2010. Current tumor ablation technologies：basic science and device review[J]. Seminars in Interventional Radiology，27（3）：247-254.

Saldanha DF，Khiatani VL，Carrillo TC，et al，2010. Current tumor ablation technologies：basic science and device review. Semin Interv Radiol，27：247.

Salem R，Lewandowski R J，Mulcahy M F，et al，2010. Radioembolization for hepatocellular carcinoma using yttrium-90 microspheres：a comprehensive report of long-term outcomes. Gastroenterology，138：52.

Schembre D，2010. Advances in esophageal stenting：the evolution of fully covered stents for malignant and benign disease[J]. Advances in Therapy，27（7）：413-425.

Schembre D，2010. Advances in esophageal stenting：the evolution of fully covered stents for malignant and benign disease. Adv Ther，27：413.

Schmidts A，Maus M V，2018. Making CAR T cells a solid option for solid tumors[J]. Frontiers in Immunology，9：2593.

Serrano C，George S，2014.Recent advances in the Treatment af gastrointestinal stromal tumors[J]. Ther Adv Med Oncol，6（3）：115-127.

Shay J W，Wright W E，2011. Role of telomeres and telomerase in cancer[J]. Semin Cancer Biol，21（6）：349-353.

Shin J H，Park A W，2010. Updates on percutaneous radiologic gastrostomy/gastrojejunostomy and jejunostomy[J]. Gut and Liver，4（Suppl 1）：S25-S31.

Shin J H，Park A W，2010. Updates on Percutaneous Radiologic Gastrostomy/Gastrojejunostomy and Jejunostomy. Gut Liver，4：S25.

Stewart S A，Bertuch A A，2010. The role of telomeres and telomerase in cancer research[J]. Cancer Res，70（19）：7365-7371.

Strasak A M，Rapp K，Hilbe W，et al，2007. Serum uric acid and risk of cancer mortality in a large prospective male cohort[J]. Cancer Causes & Control，18（9）：1021-1029.

Tietze J K，Angelova D，Heppt M V，et al，2017. The proportion of circulating CD45RO＋ CD8＋ memory T cells is correlated with clinical response in melanoma patients treated with ipilimumab[J]. European Journal of Cancer，75：268-279.

Trifilio S，Gordon L，Singhal S，et al，2006. Reduced-dose rasburicase（recombinant xanthine oxidase）in adult cancer patients with hyperuricemia[J]. Bone Marrow Transplantation，37（11）：997-1001.

Valji K，Linenberger M. Chasing clot：thrombophilic states and the interventionalist. J Vasc Interv Radiol. 2009；20：1403.

Venkatesan A M，Kundu S，Sacks D，et al，2010. Practice guideline for adult antibiotic prophylaxis during vascular and interventional radiology procedures[J]. Journal of Vascular and Interventional Radiology，21（11）：1611-1630.

Venkatesan A，Kundu S，Sacks D，et al，2010. Practice guideline for adult antibiotic prophylaxis during vascular and interventional radiology procedures. Written by the Standards of Practice Committee of the Society of Interventional Radiology and Endorsed by the Cardiovascular and Interventional Radiology Society of Europe and the Canadian Interventional Radiology Association. J Vasc Interv Radiol，21：1611.

Venkatesan A M，Kundu S，Sacks D，et al，2010. Practice guidelines for adult antibiotic prophylaxis during vascular and interventional radiology procedures. J Vasc Interv Radiol，21：1611.

Vinik R，Wanner N，Pendleton R C，2009. Periprocedural antithrombotic management：a review of the literature and practical approach for the hospitalist physician[J]. Journal of Hospital Medicine：An Official Publication of the Society of Hospital Medicine，4（9）：551-559.

Vinik R，Wanner N，Pendleton R C，2009. Periprocedural antithrombotic management：a review of the literature and practical approach for the hospitalist physician. J Hosp Med，4：551.

Wang E，Wang L C，Tsai C Y，et al，2015.Generation of potent T-cell immunotherapy for cancer using DAP12-based，multichain，chimeric immunoreceptors[J]. Cancer Immunology Research，3（7）：815-826.

Weinberg R A，2013. The Biology of Cancer. 2ed[M]. 2th ed. Published：Garland Science.

Whelan T J，Dembo A J，Bush R S，et al，1992. Complications of whole abdominal and pelvic radiotherapy following chemotherapy for advanced ovarian cancer[J]. International Journal of Radiation Oncology，Biology，Physics，22（5）：853-858.

Williams J B，Horton B L，Zheng Y，et al，2017. The EGR2 targets LAG-3 and 4-1BB describe and regulate dysfunctional antigen-specific CD8＋ T cells in the tumor microenvironment[J]. Journal of Experimental Medicine，214（2）：381-400.

Xiao Z，Chung H，Banan B，et al，2015. Antibody mediated therapy targeting CD47 inhibits tumor progression of hepatocellular carcinoma[J]. Cancer Letters，360（2）：302-309.

Yang L，Zhang H，Chen D，et al，2018. EGFR and Ras regulate DDX59 during lung cancer development[J]. Gene，642：95-102.

Zech C J，Reiser M F，Hermann K A，2009. Imaging of hepatocellular carcinoma by computed tomography and magnetic resonance imaging：state of the art[J]. Dig Dis，27：114-124.

Zhang E，Gu J，Xu H，2018. Prospects for chimeric antigen receptor-modified T cell therapy for solid tumors[J]. Molecular Cancer，17（1）：7.

Zhao X，Subramanian S，2017. Intrinsic resistance of solid tumors to immune checkpoint blockade therapy[J]. Cancer Research，77（4）：817-822.

Zheng C，Zheng L，Yoo J K，et al，2017. Landscape of infiltrating T cells in liver cancer revealed by single-cell sequencing[J]. Cell，169（7）：1342-1356.

Zheng G，Shen Z，Chen H，et al，2017. Metapristone suppresses non-small cell lung cancer proliferation and metastasis via modulating RAS/RAF/MEK/MAPK signaling pathway[J]. Biomedicine Pharmacotherapy，90：437-445.